Kindergeneeskunde

Toegang tot de website

Op deze website vindt u de integrale inhoud en afbeeldingen van het boek *Kindergeneeskunde,* een boek in de reeks *Praktische huisartsgeneeskunde.* Zo kunt u altijd en overal online het boek lezen en de tekst snel en eenvoudig doorzoeken. Door de aanschaf van *Kindergeneeskunde* heeft u gratis en onbeperkt toegang tot deze website.

U dient zich eenmalig te registreren en een inlogaccount aan te maken.

Surf naar **extras.bsl.nl/phgkindergeneeskunde**

en houdt de activeringscode die hieronder staat bij de hand. Heeft u zich eerder al geregistreerd voor een boek met online toegang via extras.bsl.nl? Dan kunt u inloggen met uw bestaande e-mailadres en wachtwoord, waarna u gevraagd wordt de activeringscode die voorin uw boek staat in te voeren.

Activeringscode:

Technische ondersteuning nodig?

Heeft u problemen met inloggen of andere technische problemen met het gebruik van de website? Neem dan contact op met: onlineklantenservice@bsl.nl.

Kindergeneeskunde

Onder redactie van:
Prof. dr. P.J.E. Bindels
Dr. C.M.F. Kneepkens

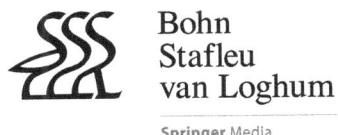

Houten 2013

ISBN 978-90-313-9138-7

© Bohn Stafleu van Loghum, onderdeel van Springer Media 2013
Alle rechten voorbehouden. Niets uit deze uitgave mag worden verveelvoudigd, opgeslagen in een geautomatiseerd gegevensbestand, of openbaar gemaakt, in enige vorm of op enige wijze, hetzij elektronisch, mechanisch, door fotokopieën of opnamen, hetzij op enige andere manier, zonder voorafgaande schriftelijke toestemming van de uitgever.

Voor zover het maken van kopieën uit deze uitgave is toegestaan op grond van artikel 16b Auteurswet j° het Besluit van 20 juni 1974, Stb. 351, zoals gewijzigd bij het Besluit van 23 augustus 1985, Stb. 471 en artikel 17 Auteurswet, dient men de daarvoor wettelijk verschuldigde vergoedingen te voldoen aan de Stichting Reprorecht (Postbus 3060, 2130 KB Hoofddorp). Voor het overnemen van (een) gedeelte(n) uit deze uitgave in bloemlezingen, readers en andere compilatiewerken (artikel 16 Auteurswet) dient men zich tot de uitgever te wenden.

Samensteller(s) en uitgever zijn zich volledig bewust van hun taak een betrouwbare uitgave te verzorgen. Niettemin kunnen zij geen aansprakelijkheid aanvaarden voor drukfouten en andere onjuistheden die eventueel in deze uitgave voorkomen.

NUR 870/876
Ontwerp omslag: Studio Bassa, Culemborg
Automatische opmaak: Crest Premedia Solutions (P) Ltd, Pune, India

Bohn Stafleu van Loghum
Het Spoor 2
Postbus 246
3990 GA Houten

www.bsl.nl

Woord vooraf

In deze herziene uitgave van het deel *Kindergeneeskunde* uit de serie Praktische Huisartsgeneeskunde is elk hoofdstuk onder de loep genomen en aangepast aan de nieuwste ontwikkelingen op zowel etiologisch, diagnostisch, therapeutisch als prognostisch gebied. Temidden van de voortdurende stroom van (digitale) informatie die tegenwoordig op de praktiserende arts afkomt, verwachten wij dat dit een een waardevol en handig naslagwerk voor de dagelijkse praktijk zal blijken te zijn.

De kinderen die het spreekuur van de huisarts bezoeken, hebben over het algemeen milde aandoeningen die met eenvoudige adviezen of kortdurend medicamenteus ingrijpen kunnen worden verholpen of waarbij alleen een duidelijke uitleg volstaat. Een van de uitdagingen voor de huisarts is om tussen deze milde kwalen tijdig de chronische en levensbedreigende aandoeningen op te sporen en alert te zijn op signalen die op een ernstige ontwrichting van het welbevinden van het kind kunnen duiden. Wij hopen met dit boek hieraan te kunnen blijven bijdragen. Het is geschreven door huisartsen, specialisten en experts uit het veld die dit complexe geneeskundige gebied inzichtelijk hebben gemaakt, daarbij gebruikmakend van elkaars deskundigheid.

De opbouw van het boek is niet veranderd ten opzicht van de vorige druk. Het boek bestaat uit vijf delen: een algemeen deel, een deel met veel geziene klachten, een deel over spoedeisende problemen, een deel met veelvoorkomende chronische ziekten op de kinderleeftijd en tot slot een deel over interdisciplinaire samenwerking.

In het algemene deel wordt aandacht besteed aan de epidemiologie van ziekten op de kinderleeftijd, vaccinaties op de kinderleeftijd (waarbij de HPV-vaccinatie is toegevoegd) en farmacotherapie bij kinderen. Daarnaast aan de anamnese, het lichamelijk onderzoek en de aanvullende diagnostiek bij kinderen. Tevens komen de plaats van de groeicurven en de voeding van het kind aan bod. In het tweede deel worden veelvoorkomende klachten besproken waarmee kinderen het spreekuur van de huisarts bezoeken. Een probleemgestuurde benadering en het gebruik van ziektegeschiedenissen uit de dagelijkse praktijk maken deze hoofdstukken toegankelijk en direct toepasbaar voor de huisarts. Het derde deel behandelt drie belangrijke onderwerpen uit de acute kindergeneeskunde waarmee de huisarts kan worden geconfronteerd (meningitis, bewustzijnsstoornissen en acute benauwdheid). In het vierde deel passeren vijf chronische aandoeningen op de kinderleeftijd de revue. Hoewel bij een deel van deze chronische aandoeningen de kinderarts de eerste behandelaar zal zijn, speelt de huisarts een belangrijke rol bij de diagnostiek en de begeleiding van het gezin. Deze hoofdstukken leveren daarvoor de nodige achtergrondinformatie. Ten slotte komen in het vijfde deel drie disciplines aan bod waarmee de huisarts bij de begeleiding van kinderen te maken heeft. Het betreft de Jeugdgezondheidszorg, het Bureau Jeugdzorg met daarbij de vertrouwensarts, en de kinderarts. De specifieke taken van deze disciplines worden besproken, de raakvlakken met de huisartsgeneeskunde komen ter sprake en er is speciale aandacht voor de samenwerking met de huisarts.

Het boek is geschreven voor de huisarts en de huisarts in opleiding, maar bevat ook voor de kinderarts (in opleiding) praktische informatie. De toegankelijkheid en de veelal probleemgestuurde indeling van de hoofdstukken dragen ertoe bij dat het boek ook voor de groeiende groep praktijkondersteuners en praktijkverpleegkundigen in de eerste lijn een handig naslagwerk zal zijn.

Prof.dr. P.J.E. Bindels
huisarts, hoofd afdeling Huisartsgeneeskunde, Erasmus MC, Rotterdam

Dr. C.M.F. Kneepkens
kinderarts, VU medisch centrum, Amsterdam

Zomer 2012

Inhoud

Deel I Algemeen

1 Epidemiologie 3
J.C. van der Wouden en J.B.M. Otters
1.1 Inleiding 4
1.2 Waarmee komen kinderen bij de huisarts? 4
1.3 Welke diagnose stelt de huisarts? 6
1.4 Leeftijd en geslacht 8
1.5 Trends 9
1.6 Conclusie 11
Leesadvies 12

2 Anamnese en lichamelijk onderzoek 13
W.A. Avis
2.1 Inleiding 14
2.2 Anamnese 14
2.3 Lichamelijk onderzoek 18
2.4 Conclusie 22
Leesadvies 22

3 De plaats van groeicurven in de diagnostiek 23
W. Oostdijk en J.M. Wit
3.1 Inleiding 24
3.2 Normale groei van het kind 24
3.3 Abnormale groei 30
3.4 Kleine lengte 32
3.5 Grote lengte 36
3.6 Meest voorkomende oorzaken van groeistoornissen 39
Leesadvies 40

4 Aanvullend onderzoek 41
C.M.F. Kneepkens, J.I.M.L. Verbeke en G.J. Dinant
4.1 Inleiding 42
4.2 Laboratoriumonderzoek 42
4.3 Microbiologie 49
4.4 Radiologisch onderzoek 51
Leesadvies 55

5 Vaccinaties 57
H.E. de Melker, S. Hahné, S.C. de Greeff, N.A.T. van der Maas en H.J. Bueving
5.1 Inleiding 58
5.2 Effecten van het Rijksvaccinatieprogramma 58
5.3 Doelziekten van het Rijksvaccinatieprogramma 60
5.4 Vaccinaties bij kinderen met chronische aandoeningen 66
5.5 Contra-indicaties en complicaties 67
Leesadvies 68

6	**Voeding van het jonge kind**	69
	K.F.M. Joosten	
6.1	Inleiding	70
6.2	Fysiologie van drinken en eten	70
6.3	Fysiologie van de spijsvertering	70
6.4	Fysiologie van de defecatie	71
6.5	Voedingsbehoeften	72
6.6	Peuter- en kleutervoeding	76
6.7	Suppletie van vitamine D en vitamine K	76
6.8	Groei en groeicurven	77
6.9	Overgewicht	77
6.10	Voedselconsumptie in Nederland	78
	Leesadvies	79
7	**Farmacotherapie**	81
	D. Bijl, B. Semmekrot en A. van Loenen	
7.1	Geneesmiddelenonderzoek bij kinderen	82
7.2	Therapietrouw bij kinderen	84
7.3	Farmacotherapie	84
7.4	Farmacokinetiek	86
7.5	Conclusie	89
	Leesadvies	90

Deel II Veelvoorkomende klachten

8	**Chronische diarree**	93
	C.M.F. Kneepkens en N.J. de Wit	
8.1	Inleiding	94
8.2	Incidentie	94
8.3	Anamnese	95
8.4	Lichamelijk onderzoek	95
8.5	Differentiaaldiagnose	95
8.6	Aanvullend onderzoek	97
8.7	Functionele diarree (peuterdiarree)	98
8.8	Darmparasieten	100
8.9	Lactosemalabsorptie en lactose-intolerantie	102
8.10	Andere belangrijke oorzaken van chronische diarree	104
8.11	Beleid van de huisarts	105
	Leesadvies	106
9	**Obstipatie**	107
	C.M.F. Kneepkens en H.E. van der Horst	
9.1	Inleiding	108
9.2	Fysiologie	108
9.3	Pathofysiologie	108
9.4	Definitie	109
9.5	Incidentie	109
9.6	Anamnese	110
9.7	Lichamelijk onderzoek	111

9.8	Differentiaaldiagnose	112
9.9	Aanvullend onderzoek	112
9.10	Therapie	113
9.11	Complicaties en prognose	116
9.12	De ziekte van Hirschsprung	116
9.13	Andere organische pathologie	117
9.14	Wanneer verwijzen?	117
	Leesadvies	118

10	**Moeheid**	119
	E.M. van de Putte en H. de Vries	
10.1	Inleiding	120
10.2	Epidemiologie	120
10.3	Differentiaaldiagnose	120
10.4	Probleemverheldering en anamnese	123
10.5	Lichamelijk onderzoek	123
10.6	Aanvullend onderzoek	123
10.7	Therapie	125
10.8	Vervolgbeleid	126
10.9	Het chronischevermoeidheidssyndroom	126
10.10	Prognose	129
	Leesadvies	129

11	**Hoesten**	131
	P.J.E. Bindels	
11.1	Inleiding	132
11.2	Epidemiologie	132
11.3	Diagnostiek	134
11.4	Aanvullend onderzoek	137
11.5	Therapie	138
11.6	Conclusie	140
	Leesadvies	140

12	**Koorts**	141
	R. Oostenbrink en H.C.P.M. van Weert	
12.1	Inleiding	142
12.2	Epidemiologie	142
12.3	Klinische presentatie	143
12.4	Aanvullend onderzoek	148
12.5	Beleid	149
12.6	Conclusie	151
	Leesadvies	151

13	**Oorpijn**	153
	R.A.M.J. Damoiseaux	
13.1	Inleiding	154
13.2	Epidemiologie	154
13.3	Diagnostiek	155

13.4	Therapie	156
13.5	Verwijzen	156
13.6	Conclusie	157
	Leesadvies	157

14 Constitutioneel eczeem — 159
A.P. Oranje en P.J.E. Bindels

14.1	Inleiding	160
14.2	Pathogenese	160
14.3	Diagnose	161
14.4	Kliniek	161
14.5	Voedselallergie	162
14.6	(Differentiaal)diagnose	163
14.7	Behandeling	164
14.8	Complicaties	165
14.9	Preventie	166
14.10	Prognose	166
	Leesadvies	166

15 Vlekjesziekten — 167
E.G. Haarman, G.A. van Essen en A.M. van Furth

15.1	Inleiding	168
15.2	Epidemiologie	168
15.3	Anamnese	173
15.4	Lichamelijk onderzoek	173
15.5	Differentiaaldiagnose	173
15.6	Aanvullend onderzoek	178
15.7	Therapie	178
15.8	Vervolgbeleid	179
15.9	Verwijzing	179
	Leesadvies	179

16 Psychosociale problemen — 181
C. van Stam en M.P. L'Hoir

16.1	Inleiding	182
16.2	Presentatievormen	182
16.3	Oorzaken	188
16.4	Anamnese	189
16.5	Behandeling	190
	Leesadvies	196

17 Overgewicht en obesitas — 197
A. Felius, P.J.E. Bindels en H.A. Delemarre-van de Waal

17.1	Inleiding	198
17.2	Definitie	198
17.3	Klinische consequenties	199
17.4	Epidemiologie	202
17.5	Anamnese	202

17.6	Lichamelijk onderzoek	203
17.7	Differentiaaldiagnose	204
17.8	Aanvullend onderzoek	204
17.9	Therapie	204
17.10	Vervolgbeleid	205
	Leesadvies	206

18 Hoofdpijn 207
N.P. van Duijn

18.1	Inleiding	208
18.2	Epidemiologie	209
18.3	Anamnese	210
18.4	Lichamelijk onderzoek	212
18.5	Aanvullende diagnostiek: hoofdpijnregistratie	212
18.6	Evaluatie	213
18.7	Diagnose	214
18.8	Wanneer verwijzen	216
18.9	Behandeling	216
18.10	Vervolgbeleid	217
18.11	Conclusie	217
	Leesadvies	217

19 Voedingsproblemen 219
C.M.F. Kneepkens

19.1	Inleiding	220
19.2	Voedingstoestand	220
19.3	Slikproblemen	221
19.4	Regurgitatie en gastro-oesofageale refluxziekte	222
19.5	Voedselallergie	226
19.6	Pathologische voedselweigering	230
19.7	Anorexia nervosa	232
	Leesadvies	233

20 Acute gastro-enteritis 235
C.M.F. Kneepkens en J.H. Hoekstra

20.1	Inleiding	237
20.2	Fysiologie	237
20.3	Pathofysiologie	238
20.4	Ernst van de dehydratie	239
20.5	Incidentie	239
20.6	Pathogenen	239
20.7	Anamnese	241
20.8	Lichamelijk onderzoek	242
20.9	Differentiaaldiagnose	242
20.10	Aanvullend onderzoek	244
20.11	Therapie	244
20.12	Complicaties en prognose	247

20.13	Beleid van de huisarts	247
	Leesadvies	248

Deel III Spoedeisende problemen

21 Meningitis en sepsis — 251
S.D. Sie en A.M. van Furth

21.1	Meningitis	252
21.2	Sepsis	256
21.3	Conclusie	258
	Leesadvies	259

22 Bewustzijnsstoornissen — 261
D. Broere

22.1	Inleiding	262
22.2	Definitie en differentiatie	262
22.3	Epidemiologie	264
22.4	Klachten en specifieke syndromen	264
22.5	Diagnostiek	266
22.6	Behandeling	266
22.7	Verwijzing	267
22.8	Voorlichting	267
	Leesadvies	267

23 Acute benauwdheid — 269
J.C. van Nierop, W.M.C. van Aalderen en A.B. Sprikkelman

23.1	Inleiding	270
23.2	Epidemiologie	270
23.3	Klinische presentatie	270
23.4	Anamnese	271
23.5	Lichamelijk onderzoek	271
23.6	Differentiaaldiagnose	271
	Leesadvies	276

Deel IV Veelvoorkomende ziekten bij kinderen

24 Diabetes — 279
G.E.H.M. Rutten

24.1	Inleiding	280
24.2	Epidemiologie	280
24.3	Klachten	280
24.4	Diagnostiek	281
24.5	Behandeling	281
24.6	Beloop	284
24.7	Complicaties	285
24.8	Voorlichting en preventie	286
	Leesadvies	286

25	**Cystische fibrose**	287
	C.K. van der Ent	
25.1	Inleiding	288
25.2	Epidemiologie	289
25.3	Pathologie	290
25.4	Klinische verschijnselen	291
25.5	Diagnostiek en screening	293
25.6	Behandeling	294
25.7	Multidisciplinaire behandeling en rol van de huisarts	298
	Leesadvies	299
26	**Coeliakie**	301
	R.A.M.J. Damoiseaux en C.M.F. Kneepkens	
26.1	Inleiding	302
26.2	Pathofysiologie	302
26.3	Epidemiologie	303
26.4	Klachten	304
26.5	Diagnostiek	304
26.6	Behandeling	309
26.7	Verwijzing	309
26.8	Complicaties	310
26.9	Voorlichting en preventie	310
	Leesadvies	310
27	**Epilepsie**	313
	D. Broere	
27.1	Inleiding	314
27.2	Definitie	314
27.3	Anamnese en lichamelijk onderzoek	316
27.4	Epidemiologie	316
27.5	Classificatie	317
27.6	Aanvullend onderzoek	322
27.7	Behandeling	322
27.8	Complicaties	324
27.9	Verwijzing en samenwerking	325
27.10	Voorlichting en preventie	325
	Leesadvies	325
28	**Astma**	327
	P.J.E. Bindels	
28.1	Inleiding	328
28.2	Epidemiologie	329
28.3	Pathofysiologie en etiologie	330
28.4	Diagnostiek	331
28.5	Evaluatie	333
28.6	Behandeling	336
28.7	Voorlichting en begeleiding	339
28.8	Prognose	340
	Leesadvies	340

Deel V Interdisciplinaire samenwerking

29	**Huisarts en jeugdgezondheidszorg**	343
	C. Wensing	
29.1	Inleiding	344
29.2	Landelijk basispakket jeugdgezondheidszorg	344
29.3	Samenwerking tussen huisarts en JGZ	348
	Leesadvies	352

30	**Huisarts, Bureau Jeugdzorg en vertrouwensarts**	353
	P. Pollmann	
30.1	Inleiding	354
30.2	Onderzoek naar kindermishandeling	354
30.3	De taak van de huisarts	357
30.4	Samenwerking met de vertrouwensarts	361
30.5	Het vervolg	362
	Leesadvies	363

31	**Huisarts en kinderarts**	365
	L.W.A. van Suijlekom-Smit	
31.1	Inleiding	366
31.2	Organisatie	366
31.3	Aanbod	366
31.4	Huisarts versus kinderarts	367
31.5	Samenwerking en coördinatie	369
31.6	Kwaliteitszorg	370
	Leesadvies	371

	Register	373

Lijst van redacteuren en auteurs

- Redacteuren

Prof. dr. P.J.E. Bindels
hoogleraar Huisartsgeneeskunde, afdeling Huisartsgeneeskunde, Erasmus Medisch Centrum, Rotterdam

Dr. C.M.F. Kneepkens
kinderarts maag-darm-leverziekten, afdeling Kindergeneeskunde, VU medisch centrum, Amsterdam

- Auteurs

Prof. dr. W.M.C. van Aalderen
Kinderarts-pulmonoloog, Academisch Medisch Centrum, locatie Emma Kinderziekenhuis, Amsterdam

Drs. W.A. Avis
kinderarts, Ziekenhuis Gelderse Vallei, Ede

Dr. D. Bijl
arts-epidemioloog, hoofdredacteur
Geneesmiddelenbulletin, Diemen

Prof. dr. J.J. van Binsbergen
hoogleraar Voedingsleer en Huisartsgeneeskunde, afdeling Huisartsgeneeskunde, Universitair Medisch Centrum St Radboud, Nijmegen

Dr. D. Broere
klinisch neuroloog, afdeling Neurologie, Westfries Gasthuis, Hoorn

Drs. H. Bueving
hoofd afdeling Huisartsgeneeskunde, Erasmus Medisch Centrum, Rotterdam

Dr. R.A.M.J. Damoiseaux
huisarts, Huisartsenpraktijk Hof van Blom, Hattem

Prof. dr. H.A. Delemarre-Van de Waal
kinderarts-endocrinoloog, Willem-Alexander Kinder- en Jeugdkliniek, Leids Universitair Medisch Centrum, Leiden

Prof. dr. G.J. Dinant
hoogleraar Klinisch onderzoek in de huisartspraktijk, afdeling Huisartsgeneeskunde, Universiteit Maastricht

Dr. N.P. van Duijn
huisarts, Almere

Prof. dr. C.K. van der Ent
kinderarts-pulmonoloog, afdeling kinderlongziekten, Universitair Medisch centrum Utrecht, Utrecht

Dr. G.A. van Essen
huisarts, Praktijk Paladijnenweg, Amersfoort

Drs. A. Felius
kinderarts-endocrinoloog, Willem-Alexander Kinder- en Jeugdkliniek, Leids Universitair Medisch Centrum, Leiden

Dr. A.M. van Furth
kinderarts-infectioloog/immunoloog, afdeling Kindergeneeskunde, VU medisch centrum, Amsterdam

Ir. S.C. de Greeff
epidemioloog, Centrum voor Infectiebestrijding, Rijksinstituut voor Volksgezondheid en Milieu, Bilthoven

Drs. E.G. Haarman
kinderarts-pulmonoloog, afdeling Kindergeneeskunde, VU medisch centrum, Amsterdam

Drs. S. Hahné
arts-epidemioloog, Centrum voor Infectiebestrijding, Rijksinstituut voor Volksgezondheid en Milieu, Bilthoven

Dr. M.P. L'Hoir
senior onderzoeker, afdeling Huisartsgeneeskunde, VU medisch centrum, Amsterdam

Prof. dr. H.E. van der Horst
hoogleraar huisartsgeneeskunde, hoofd afdeling Huisartsgeneeskunde, VU medisch centrum, Amsterdam

Drs. A. van Loenen
ziekenhuisapotheker en klinisch farmacoloog

Dr. N.A.T. van der Maas
arts, Centrum voor Infectiebestrijding, Rijksinstituut voor Volksgezondheid en Milieu, Bilthoven

Dr. H.E. de Melker
epidemioloog, Centrum voor Infectiebestrijding, Rijksinstituut voor Volksgezondheid en Milieu, Bilthoven

Dr. J.C. van Nierop
kinderarts-pulmonoloog, Emma Kinderziekenhuis AMC, Amsterdam

Dr. W. Oostdijk
kinderarts-endocrinoloog, Willem-Alexander Kinder- en Jeugdcentrum, Leids Universitair Medisch Centrum, Leiden

Dr. R. Oostenbrink
kinderarts, Erasmus MC/Sophia Kinderziekenhuis, Rotterdam

Prof. dr. A.P. Oranje
kinderdermatoloog, Erasmus MC/Sophia Kinderziekenhuis, Rotterdam

Dr. J.B.M. Otters
huisarts, afdeling Huisartsgeneeskunde, Erasmus Medisch Centrum, Rotterdam

Drs. P.M. Pollman
arts kindermishandeling, Bureau voor Expertiseontwikkeling en implementatie, K4 Kindermishandeling, Oss

Dr. E.M. van de Putte
Kinderarts sociale pediatrie, UMC Wilhelmina Kinderziekenhuis, Utrecht

Prof. dr. G.E.H.M. Rutten
hoogleraar Diabetologie, afdeling Huisartsgeneeskunde, Julius Centrum, Universitair Medisch Centrum Utrecht, Utrecht

Dr. B. Semmekrot
kinderarts-neonatoloog, afdeling Kindergeneeskunde, Canisius Wilhelmina Ziekenhuis, Nijmegen

S.D. Sie
kinderarts, afdeling Kindergeneeskunde, VU medisch centrum, Amsterdam

Dr. A.B. Sprikkelman
kinderarts-pulmonoloog, Emma Kinderziekenhuis AMC, Amsterdam

Drs. C. van Stam
ontwikkelingspsycholoog, UMC Wilhelmina Kinderziekenhuis, Utrecht

Dr. L. van Suijlekom-Smit
kinderarts-reumatoloog, Erasmus MC/Sophia Kinderziekenhuis, Rotterdam

Dr. J.J.M. Tolboom
kinderarts maag-darm-leverziekten, Nijmegen

Dr. J.I.M.L. Verbeke
kinderradioloog, afdeling Radiologie, VU medisch centrum, Amsterdam

Prof. dr. H. de Vries
hoofd afdeling Studentenonderwijs Huisartsgeneeskunde, Afdeling Huisartsgeneeskunde, VU medisch centrum, Amsterdam

Prof. dr. H.C.P.M. van Weert
hoogleraar huisartsgeneeskunde, hoofd afdeling Huisartsgeneeskunde, Academisch Medisch Centrum, Amsterdam

C.L. Wensing-Souren
jeugdarts, huisartsenpraktijk Chaam, Chaam

Prof. dr. J.M. Wit
kinderarts-endocrinoloog, afdeling Kindergeneeskunde, Leids Universitair Medisch Centrum, Leiden

Prof. dr. N.J. de Wit
hoogleraar Huisartsgeneeskunde, afdeling Huisartsgeneeskunde, Universitair Medisch Centrum Utrecht, Utrecht

Dr. J.C. van der Wouden
universitair hoofddocent, afdeling Huisartsgeneeskunde en Ouderengeneeskunde EMGO +, VU medisch centrum, Amsterdam

Deel I Algemeen

Hoofdstuk 1   Epidemiologie – 3

Hoofdstuk 2   Anamnese en lichamelijk onderzoek – 13

Hoofdstuk 3   De plaats van groeicurven in de diagnostiek – 23

Hoofdstuk 4   Aanvullend onderzoek – 41

Hoofdstuk 5   Vaccinaties – 57

Hoofdstuk 6   Voeding van het jonge kind – 69

Hoofdstuk 7   Farmacotherapie – 81

Epidemiologie

J.C. van der Wouden en J.B.M. Otters

1.1	**Inleiding** – 4	
1.2	**Waarmee komen kinderen bij de huisarts?** – 4	
1.2.1	De koploper: hoesten – 4	
1.2.2	Factoren van invloed op het bezoek aan de huisarts – 5	
1.3	**Welke diagnose stelt de huisarts?** – 6	
1.3.1	Verdeling naar orgaansysteem – 6	
1.3.2	Diagnosen van nieuwe episoden – 6	
1.3.3	Het totale spectrum – 7	
1.4	**Leeftijd en geslacht** – 8	
1.5	**Trends** – 9	
1.6	**Conclusie** – 11	
	Leesadvies – 12	

1.1 Inleiding

Wanneer een kind problemen heeft met de gezondheid, is het maar de vraag of hiervoor professionele hulp wordt gezocht. Veel van de klachten en klachtjes die ouders bij hun kind waarnemen, gaan vanzelf over. Andere klachten kennen de ouders al, bijvoorbeeld van een ouder broertje of zusje, en zijn daarom ook al geen reden om zich zorgen te maken. Slechts een klein deel van de ijsberg van morbiditeit komt boven water, wordt zichtbaar voor de huisarts. In dit hoofdstuk komt dit topje van de ijsberg aan bod. We bespreken om welke redenen kinderen de huisarts bezoeken en wat de belangrijkste diagnosen zijn die vervolgens worden gesteld. Daarna bekijken we welke veranderingen in de afgelopen vijftien jaar zijn opgetreden.

Dit wordt gedaan aan de hand van de twee grote, landelijke registratiestudies die in ons land zijn uitgevoerd, namelijk de *Eerste* en de *Tweede Nationale Studie naar ziekten en verrichtingen in de huisartspraktijk*, beide uitgevoerd in ongeveer honderd huisartsenpraktijken, de eerste in 1987 en de tweede in 2001. De registraties verschillen weinig in opzet en uitvoering. De essentie van beide registraties is, dat de medewerkers (huisartsen en doktersassistenten) van de deelnemende praktijken goed hebben bijgehouden wat aan morbiditeit werd aangeboden, waarbij alle contacten werden voorzien van een of meer ICPC-codes (International Classification of Primary Care). De gegevens worden weergegeven per duizend patiënten in de leeftijd van 0 tot 18 jaar. Wanneer van incidentie wordt gesproken, gaat het om het aantal nieuwe episoden binnen de registratieperiode.

In de gemiddelde huisartsenpraktijk is 22,5 procent van de patiënten jonger dan 18 jaar. Een fulltime werkende huisarts in ons land heeft gemiddeld ongeveer 2.350 patiënten, van wie ruim 500 beneden de leeftijd van 18 jaar. In de *Tweede Nationale Studie* was het aandeel van kinderen in het totale aantal ziekte-episoden waarmee de huisarts bemoeienis had, 15,5 procent. Verhoudingsgewijs vraagt de leeftijdsgroep tot 18 jaar dus minder zorg van de huisarts dan volwassenen.

1.2 Waarmee komen kinderen bij de huisarts?

In ◘ tabel 1.1 zijn de vijftien meest voorkomende redenen van bezoek aan de huisarts weergegeven voor de leeftijdsgroep van 0 tot 18 jaar. Het gaat om gegevens afkomstig uit de *Eerste Nationale Studie* (1987), aangezien de reden van komst in de *Tweede Nationale Studie* niet werd gecodeerd. De tabel laat zien dat het veelal gaat om acute problematiek: luchtwegproblemen, huidaandoeningen en acute klachten van het bewegingsapparaat zijn prominent aanwezig. Samen zijn deze vijftien redenen van komst goed voor 38 procent van alle contactredenen bij kinderen. De getallen laten zien dat de drie lijstaanvoerders – hoesten, koorts en oorpijn – in voorkomen een flinke voorsprong hebben op de daaropvolgende klachten.

1.2.1 De koploper: hoesten

Gezien de prominente plaats die hoesten inneemt als reden van contact met de huisarts, is het de moeite waard deze klacht nader te beschouwen. De fulltime werkende huisarts wordt ongeveer vier keer per week voor een hoestend kind geraadpleegd. Het gaat in driekwart van de gevallen om spreekuurcontacten, daarnaast om telefonische contacten en visites (gegevens 1987). In 10 procent van de gevallen handelde de assistent de klacht af. De leeftijdsgroep tot 5 jaar laat de hoogste incidentie zien. De incidentie is tamelijk constant voor de leeftijdsgroep

Tabel 1.1 De vijftien meest voorkomende redenen voor contact bij kinderen 0-18 jaar (Eerste Nationale Studie; 82.053 kinderen) en percentage van alle contactredenen in deze leeftijdsgroep.

nr.	ICPC-code	reden van komst	percentage van totaal
1	R05	hoesten	9,7
2	A03	koorts	3,9
3	H01	oorpijn	3,6
4	R21	keelpijn	2,5
5	S03	wratten	2,4
6	D01	buikpijn/buikkrampen, gegeneraliseerd	2,0
7	A80	ongeval/trauma, niet nader omschreven	1,9
8	A04	algemene malaise	1,9
9	S06	lokale roodheid/erytheem	1,9
10	R74	infectie bovenste luchtwegen	1,8
11	L17	symptomen/klachten voet en tenen	1,5
12	N01	hoofdpijn	1,4
13	S07	gegeneraliseerde roodheid/erytheem	1,3
14	S04	lokale zwelling/papel/knobbel	1,1
15	L15	klachten knie	1,1

0-4 jaar, maar neemt daarna geleidelijk af tot ongeveer een vijfde van de incidentie in de eerste levensjaren.

De meeste hoestende kinderen ziet de huisarts in de maanden oktober tot en met december; de incidentie ligt dan ongeveer 50 procent hoger dan in de maanden januari tot en met juni en is meer dan het dubbele van de incidentie tijdens de zomermaanden.

1.2.2 Factoren van invloed op het bezoek aan de huisarts

Met behulp van gegevens uit de eerste *Nationale Studie* is nagegaan welke factoren van invloed zijn op de keuze van ouders en kinderen (0-14 jaar) om, gegeven een bepaalde klacht, hiervoor de huisarts te bezoeken. Gedurende drie weken vulden de ouders van ruim 1800 kinderen een dagboek in met vragen over de gezondheid van het kind en welke acties men had ondernomen bij bepaalde symptomen. Verreweg de meeste gezondheidsproblemen die de ouders rapporteerden, leidden niet tot contact met de huisarts. De aard van de gezondheidsklachten bepaalde in hoge mate of men ervoor koos de huisarts te raadplegen. Bij oorproblemen werd in 36 procent van de gevallen contact gezocht met de huisarts, bij hoofdpijn, moeheid en misselijkheid in slechts 1-2 procent van de gevallen.

Behalve de aard van de klacht speelden andere factoren een rol, zoals de leeftijd van het kind (hoe jonger, hoe groter de kans op een huisartsbezoek), of het om een nieuw gezondheidsprobleem ging en of de ouders zich zorgen maakten.

◘ **Tabel 1.2** Eenjaarsincidentie naar orgaansysteem (ICPC-hoofdstuk) per 1000 kinderen jonger dan 18 jaar (Tweede Nationale Studie, 79.272 kinderen).

orgaansysteem	ICPC-hoofdstuk	incidentie
luchtwegen	R	291
huid en subcutis	S	287
bewegingsapparaat	L	138
algemeen, niet gespecificeerd	A	125
oor	H	125
maag-darmstelsel	D	107
oog	F	54
zenuwstelsel	N	31
psychische problemen	P	26
urinewegen	U	23
geslachtsorganen vrouw	X	20*
zwangerschap/bevalling/anticonceptie	W	19*
geslachtsorganen man	Y	13**
bloed en bloedvormende organen	B	12
endocriene klieren/metabolisme/voeding	T	10
hart-vaatstelsel	K	5
sociale problemen	Z	4

* Populatie meisjes.
** Populatie jongens.

1.3 Welke diagnose stelt de huisarts?

1.3.1 Verdeling naar orgaansysteem

De verdeling van nieuwe episoden over de verschillende orgaansystemen is weergegeven in ◘ tabel 1.2. Deze gegevens zijn afkomstig van de *Tweede Nationale Studie*, uitgevoerd in 2001. De ICPC-hoofdstukken R (luchtwegen) en S (huid en subcutis) voeren de lijst aan en omvatten samen bijna de helft van alle nieuwe episoden. De middenmoot wordt gevormd door klachten en aandoeningen van het bewegingsapparaat (L), algemene problematiek zoals koorts en malaise (A), oorproblemen (H) en maag-darmproblemen (D). De overige orgaansystemen leveren op de kinderleeftijd slechts een geringe bijdrage aan de totale morbiditeit in de huisartsenpraktijk.

1.3.2 Diagnosen van nieuwe episoden

De meest gestelde diagnosen bij nieuwe episoden worden gepresenteerd in ◘ tabel 1.3. De lijst van meest gestelde diagnosen sluit uiteraard goed aan bij de in ◘ tabel 1.1 gepresenteerde

1.3 · Welke diagnose stelt de huisarts?

◘ Tabel 1.3 De vijftien meest voorkomende diagnosen van nieuwe episoden per 1000 kinderen jonger dan 18 jaar per jaar (Tweede Nationale Studie, 79.272 kinderen).

nr.	ICPC-code	diagnose	eenjaarsincidentie per 1000 kinderen
1	R74	acute infectie bovenste luchtwegen	95
2	H71	otitis media acuta/myringitis	61
3	R05	hoesten	51
4	S03	wratten	35
5	R78	acute bronchitis/bronchiolitis	27
6	S74	dermatomycose	25
7	S88	contacteczeem/ander eczeem	23
8	D73	veronderstelde gastro-intestinale infectie	21
9	S84	impetigo/impetiginisatie	21
10	S18	scheurwond/snijwond	21
11	F70	infectieuze conjunctivitis	21
12	A03	koorts	19
13	R76	acute tonsillitis/peritonsillair abces	19
14	S87	constitutioneel eczeem	17
15	A04	moeheid/zwakte	15

redenen voor contact en de in ◘ tabel 1.2 weergegeven verdeling over de ICPC-hoofdstukken: opnieuw zijn het de luchtweginfecties en de huidproblemen die de boventoon voeren. Eczeem is de enige chronische aandoening die in de tabel voorkomt. De top-vijftienlijstjes van jongens en meisjes komen sterk overeen: dertien diagnosen komen in beide lijstjes voor, al verschilt de positie soms. Verschillen zijn urineweginfecties en moeheid/zwakte, die wel in de top vijftien van de meisjes voorkomen, maar niet in die van de jongens. Omgekeerd komen scheur- en snijwonden en astma wel voor in de top vijftien van de jongens, maar niet in die van de meisjes.

1.3.3 Het totale spectrum

De in ◘ tabel 1.2 en 1.3 weergegeven informatie betrof nieuwe episoden; dat wil zeggen episoden van een gezondheidsprobleem dat het kind nog niet eerder aan de huisarts presenteerde of waarbij sprake is van een recidief. Dit doet echter niet helemaal recht aan de alledaagse werkelijkheid van de huisartsenpraktijk: een deel van de kinderen heeft een chronische aandoening die beschouwd kan worden als één ononderbroken episode, en komt daarvoor met een zekere regelmaat bij de huisarts. ◘ Tabel 1.4 geeft een overzicht van de top vijftien van alle contactdiagnosen bij kinderen, dat wil zeggen inclusief contacten voor herhaalreceptuur en bij verwijzing. De contacten met deze vijftien diagnosen vormen 32 procent van alle aan de huisarts aangeboden morbiditeit op de kinderleeftijd. Het is de moeite waard om deze lijst te vergelijken met

◘ **Tabel 1.4** De vijftien meest voorkomende contactdiagnosen* bij kinderen tot de leeftijd van 18 jaar (Tweede Nationale Studie, 79.272 kinderen).

nr.	ICPC-code	diagnose	percentage van alle contactdiagnosen
1	R74	acute infectie bovenste luchtwegen	4,3
2	R05	hoesten	3,5
3	R96	astma	3,4
4	H71	otitis media acuta/myringitis	3,1
5	S03	wratten	2,8
6	S87	constitutioneel eczeem	2,3
7	W11	verzoek anticonceptie vrouw	2,0
8	R78	acute bronchitis/bronchiolitis	1,7
9	S88	contacteczeem/ander eczeem	1,5
10	R97	allergische rinitis	1,4
11	S74	dermatomycose	1,4
12	S84	impetigo/impetiginisatie	1,1
13	A03	koorts	1,0
14	S96	acne	1,0
15	U71	urineweginfectie/cystitis	1,0

* Inclusief contacten voor herhaalrecepten en verwijzing.

die in de ◘ tabel 1.3. Nieuwkomers zijn astma, orale anticonceptie, acne en urineweginfecties, stuk voor stuk diagnosen waarvoor in een jaar vaak meer dan één contact plaatsvindt. Orale anticonceptie is overigens een wat vreemde eend in de bijt: er is (meestal) geen sprake van een gezondheidsprobleem.

1.4 Leeftijd en geslacht

Er is geen levensfase waarin zo veel gebeurt als de kinderleeftijd. In de periode tussen geboorte en volwassenheid voltrekt zich een groot aantal processen, zowel in het lichaam als in het contact met de buitenwereld, die hun weerslag hebben op de gezondheid. In de eerste levensjaren ontwikkelt het immuunsysteem zich; later gaat het kind voor het eerst naar de crèche en naar school; de pubertijd heeft weer andere consequenties. Het is de moeite waard om na te gaan op welke wijze de bemoeienis van de huisarts gerelateerd is aan de leeftijd en het geslacht van het kind.

◘ Figuur 1.1 laat de leeftijdsverdeling zien van alle nieuwe episoden voor jongens en meisjes. Ruim 10 procent van alle nieuwe episoden betreft het eerste levensjaar. Het aandeel van oudere kinderen wordt steeds minder, tot de leeftijd van 10-12 jaar, waarna zich weer een lichte stijging voordoet, die overigens geheel op het conto van de meisjes komt. Ook in de jongste leeftijdsgroepen zijn er duidelijk verschillen tussen jongens en meisjes: het aandeel van de jongens is

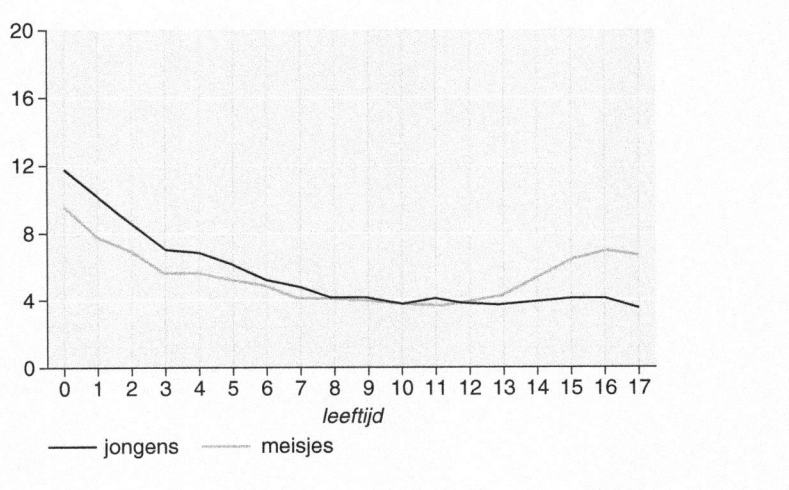

◘ **Figuur 1.1** De verdeling van 102.576 nieuwe episoden naar leeftijd en geslacht.

daar wat groter. Dit laatste is waarschijnlijk niet zozeer het gevolg van geslachtsverschillen in de epidemiologie van aandoeningen als wel van de geneigdheid van ouders om met een jongetje op deze leeftijd eerder naar de huisarts te gaan dan met een meisje.

◘ Figuur 1.2 toont vier voorbeelden van aandoeningen uit de top vijftien met uiteenlopende verdeling wat betreft leeftijd en geslacht van de aan de huisarts aangeboden morbiditeit. Acute infecties van de bovenste luchtwegen, koploper uit de top vijftien, laat een zeer sterk dalende tendens zien met het toenemen van de leeftijd (◘ figuur 2a). Bij wratten (◘ figuur 2b) is een flinke stijging zichtbaar bij de leeftijdsgroep 4-6 jaar, de leeftijd waarop kinderen naar school gaan, terwijl de epidemiologie van dermatomycosen in de huisartsenpraktijk nauwelijks verandert met de leeftijd (◘ figuur 2c). Zwakte en moeheid, hekkensluiter van de top vijftien, duikt als probleem pas op na het eerste levensjaar en vertoont alleen voor meisjes een geleidelijke stijging vanaf 12 jaar (◘ figuur 2d).

1.5 Trends

Wat de huisarts aan problemen aangeboden krijgt, is aan veranderingen onderhevig. Dat kunnen veranderingen zijn in de epidemiologie van aandoeningen, bijvoorbeeld door het ontstaan van nieuwe ziekten of effecten van nieuw ingevoerde vaccinaties, maar ook veranderingen in de geneigdheid om met bepaalde problemen naar de dokter te gaan, bijvoorbeeld door veranderde inzichten of het op de markt verschijnen van een effectief geneesmiddel voor een tot dan toe onbehandelbare aandoening.

Als de *Eerste* en Tweede *Nationale Studie* met elkaar worden vergeleken, blijken er tussen 1987 en 2001 wat betreft de door kinderen aan de huisarts aangeboden morbiditeit inderdaad enige veranderingen te zijn opgetreden. In de eerste plaats blijkt de contactfrequentie met ongeveer 20 procent te zijn gedaald. Had een kind in 1987 gemiddeld 2,7 contacten per jaar met de huisarts, in 2001 was dit gedaald naar 2,1. Dit verschil wordt bevestigd door gegevens van

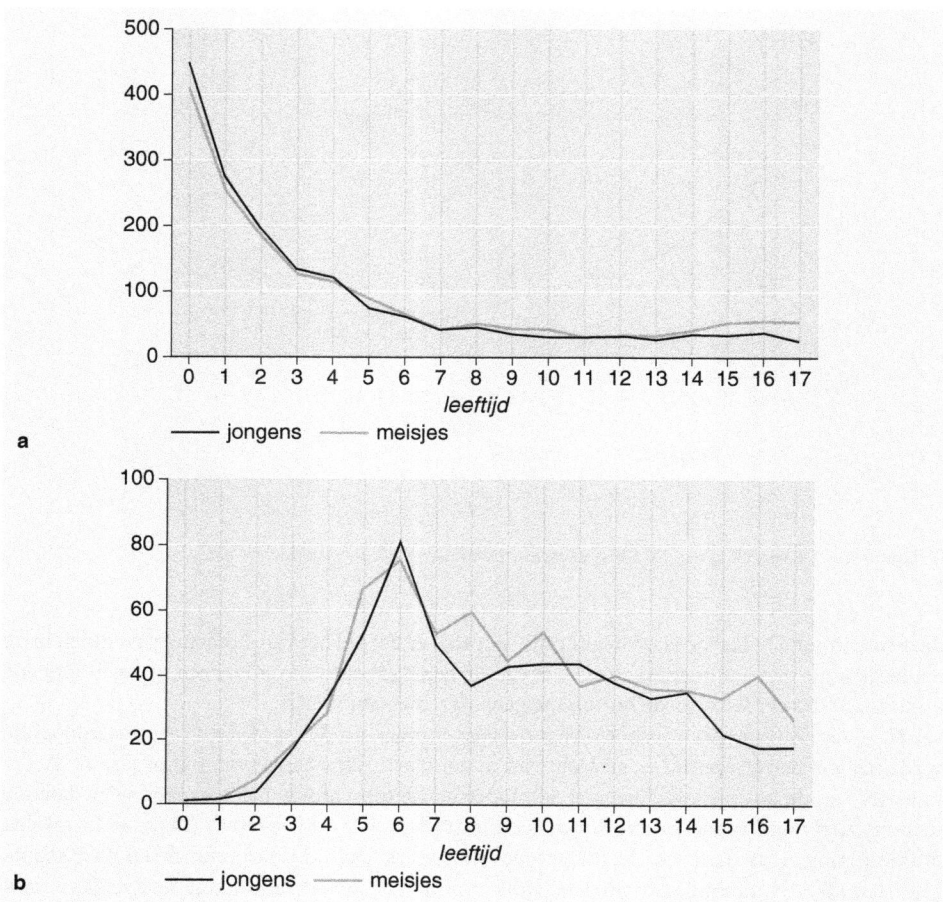

◘ **Figuur 1.2** Verdeling naar leeftijd en geslacht van het aantal nieuwe episoden van enkele geselecteerde aandoeningen per 1000 patiënten per jaar. a: acute infectie bovenste luchtwegen (R74); b: wratten (S03); c: dermatomycose (S74); d: moeheid/zwakte (A04).

het Centraal Bureau voor de Statistiek en lijkt dan ook niet te zijn veroorzaakt door verschillen in opzet van beide studies. Vermoedelijk zijn de belangrijkste oorzakelijke factoren dat zelfzorgmedicatie tegenwoordig niet meer wordt vergoed en dat huisartsen minder antibiotica zijn gaan voorschrijven.

Op het niveau van de orgaansystemen blijken vooral de contacten vanwege huidaandoeningen flink te zijn toegenomen. Maakten ze in 1987 nog geen 18 procent uit van alle episoden, in 2001 is hun aandeel gestegen tot 23 procent. De belangrijkste huidaandoeningen verantwoordelijk voor deze stijging zijn dermatomycosen, impetigo en eczeem. Deze toename is mogelijk te verklaren uit het toegenomen crèchebezoek in deze periode (dermatomycosen en eczeem) en de algemeen gesignaleerde toename van allergie in de westerse wereld.

Veelvoorkomende aandoeningen waarvan de incidentie in de huisartsenpraktijk aanzienlijk is gedaald, zijn bovensteluchtweginfecties en middenoorontsteking. Verschillende verklaringen zijn hiervoor denkbaar. We weten dat de huisarts, gesteund door de NHG-standaarden,

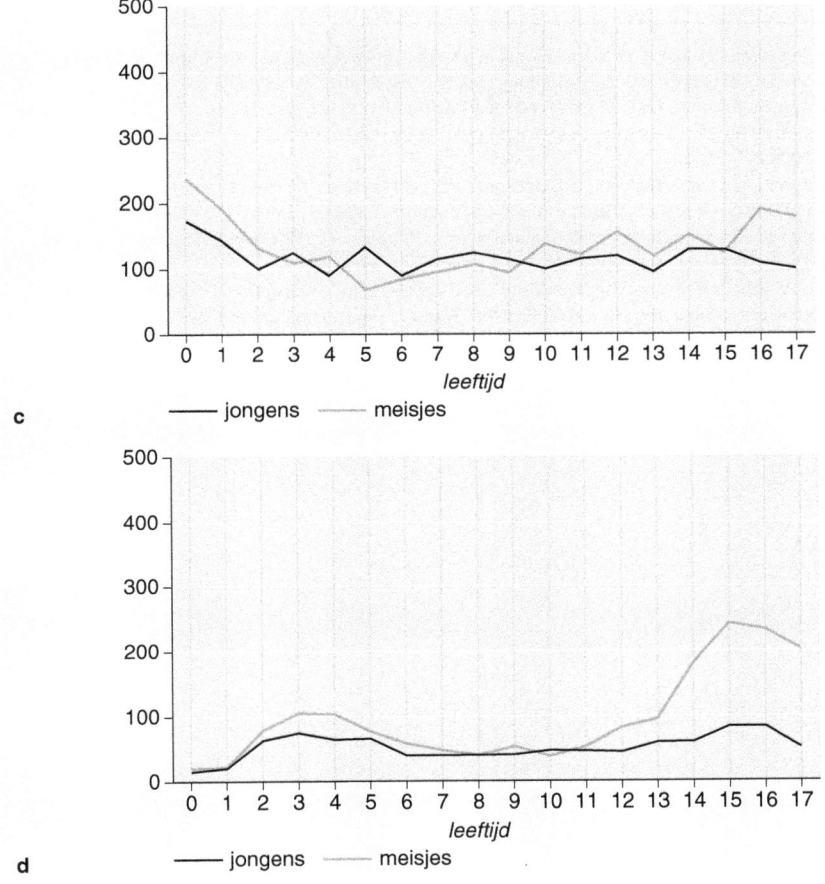

c

d

◘ **Figuur 1.2**   vervolg

bij deze aandoeningen minder antibiotica is gaan voorschrijven, wat bij de patiënt (bij onveranderde epidemiologie) kan hebben geleid tot het besef dat huisartsbezoek in milde gevallen niet zinvol is. De invoering van vaccinatie tegen *Haemophilus influenzae* type B (Hib) in het begin van de jaren negentig kan bovendien voor een afname van het voorkomen van middenoorontstekingen hebben geleid.

1.6   Conclusie

Kinderen vragen minder medische zorg dan volwassenen, maar jonge patiënten vormen met ruim 15 procent van alle ziekte-episoden toch een aanzienlijk deel van het werk van de huisarts. Het gaat veelal om acute problematiek, waarbij aandoeningen van luchtwegen en huid op de voorgrond staan. De epidemiologie van aandoeningen op de kinderleeftijd in de huisartsenpraktijk is geen statisch gegeven: zelfs in een betrekkelijk korte periode van vijftien jaar zien we verschuivingen.

Leesadvies

Bruijnzeels MA, Foets M, Wouden JC van der, Heuvel WJ van den, Prins A. Everyday symptoms in childhood: occurrence and general practitioner consultation rates. Br J Gen Pract. 1998;48:880-4.

Linden MW van der, Suijlekom-Smit LWA van, Schellevis FG, Wouden JC van der. Het kind in de huisartspraktijk. Tweede Nationale Studie naar ziekten en verrichtingen in de huisartspraktijk. Rotterdam/Utrecht: Erasmus MC/NIVEL; 2005.

Otters HB, Wouden JC van der, Schellevis FG, Suijlekom-Smit LW van, Koes BW. Trends in prescribing antibiotics for children in Dutch general practice. J Antimicrob Chemother. 2004;53:361-6.

Otters HB, Wouden JC van der, Schellevis FG, Suijlekom-Smit LW van, Koes BW. Changing morbidity patterns in children in Dutch general practice: 1987-2001. Eur J Gen Pract. 2005;11:17-22.

Uijen JH, Bindels PJ, Schellevis FG, van der Wouden JC. ENT problems in Dutch children: trends in incidence rates, antibiotic prescribing and referrals 2002-2008. Scand J Prim Health Care. 2011;29:75-9.

Anamnese en lichamelijk onderzoek

W.A. Avis

2.1 **Inleiding – 14**

2.2 **Anamnese – 14**
2.2.1 Groei en ontwikkeling – 15
2.2.2 Rol van de WGBO – 15
2.2.3 Afronding – 18

2.3 **Lichamelijk onderzoek – 18**
2.3.1 Lichamelijk onderzoek van de zuigeling – 18
2.3.2 Lichamelijk onderzoek van peuter, kleuter en schoolkind – 20
2.3.3 Lichamelijk onderzoek van tiener en adolescent – 21

2.4 **Conclusie – 22**

Leesadvies – 22

2.1 Inleiding

De kwaliteit van de relatie tussen behandelaar en patiënt bepaalt voor een belangrijk deel de uitkomst van het onderzoek en de behandeling. Het fundament voor die relatie wordt gelegd in het eerste contact met de patiënt en tijdens het anamnesegesprek. In de kindergeneeskunde zijn er naast de patiënt meestal ook een of meer begeleiders in het spel. Het is belangrijk het kind, naast deze begeleiders, steeds bewust eigen ruimte te geven. Afhankelijk van de leeftijd van het kind ligt het zwaartepunt van het gesprek bij het kind zelf of bij de begeleider. Bij een ouder kind kan het zinvol zijn om (eerst) alleen met het kind contact te hebben.

Goede observatie is misschien wel het belangrijkste onderdeel van het lichamelijk onderzoek. Observatie begint bij binnenkomst van de patiënt, soms al met een blik in de wachtkamer, en vindt ook plaats tijdens het anamnesegesprek. Zit het kind te spelen, met aandacht voor de omgeving, of ligt het apathisch bij moeder op schoot? Hoe is de interactie tussen kind en begeleider, hoe is het looppatroon (gewrichtsaandoening), hoe is de ademhaling (verlengd exspirium: astma?, tachypneu en expiratoir kreunen: pneumonie?). Vooral bij jonge kinderen kan zo in de relatief veilige fase van kennismaking en gesprek al veel relevante informatie worden verkregen.

In de volgende uitwerking wordt algemene kennis van anamnese en lichamelijk onderzoek bekend verondersteld. We staan vooral stil bij een aantal typisch kindergeneeskundige overwegingen, kenmerken en 'handigheden'. Voor de ziektespecifieke anamnese en het ziektespecifieke onderzoek verwijzen we naar de betreffende hoofdstukken.

2.2 Anamnese

Bij een jonger kind is de anamnese vooral een heteroanamnese. Vaak wijst het ziekteverhaal in een bepaalde diagnostische richting, maar de klachten kunnen ook vaag zijn of juist onnatuurlijk nadrukkelijk of bagatelliserend worden gepresenteerd. Bij dit soort onduidelijke klachtenpresentaties is het goed om de volgende punten voor ogen te houden:

- Klachten moeten worden gezien tegen de achtergrond van de ontwikkelingsfase van het kind. Zo berust regelmatig teruggeven van een mondje voeding zonder bloedbijmenging, verslikken of een vies gezicht als uiting van pijn bij een goed groeiende zuigeling meestal op onschuldige, voorbijgaande gastro-oesofageale reflux; bij een ouder kind kunnen deze klachten wijzen op refluxziekte. Bij een kleuter van 4 jaar kunnen vermoeidheidsklachten heel goed samenhangen met toegenomen sociaal-emotionele belasting als gevolg van het naar school gaan. Acht bovensteluchtweginfecties per jaar is niet ongebruikelijk voor een peuter, maar moet bij een ouder schoolkind aanleiding zijn voor verder onderzoek.
- De leeftijdgebonden epidemiologie van gezondheidsproblemen stuurt de anamnese. Op de kinderleeftijd wordt chronische buikpijn bijvoorbeeld vaak veroorzaakt door obstipatie. De klachten van obstipatie zijn echter weinig specifiek. Het kind kan alleen klagen over vage buikpijn of moeheid. Het is dan aangewezen, op grond van de epidemiologische overweging dat de klachten heel goed door obstipatie veroorzaakt kunnen zijn, om de defecatieanamnese grondig uit te vragen. De vraag 'Hoe is het ontlastingspatroon?' volstaat meestal niet; kind en ouders zijn vaak zó gewend aan een bepaald patroon, dat het niet meer als afwijkend wordt gezien.
- De draagkracht van het systeem waarin het kind opgroeit, bepaalt in belangrijke mate wanneer ongemak of gedrag als gezondheidsprobleem wordt gepresenteerd. Door zijn centrale rol in de gezondheidszorg is de huisarts vaak het best in staat om de draagkracht van het systeem te beoordelen. Een aandoening als ADHD kan in het gezin tot onhan-

teerbaar gedrag leiden, zeker als een van de ouders zelf ook ADHD heeft en het moeilijk vindt structuur en regelmaat te bieden. In gezinnen waar wel structuur en regelmaat worden geboden en ADHD thuis nauwelijks als probleem wordt ervaren, kan het storende gedrag juist alleen op school opvallen. Soms is het alsof (vermeende) ziekte van het kind om een bepaalde reden in stand wordt gehouden. Wanneer ziektepresentaties de kenmerken van *pediatric condition falsification* (vroeger münchhausen syndroom 'by proxy' genoemd) hebben, bestaat er een ernstige bedreiging voor het kind. Vragen over de sociale factoren en het milieu waarin het kind opgroeit, vormen een belangrijk onderdeel van de anamnese.

2.2.1 Groei en ontwikkeling

Wat de kindergeneeskunde vooral haar eigen plaats in de geneeskunde geeft, is het feit dat kinderen groei en ontwikkeling doormaken. De anamnese moet dan ook inzicht geven in het beloop daarvan. Een uitvoerige behandeling van de ontwikkelingsanamnese en het ontwikkelingsneurologisch onderzoek valt buiten het bestek van dit boek. Wel vindt de lezer in ◘ tabel 2.1 een globaal overzicht van de ontwikkeling naar leeftijd. De ontwikkelingskenmerken zijn arbitrair ontleend aan het ontwikkelingsonderzoek volgens Van Wiechen. Bewust is hierbij de leeftijd als uitgangspunt genomen en niet de kenmerken per ontwikkelingsdomein. Het overzicht is bedoeld als houvast bij een bepaalde leeftijd. Bij de officiële uitvoering van het vanwiechenschema, zoals die op het consultatiebureau plaatsvindt, worden de kenmerken volgens een vast omschreven strategie per ontwikkelingsdomein onderzocht (naar tempo en kwaliteit) en gescoord.

Lengte, gewicht en hoofdomtrek worden vastgelegd in groeicurven. Een afbuigende lengtegroei na de leeftijd van 2 à 3 jaar wijst over het algemeen op onderliggende pathologie en is een indicatie voor verwijzing naar de kinderarts. Ook een kind dat kleiner is dan op grond van de lengte van de ouders verwacht mag worden, verdient nadere aandacht. In geval van kleine lengte kan er sprake zijn van onderliggende ziekte, syndromale pathologie, verwaarlozing, een – overigens zeldzame – groeihormoonsynthesestoornis of een constitutioneel kleine gestalte. Ook bij te lange kinderen kan er sprake zijn van pathologie. Vaak luidt echter de vraag van kind of ouders of de eindlengte sociaal-emotioneel wel acceptabel is en of er niet wat aan moet worden gedaan.

De beoordeling van lengte, puberteitsstadia en groeisnelheid kan dus belangrijke gezondheidsinformatie geven. Groeigegevens zijn meestal goed vastgelegd in het jeugdgezondheidszorgdossier; tot 4 jaar bij het consultatiebureau, daarna bij de afdeling Jeugdgezondheidszorg (JGZ) van de GGD.

Overgewicht vormt een toenemende bedreiging van de volksgezondheid. Aandacht in de anamnese voor eetgewoonten en bewegen is dan noodzakelijk. Bij dit soort gevoelige onderwerpen is zorgvuldige gespreksvoering van belang; 'motiverende gespreksvoering' is dan een effectieve gesprekstechniek. Voor verdere informatie verwijzen we naar het hoofdstuk over obesitas.

2.2.2 Rol van de WGBO

Als de arts het nodig vindt om een kind zonder de ouders of verzorgers te zien, kan hij te maken krijgen met een belangenconflict tussen hen en het kind. Ouders hebben de plicht (en het recht) om voor het geestelijk en lichamelijk welzijn van hun kinderen te zorgen. Het belang

Tabel 2.1 Ontwikkelingskenmerken naar leeftijd. Minstens 90 procent van een groep gezonde kinderen scoort op de genoemde leeftijd positief voor de bijbehorende kenmerken.

leeftijd	kenmerk
4 weken	kan ogen fixeren
	reageert op toespreken
	blijft hangen bij optillen onder de oksels
	heft kin even van onderlaag
8 weken	volgt met ogen én hoofd 30° ← 0° → 30°
	lacht terug
	houdt het hoofd kort rechtop bij optrekken tot zittende houding
3 maanden	opent handen af en toe
	kijkt naar eigen handen
	maakt geluiden terug
	heft in buikligging hoofd tot 45°
	speelt met handen middenvoor
6 maanden	pakt in rugligging voorwerp binnen bereik
	maakt gevarieerde geluiden
	kijkt rond met 90° geheven hoofd
	houdt benen gebogen of trappelt bij verticaal zwaaien
9 maanden	pakt blokje over
	houdt blokje vast, pakt er nog een in de andere hand
	speelt met beide voeten
	zegt 'dada', 'baba' of 'gaga'
	rolt zich om van rug naar buik en omgekeerd
	kan hoofd goed rechtop houden in zit
	zit op billen met gestrekte benen
12 maanden	pakt propje met duim en wijsvinger
	brabbelt bij het spel
	reageert op mondeling verzoek
	zwaait 'dag, dag'
	zit stabiel los
	kruipt vooruit, buik op de grond
	trekt zich op tot staan
15 maanden	doet blokje in/uit doos
	speelt 'geven en nemen'
	zegt twee geluidswoorden met begrip
	begrijpt enkele dagelijks gebruikte zinnen
	kruipt vooruit, buik vrij van de grond
	loopt langs

◘ **Tabel 2.1** vervolg

leeftijd	kenmerk
18 maanden	stapelt twee blokjes
	gaat op onderzoek uit
	zegt drie woorden
	begrijpt spelopdrachtjes
	loopt los
2 jaar	stapelt drie blokjes
	doet anderen na
	zegt 'zinnen' van twee woorden
	wijst zes lichaamsdelen aan bij pop
	raapt vanuit hurkzit iets op
2,5 jaar	stapelt zes blokjes
	trekt kledingstuk uit
	noemt zichzelf 'mij' of 'ik'
	wijst vijf plaatjes aan in boek
	schopt bal weg
3 jaar	bouwt vrachtauto na
	tekent verticale lijn na
	zegt 'zinnen' van drie of meer woorden
	is verstaanbaar voor bekenden
	fietst (op driewieler)
4 jaar	tekent cirkel na
	houdt potlood met vingers vast
	is goed verstaanbaar voor onderzoeker
	stelt vragen naar 'hoeveel', 'wanneer', 'waarom'

Bron: Stichting Van Wiechen Ontwikkelingsonderzoek (secretariaat: Lutmastraat 167, 1073 GX Amsterdam)

van het kind hoort hierbij steeds centraal te staan. Daarbij moeten zij rekening houden met de toenemende zelfstandigheid van het kind: naarmate het zich verder ontwikkelt, neemt de invloed van het ouderlijk gezag af. In de *Wet op de geneeskundige behandelingsovereenkomst* (WGBO) wordt een onderscheid gemaakt tussen minderjarigen jonger dan 12 jaar, minderjarigen van 12 tot en met 15 jaar en minderjarigen van 16 en 17 jaar. Voor kinderen onder de 12 jaar geldt dat bij het tot stand komen van een behandelingsovereenkomst de ouders beslissen. Het kind moet wel bij deze beslissing worden betrokken. Minderjarigen van 16 en 17 jaar worden geacht zelfstandig, zonder tussenkomst van de ouder als wettelijke vertegenwoordiger, tot een behandelingsovereenkomst te kunnen komen. Moeilijker ligt het voor kinderen van 12 tot en met 15 jaar. Nu geldt het systeem van dubbele toestemming: zowel de minderjarige als de ouders moeten toestemming geven voor een geneeskundige behandeling. In beginsel moet de arts de benodigde informatie dus zowel aan de ouders als aan het kind geven. Het informeren van de ouders mag echter niet los worden gezien van de belangen van de minderjarige. Op het systeem van dubbele toestemming bij minderjarigen van 12 tot en met 15 jaar kent de WBGO dan ook twee uitzonderingen.

1. De bewuste behandeling mag zonder toestemming van de ouders plaatsvinden als de medische verrichting kennelijk nodig is om ernstig nadeel voor de minderjarige te voorkomen. Eventueel kan de behandeling worden uitgevoerd zonder de ouders te informeren.
2. De minderjarige blijft de behandeling weloverwogen wensen, ook nadat de ouders hebben geweigerd hun toestemming te geven.

Over het algemeen geldt dat de arts zijn handelen steeds moet kunnen verenigen met de eisen van zogeheten 'goed hulpverlenerschap'; in geval van kindermishandeling bijvoorbeeld kan de zorgplicht voor het kind andere juridische kaders overstijgen.

2.2.3 Afronding

Het is goed om de anamnese af te sluiten met een samenvattende ordening van de gegevens. Aan begeleider en kind kan dan nog eens worden gevraagd of 'het probleem' zo goed begrepen en verwoord is. Op deze manier wordt voorkomen dat de behandelaar verdwaalt in eigen aannamen en overwegingen. Het adagium 'moeder heeft gelijk tot het tegendeel wordt bewezen' blijkt maar al te vaak waar. Bovendien biedt het ruimte voor nog niet gestelde vragen en voor het uitspreken van tot dan toe niet te berde gebrachte angsten.

2.3 Lichamelijk onderzoek

Zoals in de inleiding bij dit hoofdstuk al werd opgemerkt, is goede observatie misschien wel het belangrijkste onderdeel van het lichamelijk onderzoek. Veel gegevens kunnen al worden verkregen door tijdens het anamnesegesprek oog te hebben voor het gedrag en de fysieke verschijning van het kind. Jonge kinderen kunnen het meer expliciete lichamelijk onderzoek gemakkelijk als bedreigend ervaren. Toch mag het verdere lichamelijk onderzoek, indien nodig, natuurlijk niet achterwege blijven.

2.3.1 Lichamelijk onderzoek van de zuigeling

Wanneer algemeen lichamelijk onderzoek van een zuigeling nodig is, kan men het beste recht tegenover het ontklede kind plaatsnemen (de luier wordt pas later afgedaan). Zorg dat het kind prettig ligt, goed recht, met het hoofd in de mediaanlijn. Eventueel kan de onderzoeker het kind in de schaal van zijn eigen handen nemen of op de schoot van de moeder onderzoeken. Door een vriendelijke gelaatsuitdrukking, zacht praten en eventueel licht wiegen komen onrustige kinderen meestal tot rust. In deze positie kunnen alertheid, contact (cerebrale conditie), houding en symmetrie (lichaamsvorm en symmetrie van bewegen) goed worden beoordeeld.

Observatie en inspectie
Alertheid, kleur en contact. Op de zuigelingenleeftijd kunnen lethargie en bleekheid de enige symptomen zijn van ernstige aandoeningen als meningitis en urosepsis.

Tabel 2.2 Longgeluiden.

geluid	karakter	betekenis
crepitaties	kortdurende grove knispers, kortdurende fijne knispers	'hypersecretie', bronchiëctasieën longontsteking longoedeem longfibrose decompensatio cordis
hoogfrequente 'piepende' rhonchi	piepende geluiden die langer duren dan crepitaties	polyfone rhonchi wijzen op diffuse obstructie: astma? monofone rhonchi kunnen passen bij lokale obstructie of vernauwing
laagfrequente 'grove' rhonchi	laagfrequentere geluiden die langer duren dan crepitaties	vaak voortgeleide geluiden als gevolg van slijm in de luchtwegen
bronchiaal ademen	geluid zoals hoorbaar wanneer de stethoscoop boven de trachea wordt geplaatst	wijst op 'massa' tussen de stethoscoop en de meer centrale luchtweg: infiltraat?
pleurawrijven	als sneeuwkraken	pleuritis

Houding en symmetrie. Een gezonde pasgeborene ligt met de schouders iets los van de onderlaag en met de heupen in flexie en lichte abductie; een hypotone pasgeborene ligt met de schouders en de gebogen benen op de onderlaag (kikkerstand). Een goede indruk van de tonus is ook te verkrijgen door de zuigeling met beide handen onder de oksels op te pakken (bij hypotonie is er dan het gevoel van *slipping through*) of horizontaal op de hand te houden (ventrale suspensiehouding). Kinderen jonger dan 2 jaar tonen nog geen fysiologische rechts- of linkshandigheid. Is er wel een rechts- of linksvoorkeur, dan is er sprake van pathologie van het achterblijvende lidmaat (ziekte van het bewegingsapparaat of neurologisch) of van de achterblijvende lichaamshelft (meestal neurologisch).

Ademhaling en huid. Nadat zo een eerste indruk van alertheid, kleur, houding en kwaliteit van bewegen is verkregen, wordt gekeken naar de ademhaling (normaal: gecombineerde borst- en buikademhaling, ademtempo 40-50/minuut) en wordt de huid beoordeeld (petechiën bij meningokokkensepsis). Wanneer een kind naar een oor grijpt, kan dit wijzen op middenoorontsteking.

Auscultatie

Bij zuigelingen en jonge kinderen gaat de auscultatie aan de palpatie vooraf. Overigens is de meerwaarde van de auscultatie vaak beperkt. Luchtwegproblemen verraden zich vooral door verschijnselen als hoest, stridor, kreunen, tachypneu (> 40-50/minuut), gebruik van hulpademhalingsspieren en intrekkingen. De ernst van het luchtwegprobleem wordt vooral ook afgelezen aan de mate van algemeen ziek zijn, tot uiting komend in de mate van alertheid en interesse voor de omgeving. Tabel 2.2 geeft een overzicht van longgeluiden en hun interpretatie.

Hartafwijkingen waarvoor directe interventie nodig is, dienen zich aan met tekenen van circulatoir falen als tachypneu, transpireren, bleek zien en een verminderd inspanningsvermogen tijdens het voeden, of met cyanose. De auscultatie is hierbij van ondergeschikt belang.

Op de zuigelingenleeftijd moet een geruis overigens niet te gemakkelijk als onschuldig uitdrijvingsgeruis afgedaan worden.

Percussie
Op deze leeftijd heeft percussie doorgaans weinig meerwaarde, maar het is wel onprettig voor de zuigeling.

Palpatie
Het spreekt voor zich dat palpatie voorzichtig moet worden gedaan.
Enkele punten van aandacht:
- Palpeer bij vergelijkend onderzoek steeds de (vermoedelijk) niet-aangedane zijde eerst.
- Nekstijfheid als teken van meningitis kan bij zuigelingen en jonge kinderen volledig ontbreken.
- Zorg bij het beoordelen van de ligging van de testes voor warme handen en druk eerst met de wijsvinger van de niet-palperende hand het lieskanaal af, zodat de testis niet de buikholte in kan 'vluchten'.
- De costofrenische hoek is bij zuigelingen stomper dan bij oudere kinderen; als gevolg hiervan is ook een niet-vergrote lever vaak goed te voelen.

2.3.2 Lichamelijk onderzoek van peuter, kleuter en schoolkind

Ook hier geldt dat de relatie die de onderzoeker met het kind heeft, bepalend is voor de mogelijkheden bij het lichamelijk onderzoek. Vooral op 2-jarige leeftijd ('ik ben twee en ik zeg nee') kan het onderzoek een uitdaging zijn. Overigens is het goed het positieve van eventueel dwars en afwerend gedrag te benoemen, zeker als ouders of verzorgers zich opgelaten voelen. Dwars gedrag is een normaal ontwikkelingsverschijnsel; het kind maakt onderscheid tussen 'eigen' en 'niet-eigen' of verkent zijn grenzen.

Het kind wordt steeds rustig benaderd, waarbij de onderzoeker door de knieën gaat of bij het kind gaat zitten om zo veel mogelijk 'op gelijke hoogte' contact te hebben. Het oprecht interesse tonen voor wat het kind leuk vindt of bezighoudt, geeft vaak een opening. De geringe tijdsinvestering die dit vraagt, betaalt zich meestal ruimschoots terug. Vraag een kind nooit om toestemming voor onderzoek. Ook wanneer het kind 'nee' zegt, moet goed geïndiceerd onderzoek tóch plaatsvinden. Beter is het om rustig aan te geven wat men gaat doen en het aangekondigde onderzoek vervolgens uit te voeren. Wel kan men het kind de keuze geven tussen twee mogelijkheden met eenzelfde uitkomst. Bijvoorbeeld: zal ik je op de onderzoeksbank tillen of klim je er zelf op? Of: zal ik eerst in dit oor kijken, of eerst in het andere? De arts blijft waar mogelijk in gesprek met het kind (en de begeleider), maar houdt de regie in handen. Bij het instrumentele onderzoek kan het soms handig zijn om de begeleider bij het onderzoek te betrekken; deze kan bijvoorbeeld worden gevraagd om de stethoscoop op een bepaalde plek te houden. Men moet echter voorkomen dat de begeleider de rol van medeboosdoener krijgt. Idealiter steunt de begeleider de dokter bij het onderzoek – ook als dat vervelend is – maar biedt hij tegelijkertijd het kind veiligheid.

Observatie en inspectie
Observatie geeft een indruk van het bewustzijn, de ernst van de ziekte, houding en bewegen, ademhaling en eventuele zichtbare afwijkingen aan huid en slijmvliezen. De inspectie van het KNO-gebied wordt pas aan het eind van het onderzoek gedaan.

Auscultatie

Net als bij zuigelingen is bij jonge kinderen de meerwaarde van de auscultatie beperkt. Ook bij hen verraden luchtwegproblemen zich vooral door verschijnselen als hoest, stridor, kreunen, tachypneu (> 30-40/minuut), gebruik van hulpademhalingsspieren en intrekkingen. De ernst van het luchtwegprobleem wordt vooral bepaald door de mate van algemeen ziek zijn, tot uiting komend in de mate van alertheid en interesse voor de omgeving. Auscultatie helpt meestal weinig bij de differentiatie van mogelijke oorzaken. Links-rechtsverschillen kunnen bij een longontsteking worden gevonden, maar kunnen ook voorkomen bij astma als slijmpropjes de luchtwegen afsluiten. Voortgeleide rhonchi kunnen onterecht tot de diagnose pneumonie doen besluiten. Bronchiaal ademen, waarbij het exspirium luider klinkt dan het inspirium, wijst op een massa tussen de membraan van de stethoscoop en de grotere luchtwegen, op deze leeftijd meestal een infiltraat (zie ook ◘ tabel 2.2).

Relevante hartafwijkingen zijn meestal al op de zuigelingenleeftijd gediagnosticeerd. Soms valt een geruis over het hart echter pas op oudere leeftijd op. Er kan dan sprake zijn van een hartafwijking, maar meestal betreft het een onschuldig uitdrijvingsgeruis. De kenmerken daarvan zijn: een zacht systolisch uitdrijvingsgeruis (crescendo-decrescendo) zonder *thrill*, met een punctum maximum halverwege de linker sternumrand en de apex, zonder specifieke voortgeleiding en met een normale, met de ademhaling wisselende splijting van de tweede toon, bij een kind zonder klachten. Het geruis heeft een typisch 'muzikaal' karakter, alsof er over de hals van een lege fles wordt geblazen of een snaar van een cello wordt aangetokkeld (pizzicatogeruis). Klinkt het geruis anders, of is er twijfel over de diagnose onschuldig uitdrijvingsgeruis, dan moet het kind verwezen worden.

Percussie

Naarmate het kind groter is, kan percussie aanvullende informatie geven, bijvoorbeeld over de uitgebreidheid van een longinfiltraat, pleuravocht of een demping in de buik. Ook hier geldt echter dat het kind de percussie gemakkelijk als bedreigend of onaangenaam ervaart en dat de bijdrage aan de diagnose meestal gering is.

Palpatie

Bij de palpatie wordt weer voorzichtig te werk gegaan. Wanneer men pijn onderzoekt, vraagt men het kind om met één vinger aan te geven waar de pijn vooral zit (dit kan nogal verschillen van wat anamnestisch wordt aangegeven) en begint de palpatie op enige afstand van de aangegeven plek. De gelaatsuitdrukking van het kind wordt hierbij in de gaten gehouden. Ook voor peuters en kleuters geldt dat nekstijfheid bij meningitis kan ontbreken. Het onderzoek van de ligging van de testes verschilt niet van dat bij zuigelingen.

2.3.3 Lichamelijk onderzoek van tiener en adolescent

De lichamelijke integriteit van kinderen moet altijd worden gerespecteerd en er moet rekening worden gehouden met gevoelens van schaamte. Dit geldt des te meer voor tieners, met hun toenemende zelfbewustzijn en ontluikende seksualiteit. Wensen en belangen van kind en ouders of verzorgers zijn niet altijd meer congruent. In toenemende mate kan het nodig zijn anamnesegesprek en lichamelijk onderzoek zonder de aanwezigheid van ouder of verzorger te laten plaatsvinden. Als de vraagstelling seksueel misbruik of geweld betreft, moet het lichamelijk onderzoek plaatsvinden in aanwezigheid van een praktijkmedewerker.

2.4 Conclusie

Ervaren artsen komen vaak tot een diagnose op basis van patroonherkenning: zij bouwen voort op eerder opgedane ervaring met vergelijkbare klachtenpresentaties. Gelukkig blijkt de zo gestelde diagnose meestal juist te zijn. Het blijft echter belangrijk om steeds bewust na te gaan of de afzonderlijke anamnestische gegevens en bevindingen bij het lichamelijk onderzoek daadwerkelijk passen bij de hypothese. Anders dreigt het gevaar dat de uitzondering over het hoofd wordt gezien. Een moeilijke diagnose of een diagnose die nog niet eerder werd gesteld, komt pas tot stand na het opstellen en uitwerken van een differentiaaldiagnose op basis van de bij anamnese en lichamelijk onderzoek verzamelde bouwstenen. Naarmate het verzamelen van gegevens en het interpreteren ervan deskundiger tot stand zijn gekomen, is de differentiaaldiagnose korter. Hoe groter de waarschijnlijkheid van een hypothese, des te groter de voorspellende waarde van de uitkomst van verder aanvullend onderzoek (theorema van Bayes). Anamnese en lichamelijk onderzoek blijven de belangrijkste basisinstrumenten in de dagelijkse patiëntenzorg.

Leesadvies

Roord JJ, Hogeman PHG, Derksen-Lubsen G, Avis WA. Anamnese en lichamelijk onderzoek. In: Brande JL van den, Derksen-Lubsen G, Heymans HSA, Kollée LAA (red). Leerboek Kindergeneeskunde. Utrecht: De Tijdstroom; 2009, 41-60.

Laurent de Angulo MS, Brouwers-de Jong EA, Bulk A. Ontwikkelingsonderzoek in de jeugdgezondheidszorg. 4e druk. Assen: Van Gorcum; 2008.

Roord JJ, Diemen-Steenvoorde JAAM van (red). Probleemgeoriënteerd denken in de kindergeneeskunde. Een praktijkboek voor de opleiding en de kliniek. Utrecht: De Tijdstroom; 2002.

Miller RW, Rollnich S. Motivational interviewing. New York/London: The Guilford Press; 1991.

De plaats van groeicurven in de diagnostiek

W. Oostdijk en J.M. Wit

3.1	**Inleiding – 24**	
3.2	**Normale groei van het kind – 24**	
3.2.1	Groeidiagrammen – 24	
3.2.2	Seculaire trend – 29	
3.2.3	Streeflengte – 29	
3.2.4	Interpretatie groeidiagrammen – 29	
3.3	**Abnormale groei – 30**	
3.3.1	Opsporen van groeistoornissen – 31	
3.3.2	Eerste evaluatie – 31	
3.3.3	Indeling van groeistoornissen – 31	
3.4	**Kleine lengte – 32**	
3.4.1	Etiologie en diagnostiek – 32	
3.4.2	Behandeling – 34	
3.4.3	Criteria voor verwijzing – 35	
3.5	**Grote lengte – 36**	
3.5.1	Etiologie en diagnostiek – 36	
3.5.2	Aanvullend onderzoek door de huisarts? – 36	
3.5.3	Criteria voor verwijzing – 38	
3.5.4	Behandeling – 39	
3.6	**Meest voorkomende oorzaken van groeistoornissen – 39**	
3.6.1	Kleine lengte – 39	
3.6.2	Grote lengte – 40	
	Leesadvies – 40	

3.1 Inleiding

Bij diverse klachten waarmee een kind de huisarts bezoekt, kan de groeicurve dienen als een nuttige, niet-invasieve en goedkope aanvulling van de diagnostiek van de onderliggende aandoening. Daarnaast kan afwijkende groei op zich een reden zijn om de arts te consulteren. In deze bijdrage wordt weergegeven op welke wijze probleemverkenning door de huisarts kan plaatsvinden en wat de criteria zijn voor verwijzing voor nadere diagnostiek.

3.2 Normale groei van het kind

Groei is het belangrijkste fenomeen dat kinderen onderscheidt van volwassenen. In ongeveer 18 jaar verandert een individu van één bevruchte eicel in een volledig uitgegroeide volwassene. De intra-uteriene groei verloopt het snelst: in negen maanden neemt de lengte toe van 0 naar ongeveer 50 cm, waarbij de piekgroeisnelheid ongeveer halverwege de zwangerschap valt. In het eerste levensjaar zien we de uitloper van deze enorme intra-uteriene groeisnelheid, met een toename van 25 cm. Daarna neemt de groeisnelheid snel af tot de leeftijd van 3 jaar (7,5 cm/jaar), waarna deze verder vrijwel lineair langzaam afneemt tot ongeveer 5 cm per jaar bij het begin van de puberteitsgroeispurt. De puberteitsgroeispurt gaat gepaard met ongeveer een verdubbeling van de groeisnelheid, waarna in een paar jaar de groei geheel ten einde is.

3.2.1 Groeidiagrammen

De recente groeidiagrammen (2010), die de gemiddelde groei en de spreiding daarvan in de populatie laten zien, zijn algemeen in gebruik in JGZ en kindergeneeskunde (verkrijgbaar via ► www.tno.nl/groeidiagrammen; op deze bladzijde staan links naar de juiste webpagina's van bol.com). Voor de praktijk zijn de groeidiagrammen voor zuigelingen van 0-15 maanden (◘ figuur 3.1 en 3.2) en oudere kinderen (1-21 jaar) (◘ figuur 3.3 en 3.4) van Nederlandse ouders het belangrijkst. Het groeidiagram voor zuigelingen geeft grafisch de groei van gewicht, lengte en hoofdomvang weer. Het groeidiagram voor oudere kinderen geeft de referentielijnen voor lengte-naar-leeftijd en gewicht-naar-lengte, alsmede normgegevens van de puberteitsstadia. Daarnaast zijn aparte groeidiagrammen beschikbaar voor kinderen van Turkse en Marokkaanse ouders. Deze zijn op de kinderleeftijd ongeveer 3 cm korter dan Nederlandse kinderen, terwijl jongvolwassenen 6-8 cm korter zijn. Groeidiagrammen voor kinderen van andere etniciteiten en kinderen met syndromale en chromosomale afwijkingen zijn te vinden op de website van de stichting Kind en Groei (► www.kindengroei.nl).

Voor de eerste evaluatie van het gewicht van een kind kan het worden geplot op het gewicht-naar-lengtediagram (1-21 jaar). De referentielijnen in dit diagram zijn niet meer gebaseerd op de verdeling binnen de huidige populatie, die steeds zwaarder wordt, maar geven de norm aan op basis van de *Derde Landelijke Groeistudie* uit 1980. Voor het vervolgen van dikke en zeer magere kinderen zijn de diagrammen voor body-mass index (BMI), tailleomtrek, heupomtrek en taille-heupratio nuttig. In de nieuwe groeidiagrammen voor kinderen van 1-21 jaar staat de BMI op de achterzijde van de groeicurve. Hierin zijn afkapwaarden voor obesitas, overgewicht, ondergewicht en ernstig ondergewicht aangegeven. Voor beoordeling van de lichaamsverhoudingen zijn diagrammen beschikbaar voor zithoogte, beenlengte en de verhouding tussen zithoogte en lengte.

3.2 · Normale groei van het kind

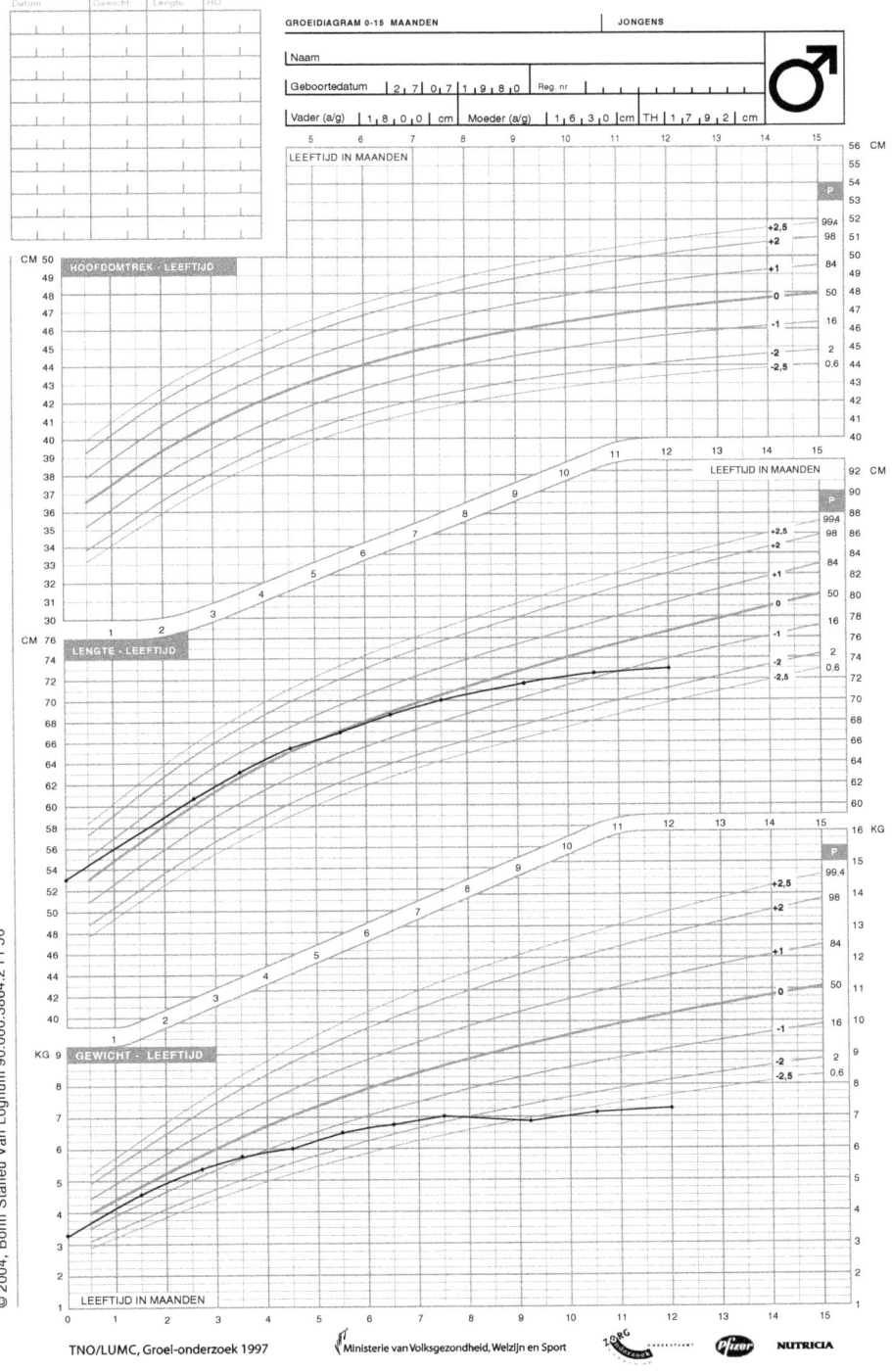

◘ **Figuur 3.1** Representatieve groeicurve van een jongen met coeliakie op de groeidiagrammen voor lengte, gewicht en hoofdomtrek voor mannelijke zuigelingen van 0-15 maanden. De gewichtscurve buigt eerder af dan de lengtecurve.

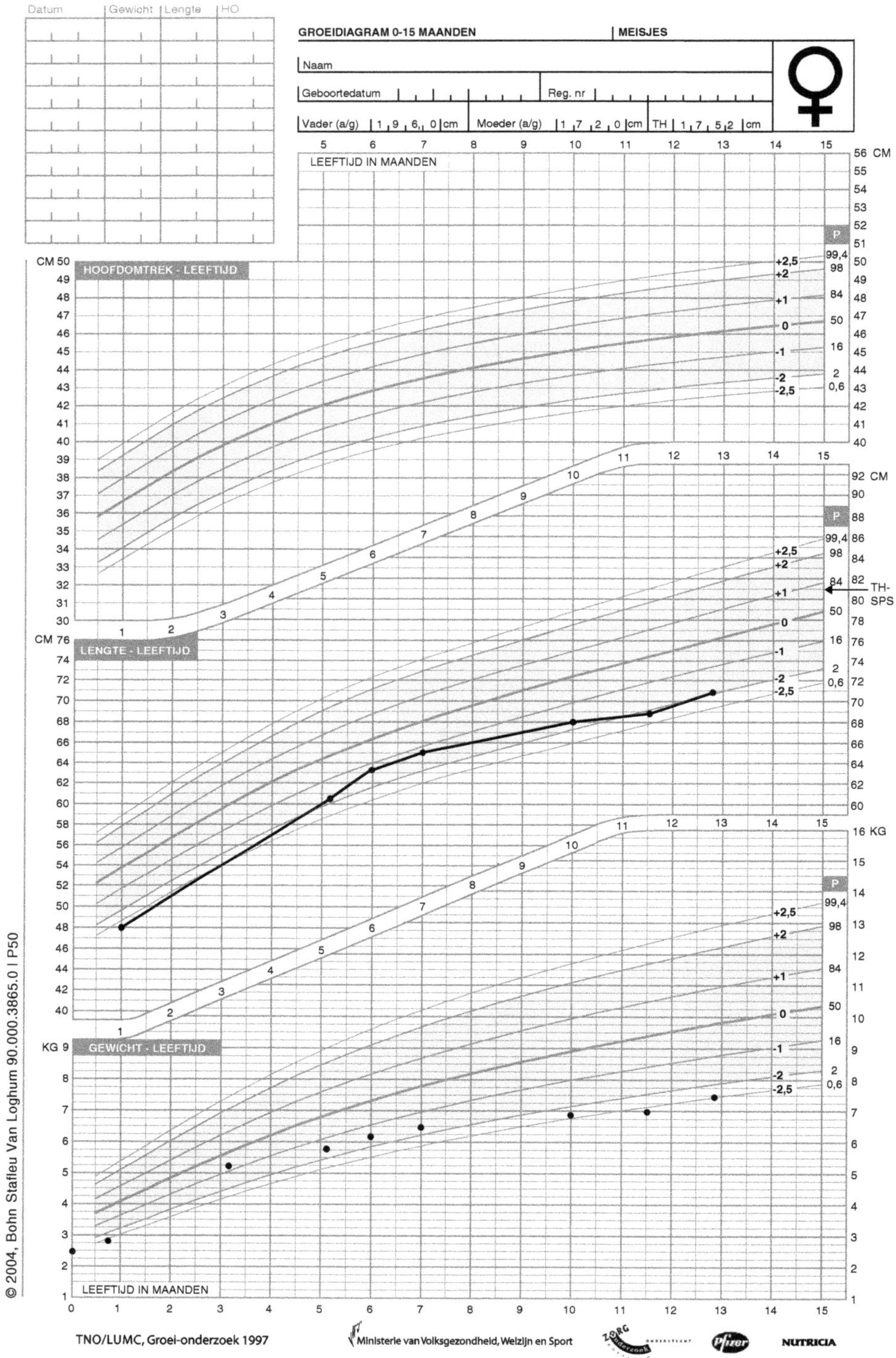

Hoofdstuk 3 · De plaats van groeicurven in de diagnostiek

Figuur 3.2 Representatieve groeicurve van een meisje met turnersyndroom op de groeidiagrammen voor lengte, gewicht en hoofdomtrek voor vrouwelijke zuigelingen van 0-15 maanden. De lengtecurve volgt de −2 SD-lijn, maar dit past niet bij de hoge streeflengte-SDS.

3.2 · Normale groei van het kind

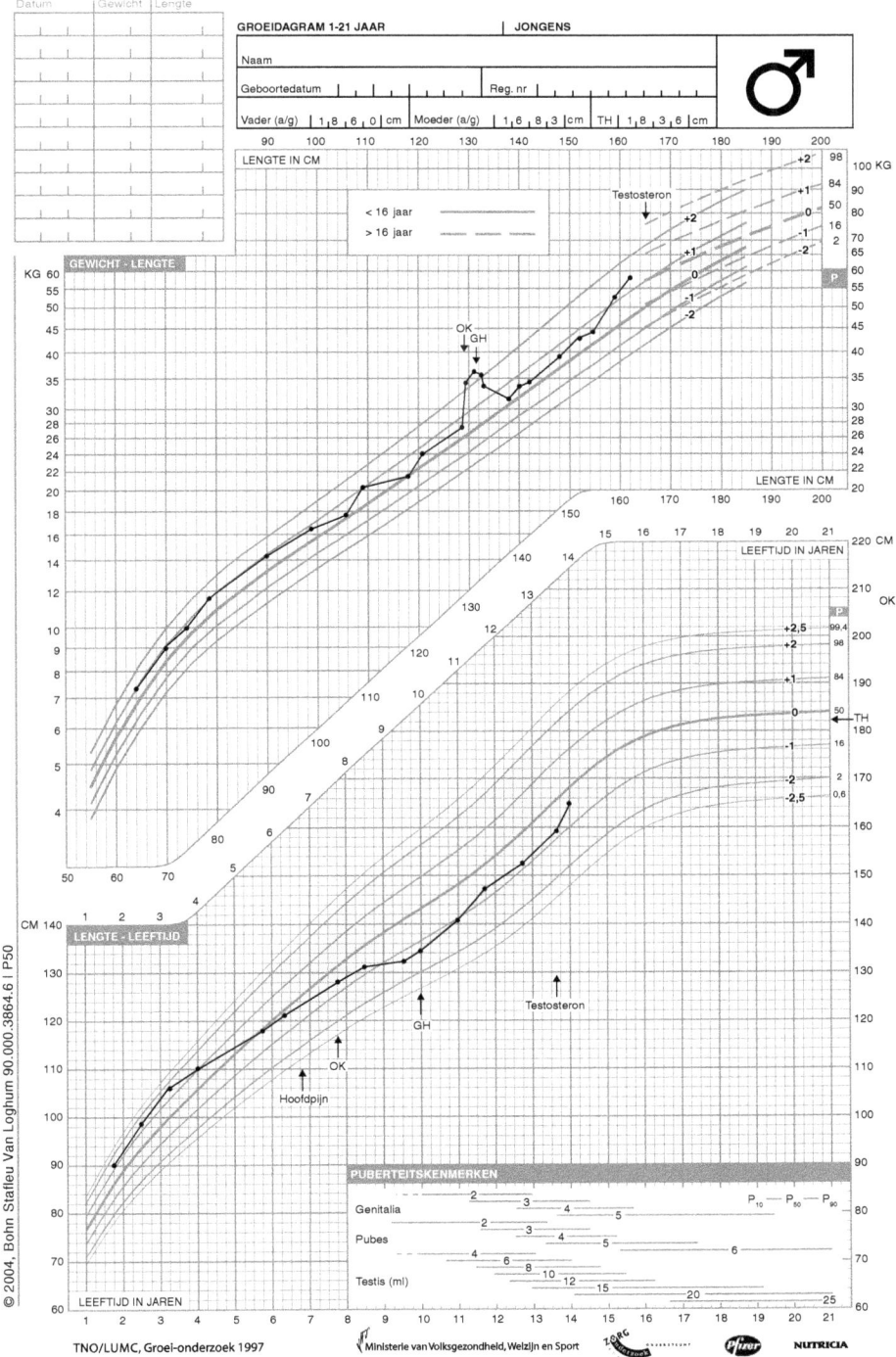

Figuur 3.3 Representatieve groeicurve van een jongen met een craniofaryngioom (OK = operatie, GH = start groeihormoonbehandeling, Testosteron = start testosteronsubstitutie) op de groeidiagrammen voor lengte-naar-leeftijd, gewicht-naar-lengte en puberteitsstadia voor jongens van 1-21 jaar.

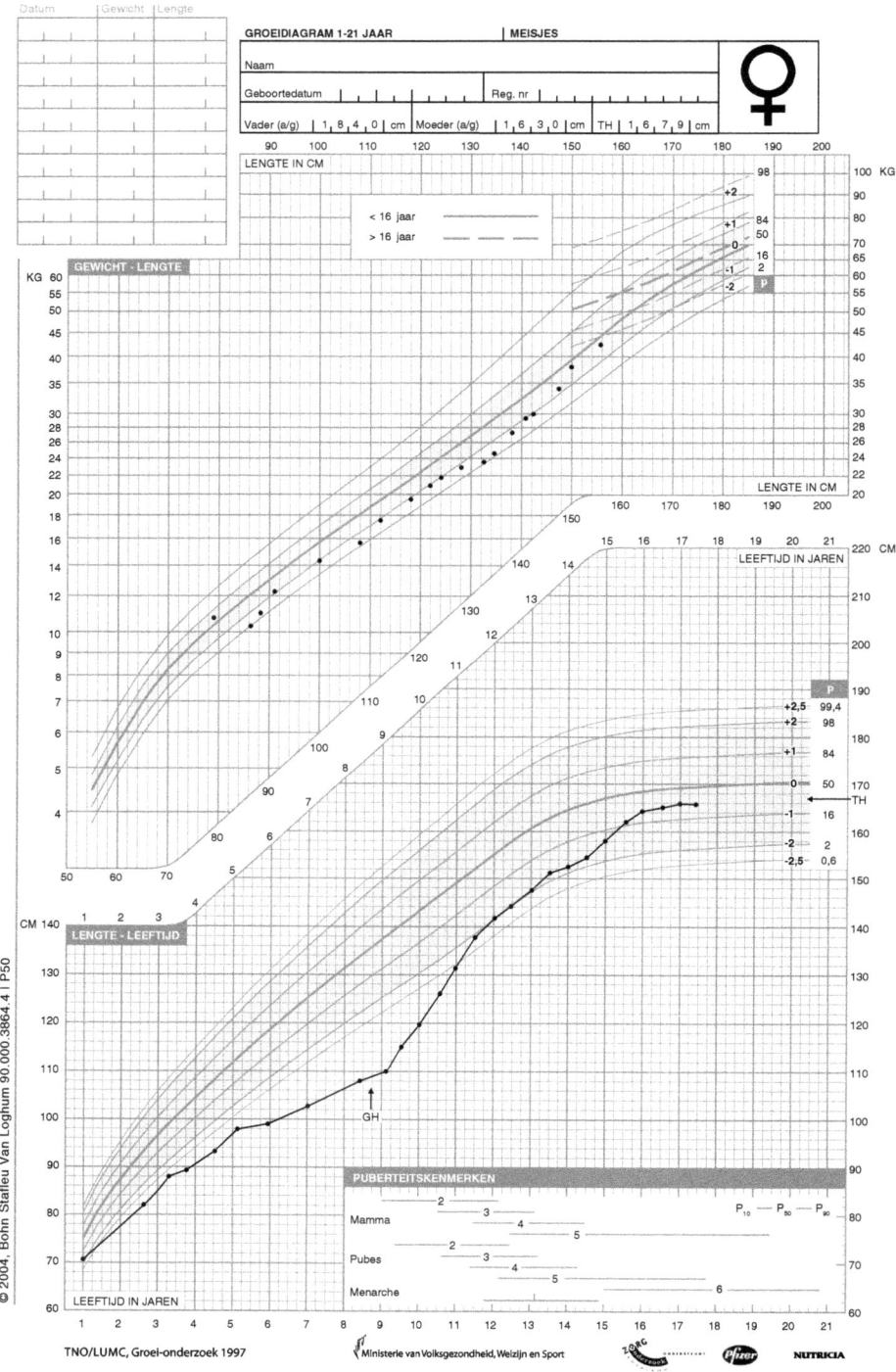

◘ Figuur 3.4   Representatieve groeicurve van een meisje met groeihormoondeficiëntie (GH = start groeihormoonbehandeling) op de groeidiagrammen voor lengte-naar-gewicht, gewicht-naar-lengte en puberteitsstadia voor meisjes van 1-21 jaar.

3.2.2 Seculaire trend

De seculaire trend (letterlijk: eeuwtrend, de verandering van de gemiddelde lengte van een populatie in de tijd) is de belangrijkste reden om met regelmatige tussenpozen landelijke groeistudies te verrichten. Een positieve seculaire trend wordt beschouwd als graadmeter van de algemene gezondheid van een populatie en wordt gewoonlijk gezien als een gevolg van gunstige omgevingsfactoren, vooral voeding. De seculaire trend is in Nederland goed gedocumenteerd dankzij vijf landelijke groeistudies (1955, 1966, 1980, 1997 en 2010). In de laatste studie werd geen verdere toename in de lengte van kinderen en jongvolwassenen geregistreerd: de gemiddelde eindlengte van mannen is 183,8 cm gebleven en die van vrouwen 170,7 cm.

3.2.3 Streeflengte

De verschillen in lengte tussen etnische groepen worden voor 80 procent toegeschreven aan genetische factoren, maar daarnaast spelen omgevingsfactoren, vooral voeding, een rol. De sterke invloed van genetische factoren op de lengte wordt in de praktijk gebruikt in de vorm van het begrip streeflengte (*target height*, TH). Er bestaan diverse formules voor de berekening van de verwachte eindlengte van een kind op basis van de ouderlengten. Aanvankelijk werd de streeflengte berekend op basis van de lengte van beide ouders, het gemiddelde lengteverschil tussen mannen en vrouwen (13 cm) en een seculaire trend van 4,5 cm. De streeflengteformule is sinds 2010 gewijzigd. De nieuwe formule houdt rekening met regressie naar het gemiddelde en met de correlatie tussen de lengten van de ouders. Dit zorgt voor een betrouwbaardere schatting, vooral bij kinderen met erg lange of erg kleine ouders. De formules luiden nu:
- voor jongens: 44,5 + 0,376 × lengte vader + 0,411 × lengte moeder;
- voor meisjes: 47,1 + 0,334 × lengte vader + 0,364 × lengte moeder.

De formules worden op de voorzijde van de groeidiagrammen weergegeven. In deze formules wordt geen rekening meer gehouden met de seculaire trend, omdat deze tussen 1997 en 2010 niet meer aantoonbaar is. Bij circa 95 procent van de kinderen ligt de lengte tussen −2 SD en +2 SD in het lengte-naar-leeftijddiagram en binnen de streeflengtespreiding (*target range*; TR), het gebied tussen +1,6 SD en −1,6 SD van de streeflengte. De streeflengtespreiding is bij jongens tussen +11 en −11 cm van de streeflengte en bij meisjes tussen +10 en −10 cm.

3.2.4 Interpretatie groeidiagrammen

In de preventieve gezondheidszorg (JGZ) worden lengte, gewicht en bij zuigelingen ook de hoofdomtrek regelmatig gemeten. Deze metingen worden uitgezet in het groeidiagram, waarin de SD-lijnen zijn weergegeven voor de populatie. Vanaf de leeftijd van ongeveer 3 jaar tot de puberteit verloopt de lengtegroei gewoonlijk evenwijdig aan de SD-lijnen. Dit fenomeen wordt kanalisatie genoemd. Daarvóór kan de individuele lengtegroeicurve de SD-lijnen doorkruisen, afhankelijk van de geboortelengte en de TH. De lengte bij de geboorte is namelijk vrijwel niet afhankelijk van de genen die de lengte beïnvloeden, maar vooral van de aanvoer van voedingsstoffen in de zwangerschap. Vanaf ongeveer 3 jaar is de lengte van het kind goed gecorreleerd met de TH. Dit betekent dat de lengte van een kind dat in utero ondervoed is geweest maar lange ouders heeft, in de eerste drie jaar van zijn leven naar een

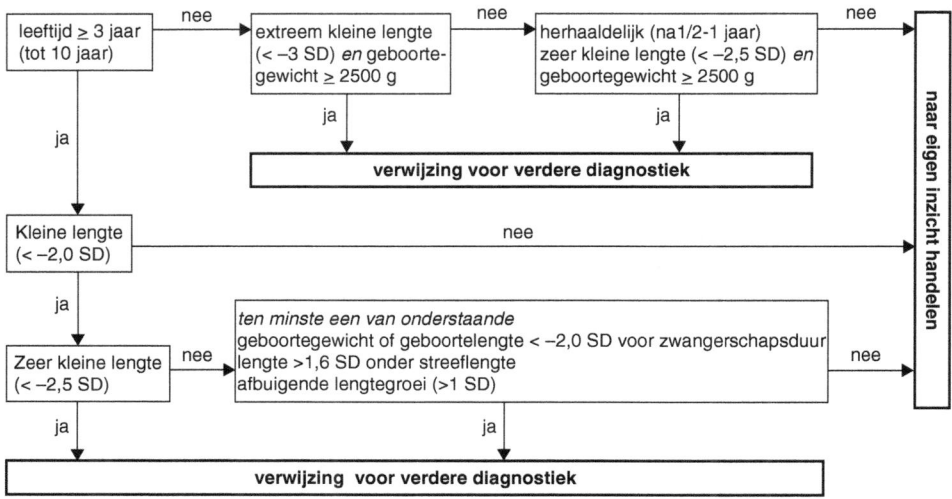

◘ **Figuur 3.5** Aangepast beslisschema uit de JGZ-richtlijn *Signalering van en verwijscriteria bij kleine lengte* voor verwijzing van een kind met een kleine lengte tot de leeftijd van 10 jaar. Het verschil met het beslisschema uit de JGZ-richtlijn betreft de afkapwaarde van de lengte beneden de streeflengte, die van > 2 SD is opgetrokken naar > 1,6 SD (blok midden links).

hogere SD-lijn verschuift. Andersom doorkruist de lengte van een kind met kleine ouders dat in utero een goede aanvoer van voedingsstoffen heeft gehad, de SD-lijnen in neerwaartse richting. In de puberteit kan de groeicurve ook de SD-lijnen doorkruisen, afhankelijk van het moment dat de puberteit begint. Kinderen die vroeg de puberteit ingaan, groeien eerst sneller dan de SD-lijnen in die leeftijdsfase aangeven en daarna langzamer. Bij late rijpers treedt het omgekeerde op.

3.3 Abnormale groei

De definities van 'klein' en 'lang' berusten op vergelijkingen met actuele groeireferenties. Het is gebruikelijk om de grenzen te trekken bij −2 en +2 SD. Dit betekent dat per definitie 2,3 procent van de kinderen 'klein' is en 2,3 procent 'lang'. Een lengte < −2,5 SD wordt als 'extreem klein' geduid.

Bij het grootste deel van de kinderen met een lengte onder −2 SD of boven +2 SD is deze in overeenstemming met de ouderlengten, dus met de streeflengte. Verwijzing van al deze kinderen zou zeer weinig pathologie opleveren. Daarom zijn er evidence-based richtlijnen opgesteld met strenge verwijscriteria, zodat de opbrengst van aanvullende diagnostiek groter is. De richtlijnen zijn vastgelegd in een stroomdiagram (◘ figuur 3.5).

In de praktijk wordt de huisarts niet vaak geconfronteerd met een kind met een groeistoornis. In een normpraktijk is 'achterstand in fysiologische ontwikkeling' gemiddeld iets vaker dan een keer per jaar de reden voor contact met de huisarts. Hierbij waren de verwijzingen vanuit de jeugdgezondheidszorg ingesloten. Een derde deel van deze kinderen wordt uiteindelijk verwezen naar de tweede lijn. Voor de klacht 'grote lengte' is de incidentie waarschijnlijk nog lager.

3.3.1 Opsporen van groeistoornissen

Het opsporen van abnormale groei gebeurt vooral door de arts JGZ, die het kind tussen 0 en 4 jaar frequent ziet en op de basisschoolleeftijd twee à drie keer. Bij verdenking van gestoorde lengtegroei wordt het kind verwezen naar de huisarts. Soms melden de ouders zich rechtstreeks bij de huisarts. De huisarts moet dan uitmaken of het gaat om een gezond kind met een lengte die moet worden beschouwd als passend binnen de normale distributie van de bevolking, of dat er een redelijke kans is op afwijkende groei. In het laatste geval vindt verwijzing plaats naar de kinderarts. Bovendien is het raadzaam dat de huisarts bij elk kind dat met een of andere klacht onder zijn aandacht komt, lengte en gewicht laat bepalen en de resultaten ten minste globaal interpreteert.

3.3.2 Eerste evaluatie

Als ouders het spreekuur van de huisarts bezoeken met de klacht dat hun kind te langzaam of te snel groeit, moet de huisarts de volgende vragen beantwoorden:
1. Is de groei werkelijk afwijkend? Hiervoor zijn een nauwkeurige meting, actuele referentiegegevens, de lengtegegevens van de ouders en de resultaten van vorige lengtemetingen nodig.
2. Wat kan de oorzaak zijn? Hiervoor moet de arts basale kennis hebben van de fysiologische processen die ten grondslag liggen aan de lengtegroei en van etiologie en pathofysiologie van groeistoornissen. Deze kennis helpt ook bij de selectie van de gegevens uit anamnese en lichamelijk onderzoek die relevant zijn voor het groeiprobleem.
3. Welk aanvullende onderzoek is geïndiceerd? Hiervoor is behalve kennis van pathofysiologie en etiologie ook kennis van de epidemiologie nodig. In het algemeen worden deze fase en die van de behandeling uitgevoerd door de kinderarts.

De arts moet zich bewust zijn van het effect van de groeistoornis op het leven van kind en ouders. Een kleine lengte (en in mindere mate een grote lengte) blijkt soms de aanleiding te zijn tot dusdanige problemen bij het kind en ongerustheid bij de ouders, dat daarvoor hulp wordt gezocht bij huisarts of kinderarts. Het gaat dan vaak om zaken als geplaagd worden, als jonger worden beschouwd en behandeld en overbescherming door de ouders. Kinderen kunnen op verschillende manieren reageren op deze aspecten, bijvoorbeeld met ontkenning, overcompensatie (agressief, eisend) en terugtrekkend of clownesk gedrag.

3.3.3 Indeling van groeistoornissen

Lengtegroei vindt plaats in de groeischijven van lange pijpbeenderen en wervelkolom onder invloed van de beschikbaarheid van voedingsstoffen en zuurstof, en wordt gereguleerd door endocriene systemen zoals de groeihormoon-IGF-I-as, schildklierhormoon en geslachtshormonen. De oorzaken van kleine en grote lengte worden ingedeeld in drie groepen:
1. idiopathisch, waarbij wordt aangenomen dat (nog onbekende) genetische factoren een belangrijke rol spelen. Hieronder vallen familiaire kleine en grote lengte en de 'constitutionele late rijping', die tegenwoordig 'niet-familiaire kleine lengte met late puberteit' wordt genoemd;

◘ Tabel 3.1	Oorzaken van kleine lengte.
idiopathisch kleine gestalte	familiair kleine gestalte
	niet-familiair kleine gestalte
primaire groeistoornissen	skeletdysplasieën
	stoornissen in het botmetabolisme
	klinisch gedefinieerde syndromen met numerieke chromosomale afwijkingen, zoals turnersyndroom en downsyndroom
	klinisch gedefinieerde syndromen zonder numerieke chromosomale afwijkingen
	laag geboortegewicht en/of geringe geboortelengte (*small for gestational age*, SGA) met persisterend kleine gestalte
secundaire groeistoornissen	stoornissen in specifieke systemen (hart, long, lever, darmstelsel, nieren, anemie, chronische inflammatoire ziekten, ondervoeding)
	endocriene afwijkingen (groeihormoondeficiëntie, hypothyreoïdie, cushingsyndroom)
	metabole ziekten
	iatrogeen (medicatie, bestraling)
	psychogeen

2. primaire groeistoornissen, het gevolg van een intrinsiek defect van de bot- of steunweefsels ten gevolge van genetische of prenatale schade;
3. secundaire groeistoornissen, het gevolg van factoren buiten bot- of steunweefsels, zoals voeding, toxische stoffen en diverse hormonen en groeifactoren.

3.4 Kleine lengte

3.4.1 Etiologie en diagnostiek

Het doel van de probleemverkenning is in de eerste plaats objectiveren van de klacht, dat wil zeggen het zo goed mogelijk in kaart brengen van de groei. In de tweede plaats wordt naar aanknopingspunten gezocht voor mogelijke oorzaken. De oorzaken van kleine lengte worden gewoonlijk in drie groepen ingedeeld (◘ tabel 3.1). In ◘ tabel 3.2 zijn de belangrijkste aspecten weergegeven van anamnese en lichamelijk onderzoek. De uitkomsten hiervan kunnen sommige oorzaken meer of minder waarschijnlijk maken en hebben invloed op de beslissing om al of niet te verwijzen. De belangrijke factoren bij de psychosociale screening zijn weergegeven in ◘ tabel 3.3 en de relevante dysmorfe kenmerken in ◘ tabel 3.4.

Cruciaal in de probleemverkenning door de huisarts is de interpretatie van de beschikbare groeigegevens van kind en ouders, afgezet tegen die van de algemene populatie. Hierbij kunnen de volgende drie vragen worden beantwoord.
1. Hoe verhoudt de lengte zich tot die van de leeftijdgenoten in de populatie? De huidige lengte moet worden ingetekend in de meest recente Nederlandse groeidiagrammen.

◘ **Tabel 3.2** Aandachtspunten bij de anamnese en het lichamelijk onderzoek van het kind met een kleine lengte.

Speciële anamnese:
- reden van komst
- mening van ouders en kind over de groei
- aanwezigheid van puberteitskenmerken
- problemen in de zwangerschap/intoxicaties
- problemen tijdens partus
- geboortegewicht, geboortelengte, graviditeitsduur
- lengte ouders, lengte eerstegraads- en tweedegraadsfamilieleden
- begin puberteitsontwikkeling ouders
- vergelijking van de groei en ontwikkeling met die van leeftijdgenoten, c.q. broers en zussen
- voedingsanamnese
- sociale omstandigheden
- psychosociaal functioneren (zie ◘ tabel 3.3).

Algemene anamnese, met vooral aandacht voor:
- algemene klachten, zoals een slechte algemene conditie
- klachten die kunnen wijzen op een aandoening van hart of longen, een intestinale ziekte (bijvoorbeeld coeliakie), een nieraandoening, een endocriene stoornis (hypothyreoïdie, M. Cushing), een hersentumor of medicijngebruik (steroïden)
- familieanamnese (auto-immuunziekten, schildklierziekten, groeiproblemen).

Lichamelijk onderzoek: een algemeen onderzoek, aangevuld met de volgende gegevens:
- lengte en gewicht
- lichaamsverhoudingen à vue
- dysmorfe kenmerken (zie ◘ tabel 3.4)
- puberteitsontwikkeling
- tekenen van verwaarlozing of mishandeling.

Hieruit kan worden berekend hoeveel SD de lengte afwijkt van het gemiddelde voor de leeftijd. Aan de rechterzijde van het diagram is ook de conversie naar percentielen weergegeven, wat de uitleg aan kind en ouders vergemakkelijkt. Behalve het vanouds bekende 'P3' (derde percentiel), dat ongeveer samenvalt met een lengte van −2 SD, zijn in de groeidiagrammen ook de lijnen voor −2,5 en −3,0 SD weergegeven, waarvan de −2,5 SD-lijn een rol speelt in het algoritme voor verwijzing. Bij kinderen afkomstig uit het buitenland kunnen de Nederlandse diagrammen uiteraard niet zonder correctie worden gebruikt. Anders dan voor Turkse en Marokkaanse kinderen zijn voor negroïde kinderen geen goede referenties beschikbaar, maar de indruk bestaat dat de Nederlandse groeidiagrammen hun lengte betrouwbaar interpreteren.

2. Hoe verhoudt de lengte zich tot de streeflengte, de lengte die mag worden verwacht op basis van de ouderlengten? In paragraaf 3.2 is de achtergrond van het begrip streeflengte (target height) uitgelegd. De streeflengte wordt in de daarvoor bedoelde ruimte boven het groeidiagram ingevuld, waarbij ook kan worden aangegeven of de ouderlengten anamnestisch (a) zijn verkregen of zijn gemeten (g). Daarnaast wordt de streeflengte ingetekend aan de rechterkant van het groeidiagram, waardoor ook een indruk wordt verkregen van de SD-score (SDS), dat wil zeggen het aantal SD dat de streeflengte zich onder of boven het gemiddelde bevindt. De lengte van een kind bevindt zich gewoonlijk binnen het gebied tussen +1,6 SD en −1,6 SD van de streeflengte, de streeflengtespreiding (target

◘ **Tabel 3.3** Belangrijke items bij psychosociale screening.*

functioneren op school	niveau (aanwijzingen voor onderprestatie)
	sociale aanpassing (uitzonderingspositie in eigen groep, gepest worden)
	lichamelijke activiteiten (normaal meedoen met gymnastiek)
sociale contacten	frequentie (geïsoleerd, deelname aan clubs/verenigingen)
	aard (contacten met kinderen van eigen leeftijd, vaste vriend(inn)en)
persoonlijkheidsontwikkeling	mate van zelfstandigheid/onafhankelijkheid (in overeenstemming met de leeftijd)
	vitaliteit
	stemming
	activiteitenniveau (sport, spel, hobby's)
	slapen
	eten en drinken
gedrag	afwijkende gedragingen (mascotte, clownesk)
	gedragsproblemen (agressief/eisend, geremd/gesloten)
	onbegrepen lichamelijke klachten
opvoedingssituatie	ouderlijke attitude (*cave* overacceptatie versus non-acceptatie; dominantie versus zwak gezag)
	opvoedingsproblemen

* Ontleend aan De Muinck Keizer-Schrama SMPF, Boukes FS, Oostdijk W, Rikken B (red). Diagnostiek kleine lichaamslengte bij kinderen. Uitkomsten CBO Consensus bijeenkomst. Alphen aan de Rijn: Van Zuiden Communications BV; 1998.

range). Voor volwassenen mannen komt de spreiding ongeveer overeen met +/– 11 cm, voor volwassen vrouwen met +/– 10 cm.
3. Heeft afbuiging van de groei plaatsgevonden? Om een indruk over groeiafbuiging te krijgen, is het nodig om alle beschikbare groeigegevens in het diagram op te nemen. Gewoonlijk loopt de lengtegroeicurve van een kind evenwijdig aan de SD-lijnen (kanalisatie). Een binnen enkele jaren plaatsvindende afbuiging van meer dan 1 SD in de leeftijdsfase tussen 2 en 10 jaar is ongebruikelijk en is reden voor verwijzing. Vóór de leeftijd van 2-3 jaar kan de groeicurve de SD-lijnen doorkruisen, maar dan wel in richting van de streeflengte-SDS.

3.4.2 Behandeling

Voor sommige groeistoornissen (zoals groeihormoondeficiëntie, hypothyreoïdie en coeliakie) is causale behandeling mogelijk. Van de primaire groeistoornissen bij turnersyndroom, praderwilli-labhartsyndroom en SGA-kinderen met persisterend kleine lengte zijn de resultaten van

◘ **Tabel 3.4** Dysmorfe kenmerken waarnaar moet worden gezocht bij groeiachterstand.

epicanthus

hypertelorisme

laterale verplaatsing van de interne ooghoek

mongoloïde of antimongoloïde oogstand

ptosis

abnormaal gevormde wenkbrauwen

laag ingeplante of abnormaal gevormde oren

hoog gehemelte

webbing van de nek

lage haargrenzen

te ver uit elkaar staande tepels

cubiti valgi

madelungmalformatie

dwars doorlopende handlijnen

syndactylie

korte metacarpalia

korte extremiteiten

endorotatie van de tibia

clinodactylie (naar binnen gekromde vingers, gewoonlijk van de pinken)

groeihormoonbehandeling zo goed (circa 10 cm winst op de eindlengte), dat deze behandeling wordt vergoed door de zorgverzekeraars. Ook kinderen met nierinsufficiëntie en trage groei worden, behalve met op de nierfunctie gerichte therapie, met goede resultaten behandeld met groeihormoon. Over de voor- en nadelen van groeihormoonbehandeling bij kinderen met idiopathische kleine lengte bestaat geen overeenstemming.

3.4.3 Criteria voor verwijzing

In de *Richtlijn kleine lengte* voor verwijzing van kinderen in de eerste en tweede lijn zijn de criteria voor verwijzing en de aspecten van anamnese en lichamelijk onderzoek aangeduid waarop moet worden gelet (◘ figuur 3.5). Voor jonge kinderen (< 3 jaar) zijn strengere criteria opgesteld dan voor kinderen ouder dan 3 jaar, omdat het vaker voorkomt dat jonge kinderen de SD-lijnen doorkruisen.

Als de lengte-SDS groter is dan –2,0, zich binnen de streeflengtespreiding van +/–1,6 SD bevindt en de groeicurve niet afbuigt, kunnen kind en ouders worden gerustgesteld. Bovendien zijn er drie diagnosen die in de eerste lijn kunnen worden gesteld en waarbij geen verwijzing nodig is:

1. Bij een kind van 3 jaar of ouder kan de diagnose familiair kleine gestalte met redelijke zekerheid worden gesteld als de lengte-SDS kleiner is dan −2,0 en de lengte binnen het streeflengtebereik ligt (lengte-SDS minus streeflengte-SDS > −1,6) en pathologische oorzaken voor de kleine gestalte bij de ouders zijn uitgesloten. Bij dergelijke kinderen kan de puberteit normaal verlopen of vertraagd zijn.
2. De diagnose niet-familiair kleine gestalte met vertraagde puberteitsontwikkeling kan worden overwogen bij meisjes ouder dan 9 jaar en jongens ouder dan 10 jaar als de lengte-SDS kleiner is dan −2,0, de lengte buiten het streeflengtebereik ligt (lengte-SDS minus streeflengte-SDS < −1,6), de groeicurve de SD-lijnen doorkruist in neerwaartse richting en het begin van de puberteit vertraagd is (nog geen puberteitskenmerken bij een jongen van 13,4 jaar of een meisje van 12,3 jaar). Vaak is er een positieve familieanamnese voor late puberteit. Aangezien het ten hoogste een waarschijnlijkheidsdiagnose *per exclusionem* betreft, dient men alert te blijven op onderliggende pathologie. Soms is verwijzing nuttig voor het uitsluiten van andere pathologie of voor tijdige behandeling met geslachtssteroïden.
3. De meeste kinderen met een geboortelengte of -gewicht (of lengte op de leeftijd van 4 weken) van meer dan 2 SD onder het gemiddelde voor de zwangerschapsduur (*small for gestational age*; SGA) hebben geen dysmorfe kenmerken. Circa 85 procent van hen vertoont inhaalgroei tot binnen de normale spreiding; voor hen is verwijzing niet nodig.

Indien een of meer van de in ◘ figuur 3.5 genoemde verwijscriteria aanwezig zijn, is een consult van de kinderarts aangewezen.

3.5 Grote lengte

3.5.1 Etiologie en diagnostiek

Bij grote lengte kan eenzelfde systematiek worden aangehouden: nadat de klacht is geobjectiveerd, wordt in de anamnese en met lichamelijk onderzoek naar aanknopingspunten gezocht voor de etiologie. Ook grote lengte kan in drie hoofdgroepen worden verdeeld (◘ tabel 3.5). De aandachtspunten bij anamnese en lichamelijk onderzoek zijn weergegeven in ◘ tabel 3.6. De analyse van de groeigegevens verloopt in essentie op dezelfde wijze als bij kleine gestalte: vergelijk de lengte met die van de populatie en met de streeflengtespreiding en bepaal of er sprake is van een versnelling van de groei, te objectiveren door het berekenen van de verandering van de lengte-SDS.

3.5.2 Aanvullend onderzoek door de huisarts?

De huisarts moet zich in de eerste plaats afvragen of het gaat om familiair grote lengte (verreweg het meest voorkomend) of een andere oorzaak. Bij volledig blanco anamnese en onderzoek en een groeicurve binnen de streeflengtespreiding zonder duidelijke versnelling, kan met vrij grote zekerheid familiair grote lengte worden vastgesteld en is aanvullend onderzoek niet nodig. Als bij excessieve lengte (> +2,5 SD) de actuele lengte > 170 cm is voor meisjes en > 180 cm voor jongens, moet verwijzing volgen naar de kinderarts. Een betrouwbare voorspelling kan alleen worden gedaan op basis van de combinatie van deskundige analyse van de röntgenfoto van hand en pols en analyse van groeibeloop, puberteitsstadium en familieanamnese. Het is dus voor de huisarts niet rationeel om een botleeftijd aan te vragen; de eindlengtepredictie alleen aan de hand van het verslag van de radioloog is zeer onbetrouwbaar.

3.5 · Grote lengte

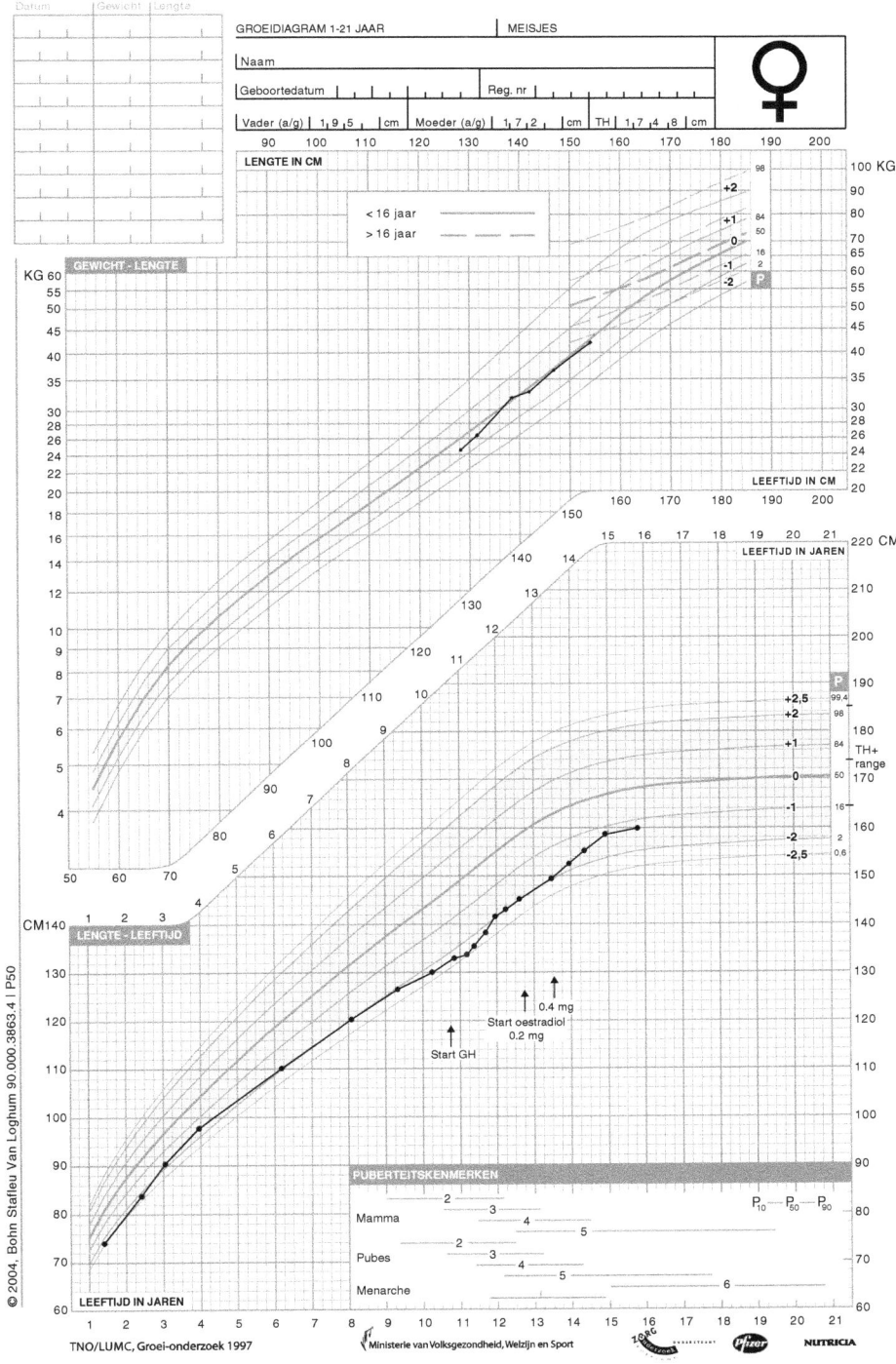

■ **Figuur 3.6** Representatieve groeicurve van een meisje met turnersyndroom op de groeidiagrammen voor lengte-naar-leeftijd, gewicht-naar-lengte en puberteitsstadia voor meisjes van 1-21 jaar. De lengtecurve volgt de –2,0 SD-lijn, maar de afstand tot de target-height-SDS is ongeveer 3,5 SD. De start van de groeihormoonbehandeling en de oestrogeensubstitutie zijn aangegeven.

◘ **Tabel 3.5** Oorzaken van grote lengte.*

varianten van normale groei	familiair grote lengte
primaire groeistoornissen	klinefeltersyndroom
	XXX-syndroom
	XYY-syndroom
	fragiele-X-syndroom
	klassieke syndromen gekenmerkt door versnelde groei en rijping, zoals die van Sotos, Weaver, Marshall-Smith
	ziektebeelden met grote lengte als symptoom, zoals marfansyndroom, en 'marfanoïde fenotype' (MEN type IIb, homocystinurie)
secundaire groeistoornissen	groeihormoonoverproductie (hypofysair gigantisme, mccune-albrightsyndroom)
	vroege puberteit (pubertas praecox vera) en pseudopubertas praecox (o.a. adrenogenitaal syndroom)
overige (bijv. oestrogeenreceptormutatie, aromatasedeficiëntie)	

* Ontleend aan Wit JM, de Muinck Keizer-Schrama S.M.P.F., Delemarre-van de Waal HA. Groeistoornissen. Maarssen: Elsevier/Bunge; 1999.

◘ **Tabel 3.6** Aandachtspunten bij anamnese en lichamelijk onderzoek van het kind met grote lengte.

speciële anamnese:
- reden van komst
- mening van ouders en kind over de lengte: voor wie is het een probleem?
- begin puberteitsontwikkeling
- lengte ouders (bij marfansyndroom is een van de ouders gewoonlijk ook aangedaan)
- vergelijking van de groei met die van broers en zussen
- psychosociaal functioneren (retardatie bij sotossyndroom en homocystinurie)
- motorische onhandigheid (onder andere bij sotossyndroom).

algemeen lichamelijk onderzoek, met speciale aandacht voor:
- lengte, gewicht (laag onder meer bij marfansyndroom) en hoofdomvang (groot bij sotossyndroom)
- globale beoordeling lichaamsverhoudingen (relatief lange benen bij marfansyndroom, klinefeltersyndroom, familiair grote lengte; relatief korte benen bij pubertas praecox)
- dysmorfe kenmerken als arachnodactylie, thoraxmisvorming, hoog palatum en lensluxatie (oogarts) bij marfansyndroom; driehoekig gelaat, ontwikkelingsachterstand en groot hoofd bij sotossyndroom
- puberteitsontwikkeling (inclusief testes: groot bij fragiele-X-syndroom, klein bij klinefeltersyndroom).

3.5.3 Criteria voor verwijzing

Als de lengte-SDS kleiner is dan +2,0 en zich binnen de streeflengtespreiding bevindt, kunnen kind en ouders worden gerustgesteld, behalve als de puberteit ernstig vertraagd is. In dat geval is verwijzing aangewezen. Als er geen tekenen zijn van een andere groeistoornis zoals het marfansyndroom, kan de diagnose familiair grote lengte worden gesteld bij een lengte-SDS > 2 die binnen de streeflengtespreiding valt (dus lager dan streeflengte-SDS +1,6). Het stellen van de diagnose marfansyndroom is van groot belang vanwege de kans op hart- en vaatproblematiek. Het vroeg stellen van de diagnose klinefeltersyndroom is van belang vanwege de consequenties voor begeleiding en behandeling. Alle andere diagnosen kunnen worden vermoed door de huisarts, maar moeten worden bevestigd in de tweede lijn.

3.5.4 Behandeling

Met de hormonale behandeling van grote lengte bij jongens en meisjes is men zeer terughoudend. Eventueel kan behandeling plaatsvinden met hoge doses oestrogeen bij meisjes met een eindlengtepredictie van > 185 cm en met hoge doses androgeen bij jongens met een eindlengtepredictie van > 205. De aanwijzingen voor verminderde fertiliteit bij meisjes die behandeld zijn met dergelijke doses oestrogenen vormen echter een belangrijke reden om van zo'n behandeling af te zien. Bij excessieve eindlengtepredictie wordt tegenwoordig steeds vaker epifysiodese overwogen door een ervaren orthopeed in plaats van hormonale behandeling. Hierbij vindt beiderzijds destructie plaats van de proximale epifyse van de tibia en de distale epifyse van het femur.

3.6 Meest voorkomende oorzaken van groeistoornissen

3.6.1 Kleine lengte

Van de aangeboren oorzaken van trage groei en kleine lengte komen groeihormoondeficiëntie (◘ figuur 3.4) en bij meisjes turnersyndroom (◘ figuur 3.2 en 3.6) relatief veel voor, met incidenties van circa 1 op 2500. Daarbij is lang niet altijd sprake van continue afbuiging van de lengtegroei, vooral niet bij kinderen van lange ouders. Het verschil met de streeflengte blijkt een gevoeliger maat te zijn voor de detectie van kinderen met turnersyndroom dan afbuigende groei (vergelijk ◘ figuur 3.6). Hetzelfde geldt waarschijnlijk voor groeihormoondeficiëntie. Persisterende kleine lengte komt frequent voor bij SGA-kinderen. Als bij een kind ouder dan 4 jaar met een voorgeschiedenis van SGA de lengte minder is dan −2,5 SDS kan groeihormoonbehandeling worden voorgeschreven door de kinderarts-endocrinoloog.

Failure to thrive, een term die gewoonlijk wordt gebruikt voor een groeipatroon bij zuigelingen gekenmerkt door onvoldoende gewichtstoename gevolgd door vertraagde lengtegroei, wordt gezien bij zeer veel aandoeningen, waarvan voedingsstoornissen (zoals koemelkallergie), coeliakie en cystische fibrose het meest voorkomen. Voor dit probleem zijn geen objectieve criteria voor verwijzing beschikbaar, zodat verwijzing nog steeds plaatsvindt op basis van visuele beoordeling van de gewicht- en lengtecurve. ◘ Figuur 3.1 toont een representatieve groeicurve van een zuigeling met coeliakie.

Wat de verworven oorzaken van trage groei aangaat, moet men vooral alert zijn op de mogelijkheid van een hersentumor, bijvoorbeeld een craniofaringioom. Een dergelijke tumor kan zo geleidelijk groeien dat er slechts zeer weinig, aspecifieke, klachten zijn zoals malaise, vermoeidheid en hoofdpijn. Afbuiging van de lengtegroei is vaak het enige symptoom (◘ figuur 3.3). Aangezien het lang kan duren voordat de lengte onder het streeflengtebereik of onder −2,5 SD is gekomen, is hierbij afbuiging van lengtegroei het belangrijkste criterium. Afbuiging van meer dan 1 SD over een of enkele jaren is waarschijnlijk een goede leidraad. Verder moet worden gedacht aan de mogelijkheid van juveniele hypothyreoïdie en het cushingsyndroom, waarbij de trage groei gewoonlijk gepaard gaat met een toename van het gewicht-naar-lengte. Ook bij een snel ontstane afbuiging, al is die nog minder dan 1 SD, moet vanwege de mogelijkheid van een pathologisch proces verwijzing plaatsvinden.

3.6.2 Grote lengte

Verreweg de frequentste oorzaak van grote lengte is constitutionele grote lengte. Het klinefeltersyndroom komt echter vaak voor (1 : 500). Bij het marfansyndroom (1 : 10.000) is in de meeste gevallen ook een van de ouders aangedaan, zodat het onderscheid met familiair grote lengte niet altijd eenvoudig is. Het is belangrijk dat de diagnose vroeg wordt gesteld, ook voor de aangedane ouder, bij wie soms pas door de herkenning van de aandoening bij het kind de diagnose wordt gesteld.

Leesadvies

Fredriks AM, Buuren S van, Hirasing RA, Verloove-Vanhorick SP, Wit JM. Voortgaande toename van de lengtegroei bij Nederlandse kinderen in de periode 1955-1997. Ned Tijdschr Geneeskd. 2001;145:1308-15.

Grote FK, Dommelen van P, Oostdijk W, Muinck-Keizer SMPF de, Verkerk PH, Wit JM, et al. Developing an evidence-based guideline for the referal of short stature. Arch Dis Child. 2008;93:212-7.

Kamphuis M, Heerdink Obenhuijsen N, Dommelen P van, Buuren S van, Verkerk PH. JGZ-richtlijn: 'Signalering van en verwijscriteria bij kleine lichaamslengte'. Ned Tijdschr Geneeskd. 2010;154:A2366.

Muinck Keizer-Schrama SMPF de. Consensus 'Diagnostiek kleine lichaamslengte bij kinderen'. Ned Tijdschr Geneeskd 1998;142:2519-25.

Oostdijk W, Grote FK, Muinck Keizer-Schrama SMPF de, Wit JM. Diagnostic approach in children with short stature. Horm Research. 2009;72:206-17.

Talma H, Schonbeck Y, Bakker B, HiraSing RA, Buuren S van. Groeidiagrammen 2010. Handleiding bij het meten en wegen van kinderen en het invullen van groeidiagrammen. Leiden: TNO; 2010.

Wit JM, Muinck Keizer-Schrama SMPF de, Delemarre-Van de Waal HA (red). Groeistoornissen. Maarssen: Elsevier/Bunge; 1999.

Wit JM, Oostdijk W. Predicting adult height from a child's current height. BMJ. 2011;343:d6032.

Aanvullend onderzoek

C.M.F. Kneepkens, J.I.M.L. Verbeke en G.J. Dinant

4.1 Inleiding – 42

4.2 Laboratoriumonderzoek – 42
4.2.1 Bloedbeeld – 42
4.2.2 Bloedchemie – 44
4.2.3 Immunologisch onderzoek – 46
4.2.4 Urineonderzoek – 47
4.2.5 Fecesonderzoek – 48

4.3 Microbiologie – 49
4.3.1 Kweken – 49
4.3.2 Serologie – 49
4.3.3 Parasieten – 50

4.4 Radiologisch onderzoek – 51
4.4.1 Algemeen – 51
4.4.2 Technieken – 51
4.4.3 Skelet en bewegingsapparaat – 52
4.4.4 Centraal zenuwstelsel – 53
4.4.5 Abdomen – 53
4.4.6 Thorax – 54

Leesadvies – 55

4.1 Inleiding

Voor de huisarts zijn anamnese en lichamelijk onderzoek, veel meer dan voor de specialist, bepalend voor het stellen van de (waarschijnlijkheids)diagnose en de keuze van de therapie. Het meeste aanvullende onderzoek is, voor zover beschikbaar, relatief tijdrovend, terwijl de huisarts voor de interpretatie ervan vaak afhankelijk is van de uitvoerder. In dit hoofdstuk geven we een overzicht van de mogelijkheden en beperkingen van aanvullend onderzoek in de kindergeneeskunde. Niet alle in dit hoofdstuk genoemde diagnostische mogelijkheden zijn direct toegankelijk voor de huisarts; een deel hoort in het diagnostische arsenaal van de tweede lijn thuis. Zo veel mogelijk wordt ook de plaats van de diagnostiek in de huisartsenpraktijk aangegeven.

4.2 Laboratoriumonderzoek

De rij van laboratoriumbepalingen die op routinebasis kunnen worden verricht, ook in streek- en huisartsenlaboratoria, is groot en groeit nog steeds. Bij het aanvragen van aanvullend onderzoek moet men echter, zeker bij kinderen, met beleid te werk gaan. De behoefte aan aanvullend onderzoek in de huisartsenpraktijk is beperkt en ook in de tweede lijn blijft de noodzaak tot uitgebreidere laboratoriumdiagnostiek beperkt tot een kleine groep kinderen met meer complexe pathologie. Dit hoofdstuk beperkt zich tot bespreking van de nuttigste en meest gebruikelijke bepalingen; zie voor een uitgebreider overzicht van de diagnostische mogelijkheden bijvoorbeeld Klinische probleemstellingen.

4.2.1 Bloedbeeld

Rood bloedbeeld
Bepaling van het hemoglobinegehalte (Hb) ter opsporing van anemie behoort tot de meest uitgevoerde laboratoriumtests in de huisartsenpraktijk. Betrouwbare interpretatie is echter alleen mogelijk met kennis van het beloop van het Hb met de leeftijd. Traditiegetrouw wordt het Hb gecombineerd met het hematocriet (Ht). Het is echter zinvoller om tegelijk met het Hb ook het gemiddeld celvolume (MCV) te laten bepalen. Een verlaagd MCV wijst op een microcytair bloedbeeld, passend bij ijzergebrek, een verhoogd MCV op een macrocytair bloedbeeld, passend bij een tekort aan vitamine B12 of foliumzuur. IJzergebrek is bij kinderen niet zeldzaam. De oorzaak kan zijn gelegen in deficiënte voeding (ijzer wordt vooral geleverd door brood en graanproducten, peulvruchten en dierlijke producten), chronische of recidiverende infecties, malabsorptie (coeliakie!) en (occult) bloedverlies. De combinatie van een licht verlaagd Hb en een normaal MCV is niet zeldzaam en behoeft geen actie. Ernstige anemie (Hb < 5 mmol/l) kan duiden op langdurig ernstig ijzergebrek, hemoglobinopathie (zoals congenitale sferocytose en thalassemie) en chronisch bloedverlies via het maag-darmkanaal. Acute daling van het Hb wordt bijvoorbeeld gezien bij het hemolytisch-uremisch syndroom (HUS) en bij maligne hematologische aandoeningen. Verwijzing naar een kinderarts is altijd aangewezen.

Een verhoogd Hb kan worden gevonden bij pasgeborenen (pleiocytose; verhoogd risico op onder andere hyperbilirubinemie) en bij dehydratie. Referentiewaarden voor Hb en MCV worden gegeven in ◘ table 4.1.

◘ Tabel 4.1 Referentiewaarden* voor hemoglobinegehalte en gemiddeld celvolume.

leeftijd	Hb (mmol/l)	MCV (fl)
à terme pasgeborenen	12 ± 1,4	119 ± 0,07
0-6 maanden	5,9–8,4	80–105
6 maanden-2 jaar	6,8–8,1	70–90
2-8 jaar	7,5–8,7	75–93
8-15 jaar	7,1–9,0	77–96

* Spreiding; voor pasgeborenen gemiddelde ± standaarddeviatie.

Leukocytengetal en differentiatie

Bepaling van het leukocytengetal is in de eerste plaats, ook in de eerste lijn, van nut voor de oriënterende diagnostiek van met koorts gepaard gaande aandoeningen. Stijging van het leukocytengetal duidt meestal op aanwezigheid van een (acute) infectie, waarbij de hoogte van de stijging min of meer in relatie staat tot de ernst van de aandoening; bacteriële infecties geven gemiddeld hogere uitslagen dan virusinfecties (met de ziekte van Pfeiffer als bekendste uitzondering). Sterk verhoogde en sterk verlaagde waarden komen voor bij (vooral maligne) hematologische aandoeningen. Leukocytopenie wordt verder vooral gezien bij salmonellosen en als bijwerking van bepaalde medicamenten, zoals mesalazine.

De leukocytendifferentiatie geeft bij kinderen meer informatie dan bij volwassenen. Er is echter een grote overlap tussen de differentiatie bij virale (relatieve lymfocytose) en bacteriële infecties (granulocytose). Linksverschuiving (het verschijnen van voorstadia van granulocyten in het bloed, zoals staafkernige granulocyten en metamyelocyten) duidt op een (ernstige) bacteriële infectie. Bij de ziekte van Pfeiffer zijn kenmerkende monocytachtige lymfocyten zichtbaar.

Trombocytengetal

Bepaling van het trombocytengetal is in de huisartsenpraktijk slechts van beperkt nut. Bij (acute) bloedingsneiging (petechiën, ecchymosen) kan een sterk verlaagd trombocytengetal (< 50×10^9/l) duiden op idiopathische trombocytopenische purpura, HUS en uiteraard hematologische maligniteiten; verwijzing naar een kinderarts is nodig. Trombocytose (> 500×10^9/l) kan worden gevonden bij chronische ontstekingsprocessen, als teken van verhoogde beenmergactiviteit.

Bezinking en C-reactief proteïne

Bepaling van bezinking (BSE) en C-reactief proteïne (CRP) kan ook in de huisartsenpraktijk worden gebruikt bij de opsporing van infecties en andere ontstekingsprocessen en bij monitoring van het herstel. Vergeleken met de BSE heeft het CRP een kortere responstijd (6-8 uur tegenover enkele dagen) en een kortere halfwaardetijd (9-12 uur tegenover enkele dagen tot weken). Het CRP geeft dus beter de actuele situatie weer. De referentiewaarde is < 2,5 mg/l; waarden boven 100 mg/l worden gevonden bij ernstige ontstekingsprocessen (zoals bacteriële infecties en reumatische en maligne aandoeningen). Bij virale infecties stijgt het CRP meestal niet boven 40 mg/l, al kunnen incidenteel waarden tot 100 mg/l voorkomen. Anderzijds sluit een laag CRP een (beginnende) bacteriële infectie niet uit.

4.2.2 Bloedchemie

Elektrolyten en bloedgasanalyse

Serumnatrium en serumkalium bevinden zich onder normale omstandigheden binnen zeer nauwe grenzen (respectievelijk 135-145 en 3,5-4,5 mmol/l). In de eerste lijn is er waarschijnlijk zelden behoefte aan deze bepalingen. Verstoring van de homeostase treedt vrijwel uitsluitend op bij water- of zoutintoxicatie en dehydratie en onder invloed van bepaalde medicamenten, vooral diuretica. Het serumnatrium is echter geen gevoelige maat voor dehydratie: afhankelijk van het relatieve zoutverlies kunnen hypernatriëmie, hyponatriëmie en normonatriëmie worden gevonden (passend bij respectievelijk hypertone, hypotone en normotone dehydratie). De elektrolytenratio in de urine is een gevoeliger maat voor dehydratie (zie paragraaf 4.2.4).

De bloedgasanalyse is onderdeel van de evaluatie bij acute diarree met dehydratie. Door het tekort aan metaboliseerbaar substraat ontstaat een respiratoir gecompenseerde metabole acidose. Ook bij pulmonale en cardiale pathologie geeft de bloedgasanalyse nuttige informatie, hoewel vaak kan worden volstaan met transcutane pO_2-meting.

Ureum en creatinine

Ureum en creatinine zijn afvalproducten die met de urine worden uitgescheiden. Bij een slechte nierfunctie verloopt deze uitscheiding vertraagd en hopen deze stoffen zich op in het plasma (vandaar de populaire omschrijving 'nierfuncties'). Verhoogde serumwaarden worden ook gevonden bij dehydratie, als gevolg van een daling van het circulerend volume. Als screenend onderzoek hebben ze zeker ook hun nut voor de huisarts.

Glucose

De glucosespiegel wordt bepaald wanneer twijfel bestaat over het vermogen om voldoende glucose te mobiliseren (hypoglykemie), of over het vermogen om glucose te benutten (hyperglykemie; diabetes mellitus). Glucose kan worden bepaald in vol bloed en in plasma; de plasmawaarden liggen 15 procent hoger dan die in vol bloed. Diabetici gebruiken draagbare glucosemeters, die frequente controle van de bloedsuikers mogelijk maken. Normaal gesproken ligt de nuchtere glucosewaarde in vol bloed tussen 3,5 en 5,6 mmol/l (in plasma: tussen 4,0 en 6,4 mmol/l); de postprandiale glucosewaarde ligt onder 7,8 mmol/l.

Hypoglykemie treedt vooral op bij (zieke) pasgeborenen (waarbij als grenswaarde meestal 2,2 mmol/l (bij plasmabepaling 2,5 mmol/l) wordt genomen), na langdurig vasten en in zeldzame gevallen bij congenitaal hyperinsulinisme. Hypoglykemie uit zich door trekkingen en bewustzijnsdaling. Bij pasgeborenen ontbreken deze symptomen vaak, hoewel persisterende hypoglykemie bij niet op gang komende borstvoeding wel hersenbeschadiging kan veroorzaken. Matige hyperglykemie kan worden gezien in de postictale fase bij (koorts)convulsies; de meest voorkomende oorzaak van hyperglykemie is uiteraard (beginnende) diabetes mellitus type 1. Bij klinische verdenking van diabetes moet onmiddellijk de plasmaglucosespiegel worden bepaald; bij afwijkende waarden is directe verwijzing naar de kinderarts nodig. Zie voor een gedetailleerde bespreking hoofdstuk 24.

IJzerstatus

IJzer vervult een essentiële rol in de bloedaanmaak en in de ontwikkeling van de hersenfuncties. IJzerabsorptie vindt uitsluitend plaats in het duodenum en het proximale jejunum, wat bepaling van de ijzerstatus ook zinvol maakt bij verdenking van een malabsorptiesyndroom. Men bepaalt serumijzer (normaal: 10-32 µmol/l) en totale ijzerbindingscapaciteit (TIJBC: 45-80 µmol/l); daaruit volgt het ijzerverzadigingspercentage (normaal: 20-60 procent). De TIJBC komt overeen met de transferrineconcentratie (in g/l: [transferrine] × 25,2 = TIJBC). Ochtendwaarden zijn 30 procent hoger dan waarden later op de dag. Bij ijzergebrek is de transferrineconcentratie verhoogd en de ferritineconcentratie verlaagd. Ferritine is echter een onbetrouwbare maat voor de ijzerstatus, omdat het een acutefase-eiwit is en de concentratie dus stijgt bij infecties en stress. De anemie die optreedt bij chronische ziekten en eiwitgebrek kenmerkt zich door een verlaagde TIJBC.

Bij kinderen met 'gewone' hypochrome anemie kan therapie met ferrofumaraat worden gestart zonder voorafgaand onderzoek naar de ijzerstatus. Als de anemie persisteert of recidiveert, heeft verder onderzoek echter wel zin. Naast occult bloedverlies kan bijvoorbeeld ook coeliakie aan de basis ervan liggen. Persisterend ijzergebrek vergt verwijzing naar de kinderarts voor nader onderzoek naar de oorzaak.

Albumine

De albumineconcentratie (normaal: 35-45 g/l) is verlaagd bij verminderde opname (langdurig hongeren, ernstige malabsorptie), verminderde aanmaak (levercirrose) en verhoogd verlies (zoals bij exsudatieve enteropathie en nefrotisch syndroom). Daalt de serumalbumineconcentratie onder 18 g/l, dan kunnen oedeem en ascites optreden.

Bilirubine

Bilirubine komt in het bloed in twee vormen voor: geconjugeerd en ongeconjugeerd. Het wordt in het reticulo-endotheliale systeem gevormd als afbraakproduct van heem uit hemoglobine. Transport in het bloed vindt plaats na binding aan albumine; conjugatie met glucuronide vindt in de lever plaats onder invloed van het enzym UDP-glucuronyltransferase, waarna uitscheiding in de gal kan plaatsvinden. Bij pasgeborenen leidt versterkte afbraak van (foetaal) hemoglobine in combinatie met onrijpheid van UDP-glucuronyltransferase tot voorbijgaande (eerste twee levensweken) stijging van de spiegel van ongeconjugeerde bilirubine in het bloed (ongeconjugeerde hyperbilirubinemie). Te hoge spiegels daarvan kunnen hersenbeschadiging (kernicterus) geven. Stijging van de serumspiegels van geconjugeerde bilirubine (geconjugeerde hyperbilirubinemie, cholestase) kan ook bij pasgeborenen voorkomen, meestal pas na de tweede levensweek. Dit duidt op een hepatisch (levercelschade, transportstoornis) of posthepatisch probleem (afsluiting van de galwegen) en vereist altijd verder specialistisch onderzoek.

Onderzoek naar neonatale hyperbilirubinemie kan goed worden uitgevoerd in de eerste lijn. De (ongeconjugeerde) bilirubinespiegel komt bij gezonde pasgeborenen op de eerste dag normaal gesproken niet boven 100 µmol/l uit, op de tweede dag niet boven 140 en de dagen daarna niet boven 200 µmol/l. De spiegel hoort na de eerste levensmaand te zijn gedaald tot de volwassen waarde van < 17 µmol/l (geconjugeerd bilirubine < 5 µmol/l). Icterus op de eerste levensdag en na de tweede levensweek is altijd abnormaal en vereist nader onderzoek. Bilirubinewaarden boven 210 (dag 2), 260 (dag 3) en 290 µmol/l (dag 4 en verder) zijn reden voor herhaalde bepaling na vier tot zes uur; waarden boven respectievelijk 260, 310 en 340 µmol/l vereisen verwijzing voor fototherapie en eventueel wisseltransfusie. Als bij hyperbilirubinemie de serumspiegel van geconjugeerde bilirubine meer dan 20 procent bedraagt van die van het totaal, spreekt men van geconjugeerde hyperbilirubinemie en is eveneens nader onderzoek aangewezen.

Ongeconjugeerde hyperbilirubinemie na de eerste levensmaanden komt onder andere voor bij virale hepatitis (vaak > 100 µmol/l) en het gilbertsyndroom (tot maximaal 80 µmol/l). Het gilbertsyndroom komt naar schatting voor bij 5 procent van de Nederlanders. Het is een volstrekt onschuldige aandoening die wordt veroorzaakt door een variatie in de promotorregio van het UDP-glucuronyltransferasegen, en vooral bij intercurrente (virus)infecties zichtbare icterus kan veroorzaken.

Leverenzymen

Bij levercelschade en cholestase wordt over het algemeen een stijging gevonden van de serumwaarden van verschillende enzymen. De stijging van aspartaataminotransferase (ASAT, vroeger SGOT genoemd) en alanineaminotransferase (ALAT, vroeger SGPT) is het sterkst bij levercelschade (als gevolg van infectie of toxiciteit, maar ook secundair aan cholestase), die van alkalische fosfatase (AF) en gammaglutamyltransferase (GGT) het sterkst bij obstructie van de galwegen (cholestase). Bij zuigelingen kan dat onderscheid overigens meestal niet betrouwbaar worden gemaakt. Bovendien zijn ASAT en ALAT ook actief in onder andere spierweefsel en rode bloedcellen en kunnen stijgingen ervan dus ook worden veroorzaakt door spierschade (kneuzingen, intramusculaire injecties, spierdystrofie) en hemolyse (resorptie van hematomen, hemolytische anemie). AF komt ook voor in botweefsel. De serumspiegels zijn hoger in perioden van sterke groei, bij vitamine D-deficiëntie en bij hyperparathyreoïdie. GGT-stijging wijst altijd op lever- of galwegpathologie, waarbij moet worden bedacht dat de referentiewaarden in de eerste levensmaanden beduidend hoger liggen dan daarna.

In de huisartsenpraktijk kan voor de screening op leverpathologie bij kinderen worden volstaan met de bepaling van ASAT en ALAT. Voor een volledig beeld van de 'leverfuncties', als regel een taak voor de tweede lijn, is naast bepaling van ASAT, ALAT, AF en GGT echter ook bepaling van totaal en geconjugeerd bilirubine, albumine en stolling (protrombinetijd, geactiveerde partiële tromboplastinetijd) nodig. De meest voorkomende oorzaak van afwijkende waarden is virale hepatitis. Persisteren de afwijkingen, dan is altijd verder onderzoek nodig.

4.2.3 Immunologisch onderzoek

Immunoglobulinen

De directe bepaling van de serumconcentraties van immunoglobuline (Ig)A, IgG en IgM heeft de elektroforetische bepaling van het eiwitspectrum vrijwel volledig verdrongen. De immunoglobulinen worden geproduceerd door plasmacellen. IgA is vooral van belang in de slijmvliezen, waarin het voorkomt als secretoir IgA, gekoppeld aan het zogenoemde S-piece. De bepaling van totaal IgA is vooral van belang ter controle van de betrouwbaarheid van de bepaling van IgA-autoantistoffen, zoals bij de screening op coeliakie (zie hierna onder Coeliakieserologie). Geïsoleerde IgA-deficiëntie komt namelijk vrij frequent voor (1 : 800; meestal zonder symptomen), terwijl die aanzienlijk hoger is bij coeliakie. IgM kan verhoogd zijn bij (frequente) recente infecties, IgG bij chronische infecties, ontstekingsprocessen en auto-immuunaandoeningen. Hypogammaglobulinemie, vooral verlaging van het IgG, leidt tot verhoogde infectiegevoeligheid en komt voor in het kader van verschillende aangeboren immuunstoornissen. Bij jonge kinderen met frequente infecties kan een (voorbijgaande) verlaging worden gevonden van IgG-subklasse 2, vooral van belang bij de afweer tegen gekapselde bacteriën zoals pneumokokken, meningokokken en *Haemophilus influenzae* type B. Onderzoek naar immunoglobulinen vindt in de eerste lijn zelden plaats.

Totaal en allergeenspecifiek IgE

Immunoglobuline E (IgE) is betrokken bij acute allergische reacties (type 1-allergie), maar ook bij de afweer tegen parasitaire infecties. Bij kinderen met een atopische aanleg kan een verhoogd totaal IgE worden aangetroffen; het aantonen van een verhoogd IgE heeft op zichzelf echter zelden diagnostische waarde. Type 1-allergie gaat gepaard met de vorming van allergeenspecifiek IgE tegen voedsel- of inhalatieallergenen. De aanwezigheid van allergeenspecifiek IgE geeft echter alleen aan dat er sprake is van sensibilisatie, wat voorafgaat aan (maar niet altijd wordt gevolgd door) manifeste allergie. Hoewel er geen leeftijdsgrens is voor de bepaling van allergeenspecifiek IgE, is (anders dan bij inhalatieallergie) de waarde ervan bij voedselallergie erg beperkt: een positieve test voor een bepaald allergeen is niet bewijzend voor allergie, terwijl een negatieve test allergie niet uitsluit. Zeker in de huisartsenpraktijk, met een lage a-priorikans op voedselallergie, zijn de positieve en negatieve voorspellende waarden van de test op allergeenspecifiek IgE laag. De test moet dus alleen op strikte indicatie worden aangevraagd en met grote terughoudendheid worden geïnterpreteerd. Voor de diagnostiek van voedselallergie zijn eliminatie en belasting (liefst dubbelblind) nodig; bepaling van allergeenspecifiek IgE heeft daarin geen plaats.

Bij kinderen met astma en allergische rinitis ondersteunt de aanwezigheid van specifiek IgE tegen inhalatieallergenen de diagnose, maar ook sensibilisatie voor aeroallergenen kan voorkomen zonder klinische allergie.

Coeliakieserologie

Bij veel auto-immuunziekten kunnen specifieke autoantistoffen worden aangetoond. In veel gevallen gaat dat gepaard met een verhoging van het IgG; vaak zijn ook de antinucleaire antistoffen (ANA) positief. Klinische relevantie heeft de bepaling van autoantistoffen bijvoorbeeld bij schildklierpathologie, leverpathologie, atrofische gastritis en in mindere mate diabetes mellitus type 1.

Coeliakie neemt een speciale plaats in. De bepalingen van IgA-antistoffen tegen endomysium (EmA-bepaling) en transglutaminase type 2 (TG2A) blijken zeer sensitief en specifiek te zijn, met positieve en negatieve voorspellende waarden die rond 95 procent liggen. Alleen IgA-deficiëntie en jonge leeftijd maken de tests minder betrouwbaar; bij IgA-deficiëntie vormen de IgG-antistoffen een alternatief, bij kinderen jonger dan 2 jaar de bepaling van antistoffen tegen gedeamineerd gliadine (DGA). Als screenend onderzoek is de coeliakieserologie dan ook uitermate nuttig, ook in de huisartsenpraktijk. Gezien de levenslange consequenties ervan moet de diagnose coeliakie altijd *lege artis* worden bevestigd, alvorens behandeling wordt ingesteld. Net als alle andere diagnostische kenmerken verdwijnen de antistoffen namelijk met een glutenvrij dieet. Hiervoor is verwijzing naar een kinderarts nodig. Zie verder hoofdstuk 26, Coeliakie.

4.2.4 Urineonderzoek

Kwalitatief onderzoek

Met een urineteststrook zijn ook in de huisartsenpraktijk snel verschillende aspecten van de urine te beoordelen. De testvelden kunnen omvatten:
- Leukocyten: leukocytenesterasebepaling, met een gevoeligheid van 10-25 leukocyten per µl (5-10 per gezichtsveld). Een positieve reactie wijst op leukocyturie, bijvoorbeeld als gevolg van een urineweginfectie.
- Erytrocyten: peroxidasebepaling, met een gevoeligheid van 5 erytrocyten per µl (0-5 per gezichtsveld) of 0,6 mg vrij hemoglobine.
- Eiwit: een zuur-base-indicator verkleurt onder invloed van negatief geladen eiwit, voornamelijk albumine. De gevoeligheid is 300 mg/l (1+); microalbuminurie wordt niet gedetecteerd.

- Nitriet: koppeling van door bacteriën gevormd nitriet aan een organisch amine; het reactieproduct vormt met een choline- of naftylderivaat een gekleurde azoverbinding. De gevoeligheid is 11 μmol/l. Een positieve uitslag wijst op bacteriurie.
- Glucose: oxidatie door glucoseoxidase; bij de splitsing van het gevormde H_2O_2 door peroxidase wordt gelijktijdig een kleurloos chromogeen omgezet tot een gekleurd oxidatieproduct. De gevoeligheid is 2 μmol/l.
- Ketonen: deze reageren met natriumnitroferricyanide en glycine (reactie van Legal). Acetoacetaat wordt aangetoond met een gevoeligheid van 0,5 μmol/l, bij aceton is dat 10 μmol/l. De reactie is positief bij hongeren (bijvoorbeeld als gevolg van gastro-enteritis bij dehydratie) en hyperinsulinisme.
- Urobilinogeen: reactie met een diazoniumzout tot een azokleurstof. Gevoeligheid 7 μmol/l.
- Bilirubine: reactie met een ander diazoniumzout tot een azokleurstof. Gevoeligheid 9 μmol/l.
- Zuurgraad (pH): hiervoor wordt een mengsel van indicatoren gebruikt die het pH-gebied 5-9 bestrijken.

De variatie van urinekleur en -samenstelling en de complexe chemische omgeving waarin de voorgaande reacties plaatsvinden, de meeste afhankelijk van een specifieke zuurgraad en van kleurveranderingen, maken dat er een aanzienlijke kans is op fout-positieve of juist fout-negatieve reacties. De uitkomsten moeten altijd in het licht worden gezien van de vraagstelling; eventueel moet aanvullend chemisch onderzoek plaatsvinden.

Sediment
Na centrifugeren van 10 ml verse midstroomurine wordt een druppel van het bezinksel op een dekglaasje gebracht en bij 400× vergroting beoordeeld. De aanwezigheid van leukocyten en erytrocyten wordt uitgedrukt in aantal per gezichtsveld en verder wordt een semikwantitatieve opgave gedaan van de aanwezigheid van bacteriën, rondepitheelcellen, gisten en kristallen.

Elektrolyten
De concentratie (in mmol/l) van natrium- en kaliumionen is afhankelijk van de concentratiegraad van de urine en varieert dan ook van monster tot monster. Bij een normale nierfunctie is de natrium-kaliumratio echter stabiel; deze kan worden gebruikt als indicator voor de aanwezigheid van dehydratie. Water- en zoutverlies via de darmen leidt tot natriumretentie in de nieren, waarbij het natrium voor kalium wordt uitgewisseld. Normaal gesproken is in een willekeurig urinemonster de natriumconcentratie hoger dan die van kalium (ratio > 1); bij dehydratie is de ratio < 1. De test zou ook waardevol zijn in de huisartsenpraktijk, ware het niet dat gedehydreerde kinderen vaak nauwelijks urine produceren en dat de uitslag, zeker buiten kantooruren, niet snel beschikbaar is.

4.2.5 Fecesonderzoek

Verteringsonderzoek
Onderzoek van een portie ontlasting op 'vezels', 'vet', 'koolhydraten', hoewel vaak toegepast als screenend onderzoek op malabsorptie, heeft geen enkele waarde. Onverteerde resten zijn ook bij gezonde peuters en kleuters vaak zichtbaar aanwezig. De beoordeling van de hoeveelheid vet in de ontlasting is zeer subjectief en blijkt niet te correleren met objectieve maten als de fecesvetbalans. Als (in de tweede lijn) oriënterend onderzoek naar vetmalabsorptie nodig wordt geacht, is de bepaling van de bloedspiegels van de vitaminen A en E zinvoller.

Occult bloed

Er is bij kinderen zelden een indicatie voor bepaling van occult bloed in de ontlasting, zeker niet in de eerste lijn. De test kan niet differentiëren tussen hemoglobine (en myoglobine) afkomstig uit de voeding en van kleine wondjes (tandenpoetsen, anusfissuren), en bloed afkomstig uit de darmtractus. Significant bloedverlies uit de darmtractus leidt vrijwel altijd tot zichtbare afwijkingen in de ontlasting (helderrood bloed op of door de feces bij distale laesies, zwarte feces of melena bij proximale laesies).

4.3 Microbiologie

4.3.1 Kweken

Urinekweek

Een urineweginfectie kan alleen betrouwbaar worden vastgesteld met een kweek van een 'gewassen' plas. Daarbij wordt naast het type bacteriën ook het aantal kolonievormende eenheden (CFU) vastgesteld dat tijdens de kweek opkomt. Alleen een reincultuur van ten minste 10^5 bacteriën wordt als positief beschouwd. De gevoeligheidsbepaling kan leiden tot aanpassing van de antibiotische behandeling.

Feceskweek

Acute gastro-enteritis heeft meestal een virale oorzaak. Zowel voor rotavirus als voor adenovirus zijn sneltests beschikbaar; deze zijn vooral van belang in situaties waarin de besmettingskans groot is, zoals in de kliniek. Viruskweken voor het vaststellen van de aanwezigheid van bijvoorbeeld norovirussen zijn in de praktijk niet zinvol. Als de ontlasting ook bloed bevat, gaat het meestal om een bacteriële verwekker. Kweken op *Salmonella* spp., *Shigella flexneri* en *Campylobacter jejuni* zijn, in de tweede lijn net zo goed als in de eerste lijn, alleen geïndiceerd bij persisterende diarree en epidemieën. Diarree in aansluiting op een kuur met een breedspectrumantibioticum kan worden veroorzaakt door *Clostridium difficile*; omdat deze bacterie ook bij gezonde kinderen kan voorkomen, moet bij verdenking daarvan onderzoek worden ingezet naar clostridiumtoxine.

Overige kweken

Een kweek van huidlaesies kan zinvol zijn bij pasgeborenen en bij geïmpetiginiseerd eczeem (meestal veroorzaakt door stafylokokken) en bij verdenking van infectie met het humaan herpesvirus type 1 of 2. Bij verdenking van sepsis, septische artritis of meningitis moet de antibiotische behandeling altijd worden voorafgegaan door de afname van bloed, liquor of gewrichtsvocht voor kweek en resistentiebepaling; dit geldt ook voor koorts zonder focus bij kinderen jonger dan 6 maanden (zie hoofdstuk 12).

4.3.2 Serologie

Ziekte van Pfeiffer (mononucleosis infectiosa)

Onderzoek hiernaar wordt in de eerste lijn frequent verricht, maar de interpretatie van onderzoek naar primaire infecties met het epstein-barrvirus (EBV) is lastig. Virusisolatie is niet zinvol omdat er veel gezonde dragers zijn. De paul-bunnelltest op heterofiele antistoffen is niet specifiek (kruisreactie met cytomegalovirus (CMV)) en bij jonge kinderen vaak fout-positief. Met ELISA kan onderzoek worden gedaan naar IgA-, IgM- en IgG-antistoffen tegen kapselantigenen (VCA), 'vroege' antigenen (EA) en nucleair antigeen (EBNA), maar niet alle tests zijn overal beschikbaar. IgM-anti-VCA kan een acute infectie het best aantonen.

Hepatitis A en B

Onderzoek naar hepatitis A-virus (HAV) is ook in de eerste lijn zinvol bij griepachtige ziektebeelden met of zonder icterus bij niet-ingeënte kinderen die terugkeren van een vakantie in het Middellandse Zeegebied en bij zieke kinderen in hun omgeving. IgM-anti-HAV is gedurende drie maanden aantoonbaar en wijst op een acute infectie; IgG-antistoffen wijzen op een doorgemaakte infectie.

Onderzoek naar hepatitis B-virus (HBV) is bij kinderen alleen zinvol in het kader van mogelijk verticale transmissie en de evaluatie van chronische hepatitis. HbsAg duidt op een recente of persisterende infectie; de aanwezigheid van HbeAg vergroot de infectiositeit van de HBV-drager. Conversie van HbeAg naar anti-Hbe is prognostisch gunstig; conversie van HbsAg naar anti-HBs duidt op klaring van het virus. Chronisch dragerschap is een reden voor verwijzing naar een specialistisch centrum.

Een enkele keer kan onderzoek naar hepatitis C (anti-HCV) nodig zijn. HCV wordt op dezelfde manier overgedragen als HBV, maar de besmettelijkheid is geringer en de kans op chroniciteit groter. Hepatitis E is bij kinderen uitermate zeldzaam.

Helicobacter pylori

Bij kinderen met chronische buikpijn die niet lijkt te worden veroorzaakt door obstipatie of een parasitaire infectie, zeker als zij van allochtone afkomst zijn, kan onderzoek naar *Helicobacter pylori*-infectie relevant zijn. De bepaling van antistoffen in het bloed is bij kinderen onbetrouwbaar en kan dan ook niet dienen als basis voor therapie. Met antigeendetectie in de feces kan een bestaande infectie met redelijk grote waarschijnlijkheid worden vastgesteld. Omdat de therapie belastend is, het succespercentage van empirische behandeling vrij laag is en de kuur bovendien vaak niet wordt afgemaakt, is het niettemin sterk aan te raden om voorafgaand aan de behandeling het kind te verwijzen voor gastroscopie ter bevestiging van de aanwezigheid van *Helicobacter pylori*-gastritis en voor bepaling van de gevoeligheid van de bacterie voor de meest gebruikte antibiotica.

4.3.3 Parasieten

Darmparasieten

De in Nederland voorkomende wormen veroorzaken, anders dan de protozoën, zelden buikpijn en nooit diarree. Diarree wordt meestal veroorzaakt door *Giardia lamblia*, buikpijn zonder diarree door *Dientamoeba fragilis* en *Blastocystis hominis* (de laatste wordt vaak als 'waarschijnlijk apathogeen' omschreven, maar het lijkt erop dat *Blastocystis* even vaak problemen veroorzaakt als *Dientamoeba*). Onderzoek op wormeieren en cysten gebeurt van oudsher op drie zo vers mogelijke fecesmonsters, verzameld op niet-aaneengesloten dagen. Op deze wijze kan de eventuele cyclische uitscheiding van bijvoorbeeld *Giardia lamblia*-cysten worden ondervangen. Met het gebruik van een fixatief, een mengsel van natriumacetaat, azijnzuur en formaline (SAF), in een van de monsters neemt de opbrengst aanzienlijk toe, vooral van de niet-cystevormende *D. fragilis*. Verschillende huisartsen- en streeklaboratoria maken al gebruik van deze tot tripelfecestest (TFT) gedoopte methode. Verder zijn op de polymerasekettingreactie (PCR) gebaseerde detectiemethoden in opkomst.

Enterobius vermicularis

Aarsmaden worden zelden aangetroffen in fecesmonsters, maar de eieren kunnen gemakkelijk worden aangetoond door met een stukje plakband perianaal materiaal af te nemen en dat, op een objectglaasje geplakt, onder de microscoop te onderzoeken.

Malaria

Onderzoek naar malaria moet worden uitgevoerd bij iedereen met koorts die recent een endemisch gebied heeft bezocht. Van met een vingerprik afgenomen bloed worden twee dikkedruppelpreparaten gemaakt en twee uitstrijkjes. Na giemsakleuring kunnen de parasieten in erytrocyten worden aangetoond.

4.4 Radiologisch onderzoek

4.4.1 Algemeen

Bij de meest gebruikelijke radiologische technieken wordt ioniserende straling ingezet. De risico's daarvan zijn goed bekend; het effect is additief. Speciaal bij kinderen is het dan ook van groot belang om een goede afweging te maken tussen nut en belasting van het radiologisch onderzoek. Dit is in de eerste plaats de verantwoordelijkheid van de aanvragende (huis)arts. Wordt het onderzoek nodig geacht, dan streeft de (kinder)radioloog ernaar snelle en adequate radiologische diagnostiek uit te voeren met zo min mogelijk ioniserende straling.

4.4.2 Technieken

Conventionele radiologie

Conventionele radiologie is snel, goedkoop, overal aanwezig en relatief weinig stralenbelastend. Ook de huisarts kan basale röntgendiagnostiek aanvragen; de indicaties voor contrastonderzoek en andere procedures worden als regel gesteld door de kinderarts. Skeletfoto's worden in principe in twee richtingen gemaakt: voor-achterwaarts en dwars. Vergelijkende foto's van de contralaterale zijde worden meestal niet gemaakt, tenzij bij specifieke vraagstelling, zoals epifysiolyse van de heup, omdat de radioloog kan beschikken over radiologische atlassen waarin de varianten van normaal zijn opgenomen. Het blanco buikoverzicht (BOZ) wordt gebruikt in acute situaties voor het opsporen van obstructie of perforatie, waarbij vaak naast de voor-achterwaartse opname ook een dwarse met horizontale stralen wordt gemaakt. Daarnaast kan het BOZ dienen voor het opsporen van stenen en incidenteel bij verdenking van obstipatie. De conventionele thoraxopname blijft het basisonderzoek bij de evaluatie van hart en longen. Meestal volstaat een voor-achterwaartse opname; alleen bij vermoeden van ruimte-innemende processen wordt ook een zijdelingse foto gemaakt.

De plaats van contrastonderzoek is aan verandering onderhevig. Het traditionele intraveneuze pyelogram (IVP) wordt bij kinderen nauwelijks meer gebruikt en is vervangen door echografie. Contrast wordt nog wel gebruikt voor het mictiecysto-uretrogram (MCUG). Ook bij het onderzoek van het maag-darmkanaal wordt contrast nog op meerdere fronten ingezet: bij slokdarmonderzoek (slikfilm, slokdarm-maagfoto's), maag-darmpassage en coloninloop. De enteroclyse is vrijwel geheel verdrongen door MRI-onderzoek (MRI-enteroclyse). Bij jonge kinderen die het contrastmiddel niet willen drinken, kan het worden toegediend via een neus-maagsonde. De indicatie voor dergelijke onderzoeken wordt als regel gesteld door de kinderarts.

Echografie
Echografie heeft het grote voordeel van onafhankelijkheid van ioniserende straling, maar de kwaliteit van echografisch onderzoek hangt af van competentie en ervaring van de radioloog. Echografie wordt gebruikt bij niet-palpabele wekedelenzwellingen, voor het opsporen van vocht en voor het in beeld brengen van kraakbenige structuren. Zo kan bijvoorbeeld bij de screening op heupdysplasie bij zuigelingen de heupkop in beeld worden gebracht. Schedelechografie kan worden uitgevoerd zolang de grote fontanel nog niet gesloten is, en wordt gebruikt bij de evaluatie van intracerebrale bloedingen en ischemie bij (vaak premature) pasgeborenen en bij hydrocefalie. Ook de wervelkolom kan bij pasgeborenen goed echografisch worden onderzocht. Voor het onderzoek van de buik is echografie het belangrijkste onderzoek bij kinderen, vanwege de afwezigheid van stralingsbelasting en het kleine intra-abdominale volume, dat zeer goede anatomische detaillering mogelijk maakt. Bij onderzoek van de thoraxorganen wordt echografie alleen toegepast in geval van pleuravocht en empyeem en verder voor onderzoek van het hart; echocardiografie is een van de belangrijkste onderzoeksinstrumenten van de kindercardioloog.

Computertomografie
Computertomografie (CT) is tegenwoordig in vrijwel elk ziekenhuis beschikbaar. CT is vanwege de hoge stralingsdosis relatief gecontra-indiceerd bij kinderen, maar kan nodig zijn bij traumatische en aangeboren afwijkingen van complexe anatomische structuren zoals bekken en wervelkolom, en in acute situaties bij verdenking van hersentrauma. CT van de buik wordt vanwege de stralingsbelasting vrijwel uitsluitend verricht in acute situaties (trauma); MRI heeft op deze leeftijd de voorkeur. Voor onderzoek van de thorax is CT juist zeer geschikt, niet alleen bij trauma maar ook bij de evaluatie van primaire tumoren en metastasen en bij longparenchymafwijkingen, zoals bronchiëctasieën.

Kernspintomografie
Kernspintomografie (MRI) is niet in elk ziekenhuis beschikbaar. Het onderzoek wordt bij jonge kinderen vrij weinig gebruikt, omdat zij vanwege de duur van het onderzoek vaak sedatie of narcose nodig hebben. De voornaamste indicaties wat betreft het bewegingsapparaat zijn bepaling van de uitbreiding van wekedelentumoren en bij oudere kinderen traumata van bijvoorbeeld meniscus of kruisbanden van de knie. MRI van het centraal zenuwstelsel toont gedetailleerder dan CT zowel aangeboren als verworven afwijkingen en verdient dus de voorkeur. Ook de mogelijkheden voor onderzoek van de buikorganen zijn de afgelopen jaren sterk toegenomen; MRI-enteroclyse heeft de traditionele techniek vrijwel geheel verdrongen.

4.4.3 Skelet en bewegingsapparaat

Fysieke afwijkingen
Skeletfoto's zijn van belang bij verdenking van skeletdysplasieën. Deze tasten in principe elk bot aan. Bij verdenking van dysplasie wordt een volledige skeletstatus gemaakt, met inbegrip van schedel en wervelkolom. Bij dysostosen wordt het onderzoek beperkt tot de aangedane botten. Congenitale heupdysplasie kan tot de leeftijd van 12 maanden gemakkelijk echografisch

worden vastgesteld. Ook voor onderzoek naar wekedelenafwijkingen als lymfangiomen en hemangiomen volstaat meestal echografie.

Pijnklachten
Bij jongere kinderen is de anamnese onbetrouwbaar en is lokalisatie van de pijn vaak moeilijk. Bij pijn is het opvallendste signaal dat het betreffende lichaamsdeel niet wordt gebruikt. Bij pijn aan een been wordt eerst echografie van de heup verricht; de kans is het grootst dat de afwijking zich daar bevindt. Levert dit niets op, dan wordt een bekkenfoto gemaakt ter uitsluiting van het perthessyndroom en epifysiolyse. Daarna volgt afbeelding van het gehele been.

Koorts
Bij verdenking van artritis kan men echografisch vocht aantonen in het gewricht. Voor onderzoek naar osteomyelitis of spondylodiscitis zijn röntgenfoto's aangewezen.

Zwelling
Bij de meeste zwellingen geeft echografie voldoende informatie; alleen wanneer een relatie met het bot wordt vermoed, zijn aanvullende röntgenfoto's noodzakelijk. De meest voorkomende zwellingen bij pasgeborenen zijn cefale hematomen, bij oudere kinderen (lymfe)hemangiomen.

Trauma
Traumaopnamen worden altijd in twee richtingen genomen. Sommige fracturen zijn typisch voor kinderen, zoals torus- en greenstickfracturen en de door de groeischijf verlopende salter-harrisfracturen. Bij ongebruikelijke fracturen en bij een niet-sluitende anamnese moet aan kindermishandeling worden gedacht: dan is een volledige skeletstatus nodig.

Skeletrijping
Bij verdenking van een groeistoornis wordt als regel een skeletfoto van de linkerhand gemaakt. De handbotjes verbenen altijd op ongeveer dezelfde leeftijd en ook in de sluiting van de groeischijven zit weinig variatie. Men vergelijkt de opname met die uit een referentieatlas, meestal die van Greulich en Pyle. Goede beoordeling hiervan vereist veel ervaring; zie ook hoofdstuk 3.

4.4.4 Centraal zenuwstelsel

Beeldvormend onderzoek van het CZS gebeurt alleen op aanvraag van specialisten, zoals kinderartsen, kinderneurologen en neurochirurgen.

4.4.5 Abdomen

Maag-darmaandoeningen
Bij pasgeborenen is darmobstructie vaak te herkennen aan de abnormale luchtverdeling op het BOZ, waarbij geldt dat hoe meer verwijde darmlissen zichtbaar zijn, hoe meer naar distaal de afwijking zich bevindt. Een BOZ wordt bij oudere kinderen gemaakt bij verdenking van (mechanische) ileus en eventueel ter beoordeling van de mate van fecesretentie bij de diagnostiek van (occulte) obstipatie. Bij verdenking van acute aandoeningen als acute appendicitis en pylorushypertrofie kan echografie aanvullende informatie geven.

Aandoeningen van lever, galwegen en pancreas

Lever, galwegen en pancreas kunnen met echografie goed in beeld worden gebracht. Echografie wordt bijvoorbeeld gebruikt voor het opsporen van galstenen en voor de evaluatie van hepatosplenomegalie en pancreaspathologie. Bij buiktrauma en verdenking van orgaanschade aan lever, milt of pancreas wordt bij voorkeur CT verricht.

Urologische aandoeningen

Congenitale afwijkingen worden vaak al bij prenatale echografie gevonden. Enkele dagen na de geboorte, in de periode van fysiologische dehydratie, wordt de echografie dan herhaald. Alleen bij verdenking van urethrakleppen bij jongetjes (leidend tot bilaterale dilatatie van de ureters) moet het onderzoek direct na de geboorte worden verricht. Echografie kan ook het verdere urogenitale stelsel goed in beeld brengen. Bij recidiverende urineweginfecties worden nieren en urinewegen in kaart gebracht met MCUG en nucleair onderzoek (DMSA-scintigrafie).

4.4.6 Thorax

Cyanose

Cyanose kan worden gevonden bij sommige aangeboren hartafwijkingen. Op de thoraxfoto worden vaak afwijkende hartcontouren en afwijkende longvaattekening gezien, maar een specifieke diagnose is dikwijls niet mogelijk. Hiervoor wordt een beroep gedaan op echocardiografie.

Acute ademhalingsproblemen

Bij premature pasgeborenen komen ademhalingsproblemen vaak voor, bijvoorbeeld als gevolg van het idiopathisch respiratoir distresssyndroom (IRDS, veroorzaakt door een tekort aan surfactans) en de complicaties daarvan (pneumothorax), meconiumaspiratie, congenitale infecties en *wet lung*. In een later stadium kan bronchopulmonale dysplasie ontstaan. Al deze aandoeningen laten zich goed diagnosticeren en vervolgen met thoraxfoto's.

Bij aterme zuigelingen en oudere kinderen zijn luchtweginfecties de meest voorkomende indicatie voor thoraxopnamen. Omdat zuigelingen vaak virale infecties hebben en nog onvolgroeide luchtwegen, wordt het beeld daarbij gedomineerd door verdikte bronchuswanden, hyperinflatie en in de loop van de tijd wisselende atelectasen. Oudere kinderen hebben juist vaker bacteriële infecties en de thoraxfoto's vertonen consolidatie, zoals bij volwassenen. Voor het aantonen van infiltraten en atelectasen is een voor-achterwaartse opname meestal voldoende. Men let daarbij op het silhouetteken: een wazige linker- of rechterhartcontour wijst op afwijkingen in respectievelijk lingula of middenkwab; een onscherp diafragma betekent een aandoening in de onderkwab. Bij aandoeningen in de linkeronderkwab verdwijnt bovendien de normale retrocardiale luchthoudendheid. Sommige infecties gaan gepaard met vergrote lymfeklieren (tuberculose) of pleuravocht (stafylokokken). In geval van pleuravocht kan men met echografie de aanwezigheid van bindweefselsepta vaststellen en gerichte puncties uitvoeren.

Andere thoracale afwijkingen

CF wordt gekenmerkt door bronchuswandverdikking, gebieden van hyperinflatie en peribronchiale verdichtingen of atelectasen, waarvoor bij voorkeur thoraxopnamen in twee richtingen worden gemaakt, en bronchiëctasieën, die het beste in beeld komen met hogeresolutie-CT. Bij jonge kinderen wordt verbreding van het mediastinum bijna altijd veroorzaakt door de (normale) thymus. In het mediastinum komt zowel benigne pathologie voor (longsequester, bronchogene cyste, hernia hiatus oesophagei, congenitale hernia diaphragmatica) als maligne (lymfoom, neuroblastoom).

Bij verdenking van schildklierpathologie kan echografie uitkomst bieden, ook wanneer de schildkliervergroting zich grotendeels intrathoracaal bevindt.

Leesadvies

Berg HM van den, Oostrom CG van, Peters M, Tamminga RYJ (red). Werkboek kinderhematologie. 2e druk. Amsterdam: VU Uitgeverij; 2001.

Cluysenaer OJ, Engels LG, Tongeren JH van. De waarde van microscopisch faecesonderzoek bij het verteringsonderzoek. Ned Tijdschr Geneeskd. 1977;121:315-9.

Kaandorp C (red). Klinische probleemstellingen. Houten: Prelum; 2007.

Lameer-Engel G, Martijn A (red). Werkboek kinderradiologie. Amsterdam: VU Uitgeverij; 2003.

Mearin Manrique ML, Kneepkens CMF, Houwen RHJ. Diagnostiek van coeliakie bij kinderen; richtlijnen van kindergastro-enterologen. Ned Tijdschr Geneeskd. 1999;143:451-5.

Vaccinaties

H.E. de Melker, S. Hahné, S.C. de Greeff, N.A.T. van der Maas en H.J. Bueving

5.1 Inleiding – 58

5.2 Effecten van het Rijksvaccinatieprogramma – 58

5.3 Doelziekten van het Rijksvaccinatieprogramma – 60
5.3.1 Meningokokkenziekte – 60
5.3.2 Kinkhoest – 61
5.3.3 Bof, mazelen en rubella – 63
5.3.4 Pneumokokken – 64
5.3.5 Baarmoederhalskanker – 65

5.4 Vaccinaties bij kinderen met chronische aandoeningen – 66
5.4.1 Influenzavaccinatie – 66
5.4.2 Pneumokokken-, meningokokken C- en Hib-vaccinatie – 67
5.4.3 Hepatitis B-vaccinatie – 67
5.4.4 Reizigersvaccinaties – 67

5.5 Contra-indicaties en complicaties – 67

Leesadvies – 68

5.1 Inleiding

De overheid biedt sinds 1957 het Rijksvaccinatieprogramma (RVP) aan. Sinds januari 2007 is de centrale aansturing van het RVP ondergebracht bij het Centrum Infectieziektebestrijding (CIb) van het Rijksinstituut voor Volksgezondheid en Milieu (RIVM). Het RVP beoogt momenteel alle in Nederland wonende zuigelingen en kinderen te beschermen tegen de volgende ernstige infectieziekten: difterie, kinkhoest, tetanus, poliomyelitis, infecties met Hib, hepatitis B, bof, mazelen, rodehond en infecties met meningokokken C en pneumokokken en (bij meisjes) humaan papillomavirus type 16/18. Met ingang van 2006 is voor kinderen van HbsAg-positieve moeders een extra hepatitis B-vaccinatie aan het RVP toegevoegd. Deze vaccinatie wordt uitgevoerd door de verloskundig hulpverlener en moet in principe binnen 48 uur na de geboorte worden toegediend, tegelijk met het antihepatitis B-immunoglobuline.

Continue monitoring van veiligheid en effectiviteit is onlosmakelijk verbonden met het RVP. De resultaten daarvan kunnen aanleiding zijn het vaccinatieschema (◘ tabel 5.1) of de toegepaste vaccins aan te passen. Bovendien kunnen vaccins tegen nieuwe doelziekten, na advisering door de Gezondheidsraad aan de minister van VWS, een plaats krijgen in het RVP. Zo worden momenteel vaccins ontwikkeld tegen meningokokken B-ziekte en zijn er vaccins beschikbaar tegen varicellazostervirus en rotavirus.

5.2 Effecten van het Rijksvaccinatieprogramma

Na de introductie van het RVP is de incidentie van de doelziekten aanzienlijk gedaald, mede dankzij de hoge landelijke vaccinatiegraad (97 procent voor DKTP/Hib). Desondanks komen epidemieën, bijvoorbeeld van rodehond, mazelen, kinkhoest en onlangs de bof, nog steeds voor; het is niet uitgesloten dat ook andere ziekten weer de kop opsteken. Een van de belangrijkste redenen hiervoor is dat de vaccinatiegraad in Nederland niet homogeen verdeeld is. In 2011 lag in 27 procent van alle gemeenten een of meer van de vaccinatiegraadpercentages onder de 90 procent. Deze gemeenten bevinden zich in een strook die loopt van het zuidwesten naar het noordoosten van het land (◘ figuur 5.1). In deze strook wonen veel bevindelijk gereformeerden, een groep met een relatief lage vaccinatiegraad. De groepering betreft naar schatting 220.000 personen. De bevindelijk gereformeerden zijn veelal in sociaal en geografisch opzicht geclusterd, waardoor de groepsimmuniteit tekortschiet en epidemieën kunnen optreden. Verspreid over het land woont daarnaast nog een klein deel onvolledig of niet gevaccineerden, vooral in antroposofische kring, waar het doormaken van kinderziekten als een essentiële stap in de ontwikkeling wordt gezien.

Om het succes van het vaccinatieprogramma te behouden, is continue aandacht voor het belang van vaccinatie in de bevolking nodig. Ouders staan soms kritisch tegenover vaccinatie en leggen – mede als gevolg van de door het succes van het programma lagere incidentie van de ziekten – meer nadruk op de (mogelijke) bijwerkingen. Sinds 2004 coördineert het RIVM de communicatie en voorlichting van het RVP. Door goede communicatie wordt beoogd het draagvlak voor het RVP te behouden en de vaccinatiegraad hoog te houden. Belangrijke activiteiten hierbij zijn ondersteuning van professionals met telefonische advisering en bijscholing en het verzorgen van de communicatie van het RVP, elektronische nieuwsbrieven, folders voor ouders, informatie in verschillende talen, artikelen in vak- en publieksbladen en stands op congressen en publieksbeurzen. Huisartsen kunnen een belangrijke rol spelen in de advisering over het RVP door bij vragen van hun patiënten evenwichtige informatie te geven.

5.2 · Effecten van het Rijksvaccinatieprogramma

Tabel 5.1 Vaccinatieschema Rijksvaccinatieprogramma in 2012.

leeftijd	vaccinaties
0 maanden	HebB-0*
2 maanden	DKTP-Hib-HepB-1 + Pneu-1
3 maanden	DKTP-Hib-HepB-2 + Pneu-2
4 maanden	DKTP-Hib-HepB-3 + Pneu-3
11 maanden	DKTP-Hib-HepB-4 + Pneu-4
14 maanden	BMR-1 + MenC
4 jaar	DKTP-5
9 jaar	DTP-6 + BMR-2
12-13 jaar**	HPV-1 + HPV-2 + HPV-3

* Alleen voor kinderen van HbsAg-positieve moeders.
** Alleen voor meisjes; schema 0-1-6 maanden.

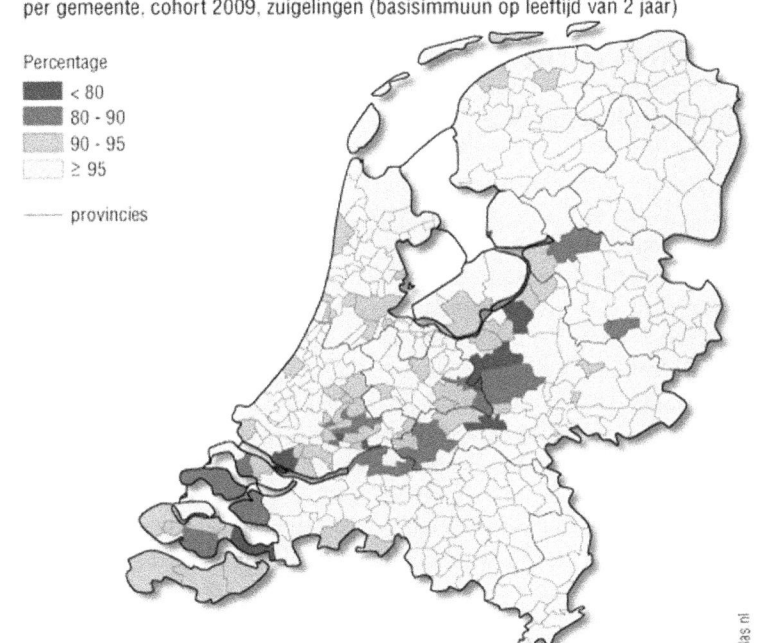

Figuur 5.1 Dekkingsgraad van BMR-vaccinaties.

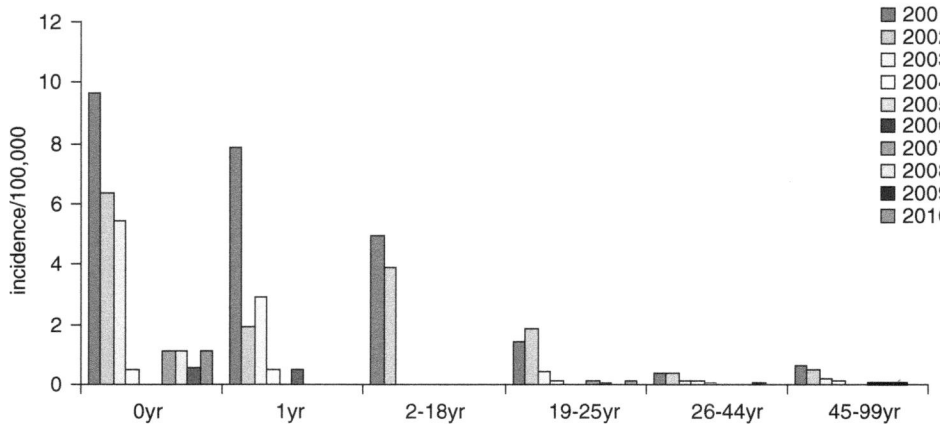

Figuur 5.2 Incidentie van meningokokken C-ziekte naar leeftijd in 2001-2010 (Bron: Nederlands Referentielaboratorium voor Bacteriële Meningitis).

In dit hoofdstuk wordt in het bijzonder ingegaan op de volgende doelziekten van het RVP: meningokokken C-infecties, kinkhoest, mazelen, rubella, bof, pneumokokkeninfecties en baarmoederhalskanker. Daarnaast worden ook de veiligheidsbewaking en het vaccineren van kinderen met chronische aandoeningen besproken.

5.3 Doelziekten van het Rijksvaccinatieprogramma

5.3.1 Meningokokkenziekte

Neisseria meningitidis is wereldwijd de belangrijkste verwekker van meningitis. In 2001 zijn conjugaatvaccins tegen serogroep C-meningokokken beschikbaar gekomen. Deze geconjugeerde vaccins wekken naar verwachting langdurige immuniteit op en bieden ook bescherming aan jonge kinderen, in tegenstelling tot de al langer beschikbare ongeconjugeerde polysacharidevaccins. In 2001 trad een sterke stijging op van het aantal infecties met serogroep C-meningokokken. Daarom is sinds september 2002 meningokokken C-vaccinatie in het RVP opgenomen op de leeftijd van 14 maanden, gelijktijdig met de vaccinatie tegen bof, mazelen en rodehond (BMR). Omdat bij kinderen jonger dan 5 jaar en adolescenten een piek in de incidentie optrad, is tevens een inhaalcampagne georganiseerd voor personen van 1 tot 18 jaar. Na de invoering van deze grootschalige vaccinatie is voor alle leeftijdsgroepen de incidentie van meningokokkenziekte veroorzaakt door serogroep C sterk afgenomen (figuur 5.2). In zowel 2009 als 2010 is er één melding gedaan van meningokokken C-ziekte als gevolg van vaccinfalen, in beide gevallen bij kinderen met een immunodeficiëntie. Ook het aantal gevallen van meningokokken B-ziekte is in Nederland sinds 2002 afgenomen (figuur 5.3). De piekincidentie van meningokokken B-ziekte treedt op bij jonge kinderen. Bij adolescenten wordt een tweede, lagere piek waargenomen. Op dit moment is er geen meningokokken B-vaccin geregistreerd, wel is recent voor een vaccin registratie aangevraagd. Omdat meningokokkenziekte zeer snel en ernstig kan verlopen, blijft aandacht voor vroege herkenning en behandeling zeer noodzakelijk, evenals chemoprofylaxe voor personen met wie de geïnfecteerden intensief contact hebben gehad. Meer informatie over epidemiologie, diagnostiek en preventie van meningokokkenziekte is te vinden in de LCI-richtlijn *Meningokokkose* van het Centrum Infectieziektenbestrijding van het RIVM (► www.infectieziekten.info).

5.3 · Doelziekten van het Rijksvaccinatieprogramma

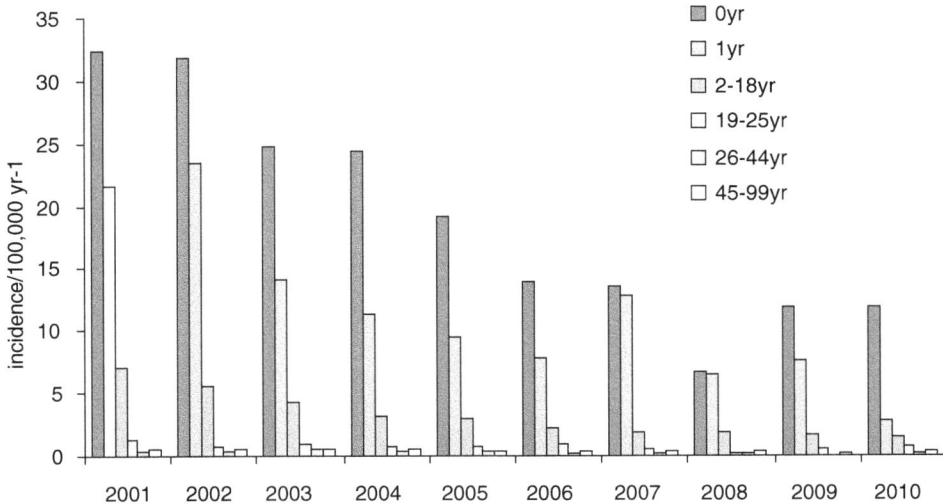

◘ Figuur 5.3 Leeftijdsspecifieke incidentie van meningokokken serogroep B in 2001-2010 (Bron: Nederlands Referentielaboratorium voor Bacteriële Meningitis).

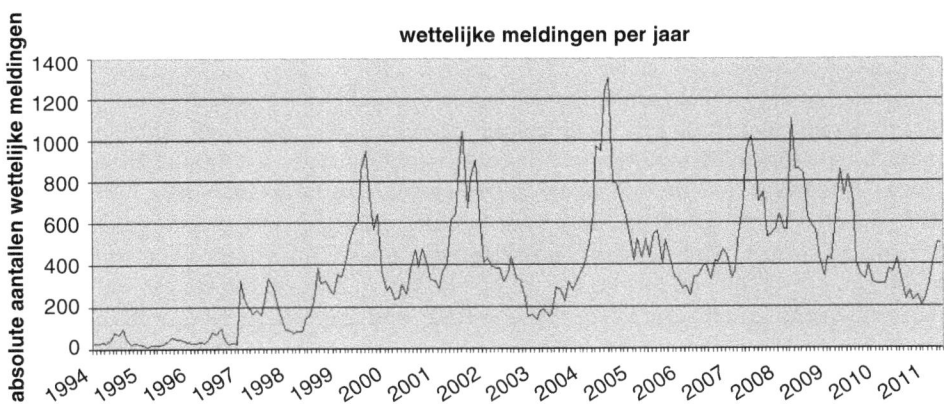

◘ Figuur 5.4 Absolute aantallen wettelijke meldingen van kinkhoest over 1994-2011.

5.3.2 Kinkhoest

Kinkhoest is een respiratoire infectie veroorzaakt door *Bordetella pertussis*. Vooral bij jonge, ongevaccineerde zuigelingen kan de ziekte leiden tot ernstige symptomen en complicaties als cyanose, pneumonie, apneu en collaps. Bij gevaccineerde (oudere) individuen heeft de ziekte vaak een milder verloop.

De introductie van routinevaccinatie tegen kinkhoest in 1953 heeft geresulteerd in een sterke daling van de incidentie. Toch is kinkhoest nog steeds endemisch in Nederland, met om de paar jaar epidemische verheffingen. In 1996-1997 trad een plotseling sterke stijging op van de incidentie, met sindsdien elke twee à drie jaar een nieuwe piek (◘ figuur 5.4).

Sinds de epidemie van 1996-1997 is een aantal aanpassingen van de kinkhoestvaccinatie doorgevoerd. Allereerst is in 1999 het vaccinatieschema vervroegd, van 3, 4, 5 en 11 maanden

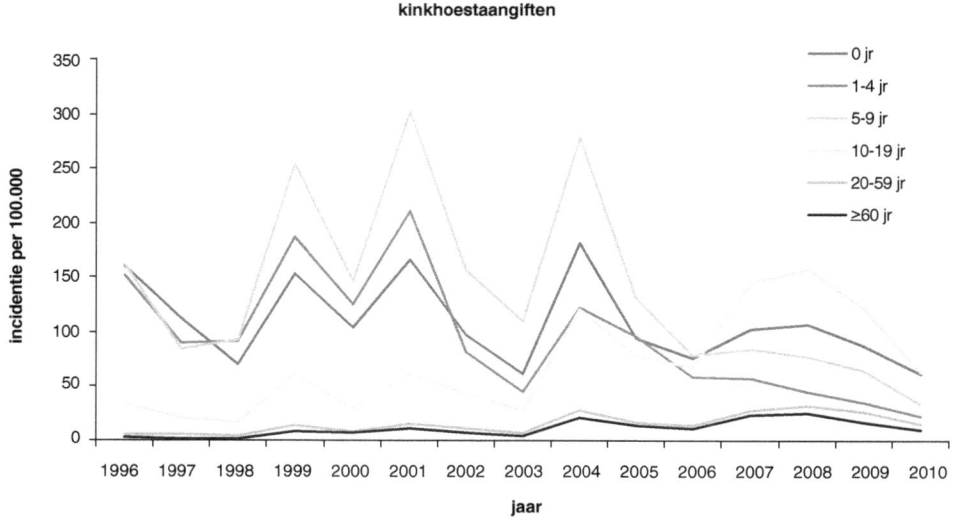

● **Figuur 5.5** Incidentie per 100.000 van kinkhoestaangiften per leeftijdscategorie.

naar 2, 3, 4 en 11 maanden. Daarnaast is vanaf oktober 2001 een acellulaire boostervaccinatie op 4-jarige leeftijd toegevoegd aan het RVP. Tot slot is in 2005 voor de primaire serie op 2, 3, 4 en 11 maanden overgegaan van een intact cellulair op een acellulair kinkhoestvaccin. Acellulaire vaccins bestaan niet uit de hele bacterie, maar bevatten (onder meer) een aantal gezuiverde oppervlakte-eiwitten. De invoering van de boostervaccinatie voor 4-jarigen in 2001 heeft geleid tot een sterkte reductie van het aantal ziektegevallen in de betreffende leeftijdsgroepen (● figuur 5.5). Ook het aantal meldingen van zuigelingen jonger dan 6 maanden en het aantal ziekenhuisopnamen voor beide groepen zijn lager dan in 2001. Sinds de invoering van het acellulaire vaccin per 1 januari 2005 is er een daling zichtbaar in het aantal meldingen van postvaccinatieverschijnselen bij zuigelingen. Wel is er sinds eind 2008 een toename zichtbaar in het aantal meldingen van mogelijke bijwerkingen na de boostervaccinatie bij 4 jaar (● figuur 5.6). Dit betreft vooral meldingen van lokale verschijnselen en koorts. Resultaten van een enquête naar mogelijke bijwerkingen van de boostervaccinatie bij 4 jaar laten zien dat in Nederland roodheid en zwelling van meer dan 5 cm voorkwamen bij respectievelijk 9,6 en 7,3 procent van de kinderen die als baby acellulair kinkhoestvaccin kregen toegediend, vergeleken met 2,8 en 2,0 procent van de kinderen die als baby gevaccineerd zijn met een intact cellulair kinkhoestvaccin. Eenmaal traden roodheid en zwelling op van de gehele bovenarm. Internationale studies bevestigen dat het risico van lokale verschijnselen toeneemt bij herhaalde vaccinatie met hoge doses acellulair kinkhoestvaccin.

Uit onderzoek naar kinkhoest bij zuigelingen die te jong zijn voor vaccinatie, blijkt dat ouders (vooral moeders) en broertjes en zusjes de belangrijkste besmettingsbronnen zijn. Hieruit zou een nieuwe vaccinatiestrategie (vaccinatie van de directe omgeving van zuigelingen) kunnen voortkomen, die kan leiden tot het verder terugdringen van kinkhoest bij zuigelingen die te jong zijn voor vaccinatie.

Huisartsen worden tegenwoordig minder vaak geconfronteerd met kinkhoest bij recent gevaccineerde kinderen. Bij adolescenten en volwassenen komt kinkhoest, vaak in gemitigeerde vorm, echter nog regelmatig voor. De afgelopen jaren was een toename zichtbaar van kinkhoest bij adolescenten en volwassenen. De optimale diagnostiek van kinkhoest is afhankelijk van de

5.3 · Doelziekten van het Rijksvaccinatieprogramma

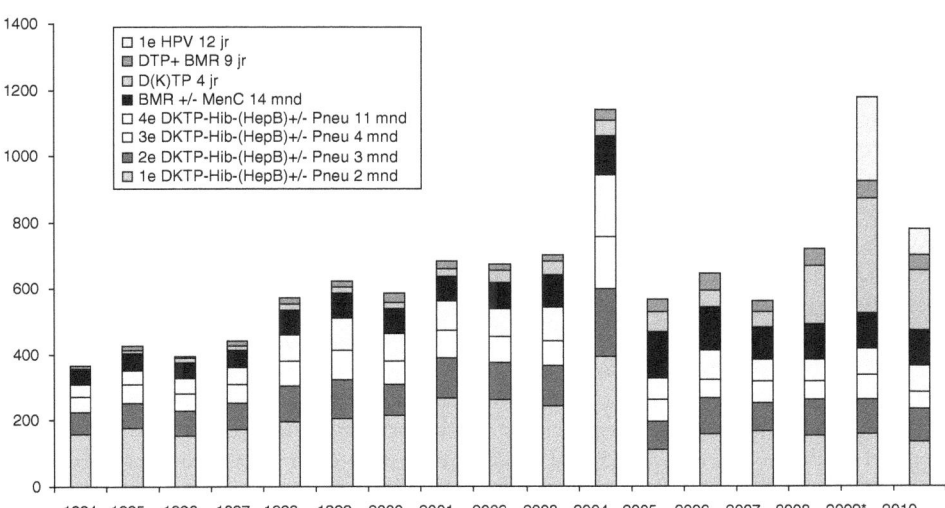

Figuur 5.6 Aantal spontane meldingen van mogelijke bijwerkingen per 100.000 gevaccineerden per vaccinatie voor 1994-2010.

* = toename van het aantal meldingen wordt veroorzaakt door de invoering van HPV-vaccinatie, die gepaard ging met sterke aandacht in de media

duur van de symptomen en de leeftijd. Bij zuigelingen zijn polymerasekettingreactie (PCR) en kweek vaak nog positief, maar bij volwassenen, die meestal pas later in het ziektebeloop de huisarts consulteren, is serodiagnostiek aangewezen.

Huisartsen moeten patiënten met kinkhoest erop wijzen dat zuigelingen die nog te jong zijn om (volledig) gevaccineerd te zijn, gemakkelijk besmet raken. De ziekte verloopt bij hen het heftigst. Als het gezin van een van kinkhoest verdachte patiënt een niet of onvolledig gevaccineerde zuigeling telt, moet in afwachting van de laboratoriumdiagnostiek al gestart worden met behandeling en profylaxe (zie LCI-richtlijn ► www.infectieziekten.info).

5.3.3 Bof, mazelen en rubella

Bof, mazelen en rodehond (rubella) zijn virale ziekten die voorheen vooral optraden op de kinderleeftijd. Een groot deel van de infecties met het bofvirus verloopt asymptomatisch, vooral bij kinderen. De bof wordt gekarakteriseerd door een- of tweezijdige parotitis. De meest voorkomende complicaties zijn epididymo-orchitis, oöforitis, pancreatitis en, vooral bij jonge kinderen, meningitis. Bilaterale bofchitis leidt waarschijnlijk slechts zeer zelden tot subfertiliteit. Encefalitis en irreversibele doofheid zijn zeldzamere complicaties.

Mazelen wordt gekarakteriseerd door een grofvlekkig exantheem en koorts na een prodromale fase met malaise, koorts, conjunctivitis, verkoudheid en hoesten. Aan het eind van de prodromale fase kunnen in de mond de voor mazelen pathognomonische koplikvlekjes worden gezien. Mazelen wordt vrij frequent gecompliceerd door otitis media, bronchiolitis en pneumonie. Encefalitis en subacute scleroserende panencefalitis (SSPE) zijn zeldzame complicaties.

Infectie met het rubellavirus verloopt meestal onschuldig. Wanneer de infectie tijdens de zwangerschap wordt opgelopen, kan dat echter resulteren in ernstige congenitale afwijkingen, abortus en intra-uteriene vruchtdood. Het risico van congenitale afwijkingen is het hoogst bij infecties in de eerste drie maanden van de zwangerschap. Er kunnen afwijkingen ontstaan aan gehoor, cardiovasculair systeem, centraal zenuwstelsel, visus, endocrien systeem en bot- en bloedvorming. Sommige gevolgen van congenitale rubella, zoals diabetes mellitus, komen pas op latere leeftijd tot uiting.

Vaccinatie tegen rubella werd voor 11-jarige meisjes in 1974 opgenomen in het RVP, vaccinatie tegen mazelen werd in 1976 opgenomen voor alle 14 maanden oude kinderen. In 1987 werd overgegaan op vaccinatie met het BMR-combinatievaccin op de leeftijd van 14 maanden en 9 jaar voor alle meisjes en jongens. Voor zowel bof, mazelen als rubella geldt dat de incidentie na invoering van algemene vaccinatie sterk is gedaald, maar dat uitbraken blijven voorkomen. Hierbij worden vooral bevindelijk gereformeerden aangedaan, omdat zij een lagere vaccinatiegraad hebben en bovendien sociaal-geografisch geclusterd zijn. Dat bij mazelenuitbraken ook enkele gevaccineerden werden getroffen, kan deels verklaard worden door de extreme besmettelijkheid van het virus. Recentere, kleinere epidemieën van mazelen troffen vooral op antroposofische gronden ongevaccineerden en reizigers naar Europese landen waar mazelen nog veel voorkomt. Een aanzienlijk deel van de huidige patiënten moest worden opgenomen in het ziekenhuis. Dit heeft tot enkele ziekenhuisclusters geleid, waarbij ook gezondheidswerkers werden geïnfecteerd.

Naast de bofuitbraken onder bevindelijk gereformeerden is er sinds eind 2009 ook onder jongvolwassenen een toename van bof waargenomen. Clusters van gevallen deden zich vooral voor onder studenten in de leeftijdsgroep van 18-25 jaar, van wie de meesten conform het RVP tweemaal met BMR-vaccin waren gevaccineerd. Dit vaccinfalen vindt waarschijnlijk voornamelijk zijn oorzaak in de afname van vaccingeïnduceerde immuniteit over de tijd, in *primair* vaccinfalen, in een mogelijke mismatch tussen vaccinstam en wild-type virus en in het intensieve contact tijdens feesten en in studentenhuizen. Gevaccineerde bofpatiënten lopen minder risico op complicaties van bof dan ongevaccineerde bofpatiënten. De gebruikelijke laboratoriumdiagnostiek van mazelen, rubella en vooral bof op basis van (IgM-)serologie is minder gevoelig bij gevaccineerden dan bij ongevaccineerden. Het diagnostische alternatief is PCR-detectie in een keeluitstrijk, speeksel of urine, mits afgenomen binnen zeven tot tien dagen na het begin van de klachten.

Bij verdenking van bof, mazelen of rubella zonder klinische noodzaak voor diagnostiek, wordt huisartsen aangeraden met de plaatselijke GGD te overleggen over minder invasieve diagnostiek op basis van speeksel, urine of vingerprikbloed. Diagnostiek is namelijk van belang voor risico-evaluaties bij zwangere rubella- en mazelencontacten en om de effectiviteit van het RVP te kunnen evalueren. Zelfs twee tot drie weken na de eerste ziektedag kan het virus vaak nog worden aangetoond in de urine, waardoor eventueel de bron van de infectie kan worden opgespoord en onderzoek kan worden gedaan naar de verspreiding van het virus.

5.3.4 Pneumokokken

Streptococcus pneumoniae is na *N. meningitidis* de op een na belangrijkste verwekker van meningitis in Nederland. De sterfte aan pneumokokkenmeningitis is 15 tot 20 procent hoger dan die aan meningokokkenmeningitis. Complicaties zijn doofheid en hersenbeschadiging. Door typering van isolaten van pneumokokken bij het Nederlands Referentielaboratorium voor Bacteriële Meningitis (NRBM) bestaat er goede informatie over de prevalentie van pneumokokkenmeningitis. Over de overige ziektebeelden, zoals sepsis, otitis media acuta en pneumonie, is minder betrouwbare informatie aanwezig. De incidentie van invasieve pneumokokkenziekte is het hoogst bij kinderen jonger dan 5 jaar, maar ook in het eerste levensjaar en bij personen ouder dan 65 jaar zijn er pieken in de incidentie.

Sinds 2001 is een pneumokokkenconjugaatvaccin in Nederland geregistreerd, dat, anders dan het al langere tijd beschikbare 23-valente polysacharidevaccin, ook bescherming kan bieden aan kinderen jonger dan 2 jaar. Het biedt bescherming tegen zeven serotypen: 4, 6B, 9 V, 14, 18C, 19F en 23F. Vóór de invoering van vaccinatie vertegenwoordigden deze typen 68 procent van de door het NRBM getypeerde liquorisolaten afgenomen bij patiënten jonger dan 5 jaar. Pneumokokkenvaccinatie is sinds 2006 opgenomen in het RVP. Zuigelingen geboren vanaf 1 april 2006 worden ingeënt op 2, 3, 4 en 11 maanden, tegelijk met het DKTP-Hib-hepB-vaccin. Na de invoering van de vaccinatie is bij de cohorten die voor vaccinatie in aanmerking kwamen, de incidentie van door de genoemde vaccintypen veroorzaakte invasieve pneumokokkenziekten afgenomen. Bij kinderen jonger dan 2 jaar betrof de daling 87 procent. Ook in andere leeftijdsgroepen is een dergelijke daling waargenomen, zij het dat deze afname minder uitgesproken is door toename van invasieve ziekten door andere serotypen. De totale incidentie van invasieve pneumokokkenziekte nam bij 0-1-jarigen af met 51 procent, bij 2-4-jarigen met 28 procent en ≥ 65 jaar met 13 procent; tussen de 5 en 64 jaar bleef de incidentie ongeveer stabiel. Vaccinatie kan dus leiden tot een verschuiving van de pneumokokkentypen die de nasofarynx koloniseren en uiteindelijk ziekte veroorzaken, waardoor ziekten door de niet in het vaccin vertegenwoordigde typen vaker voorkomen. Dit wordt ook in de Verenigde Staten en elders waargenomen. Sinds 2010 zijn twee nieuwe polyvalente vaccins verkrijgbaar, een 10-valent vaccin (ook beschermend tegen de serotypen 1, 5 en 7F) en een 13-valent vaccin (bovendien beschermend tegen de serotypen 3, 6A en 19A). In 2010 heeft de Gezondheidsraad geadviseerd het 7-valente vaccin te vervangen door een van deze meervalente pneumokokkenconjugaatvaccins. Na een Europese aanbesteding is sinds 2011 het 10-valente pneumokokkenvaccin opgenomen in het RVP.

5.3.5 Baarmoederhalskanker

Voor het ontstaan van baarmoederhalskanker is voorafgaande infectie noodzakelijk met humaan papillomavirus (HPV). Er bestaan meer dan honderd verschillende typen HPV. Een deel daarvan zijn hoogrisicotypen die kunnen leiden tot kanker. Ongeveer 70 procent van de gevallen van baarmoederhalskanker wordt veroorzaakt door HPV16 en HPV18. HPV wordt overgedragen door seksueel contact. Het grootste gedeelte van de vrouwen wordt ooit geïnfecteerd met HPV. De meeste infecties gaan vanzelf over en leiden niet tot afwijkingen in de oppervlaktecellen van de baarmoederhals. Lang aanhoudende HPV-infectie kan bij een klein deel van de vrouwen leiden tot voorstadia van baarmoederhalskanker. De tijd tussen de eerste afwijkingen en het uiteindelijke ontstaan van baarmoederhalskanker kan wel 10-15 jaar bedragen.

In Nederland vindt sinds 1996 bevolkingsonderzoek naar baarmoederhalskanker plaats. Vrouwen tussen 30 en 60 jaar worden elke vijf jaar uitgenodigd om een uitstrijkje te laten maken. Daarmee worden voorstadia van baarmoederhalskanker opgespoord. Behandeling in een vroeg stadium kan sterfte aan baarmoederhalskanker voorkomen. Sinds de invoering van deze screening is de sterfte sterk gedaald.

Jaarlijks wordt de diagnose baarmoederhalskanker bij ongeveer 700 vrouwen gesteld en sterven tussen 200 en 250 vrouwen aan de ziekte.

Behalve secundaire preventie door screening is sinds een aantal jaren ook primaire preventie door vaccinatie mogelijk. In 2010 is naar aanleiding van een Gezondheidsraadadvies

HPV16/18-vaccinatie ingevoerd voor 12-jarige meisjes. De drie doses worden gegeven op 0, 1 en 6 maanden. In 2009 en 2010 werd een inhaalcampagne uitgevoerd voor meisjes geboren tussen 1993 en 1996. Parallel aan de invoering van vaccinatie is door het RIVM een monitoringprogramma opgezet. Hieruit blijkt dat de opkomst van meisjes geboren in 1997 voor de complete serie op 14-jarige leeftijd 56% procent bedroeg. De opkomst voor de inhaalcampagne was 52,3% procent. De opkomst was lager onder meisjes wier ouders geboren waren in Turkije of Marokko, in gebieden met lagere sociaal-economische status en onder religieus bezwaarden. Uit de veiligheidsbewaking in 2009 en 2010 kwamen geen aan vaccinatie gerelateerde *serious adverse events* naar voren. Een reactie rond de prikplaats werd gerapporteerd door 82,4 procent van de meisjes en algemene verschijnselen als spierpijn, moeheid en hoofdpijn door 78,7 procent. (Bijna) flauwvallen kort na de vaccinatie kwam regelmatig voor.

Om het effect van vaccinatie te monitoren in de periode dat de gevaccineerde cohorten de leeftijd van screening (30 jaar) nog niet hebben bereikt, voert het RIVM onderzoek uit naar het voorkomen van (persisterende) HPV-infecties in de algemene populatie en in de hoogrisicopopulatie. Op lange termijn geeft de relatie tussen vaccinatiestatus en screeningsuitkomst inzicht in het effect van vaccinatie op morbiditeit en mortaliteit van baarmoederhalskanker.

5.4 Vaccinaties bij kinderen met chronische aandoeningen

De huisarts krijgt te maken met kinderen die aan een chronische aandoening lijden en om die reden in aanmerking kunnen komen voor diverse vaccinaties. Dankzij het medisch dossier is de ziektehistorie van deze kinderen bekend. Door goede verslaglegging en gerichte zoekacties in het elektronisch medisch dossier is de huisarts in staat de kinderen met chronische ziekten op te sporen die voor vaccinatie in aanmerking komen. Deze kinderen zijn vaak ook onder controle van een specialist. Dit kan onderlinge afstemming van het beleid noodzakelijk maken. Van enkele chronische ziektebeelden wordt hier besproken welke vaccinaties daarbij in aanmerking kunnen komen.

5.4.1 Influenzavaccinatie

Vanwege het verhoogde risico van complicaties bij luchtweginfecties wordt in de NHG-standaard *Influenza en influenzavaccinatie* uit 2008 geadviseerd om kinderen met astma die onderhoudsbehandeling krijgen met inhalatiecorticosteroïden, te vaccineren tegen influenza. In de literatuur bestaat twijfel over de klinische effectiviteit daarvan. De huisarts moet samen met de patiënt en zijn ouders beslissen of vaccinatie gezien de klachten en de wensen van de patiënt verstandig is.

Influenzavaccinatie wordt vanwege het verhoogde risico op pulmonale complicaties verder geadviseerd bij kinderen met cystische fibrose, ernstige kyfoscoliose en ademhalingsstoornissen door neurologische en andere aandoeningen. Bij kinderen met hartziekten met hemodynamische consequenties berust hetzelfde advies op een verhoogd risico op decompensatio cordis door de influenza, bij diabetes mellitus op een verhoogd risico op ontregeling en bij chronische nierinsufficiëntie en niertransplantatie op een verhoogde mortaliteit. Een aparte categorie vormen kinderen en adolescenten tussen 6 maanden en 18 jaar die langdurig salicylaten gebruiken, vanwege het verhoogde risico op het reyesyndroom, en verstandelijk gehandicapte kinderen in intramurale voorzieningen. Deze adviezen hebben overigens merendeels alleen een theoretische basis. Vaccinatie wordt verder aanbevolen bij patiënten met een verminderde weerstand tegen infecties door hiv-infectie, immunologische afwijkingen, cytostaticatherapie of asplenie. De risico's van vaccinatie moeten altijd worden afgewogen tegen de veronderstelde voordelen.

5.4.2 Pneumokokken-, meningokokken C- en Hib-vaccinatie

Vaccinatie tegen pneumokokken, meningokokken C en Hib bij niet via het RVP gevaccineerde kinderen wordt geadviseerd in geval van anatomische of functionele asplenie (bijvoorbeeld bij sikkelcelanemie), vanwege het verhoogde risico op bacteriële infecties. De landelijke richtlijn voor infectiepreventie bij deze groep kinderen is te vinden op de website van het RIVM (▶ www.RIVM.nl/Onderwerpen/Ziekten_Aandoeningen/A/Asplenie).

5.4.3 Hepatitis B-vaccinatie

Hepatitis B-vaccinatie wordt sinds 2011 aan alle kinderen aangeboden binnen het RVP. Voorheen werden alleen risicogroepen gevaccineerd. Kinderen van HBsAg-positieve moeders krijgen, naast de hepatitis B-vaccinaties in het RVP, bij de geboorte een dosis hepatitis B-immunoglobuline en een extra dosis vaccin. Antivirale behandeling van HBsAg-positieve zwangeren kan van belang zijn om het risico op overdracht nog verder te verlagen.

5.4.4 Reizigersvaccinaties

Bij kinderen die reizen, zeker als ze een chronische ziekte hebben, is extra oplettendheid nodig, omdat zij over het algemeen gevoeliger zijn voor infecties. Omdat de te geven adviezen van diverse factoren afhankelijk zijn, wordt aangeraden altijd de plaatselijke GGD te raadplegen.

5.5 Contra-indicaties en complicaties

Er zijn geen absolute contra-indicaties tegen RVP-vaccins. Wel kan er sprake zijn van een tijdelijke of specifieke contra-indicatie: verzwakt-levende vaccins, zoals de BMR, moeten niet worden toegediend aan mensen met een gestoorde immuniteit, bijvoorbeeld tijdens behandeling met immunosuppressiva. Ook tijdens de zwangerschap wordt het geven van verzwakt-levende vaccins afgeraden.

Het RIVM bewaakt sinds 1962 de veiligheid van het RVP. Een belangrijke pijler van deze bewaking is een gestimuleerd passief meldsysteem. Vanaf 2011 is dit meldsysteem overgegaan naar het Nederlands Centrum Bijwerkingen 'Lareb'. Iedereen die een mogelijke vaccinatiebijwerking vermoedt, kan deze melden. Alle meldingen worden aangenomen, ongeacht de overwegingen over een causaal verband. Melding kan telefonisch gebeuren of via de website (▶ www.lareb.nl). Medewerkers van consultatiebureaus vormen de grootste groep melders: ongeveer 80 procent. Ouders melden in toenemende mate zelf, soms op advies van het consultatiebureau. Het percentage van alle meldingen door huisartsen ligt rond 1,5. Toch krijgen ook huisartsen te maken met mogelijke bijwerkingen van het RVP: bij 36 procent van de meldingen in 2010 belden of bezochten de ouders de huisarts met klachten na een vaccinatie. Deze meldingen worden nu vaak door het consultatiebureau gedaan. De tijdigheid en wellicht ook de kwaliteit van de meldingen kan verbeteren als de huisartsen zich erop toeleggen ook zelf melding te doen van postvaccinatieverschijnselen.

Elke melding wordt beoordeeld door een arts. Aan de hand van internationaal vastgestelde criteria wordt beoordeeld of er een oorzakelijk verband met de vaccinatie is. Jaarlijks verschijnt er een RIVM-rapport over alle meldingen van dat kalenderjaar. Het laatste rapport kan worden gevonden op ▶ www.RIVM.nl/bibliotheek/#rapp en informatie over meldingen vanaf 2011 is te vinden op ▶ www.lareb.nl. Het RIVM voert systematisch onderzoek uit naar de veiligheid.

Bijwerkingen zijn nauw verbonden met contra-indicaties. Zo golden er in het verleden contra-indicaties voor kinkhoestbevattende vaccins na een eerdere collaps en bij epilepsie. Internationaal onderzoek toont aan dat er geen oorzakelijk verband is tussen epilepsie en kinkhoestvaccins. Van collaps is bekend dat deze spontaan herstelt en geen blijvende schade geeft. Kippenei-eiwitallergie wordt vaak aangegeven als contra-indicatie voor de BMR-vaccinatie. Dit is niet terecht. De vaccinvirussen worden gekweekt op kippenfibroblasten, waardoor allergische reacties niet hoeven te worden verwacht. Tot nu toe is er bij het RIVM nog nooit een anafylactische reactie gemeld die causaal gerelateerd was aan een RVP-vaccin.

Verschijnselen die optreden na een vaccinatie zijn niet altijd veroorzaakt door de vaccinatie. Het beoordelen van een oorzakelijk verband is soms lastig en is de taak van deskundigen. Een van de belangrijkste mogelijke bijwerkingen van vaccinatie is het niet tijdig herkennen van een ernstige ziekte die toevallig kort na vaccinatie optreedt en ten onrechte wordt toegeschreven aan de vaccinatie, waardoor adequate behandeling niet of te laat wordt ingesteld.

Leesadvies

Cates CJ, Jefferson TO, Rowe BH. Vaccines for preventing influenza in people with asthma. Cochrane Database Syst Rev. 2008;(2):CD000364.

Essen GA van, Bueving HJ, Voordouw ACG, Berg HF, Laan JR van der, Lidth de Jeude CP van, et al. NHG-Standaard Influenza en influenzavaccinatie (Eerste herziening). Huisarts Wet 2008;51:4;bijlage:1-2.

Gezondheidsraad. Algemene vaccinatie tegen meningokokken C en pneumokokken. Den Haag: Gezondheidsraad; 2001. Publicatie nummer 2001/27.

Woonink F. Bezwaren tegen vaccinatie. Het perspectief van de weigeraar. Bilthoven: RIVM; 2010.

Gezondheidsraad. Vaccinatie tegen kinkhoest. Den Haag: Gezondheidsraad; 2004. Publicatie nummer 2004/04.

Gezondheidsraad. Vaccinatie van zuigelingen tegen pneumokokkeninfecties (2). Den Haag: Gezondheidsraad; 2010. Publicatie nummer 2010/02.

Greeff SC, Melker HE de, Mooi FR. Kinkhoest in Nederland. Ned Tijdschr Geneeskd. 2010;154:A1383.

Hahné SJ, Abbink F, Binnendijk RS van, Ruijs WL, Steenbergen JE van, Melker HE de. Rubella-epidemie in Nederland in 2004/'05: alertheid op congenitaal rubellasyndroom vereist. Ned Tijdschr Geneeskd. 2005;149:1174-8.

Hof S van den, Kerkhof JHTC van de, Ham PBG ten, Binnendijk RS van, Conyn van Spaendonck MAE Lier EA van, et al. Vaccinatiegraad Rijksvaccinatieprogramma Nederland: verslagjaar 2011. Bilthoven: RIVM; 2012. Rapport nummer 210021014/2011.

Opstelten W. NHG-Standaard Influenza en influenzavaccinatie (Eerste herziening). Huisarts Wet. 2008;51:4.

Steenbergen JE van. Mazelenepidemie in Nederland, 1999-2000. Ned Tijdschr Geneeskd. 2001;145:2529-33.

Voeding van het jonge kind

K.F.M. Joosten

6.1 Inleiding – 70

6.2 Fysiologie van drinken en eten – 70

6.3 Fysiologie van de spijsvertering – 70

6.4 Fysiologie van de defecatie – 71

6.5 Voedingsbehoeften – 72
6.5.1 Borstvoeding – 73
6.5.2 Kunstvoeding – 74
6.5.3 Bijvoeding – 75

6.6 Peuter- en kleutervoeding – 76

6.7 Suppletie van vitamine D en vitamine K – 76
6.7.1 Vitamine D – 76
6.7.2 Vitamine K – 76

6.8 Groei en groeicurven – 77

6.9 Overgewicht – 77

6.10 Voedselconsumptie in Nederland – 78

Leesadvies – 79

6.1 Inleiding

Het jonge, groeiende kind is afhankelijk van voor de leeftijd adequate en gevarieerde voeding. De groeisnelheid is het hoogst bij de zuigeling; in het eerste levensjaar verdrievoudigt het geboortegewicht. De eerste maanden van zijn leven is een kind aangewezen op melkvoeding. Borstvoeding is de natuurlijke melkvoeding voor de zuigeling. Borstvoeding dekt, net als de hiervan afgeleide moedermelkvervangende kunstvoeding ('volledige zuigelingenvoeding'), in principe alle behoeften aan vocht, energie, eiwit en andere (micro)nutriënten gedurende de eerste zes levensmaanden. Moedermelk is echter arm aan de vitaminen D en K en deze moeten bij borstgevoede zuigelingen dan ook gesuppleerd worden (vitamine K alleen gedurende de eerste drie maanden). Na de eerste zes maanden heeft elk kind bijvoeding nodig om de aanbevolen dagelijkse hoeveelheden (ADH) te bereiken van voedingstoffen en vooral die van energie en ijzer.

In geïndustrialiseerde landen blijkt het vervangen van borstvoeding door kunstvoeding geen nadelige gevolgen voor de groei op te leveren. Dit zal wellicht ook voor de gezondheid van het kind gelden, maar borstvoeding heeft onmiskenbaar een aantal voordelen die niet voor kunstvoeding gelden. De talrijke volledige zuigelingenvoedingen in Nederland verschillen onderling niet wezenlijk in kwaliteit en voldoen allemaal aan de wettelijke normen.

Normale groei uit zich in voldoende toename in lengte, gewicht, skeletrijping en psychomotorische ontwikkeling. Schiet de voeding tekort, dan uit dit zich eerst door onvoldoende gewichtstoename en vervolgens ook door het achterblijven van de lengtegroei.

Dit hoofdstuk is voor een deel gebaseerd op uitgangspunten van diverse publicaties en richtlijnen.

6.2 Fysiologie van drinken en eten

De mechanismen die betrokken zijn bij de inname van voeding, zijn al bij de geboorte ontwikkeld en op elkaar afgestemd. Bij de foetus kan rond de 12e week een slikreflex worden waargenomen en na de 24e zwangerschapsweek is al het begin van een zuigreflex aanwezig. Een aterme pasgeborene heeft binnen 48 uur een efficiënt zuig- en slikpatroon. Tot de leeftijd van 4-6 maanden heeft de zuigeling moeite met het innemen van vast, gehomogeniseerd voedsel, dat door de tong naar voren wordt geduwd in plaats van naar achteren, in de richting van de farynx. Tot de leeftijd van 8-9 maanden is de 'wurgreflex' nog aanwezig, die het nuttigen van grover voedsel verhindert. Vooral de eerste 6 maanden is het normaal dat de zuigeling tijdens en na het voeden mondjes voeding teruggeeft (regurgitatie). Aan het eind van de eerste 6 levensmaanden is de drempel voor het accepteren van nieuw voedsel laag. Er zijn aanwijzingen dat kinderen die pas na de tiende maand voor het eerst voeding met grovere stukjes aangeboden krijgen, op latere leeftijd vaker moeilijker eters zijn.

6.3 Fysiologie van de spijsvertering

In de dunne darm worden de ingenomen macro- en micronutriënten, mineralen en water uiteindelijk opgenomen in het bloed (absorptie). Ofschoon de darm grote reserves heeft, zijn voor een optimaal functioneren een normale ontwikkeling en anatomie nodig, voldoende lengte en een ongehinderde voortstuwing van de darminhoud.

Eiwitten. De peptische eiwitvertering die in de maag begint, houdt op als in het duodenum de pH stijgt en wordt dan overgenomen door proteolyse door pancreasenzymen. Dit resulteert in een mengsel van aminozuren en oligopeptiden. Een zeer klein deel van het eiwit ontsnapt aan vertering en blijft intact.

Vetten. Aan de absorptie van vet gaat een complexe interactie vooraf tussen galzouten, calcium, pancreaslipase en de producten van de vetvertering zelf. Moedermelk bevat de zogeheten galzoutgestimuleerde lipase, een belangrijke bron van lipaseactiviteit voor de zuigeling. Ook de linguale lipase is voor de jonge zuigeling belangrijk. De niet van de pancreas afkomstige lipasen in de maag hydrolyseren bij pasgeborenen 60-70 procent van de totale hoeveelheid vet. Na hydrolyse worden vetzuren, mono- en diglyceriden en cholesterol, die immers niet in water oplosbaar zijn, in de aanwezigheid van galzouten gesolubiliseerd in micellen. Deze worden vervolgens passief opgenomen.

Koolhydraten. Lactose is het belangrijkste koolhydraat in de voeding van exclusief borstgevoede zuigelingen. Bij oudere kinderen en volwassenen bestaat circa 60 procent van de ingenomen koolhydraten uit zetmeel en sucrose. Lactase (alfaglycosidase) is een disacharidase dat wordt aangetroffen in de borstelzoom van de enterocyten van vrijwel alle jonge zoogdieren. Na het zogen daalt de activiteit sterk; bij de mens zet de daling na circa 24-36 maanden in. Hierbij spreekt men vaak van 'primaire lactasedeficiëntie', wat nogal verwarrend is; een betere naam is hypolactasie. Deze fysiologische ontwikkeling moet worden onderscheiden van de uiterst zeldzame congenitale lactasedeficiëntie of alactasie van de pasgeborene. Naast lactose bevat moedermelk onverteerbare oligosachariden, die verantwoordelijk zijn voor de karakteristieke darmflora van het borstgevoede kind, met overwegend bacteriën van de genera *Bifidus* en *Lactobacillus*. Deze hebben waarschijnlijk een gezondheidsbevorderende werking. Alle disacharidesplitsende darmenzymen zijn bij de geboorte in voldoende mate aanwezig. De activiteit van pancreasamylase (alfa-amylase) is bij aterme pasgeborenen slechts 10 procent van die bij oudere kinderen en volwassenen. Zetmeelintolerantie is niettemin zeldzaam, dankzij de aanwezigheid van glycoamylase en speeksel- en moedermelkamylase. Aan het eind van het eerste levensjaar verloopt de zetmeelvertering in het duodenum door alfa-amylase zeer efficiënt.

De opname van voedingsstoffen vindt hoofdzakelijk plaats in duodenum en jejunum. Absorptie, het proces van het transport door het darmepitheel, is een complex gebeuren. Actief transport vindt plaats voor glucose, galactose, di- en tripeptiden en aminozuren; fructose wordt passief opgenomen.

6.4 Fysiologie van de defecatie

Het colon heeft een grote absorptiecapaciteit voor water en elektrolyten. Diarree treedt dan ook pas op als de maximale absorptiecapaciteit van water wordt overschreden. Normaal bedraagt het vochtverlies met de ontlasting bij jonge zuigelingen 3-10 procent van de vochtinname en bij oudere zuigelingen en kinderen circa 5 ml/kg lichaamsgewicht per dag. Globaal bestaat ongeveer driekwart van de ontlasting uit water. Frequentie, hoeveelheid en consistentie (vastheid) van de ontlasting zijn afhankelijk van de leeftijd en de soort voeding. Er bestaat een grote individuele variatie in het ontlastingspatroon. Na één week hebben zowel borst- als flesgevoede zuigelingen meestal drie- à viermaal per dag ontlasting; daarna hebben flesgevoede zuigelingen een lagere frequentie van circa tweemaal per dag. Op de leeftijd van 2 maanden ligt de frequentie voor beide groepen op gemiddeld tweemaal per dag. Gedurende de eerste twee maanden is de consistentie van de ontlasting bij de borstgevoede zuigeling waterig tot brijachtig en bij

◘ **Tabel 6.1** Dagelijkse waterbehoefte van zuigelingen en kinderen (ml).

zuigelingen	leeftijd	vochtbehoefte (ml/kg)
	0-3 maanden	150
	4-6 maanden	130
	7-9 maanden	120
	10-12 maanden	110
kinderen > 1 jaar	gewicht	vochtbehoefte (ml)
	5-10 kg	100 × gewicht (kg)
	11-20	1000 + 10 × [gewicht (kg) - 10]
	> 20 kg	1500 + 20 × [gewicht (kg) - 20]

kunstvoeding brijachtig tot vast. Dit verschil wordt grotendeels verklaard door verschillen in eiwitsamenstelling en lactose- en oligosacharidegehalte. De World Health Organization (WHO) spreekt van diarree als de ontlastingsfrequentie is toegenomen tot > 4 maal per etmaal en de consistentie dun tot waterig is.

6.5 Voedingsbehoeften

Water. De behoefte aan water is bij zuigelingen relatief groter dan bij oudere kinderen en volwassenen. De dagelijkse inname van water komt overeen met 10-15 procent van het lichaamsgewicht (volwassenen: 2-4 procent). De waterbehoefte wordt grotendeels bepaald door metabolisme en verliezen. Per 100 kcal (419 kJ) geproduceerde energie gaat er circa 125 ml water verloren: 15 ml via de longen, 40 ml via de huid, 5 ml met de ontlasting en 65 ml met de urine. De nier heeft een belangrijke regulerende werking via het urinevolume en de osmolariteit van de urine. De hoge waterbehoefte van jonge zuigelingen wordt veroorzaakt door de ongunstige verhouding tussen lichaamsoppervlak en volume. Tot de leeftijd van circa 6 maanden kan borstvoeding de vochtbehoefte volledig dekken. Bij berekening van de benodigde hoeveelheid kunstvoeding per dag dient de vochtbehoefte als uitgangspunt (◘ tabel 6.1).

Energie en eiwit. Er zijn aanzienlijke verschillen tussen de verschillende leeftijdsgroepen wat betreft energiebehoefte en eiwitbehoefte, wat wordt veroorzaakt door verschillen in lichaamsgroei en lichamelijke activiteit. Voor energie- en eiwitbehoefte wordt uitgegaan van de aanbevelingen van de Gezondheidsraad. De behoeften per kg lichaamsgewicht per dag zijn in de eerste levensmaanden het hoogst, omdat dan de groeisnelheid het hoogst is. Daarna daalt zowel de energiebehoefte als de eiwitbehoefte (◘ tabel 6.2 en 6.3). Groei vergt energie voor synthese en opslag van eiwit en vet. Bij zuigelingen bedraagt de energiebehoefte voor groei circa 4,7 kcal (20 kJ) per gram weefsel of circa 18 kcal (75 kJ)/kg per dag; dit is 15 procent van de totale energiebehoefte. Op 2-jarige leeftijd is de groeisnelheid veel lager en vraagt groei slechts 1 procent van de totale benodigde energie.

Vet. De ADH voor vet is voor zuigelingen gedurende de eerste 6 maanden 50 energieprocent en voor het tweede levenshalfjaar 35-40 energieprocent. Voor kinderen ouder dan 1 jaar wordt 20-40 energieprocent vet aanbevolen. Voor zuigelingen tot 6 maanden en van 6 tot 12

◘ **Tabel 6.2** Gemiddelde dagelijkse energiebehoefte van kinderen.

leeftijd	kcal/kg	kJ/kg
0-6 maanden	100	420
6-12 maanden	95	400
1-4 jaar	92	385
4-7 jaar	84	354
7-10 jaar	71	300
10-13 jaar	60	250
13-16 jaar	49	205
16-19 jaar	44	185

◘ **Tabel 6.3** Gemiddelde dagelijkse eiwitbehoefte van zuigelingen en kinderen.

leeftijd	g/dag
0-2 maanden	1,8
3-5 maanden	1,4
6-11 maanden	1,2
1-3 jaar	0,9
4-8 jaar	0,9
9-13 jaar	0,9
14-18 jaar	0,8

maanden wordt het adequate niveau van inname van essentiële vetzuren (linolzuur) gesteld op respectievelijk 3 procent en 2 procent van de energetische waarde.

Koolhydraten. Als adequaat innameniveau van koolhydraten voor de leeftijd tot 6 maanden wordt 40 energieprocent aangehouden; voor de leeftijd vanaf 6 maanden 50 energieprocent.

6.5.1 Borstvoeding

Borstvoeding is de natuurlijke voeding voor de zuigeling. De samenstelling is afgestemd op de behoefte van het zich ontwikkelende kind. Borstvoeding bevat onder andere immunoglobuline A, het ijzerbindende eiwit lactoferrine en talrijke andere anti-infectieuze bestanddelen. Het kind wordt deels beschermd tegen de 'antigenen' van zijn moeder. Er zijn duidelijke bewijzen dat borstvoeding bescherming biedt tegen bijvoorbeeld gastro-intestinale infecties. Daarnaast biedt borstvoeding grote hygiënische voordelen en is er een positief effect op de psychische en cognitieve ontwikkeling.

Borstvoeding bevat meervoudig onverzadigde langeketenvetzuren, onder andere n-3- en n-6-vetzuren. De derivaten hiervan, zoals arachidonzuur (AA) en docosahexaeenzuur (DHA), spelen een belangrijke rol in verschillende fysiologische processen, zoals de hersenontwikkeling en de ontwikkeling van de visus van het kind.

Borstvoeding is relatief arm aan ijzer en bevat relatief weinig vitamine D, vitamine K en fluoride. Voor vitamine D-suppletie geldt het advies om dagelijks 400 IE (10 µg) toe te dienen. Ook vitamine K moet gedurende de eerste 3 maanden gesuppleerd worden; direct na de geboorte 1 mg oraal, daarna vanaf dag 8 tot de leeftijd van 3 maanden dagelijks 150 µg oraal. De snelle groei kan bij het kind na de vierde maand tot ijzertekort leiden; inname van extra ijzer is gewenst vanaf de leeftijd van 6 maanden. Dit kan bereikt worden met bijvoeding.

Door de moeder gebruikte geneesmiddelen en verslavende middelen kunnen in borstvoeding worden uitgescheiden en een nadelige invloed hebben op het kind. Dit geldt bijvoorbeeld voor aminoglycosiden, chlooramfenicol, tetracyclinen, sulfonamiden, bepaalde antidepressiva, bètablokkers en anticonceptiva. Het *Farmacotherapeutisch Kompas* geeft informatie over de middelen die veilig kunnen worden gebruikt. Ook virussen als hepatitis B-virus en hiv kunnen met de borstvoeding worden uitgescheiden; in de westerse wereld is dit een contra-indicatie voor borstvoeding.

Tot de leeftijd van 4 à 6 maanden heeft het kind in principe geen andere voeding nodig dan moedermelk. Daarna kan de borstvoeding naast de andere voeding worden voortgezet zolang moeder en kind dat willen. Hoewel het geven van borstvoeding een natuurlijk proces is, moeten moeder en kind op elkaar ingespeeld raken. Goede begeleiding en eenduidige advisering van de moeder zijn essentieel voor het welslagen ervan. De WHO heeft in 1989 de Ten steps to successful breastfeeding geformuleerd. Deze zijn verwerkt in de voedingsadvisering voor het Nederlandse kind. Veel moeders stoppen echter al ruim voor de leeftijd van 6 maanden met de borstvoeding. De belangrijkste redenen die worden opgegeven, zijn 'te weinig melk', pijn bij de borstvoeding en hervatting van het werk. Beter begrip en begeleiding van moeders die borstvoeding geven, zijn noodzakelijk om ervoor te zorgen dat borstvoeding gedurende een langere periode kan worden gegeven. Donormelk kan een alternatief zijn voor borstvoeding. Volgens de WHO heeft donormelk de tweede voorkeur na de eigen melk van moeder. Momenteel wordt in Nederland onderzoek gedaan naar de voordelen van gepasteuriseerde donormelk voor te vroeg geboren zuigelingen.

6.5.2 Kunstvoeding

Een van de uitgangspunten van de voedingsadvisering voor jonge kinderen is dat kinderen die nog volledig zijn aangewezen op melkvoeding en geen of onvoldoende moedermelk krijgen, (aanvullend) 'volledige zuigelingenvoeding' moeten krijgen. Hieronder verstaat men kunstvoedingen die voorzien in alle voedingsstoffen, die gedurende de eerste levensmaanden nodig zijn voor adequate groei en ontwikkeling van gezonde, aterme zuigelingen. De meeste zuigelingen kunnen net als bij borstvoeding tot de leeftijd van 4-6 maanden toe met deze moedermelkvervangende voeding. Er zijn ook kunstvoedingen waarvan de eiwitfractie een bewerking heeft ondergaan, bijvoorbeeld hydrolysering, waarbij kleinere peptideketens ontstaan. De mate van hydrolysering varieert: partieel gehydrolyseerde voedingen worden wel toegepast bij de preventie van allergie, sterk gehydrolyseerde voedingen zijn bedoeld voor de behandeling van koemelkallergie. Voor de kleine groep kinderen met koemelkallergie die toch reageren op de gehydrolyseerde eiwitfractie in de voeding, zijn voedingen beschikbaar op basis van vrije aminozuren.

6.5.3 Bijvoeding

De introductie van bijvoeding vóór de vierde maand wordt niet aanbevolen. Niet alleen is de mondmotoriek nog niet voldoende ontwikkeld om voeding met een andere consistentie adequaat te verwerken, ook is het risico van ongewenste reacties (allergie, coeliakie) verhoogd. De introductie van bijvoeding tussen de vierde en de zesde maand is 'veilig' omdat geen verhoogde gezondheidsrisico's zijn aangetoond op korte en lange termijn. Het heeft bijvoorbeeld geen zin om de introductie van vaste voeding verder uit te stellen ter voorkoming van voedselallergie of coeliakie. Vermoedelijk vergroot ongewenst uitstel juist het risico op sensibilisatie. Bovendien staan zuigelingen tussen vier en zes maanden open voor nieuwe smaken en kan deze periode worden gezien als een *window of opportunity*. Te lang wachten met bijvoeding kan problemen veroorzaken zoals achterblijven van de ontwikkeling van mondmotoriek en smaak, tekorten aan ijzer en voedingsvezel en voedselaversie.

De bijvoeding moet voldoende energie uit vet leveren en voldoende ijzer. In het tweede levenshalfjaar raakt de bij de geboorte aanwezige ijzervoorraad uitgeput. Opvolgmelk is verrijkt met ijzer en arm aan natrium en heeft tot de leeftijd van 12 maanden de voorkeur als melkvoeding en als basis voor pap. Voedingsmiddelen als vlees, groente, graanproducten en brood leveren eveneens een bijdrage aan de ijzervoorziening. IJzer uit vlees is beter beschikbaar voor het lichaam dan ijzer uit plantaardige producten; plantaardig ijzer wordt beter benut in aanwezigheid van vitamine C. Gewone koemelk is niet geschikt voor de zuigeling, onder andere vanwege de relatief hoge gehalten aan eiwit, calcium, fosfaat en natrium en de lage gehalten aan linolzuur en ijzer; verder ook vanwege de ongunstige verhoudingen tussen de voedingsstoffen. Koemelkconsumptie is bij zuigelingen geassocieerd met intestinaal ijzerverlies.

Aan de voeding wordt geen extra keukenzout toegevoegd. Een hogere inname van natrium zou het risico van hypertensie en nierproblemen op latere leeftijd vergroten. Het eten bevat van nature voldoende zout. Nitraatrijke groenten (spinazie, andijvie, bietjes, bleekselderij, sla, venkel en paksoi) worden pas na de leeftijd van 6 maanden geïntroduceerd, niet vaker dan twee keer per week en niet in combinatie met vis.

Het voedingsschema voor de periode 6-12 maanden is als volgt:
6 maanden: Volledige melkvoeding en oefenhapjes
- Happen gaat anders dan drinken aan de borst of zuigen uit een fles.
- Het kind moet wennen aan andere smaken in zijn mond dan die van warme melk. Daarvoor zijn de oefenhapjes.
- Het eerste hapje is vaak een groente- of fruithapje, of pap met een lepel. Kleine stukjes brood zonder korst, een beetje aardappel, rijst of bijvoorbeeld een hapje vlees of vis kan ook. Het maakt niet zo veel uit waarmee wordt gestart.
- De melkvoedingen blijven het belangrijkste tot het kind ongeveer 8 maanden oud is.
- Een kind moet soms wel 10 tot 15 keer iets proeven voordat het de smaak kan waarderen.

7 maanden: Volledige melkvoeding, oefenhapjes en een broodkorst
- Een broodkorst kan gegeven worden om te leren kauwen, ook al heeft het kind nog geen tanden en kiezen. Het kind bijt en sabbelt met zijn kaken en dat is goed voor de ontwikkeling van de mondspieren.
- Doorgaan met kleine oefenhapjes; deze kunnen minder fijn geprakt worden dan in het begin.

8 tot 12 maanden: Minder melkvoeding, meer vaste voeding
- Het kind kan nu maaltijden eten, die de melkvoedingen vervangen. Eerst wordt één keer per dag een melkvoeding vervangen door een vaste voeding. Geleidelijk wordt de vaste voeding verder opgebouwd.
- Bij borstvoeding is een goede vuistregel: elke week één melkvoeding per dag minder. Voor flesvoeding geldt dat het afhankelijk is van hoeveel en hoe vaak het kind nog flesvoeding krijgt.

12 maanden: Mee-eten met het gezin
- Rond de eerste verjaardag kan het kind hetzelfde eten als de rest van het gezin: drie maaltijden per dag en iets tussendoor.
- Naar de behoefte van het kind kan borstvoeding worden gegeven.
- *Bron: Voedingscentrum (► www.voedingscentrum.nl).*

6.6 Peuter- en kleutervoeding

In de peuter- en kleuterfase neemt de lichamelijke activiteit toe. Daarom ligt de dagelijkse energiebehoefte van kinderen nog hoog (◘ tabel 6.2). Door de afname van de groeisnelheid ten opzichte van de eerste zes levensmaanden neemt de eiwitbehoefte per kg lichaamsgewicht geleidelijk af (◘ tabel 6.3). Bijvoeding vormt de eerste aanzet tot volwaardige peutervoeding. De voedingskundige uitgangspunten die voor bijvoeding gelden, gelden ook voor de voeding van peuters en kleuters. Een gezond voedingspatroon houdt in deze leeftijdsfase in dat er regelmaat is (drie hoofdmaaltijden en op vaste momenten iets tussendoor, met een maximum van zeven eetmomenten per etmaal) en variatie (met ruime hoeveelheden groente, fruit en bruin- of volkorenbrood om de behoefte aan voedingsstoffen te dekken) (◘ tabel 6.4).

6.7 Suppletie van vitamine D en vitamine K

6.7.1 Vitamine D

Voor aterme pasgeborenen wordt dagelijkse suppletie met 400 IE (10 µg) vitamine D geadviseerd tot de leeftijd van 4 jaar. Dit advies geldt voor alle kinderen, ongeacht type voeding en huidskleur, dus bij zowel borstvoeding als kunstvoeding. Voor prematuren wordt gedurende de eerste maanden een vitamine D-inname van 800-1000 IE (20-25 µg) per dag aanbevolen, zowel bij borstvoeding als bij kunstvoeding. Dit houdt in dat er altijd extra vitamine D moet worden toegediend. Vanaf 1250 gram wordt 400 IE (10 µg) per dag gegeven.

6.7.2 Vitamine K

Moedermelk bevat weinig vitamine K en dekt de vitamine K-behoefte van het kind gedurende de eerste drie levensmaanden niet. Direct na de geboorte wordt 1 mg vitamine K gegeven. Daarna wordt bij de borstgevoede zuigeling een week na de geboorte gestart met dagelijkse suppletie van 150 µg vitamine K tot de leeftijd van 13 weken. Bij kinderen die minimaal 500 ml kunstvoeding krijgen, is suppletie van vitamine K niet nodig. Voor prematuren geldt het advies om de suppletie voort te zetten tot de gecorrigeerde leeftijd van 13 weken.

◘ Tabel 6.4   Aanbevolen hoeveelheden voedingsmiddelen per dag voor kinderen van 1-3 jaar.

productgroep	meisjes en jongens 1-3 jaar
groente	50-100 g (1-2 opscheplepels)
fruit	150 g (1,5 stuks)
brood	70-105 g (2-3 sneetjes)
aardappelen, rijst, pasta, peulvruchten	50-100 g (1-2 aardappelen/opscheplepels)
melk(producten)	300 ml
kaas	10 g (0,5 plak)
vlees(waren), vis, kip, eieren, vleesvervangers	50-60 g
halvarine	10-15 g (5 g per sneetje)
bereidingsvetten	15 g (1 eetlepel)
dranken	0,75 liter

Bron: Voedingscentrum (► www.voedingscentrum.nl).

6.8   Groei en groeicurven

Antropometrie wordt gebruikt om voedingstoestand en groei van het kind te beoordelen. De bepaling van gewicht, lengte en tot 2 jaar ook schedelomtrek geeft informatie over de lichaamsgroei. Gewicht-naar-lengte geeft inzicht in de voedingstoestand van dat moment. Bij acute ondervoeding ontstaat een te laag gewicht voor de lengte (< 2 SD) of een afbuiging van de groeicurve (1 SD in 3 maanden). Bij een te hoog gewicht voor de lengte is er sprake van overgewicht en in ernstiger gevallen obesitas; voor de beoordeling daarvan worden de TNO-groeidiagrammen gebruikt (zie hoofdstuk 3). Een chronisch tekort aan voedingsstoffen uit zich eerst in onvoldoende gewichtstoename en pas later ook in onvoldoende lengtegroei. Bij chronische ondervoeding ontstaat een te kleine lengte voor de leeftijd (< 2 SD) of een afbuiging ervan (0,5-1,0 SD in 1 jaar voor kinderen jonger dan 4 jaar of 0,25 SD in 1 jaar bij kinderen ouder dan 4 jaar). Het gewicht-naar-lengte kan daarbij normaal zijn.

Voor inzicht in de groei van een kind is een eenmalige meting onvoldoende. De aanbevolen standaardmomenten voor het meten van lengte en gewicht zijn de geboorte, elke twee tot drie maanden in het eerste levensjaar, jaarlijks in het tweede tot vierde jaar en verder op de leeftijden van 6, 8, 11 en 13 jaar. Op indicatie kan frequenter meten en wegen noodzakelijk zijn. Het is een goede gewoonte om bij elk doktersbezoek ook lengte en gewicht te bepalen. ◘ Tabel 6.5 geeft enkele vuistregels voor het beloop van lengte en gewicht.

6.9   Overgewicht

De vijfde landelijke groeistudie van 2010 heeft laten zien dat sinds 1997 het aantal kinderen met overgewicht sterk is toegenomen. De alarmerende overgewichtcijfers uit 1997 voor kinderen van Turkse en Marokkaanse afkomst zijn verder gestegen. Bij 32 procent van de kinderen van Turkse origine wordt overgewicht gevonden, bij jongens en meisjes van Marokkaanse afkomst

Tabel 6.5 Vuistregels voor gewichts- en lengtetoename.

gewicht	geboortegewicht	3000-3500 g
	5 maanden	2 × geboortegewicht
	1 jaar	3 × geboortegewicht
gewichtstoename	0-3 maanden	700-800 g per maand
	4-6 maanden	500 g per maand
	6-12 maanden	400 g per maand
	1-4 jaar	2,5 kg per jaar
	boven 4 jaar	± 2 kg per jaar
		[2 × leeftijd (jaar)] + 8 kg
lengte	geboortelengte	51-54 cm
lengtetoename	0-3 maanden	3 cm per maand
	4-12 maanden	2 cm per maand
	1-4 jaar	8 cm per jaar
	4 jaar-puberteit	6 cm per jaar
		[6 × leeftijd (jaar)] + 80 cm

zijn deze percentages respectievelijk 25 en 29. Van de jongens van autochtone afkomst is 13 procent te zwaar, van de meisjes 15 procent.

Deze ook in andere West-Europese landen gesignaleerde trend volgt die in Noord-Amerika, waar het overgewichtprobleem inmiddels een epidemische omvang heeft bereikt. In de geneeskundige zorg voor jonge kinderen is in de afgelopen twintig jaar zowel in de JGZ als in de eerste en tweede lijn een accentverschuiving opgetreden van onvoldoende gewichtstoename en groei naar overgewicht. Aandacht voor een gezonde ontwikkeling van het lichaamsgewicht en preventie van overgewicht moeten een integraal onderdeel zijn van de zorg. Gezien de negatieve effecten van overgewicht op de gezondheid op zowel korte als lange termijn heeft de huisarts een centrale rol, niet alleen bij preventie en signalering, maar ook bij de behandeling van overgewicht.

6.10 Voedselconsumptie in Nederland

De voedselconsumptiepeilingen van 1997/1998 en 2008 bij 2-3-jarigen en 4-6-jarigen (▶ www.rivm.nl/vcp/onderzoeken/jonge_kinderen/) geven inzicht in de (on)gezonde eetgewoonten van Nederlanders en Nederlandse kinderen. Bij het beoordelen van deze gegevens moet men zich realiseren dat zich in de afgelopen jaren verdere verschuivingen kunnen hebben voorgedaan, waarschijnlijk in negatieve zin. De voedselconsumptiepeilingen leiden tot de volgende algemene conclusies.

- De ouders bepalen bij hun kinderen tot en met de basisschoolleeftijd 90 procent van de totale energie-inname. Beïnvloeding van het voedingspatroon moet dan ook vooral lopen

via de ouders. Dat is temeer van belang omdat het voedingspatroon op jonge leeftijd bepalend is voor het eetpatroon op volwassen leeftijd.
- Voeding en gezondheid zijn voor kinderen geen vanzelfsprekende onderwerpen.
- Het voedingsgedrag van kinderen is vooral afhankelijk van de sociaal-economische omgeving.
- Er zijn veranderingen nodig in de inname van verzadigd vet, groenten, fruit, alcohol en frisdranken en in de ontbijtgewoonten.
- Het belangrijkste voedinggerelateerde gezondheidsprobleem bij kinderen is overgewicht op steeds jongere leeftijd.

Ontbijt en lunch. Ontbijten bevordert de concentratie en het leervermogen in de ochtenduren op school. Niettemin ontbijt 5 procent van de kinderen op de basisschool en 13 procent van de kinderen in het voortgezet onderwijs nooit. Jongens ontbijten minder vaak dan meisjes. In lagere sociaal-economische milieus en in allochtone gezinnen wordt minder vaak ontbeten. Voor de lunch geldt dat 90 procent van de kinderen eten en drinken mee naar school neemt; 10-20 procent gooit weleens wat weg en een derde slaat de lunch weleens over. Daarbij komt 25-30 procent van de dagelijkse energie-inname uit tussendoortjes als frisdranken, chocolademelk, candybars en koeken.

Groente en fruit. Gemiddeld eet 30-50 procent van de kinderen minder groente dan aanbevolen (120 g in plaats van 150-200 g per dag). Voor fruit geldt dat er 50 procent minder wordt gebruikt dan aanbevolen (100 g in plaats van 200 g per dag). Gemiddeld eten 2-3 jarigen 39 gram groente per dag.

Vet. Hoewel de inname van de totale hoeveelheid vet daalt, stijgt het gebruik van verzadigd vet. De belangrijkste bronnen van verzadigd vet in de dagelijkse voeding zijn margarine, boter en vette sauzen, vlees en vleeswaren, melk en melkproducten, kaas, gebak en koek, noten en snacks.

Calcium en ijzer. Het gebruik van calcium en ijzer lijkt doorgaans redelijk adequaat te zijn, maar uit de laatste voedselconsumptiepeiling kwam naar voren dat dit bij peuters te laag is. Van alle kinderen geeft 5 procent aan nooit en 12 procent nauwelijks melk en melkproducten, de voornaamste calciumbron, te gebruiken. De ijzervoorziening is vooral bij jonge meisjes rond de menarche een punt van zorg: 20 procent van de jonge vrouwen heeft een lage ijzerstatus.

Leesadvies

Derksen-Lubsen G, Moll HA, Oudesluys-Murphy HM, Sprij AJ (red). Compendium kindergeneeskunde. Diagnostiek en behandeling. 4e druk. Houten: Bohn Stafleu Van Loghum; 2011.
Kneepkens CMF, Carmiggelt EC, Leeuw MBA de (red). Voedingsadvisering bij jonge kinderen. 2e druk. Assen: Van Gorcum; 2008.
World Health Organization (WHO). Evidence for the ten steps to successful breast-feeding. Geneva: WHO; 1998.
► www.tno.nl/content.cfm?context thema&content inno_case&laag1 891&laag2 902&item_id 1141 (groeidiagrammen 2010)

Websites

► www.richtlijnborstvoeding.nl
► www.rivm.nl/vcp (voedselconsumptiepeiling)
► www.stuurgroepondervoeding.nl
► www.voedingscentrum.nl/professionals.aspx

Farmacotherapie

D. Bijl, B. Semmekrot en A. van Loenen

7.1 Geneesmiddelenonderzoek bij kinderen – 82
7.1.1 Algemeen – 82
7.1.2 Nieuwe ontwikkelingen – 82
7.1.3 Doseringsadviezen – 83

7.2 Therapietrouw bij kinderen – 84

7.3 Farmacotherapie – 84
7.3.1 Off-labelvoorschrijven – 84
7.3.2 Groei en ontwikkeling – 85

7.4 Farmacokinetiek – 86
7.4.1 Absorptie – 86
7.4.2 Distributie – 87
7.4.3 Eliminatie – 88

7.5 Conclusie – 89

Leesadvies – 90

7.1 Geneesmiddelenonderzoek bij kinderen

7.1.1 Algemeen

Het merendeel van de in Nederland verkrijgbare geneesmiddelen is niet geregistreerd voor gebruik door kinderen. De twee belangrijkste redenen hiervoor zijn dat de farmaceutische industrie weinig is geïnteresseerd in het verrichten van geneesmiddelenonderzoek bij kinderen vanwege de hoge kosten en de beperkte opbrengsten, en dat onderzoek van geneesmiddelen bij vooral kleine kinderen wordt beperkt door strenge wetgeving en methodologische problemen. In Nederland geldt dat men alleen medisch wetenschappelijk onderzoek met jonge kinderen mag doen als dit onderzoek niet met 'wilsbekwame' volwassenen kan worden uitgevoerd. De afgelopen jaren is er veel discussie geweest over het wetenschappelijk onderzoek bij kinderen. Dit heeft mede geleid tot de instelling van de commissie-Doek, die kiest voor het uitgangspunt 'ja, mits'. Deze commissie vindt verder dat de eisen van een verwaarloosbaar risico en minimale belasting voor een groot deel van het niet-therapeutisch onderzoek kunnen komen te vervallen. Uitgangspunt blijft wel dat de balans tussen het belang van het onderzoek en de risico's en belasting voor het kind positief moet zijn. Hierbij moeten ook ernst en stadium van de aandoening en het beloop hiervan worden meegewogen. Het wachten is nu op aanpassing van de Wet *medisch-wetenschappelijk onderzoek met mensen* (WMO) die nog uitgaat van het uitgangspunt 'nee, tenzij'.

Het voorschrijven van geneesmiddelen aan kinderen wordt verder bemoeilijkt door het ontbreken van voldoende onderzoeksgegevens betreffende farmacokinetiek en farmacodynamiek. Verder is er een gebrek aan goed opgezet, gerandomiseerd en dubbelblind onderzoek bij kinderen. In een serie artikelen in het *Geneesmiddelenbulletin* is dit duidelijk gemaakt voor maligniteiten, cystische fibrose, pijn, diabetes mellitus type 1, psychiatrische aandoeningen, urineweginfecties, eczeem en hoesten (▶ www.geneesmiddelenbulletin.nl). Van de bijna zeventien miljoen Nederlanders zijn er drie miljoen jonger dan 15 jaar (▶ www.cbs.nl). Alleen al huisartsen schrijven aan deze groep meer dan zeven miljoen recepten per jaar uit (▶ www.sfk.nl). In de bijsluiter (*summary of product characteristics*, SmPC) van veel nieuwe geneesmiddelen staat dat het middel niet bij kinderen is onderzocht en daarom niet bij hen kan worden toegepast. Van het merendeel van potentieel bij kinderen te gebruiken geneesmiddelen zijn geen wetenschappelijk getoetste gegevens beschikbaar over de juiste dosis, de werking en bijwerkingen. Dit is in absolute tegenstelling tot de situatie bij volwassenen, waarbij in meer of mindere mate uitgebreid wetenschappelijk onderzoek altijd voorafgaat aan de registratie en het voorschrijven van een geneesmiddel.

7.1.2 Nieuwe ontwikkelingen

In april 1999 heeft de Amerikaanse regering een wet aangenomen waarin staat dat nieuwe geneesmiddelen die voor kinderen van therapeutisch belang kunnen zijn of die vaak door hen worden gebruikt, moeten worden onderzocht bij kinderen, zodat ze ook officieel voor gebruik bij kinderen kunnen worden geregistreerd. Dit heeft ervoor gezorgd dat er momenteel circa 230 geneesmiddelen onderzocht worden voor de toepassing bij kinderen. Sinds 1997 zijn er ook Europese richtlijnen voor geneesmiddelenonderzoek bij kinderen. Vertegenwoordigers van elf Europese landen hebben het European Network for Drug Investigation in Children (ENDIC) opgericht. Uit een onderzoek dat in vijf landen uit deze groep (Zweden, Duitsland, Italië, Engeland en Nederland) is uitgevoerd, blijkt dat twee derde van de geneesmiddelen die worden voorgeschreven aan in ziekenhuizen opgenomen kinderen, niet bij deze kinderen is onderzocht. Uit ander onderzoek blijkt dat dit voor kinderen op de intensive care nog ongunstiger ligt.

De laatste jaren is er veel gebeurd op het gebied van Europese regelgeving rond farmacotherapie bij kinderen. In 2007 werd de *Verordening betreffende geneesmiddelen voor pediatrisch gebruik* (Pediatric Regulation No. 1901/2006) gepubliceerd en werd bij de European Medicines Agency (EMA) het Pediatric Committee opgericht. Bij het aanvragen van een handelsvergunning voor een nieuw geneesmiddel moet de fabrikant sindsdien ook de uitkomsten indienen van onderzoek dat is gedaan op basis van het Pediatric Investigation Plan (PIP). Het Pediatric Committee moet het PIP goedkeuren en kan uitstel verlenen voor onderzoek bij kinderen, of besluiten dat dit onderzoek niet nodig is (bijvoorbeeld omdat het geneesmiddel is bestemd voor een ziekte die niet bij kinderen voorkomt). Als beloning voor het onderzoeken van het geneesmiddel bij kinderen wordt het octrooi (in feite de SmPC) voor het geneesmiddel met een half jaar verlengd. Voor bestaande geneesmiddelen wordt de mogelijkheid gecreëerd om een speciaal kindergeneesmiddel (Paediatric-Use Marketing Authorisation, PUMA) in de handel te brengen. Het voor deze producten geldende speciale beschermingsmechanisme maakt een nieuwe dossierbeschermingsperiode mogelijk. Doordat registratiehouders sinds 2008 resultaten van onderzoek van hun geneesmiddelen bij kinderen moeten indienen bij de autoriteiten, komen gegevens beschikbaar die kunnen worden beoordeeld door het Pediatric Committee. Dat maakt het weer mogelijk om informatie over geneesmiddelen voor gebruik bij kinderen te harmoniseren.

In Nederland is eind 2005 subsidie toegekend voor de oprichting van het Nederlands Kenniscentrum Farmacotherapie bij Kinderen (NKFK). Dit kenniscentrum heeft als missie het verbeteren van de kwaliteit en veiligheid van farmacotherapie bij kinderen.

Het NKFK heeft zich de volgende doelen gesteld:
- verbetering van de informatievoorziening van voorschrijvende professionals met betrekking tot geneesmiddeltoepassing bij kinderen;
- verbetering van het onderwijs in farmacotherapie bij kinderen op basis van de ontwikkeling van basis-, bij- en nascholingsmodules en web-based informatievoorziening;
- verbetering van de kwaliteit en verhoging van de kwantiteit van geneesmiddelenonderzoek bij kinderen;
- (internationale) uitwisseling van essentiële informatie voor effectieve en veilige farmacotherapie bij kinderen.

Het NKFK brengt het *Kinderformularium* uit, dat beoogt farmacotherapie bij kinderen controleerbaar en daardoor veiliger te maken.

Geconcludeerd kan worden dat er de laatste jaren veel initiatieven en onderzoeken zijn geweest die moeten leiden tot een situatie waarin kinderen en volwassenen op gelijkwaardige manier geneesmiddelen krijgen voorgeschreven en toegediend.

7.1.3 Doseringsadviezen

Bij kinderen blijven therapeutische mogelijkheden vaak onbenut door het ontbreken van onderzoek voor de verschillende leeftijdsgroepen. Bij de behandeling van kinderen komen daardoor pas relatief laat goede therapeutische mogelijkheden naar voren, zodat ze hiervan minder profiteren. De dosering van medicatie bij kinderen wordt soms afgeleid van die bij volwassenen, bijvoorbeeld omgerekend naar gewicht of lichaamsoppervlak of gebruikmakend van de doseringsschaal van Denekamp. Hierbij wordt voorbijgegaan aan mogelijke verschillen in functie van de zich nog ontwikkelende organen. Bovendien kan het bijwerkingenprofiel bij een kind in de diverse fasen van groei en ontwikkeling variëren. Al met al is er bij de doseringsadviezen voor kinderen vaak vooral sprake van een *educated guess*. De doseringsadviezen voor kinderen zijn te vinden in het *Landelijk Kinderformularium* (▶ www.kinderformularium.nl).

7.2 Therapietrouw bij kinderen

Therapietrouw wordt onder meer bepaald door het (ervaren) effect van de behandeling, de smaak van het geneesmiddel, het doseringsgemak, de frequentie en het moment van toediening en de angst voor (potentiële) bijwerkingen. Arts en ouders zijn daarbij zeer belangrijk.

Het effect van de behandeling speelt bij oudere kinderen natuurlijk een grote rol. Bij snelle verbetering van de symptomen valt te verwachten dat de therapietrouw groot is. Deze neemt echter af als het kind de werkzaamheid van het middel niet als zodanig ervaart, zoals bij preventieve behandeling. Zeker bij jonge kinderen is de smaak van het geneesmiddel van groot belang voor het regelmatig innemen. Soms leidt dit tot de keuze voor een andere toedieningsvorm. Voorts zijn factoren als doseringsgemak en frequentie en moment van toediening van grote invloed op de therapietrouw. Bij schoolgaande kinderen kunnen schaamtegevoelens het adequaat gebruiken van geneesmiddelen op school belemmeren. Een minder frequente wijze van toediening kan dan de therapietrouw verbeteren. Soms kan dat worden bereikt door het gebruik van een combinatiepreparaat. Er is bij kinderen weinig wetenschappelijk onderzoek verricht naar factoren die de therapietrouw beïnvloeden, zoals bij ADHD. Ook het bijwerkingenpatroon van geneesmiddelen kan bij kinderen anders zijn dan bij volwassenen. Zo zijn de drie meest gemelde bijwerkingen bij kinderen koorts, vluchtig exantheem en braken.

De angst voor bijwerkingen kan de therapietrouw ernstig schaden. De mate van therapietrouw van een kind wordt bepaald door die van de ouders. Goede voorlichting over het doel van de behandeling en het nut van de voorgeschreven geneesmiddelen is daarom essentieel. Bedenk dat het ook voor de ouders moeilijk is om zonder goede motivatie een weigerend kind (in de herstelfase van een ziekte) of een kind dat zich verzet, geneesmiddelen te laten innemen. Ten slotte moet de behandelaar duidelijk voor ogen staan wie de supervisor van de therapie is: ouders, behandelend arts, huisarts of het kind zelf (afhankelijk van de leeftijd van het kind). Goede uitleg van het doel van de behandeling en de werking (en bijwerkingen) van het geneesmiddel werkt in de praktijk het best.

7.3 Farmacotherapie

7.3.1 Off-labelvoorschrijven

Ofschoon de meeste geneesmiddelen niet zijn onderzocht bij kinderen, worden ze in de praktijk wel voorgeschreven. Van de ruim vijfhonderd geneesmiddelen in het Kinderformularium is een kwart geregistreerd voor alle leeftijden, inclusief pasgeborenen, en een derde is helemaal niet geregistreerd voor gebruik door kinderen. Bij geneesmiddelen die het College ter Beoordeling van Geneesmiddelen (CBG) of de EMA heeft geregistreerd, is een afweging gemaakt van de balans van werkzaamheid en bijwerkingen. Men spreekt van *off-label-* of *unlabeled* gebruik als het gebruik van een geneesmiddel buiten de geregistreerde indicatie valt. Dit kan zijn het voorschrijven van een geneesmiddel boven de maximale dosering, het voorschrijven voor een ander indicatiegebied of het voorschrijven tegen adviezen over contra-indicaties in. Bij offlabelvoorschrijven is de balans van werkzaamheid en bijwerkingen onvoldoende of niet opgemaakt. De problemen rond het gebruik van selectieve serotonineheropnameremmers (SSRI's) zijn voor een groot deel te wijten aan het feit dat artsen deze middelen off-label hebben voorgeschreven. Ze bleken niet werkzaam bij kinderen en gaven een verhoogd risico op suïcidaliteit. Bij zeldzame aandoeningen is de arts vaak aangewezen op off-labelgebruik. Men spreekt van *unlicensed* gebruik als een geneesmiddel in een andere farmaceutische vorm wordt gebruikt dan die waarvoor registratie heeft plaatsgevonden of als die vorm helemaal niet is geregistreerd.

Er kunnen zich problemen voordoen bij het gebruik van richtlijnen, protocollen en standaarden als eerste bron, wat in de praktijk wel gebeurt bij het voorschrijven van geneesmiddelen bij kinderen. Dat geldt dan vooral voor geneesmiddelen die voor de betreffende indicatie niet zijn geregistreerd. Het *Kinderformularium* bevat gegevens op basis van protocollair vastgestelde zoekacties in de wetenschappelijke literatuur en geeft op grond daarvan adviezen over veilige doseringen voor de verschillende leeftijdscategorieën en over bijwerkingen, contra-indicaties, waarschuwingen en voorzorgen bij het gebruik. De SmPC-teksten bevatten gegevens geleverd door de fabrikant en zijn niet gebaseerd op de meest recente wetenschappelijke gegevens. Er moet worden gestreefd naar betere samenwerking en uitwisseling van informatie tussen de opstellers van richtlijnen en formularia en de registratieautoriteit.

7.3.2 Groei en ontwikkeling

Gedurende groei en ontwikkeling van het kind veranderen de factoren die de farmacokinetiek van het geneesmiddel bepalen voortdurend. Zelfs als men deze veranderingen in absorptie, distributie, metabolisme en eliminatie van geneesmiddelen zou kunnen bepalen, dan nog ontbreken specifieke onderzoeken met betrekking tot de relatie tussen leeftijdsafhankelijke veranderingen en de dosering van het geneesmiddel bij het individuele kind. Daarom is men merendeels aangewezen op een zuiver pragmatische benadering, waarbij de preparaattekst (SmPC) het uitgangspunt is. Soms staan in de preparaatteksten expliciet kinderdoseringen vermeld, suggererend dat de betreffende doseringen klinisch bij kinderen zijn bepaald en onderzocht. Vaak staat echter uitdrukkelijk aangegeven dat het middel niet aan kinderen van een bepaalde leeftijd moet worden gegeven, zoals bij tetracyclinen en chinolonen. Ten slotte kan het zijn dat er in de rubriek dosering geen gegevens staan vermeld over het gebruik van het middel bij kinderen. Dit betekent dat er geen of nog onvoldoende gegevens zijn om een oordeel over de dosering en de eventuele schadelijkheid bij kinderen te kunnen geven. Aan de andere kant zijn er ook geen gegevens beschikbaar om te kunnen besluiten dat het middel ongeschikt is voor kinderen.

Het is in feite niet mogelijk de dosering voor het kind af te leiden van de dosering voor volwassenen. In het verleden was het gebruikelijk de kinderdosering te berekenen als fractie van de 'volwassen' dosering. De schaal van Denekamp en de leeftijdsformule werden hiervoor bijvoorbeeld vaak gebruikt. Deze methode leidt echter gemakkelijk tot onderdosering bij jonge kinderen. Het is steeds duidelijker geworden dat jonge kinderen veel geneesmiddelen sneller elimineren dan volwassenen. Dit houdt in dat ze op basis van lichaamsgewicht juist meer van het geneesmiddel nodig hebben dan een volwassene.

Gewoonlijk wordt bij kinderen gedoseerd in mg per kg lichaamsgewicht. In sommige situaties is dosering per lichaamsoppervlak (m^2) een betere maat om een goed therapeutisch effect te bereiken. Een aantal fysiologische parameters met een directe relatie met de geneesmiddelenklaring, zoals hartminuutvolume, respiratoir metabolisme, bloedvolume, extracellulaire vloeistof, glomerulaire filtratie en renale bloeddoorstroming, zijn beter gecorreleerd met het lichaamsoppervlak. Bij kleine kinderen is het lichaamsoppervlak relatief groot ten opzichte van het gewicht. Met de leeftijd wordt de ratio lichaamsoppervlak-lichaamsgewicht kleiner. Geneesmiddelen met een geringe therapeutische breedte, zoals cytostatica, worden vanwege de grotere nauwkeurigheid daarom bij voorkeur op basis van lichaamsoppervlak gedoseerd. Het lichaamsoppervlak is te berekenen met behulp van de formule van Haycock:

$$\text{Lichaamsoppervlak (in m}^2\text{)} = [\text{gewicht (kg)}]^{0,5378} \times [\text{lengte (cm)}]^{0,3964} \times 0,024265.$$

In de praktijk wordt meestal gebruikgemaakt van nomogrammen, waarin bij bekende leeftijd en gewicht het lichaamsoppervlak wordt afgelezen. Bij toxische middelen moet dan echter nog steeds een veilige marge worden aangehouden. Verder moet men bij zieke kinderen rekening houden met mogelijk verminderde eliminatie van het geneesmiddel. In het *Kinderformularium* is een tabel opgenomen die gebruikt kan worden ter controle van kinderdoseringen bij kinderen met een gemiddelde lengte en gewicht.

Niet alleen de dosis maar ook de frequentie van toediening kan bij kinderen anders zijn. Een voorbeeld is theofylline, dat vanwege de snelle klaring bij kinderen tot 9 jaar viermaal per dag moet worden gedoseerd in plaats van driemaal (de halfwaardetijd is 3 uur bij kinderen en 8 uur bij volwassenen). Bij pasgeborenen moet juist weer minder frequent worden gedoseerd (halfwaardetijd 17 uur). Als het werkelijke effect van het toegediende geneesmiddel (in de berekende dosering) afwijkt van het verwachte effect, kan de oorzaak liggen in afwijkende farmacokinetiek of farmacodynamiek.

7.4 Farmacokinetiek

Farmacokinetiek omvat het onderzoek naar de veranderingen van geneesmiddelenconcentraties in het lichaam in de tijd. Deze veranderingen betreffen absorptie, distributie, metabolisme en eliminatie. Deze factoren veranderen voortdurend tijdens groei en ontwikkeling van het kind. Er is onvoldoende onderzoek gedaan naar de relatie tussen deze leeftijdsafhankelijke veranderingen en de dosering van een geneesmiddel bij een individueel kind. In de praktijk kiest men daarom doorgaans voor een pragmatische benadering op basis van registratieteksten of preparaatteksten in het *Farmacotherapeutisch Kompas*. In het *Kinderformularium* is hieromtrent meer informatie te vinden.

De grootste veranderingen in de farmacokinetiek van geneesmiddelen treden op tijdens de neonatale periode, vooral vanwege de onrijpheid van de eliminatieorganen (lever en nieren) en de snel veranderende lichaamssamenstelling. Daarnaast speelt genetische variatie in het metabolisme en het transport van geneesmiddelen een rol. Er is nog weinig bekend over het effect van de interactie tussen biologische ontwikkeling en farmacogenetica.

7.4.1 Absorptie

Absorptie kan plaatsvinden langs orale, rectale en dermale weg. Intestinale absorptie, opname uit het maag-darmkanaal, wordt beïnvloed door (veranderingen in de) zuurgraad van de maaginhoud, maaglegdigingssnelheid, darmflora, gastro-intestinale doorbloeding, samenstelling van de gal, voeding en onderliggende ziekten. De grootste variatie treedt op in de neonatale periode. Van de genoemde factoren is de snelheid van de maaglediging – bij pasgeborenen relatief laag

– waarschijnlijk de belangrijkste. De pH van de maaginhoud lijkt veel minder belangrijk dan werd gedacht. Ondanks de normale productie van maagzuur is de pH in de maag gedurende de eerste levensmaanden verhoogd als gevolg van de continue buffering door melkproducten. Dit heeft duidelijk invloed op de absorptie van geneesmiddelen, waarbij de mate van dissociatie van belang is. Bij pasgeborenen worden bijvoorbeeld fenobarbital, fenytoïne, carbamazepine en indinavir minder goed geabsorbeerd. In een enkel geval is de orale absorptie bij pasgeborenen juist beter dan bij volwassenen, zoals bij doxapram, een ademhalingsstimulans, dat daardoor oraal kan worden toegediend. Van de meeste geneesmiddelen zijn geen gegevens bekend over de mate van orale absorptie bij pasgeborenen. Orale toediening wordt bij deze kinderen in principe dan ook alleen in niet-levensbedreigende situaties toegepast.

De absorptiesnelheid is vooral afhankelijk van de maagledigingssnelheid en de darmmotiliteit. Anders dan bij pasgeborenen kan er bij kleuters en kinderen tot ongeveer dertien jaar juist versnelde absorptie van sterk lipofiele verbindingen bestaan. Over het al dan niet toedienen van geneesmiddelen tijdens de maaltijd is veel discussie. De effecten van voeding op de absorptiesnelheid zijn meestal gering. Ter bevordering van de therapietrouw wordt bij kinderen gewoonlijk geadviseerd voorgeschreven geneesmiddelen met de maaltijd in te nemen. Uitzonderingen zijn onder meer isoniazide, rifampicine, feneticilline en fenoxymethylpenicilline. Geneesmiddelen met een vieze smaak kunnen beter worden gemengd met een vruchtenlimonadesiroop dan met vast voedsel.

Buccale absorptie, opname via het wangslijmvlies, kan ook nog als een aparte absorptieweg worden beschouwd. Bij kinderen van 6 maanden en ouder met convulsies bleek midazolam bijvoorbeeld significant werkzamer bij buccale toediening dan bij rectale toediening. Midazolam buccaal is onlangs geregistreerd.

De rectale absorptie van een aantal geneesmiddelen, zoals clonazepam, diazepam en midazolam, is bij pasgeborenen goed onderzocht. Toegediend in het juiste vehiculum worden deze benzodiazepinen snel en goed geabsorbeerd. Paracetamol uit zetpillen wordt door prematuren juist traag opgenomen, terwijl ook de uitscheidingshalveringstijd is verlengd tot elf uur, waar deze bij voldragen pasgeborenen drie uur bedraagt.

Van uitwendig aangebrachte stoffen kunnen via dermale absorptie klinisch relevante hoeveelheden in het lichaam worden opgenomen. Bij kinderen is het huidoppervlak relatief groot. Voor een aantal lokaal toegepaste geneesmiddelen, zoals jodium en ureum, geldt dat ze bij kinderen met de nodige voorzichtigheid of helemaal niet moeten worden gebruikt. Dit geldt bijvoorbeeld voor jodium als desinfectans bij pasgeborenen met schildklierproblemen.

Een aantal geneesmiddelen wordt via verneveling toegediend aan kinderen met astma, asfyxie en cystische fibrose. Hiertoe worden bij kleine kinderen vernevelaars gebruik met speciale kinder- of babymaskers en voorzetstukjes. Voorbeelden zijn acetylcysteïne, aztreonam, colistine, salbutamol, surfactans en tobramycine.

7.4.2 Distributie

Na absorptie worden geneesmiddelen verdeeld over de verschillende weefsels. De verdelingssnelheid is afhankelijk van de weefseldoorbloeding en van de fysisch-chemische eigenschappen van het middel, zoals oplosbaarheid in vet, ionisatiegraad en mate van eiwitbinding. Het verdelingsvolume van geneesmiddelen is bij pasgeborenen anders dan bij oudere kinderen. Dit heeft vooral te maken met veranderingen in de hoeveelheden vet en water in het lichaam. Bij pasgeborenen bestaat slechts 15 procent van het lichaamsgewicht uit vetweefsel (bij prematuren 1-15 procent). Dit percentage neemt geleidelijk toe tot de leeftijd van 9 maanden, daalt daarna tot het zesde jaar en is pas in de puberteit gelijk aan dat van een volwassene. Gelijktijdig verandert de totale hoeveelheid lichaamswater van 85-90 procent bij prematuren tot 50 procent bij volwassenen. Het extracellulaire volume verandert van 45 procent bij pasgeborenen via 28 procent bij 1 jaar tot uiteindelijk 15 procent bij volwassenen. Deze veranderingen hebben een significante invloed op de verdeling van geneesmiddelen in het lichaam. Gedurende de eerste levensperiode is het verdelingsvolume van hydrofiele stoffen, zoals aminoglycosiden en bètalactamantibiotica dan ook vergroot. In de praktijk betekent dit dat bij pasgeborenen een hogere dosis aminoglycosiden nodig is om een adequate piekconcentratie te bereiken.

Ook onderliggende ziekten kunnen het verdelingsvolume beïnvloeden. Zo is bij kinderen met cystische fibrose een toegenomen verdelingsvolume voor tobramycine vastgesteld dat, in combinatie met toegenomen klaring, relatief hoge doseringen tobramycine noodzakelijk maakt. De toename van vetweefsel vergroot juist het verdelingsvolume van lipofiele stoffen, zoals de klassieke 'sederende' H_1-antagonisten.

Van de weinige bij kinderen onderzochte geneesmiddelen tonen de meeste een wat lagere plasma-eiwitbinding dan bij volwassenen. De klinische betekenis hiervan is nog niet duidelijk. Eiwitbinding wordt bepaald door de hoeveelheid eiwit (albumine en zure glycoproteïnen), de affiniteit van het middel voor het eiwit en het aantal beschikbare bindingsplaatsen. Tot de leeftijd van 10-12 maanden is de plasma-albumineconcentratie lager dan bij volwassenen. Bovendien lijkt bij pasgeborenen het aantal bindingsplaatsen aan albumine lager. Door de geringere binding aan plasma-eiwitten bereiken de geneesmiddelen in de extracellulaire ruimte een hogere concentratie, waardoor een toegenomen effect te verwachten is. Inderdaad zijn van antimicrobiële middelen, zoals benzylpenicilline, chlooramfenicol en sulfonamiden (bestanddeel van cotrimoxazol), verhoogde concentraties van het ongebonden geneesmiddel in het neonatale plasma vastgesteld. Verder kunnen lichaamseigen stoffen, zoals bilirubine, een competitie aangaan met geneesmiddelen voor de bindingsplaatsen op albumine. Door het verdringen van bilirubine uit de eiwitbinding kunnen sulfonamiden zo bij pasgeborenen pathologische hyperbilirubinemie en kernicterus veroorzaken.

Over het functioneren van de bloed-hersenbarrière tijdens de eerste maanden na de geboorte bestaat geen duidelijkheid, maar met een relatief gemakkelijke passage van geneesmiddelen moet wel rekening worden gehouden. Hierdoor veroorzaken sommige middelen, zoals metoclopramide, vaker extrapiramidale reacties dan bij volwassenen.

7.4.3 Eliminatie

De klaring van een geneesmiddel vindt plaats in de lever en de nieren. De belangrijkste eliminatiemechanismen zijn metabolisme (biotransformatie) door de lever en excretie door de nieren. De uiteindelijke eliminatie van het geneesmiddel en zijn actieve en inactieve metabolieten wordt meestal voornamelijk bepaald door uitscheiding via de urine. Kinderen hebben vooral in de neonatale periode een nog onrijpe biotransformatie, waardoor geneesmiddelen een verlengde plasmahalfwaardetijd kunnen hebben. Ook de renale excretie van geneesmiddelen verloopt in de neonatale periode veel trager dan bij oudere kinderen en volwassenen. De glomerulaire filtratiesnelheid is pas na tweeënhalf tot vijf maanden vergelijkbaar met die van volwassenen en de tubulaire functies (secretie en reabsorptie) hebben pas na zeven maanden de volwassen capaciteit. Van geneesmiddelen die grotendeels glomerulair worden uitgescheiden, zoals digoxine en gentamicine, is de eliminatiesnelheid dan ook eerder vergelijkbaar met die van volwassenen dan van middelen die vooral tubulair worden uitgescheiden, zoals penicillinen.

Biotransformatie

De lever is het belangrijkste orgaan voor geneesmiddelmetabolisme, maar ook nieren, darmen, longen en huid kunnen bijdragen aan de biotransformatie. De ontwikkeling van de metaboliserende enzymen is complex en loopt voor de verschillende enzymen niet parallel. In de neonatale periode moet vooral rekening worden gehouden met lage activiteit van de leverenzymen van cytochroom P450 (CYP450). De capaciteit van dit systeem is kort na de geboorte gering, waardoor de klaring van geneesmiddelen die worden omgezet door onder meer CYP3A4 (midazolam, cisapride), CYP1A2 (coffeïne) en CYP2D6 (captopril, codeïne), gering is. Bij pasgeborenen verloopt de glucuronidering zeer traag, wat bijvoorbeeld de toxiciteit van chlooramfenicol (*gray baby syndrome*) kan verklaren. Hoewel minder uitgesproken dan bij prematuren, kan een relatief insufficiënt glucuronideringssysteem ook bij peuters toxische effecten veroorzaken. De verminderde glucuronidering van paracetamol bij pasgeborenen wordt gecompenseerd door versterkte sulfatering, resulterend in een schijnbaar 'normale' uitscheidingshalfwaardetijd. Ook de acetylering van bijvoorbeeld isoniazide is na de geboorte sterk verminderd.

Een andere complicerende factor is (intra-uteriene) enzyminductie, bijvoorbeeld door anti-epileptica. Het toedienen van geneesmiddelen rond de bevalling moet behoedzaam gebeuren. De intraveneuze toediening van diazepam moet tijdens de bevalling bijvoorbeeld op het juiste tijdstip plaatsvinden, want door de snelle passage door de placenta en de verminderde klaring kan anders het *floppy infant syndrome* optreden.

De activiteit van de metaboliserende enzymen neemt gedurende de eerste weken en maanden toe, totdat op variabele leeftijd de volwassen waarden worden bereikt. Bij kinderen tussen 0,5 en 6 jaar is voor bepaalde geneesmiddelen, zoals fenobarbital, fenytoïne, carbamazepine, oxcarbazepine en theofylline, om niet geheel duidelijke redenen juist sprake van snellere biotransformatie. De consequentie hiervan is dat in deze leeftijdsfase hogere doseringen per kg lichaamsgewicht nodig kunnen zijn. Bij deze middelen is de monitoring van de serum- of plasmaconcentratie aangewezen.

Renale excretie

De renale excretie van geneesmiddelen is bij pasgeborenen veel geringer dan bij oudere kinderen. Men neemt aan dat de glomerulaire filtratie en de tubulaire functies na 6 tot 12 maanden volwassen waarden bereiken. Door het verschil in ontwikkeling van de glomerulaire en de tubulaire uitscheiding bereiken geneesmiddelen die uitsluitend of grotendeels glomerulair worden uitgescheiden, zoals digoxine en gentamicine, eerder een met die van volwassenen vergelijkbare eliminatiesnelheid dan stoffen die tevens onderhevig zijn aan tubulaire secretie, zoals penicillinen.

7.5 Conclusie

Bij de behandeling van klachten en symptomen bij kinderen moet de (huis)arts eerst zorgvuldig vaststellen of medicamenteuze therapie is aangewezen. Als hij besluit een geneesmiddel voor te schrijven, moet hij eerst nagaan of het middel is geregistreerd voor de behandeling van kinderen. Vaak is dat niet het geval. Dan moet de balans van werkzaamheid en bijwerkingen van het middel bij de betreffende indicatie worden opgemaakt. In dit verband is het van belang dat de huisarts de patiënt of zijn ouders wijst op het feit dat het middel off-label wordt gebruikt, extra moeite doet om *informed consent* te verkrijgen en zorgt voor een goede verslaglegging in het patiëntendossier. In de eerste lijn zouden nieuwe geneesmiddelen in elk geval niet off-label moeten worden voorgeschreven.

Er zijn veel farmacokinetische en farmacotherapeutische factoren die een rol spelen bij het voorschrijven van geneesmiddelen aan kinderen. De snelheid waarmee men een effect beoogt te verkrijgen, speelt een rol bij de keuze van de toedieningswijze, bijvoorbeeld buccaal of rectaal. Andere factoren, zoals distributie, eliminatie, biotransformatie en renale excretie spelen vooral een rol bij pasgeborenen en zuigelingen. Van middelen die niet zijn geregistreerd voor gebruik bij kinderen zijn geen doseringsschema's bekend en daarover kan men in het *Farmacotherapeutisch Kompas* of de NHG-standaarden dan ook geen adviezen vinden. Tegenwoordig kan daarover het *Kinderformularium* worden geraadpleegd. Ook kan de huisarts in zo'n geval overleggen met de kinderarts of apotheker.

Leesadvies

Anker JN van den. Geneesmiddelenonderzoek bij kinderen. Gebu. 2000;34:133.

Bartelink IH, Rademaker CM, Schobben AF, Anker JN van den. Guidelines on paediatric dosing on the basis of development physiology and pharmacokinetic considerations. Clin Pharmacokinet. 2006;45:1077-97.

Berg H van den, Taminiau JAJM. Betere geneesmiddelen voor kinderen: Europese maatregelen. Ned Tijdschr Geneeskd. 2008;152:1537-40.

Berg H van den, Taminiau JAJM, Hekster YA, Leufkens HGM. Verantwoord voorschrijven van een geneesmiddel; geregistreerd medicijn of conform richtlijn? Tijdschr Kindergeneeskd. 2011;79:122-7.

Chen N, Aleksa K, Woodland C, Rieder M, Koren G. Ontogeny of drug elimination by the human kidney. Pediatr Nephrol. 2006;21:160-8.

Eilders M, Lüers JFJ. Babyformularium. Off-label, maar weloverwogen. Pharm Sel. 2006;22:20-4.

Hekster YA, Lisman JA, Heijmenberg GM, Koopmans PP, Loenhout JWA. Het voorschrijven en afleveren van geneesmiddelen buiten de geregistreerde indicatie. Gebu. 2000;34:139-47.

Sassen S, van der Zanden T, de Hoog M. Het voorschrijven van een geneesmiddel: de dagelijkse praktijk. Tijdschr Kindergeneeskd. 2011;79:127-31.

Visser HKA. Wetenschappelijk onderzoek met kinderen. Afweging voor- en nadelen bij ruimere wettelijke grenzen. Ned Tijdschr Geneeskd. 2010;154:A2395.

Westra A. Wetenschappelijk onderzoek met kinderen. Maak de regels niet te ruim. Ned Tijdschr Geneeskd. 2010;154:A2275.

Woerden P van. In kinderlijf werkt een medicijn heel anders. Kinderformularium wijkt vaak af van NHG-standaard. Pharmaceutisch Weekblad, 2009. ▶ http://www.pw.nl/archief/2009/nummer-14-jaar-2009/2009pw14p14.pdf/view

Websites

▶ www.kinderformularium.nl
▶ www.nkfk.nl
▶ www.ema.europa.eu

Deel II Veelvoorkomende klachten

Hoofdstuk 8   Chronische diarree – 93

Hoofdstuk 9   Obstipatie – 107

Hoofdstuk 10 Moeheid – 119

Hoofdstuk 11 Hoesten – 131

Hoofdstuk 12 Koorts – 141

Hoofdstuk 13 Oorpijn – 153

Hoofdstuk 14 Constitutioneel eczeem – 159

Hoofdstuk 15 Vlekjesziekten – 167

Hoofdstuk 16 Psychosociale problemen – 181

Hoofdstuk 17 Overgewicht en obesitas – 197

Hoofdstuk 18 Hoofdpijn – 207

Hoofdstuk 19 Voedingsproblemen – 219

Hoofdstuk 20 Acute gastro-enteritis – 231

Chronische diarree

C.M.F. Kneepkens en N.J. de Wit

8.1	**Inleiding – 94**	
8.2	**Incidentie – 94**	
8.3	**Anamnese – 95**	
8.4	**Lichamelijk onderzoek – 95**	
8.5	**Differentiaaldiagnose – 95**	
8.6	**Aanvullend onderzoek – 97**	
8.7	**Functionele diarree (peuterdiarree) – 98**	
8.7.1	Definitie – 98	
8.7.2	Incidentie – 98	
8.7.3	Etiologie – 99	
8.7.4	Anamnese – 99	
8.7.5	Lichamelijk onderzoek – 99	
8.7.6	Aanvullend onderzoek – 99	
8.7.7	Therapie en prognose – 100	
8.8	**Darmparasieten – 100**	
8.8.1	Pathogeniciteit – 100	
8.8.2	Aanvullend onderzoek – 101	
8.8.3	Therapie en prognose – 101	
8.9	**Lactosemalabsorptie en lactose-intolerantie – 102**	
8.9.1	Definitie – 102	
8.9.2	Diagnostiek – 103	
8.9.3	Therapie – 103	
8.10	**Andere belangrijke oorzaken van chronische diarree – 104**	
8.10.1	Infecties – 104	
8.10.2	Chronische inflammatoire darmziekten – 104	
8.10.3	Overige oorzaken – 105	
8.11	**Beleid van de huisarts – 105**	
	Leesadvies – 106	

8.1 Inleiding

Chronische diarree wordt meestal gedefinieerd als een meer dan twee tot vier weken bestaand defecatiepatroon gekenmerkt door de productie van dunne ontlasting met een frequentie van meer dan driemaal per dag. Deze definitie kan bij jonge kinderen problemen geven. Gezonde borstgevoede zuigelingen kunnen immers ook frequent dunne ontlasting hebben. Ook bij gezonde peuters duidt het hebben van meer dan driemaal daags zachte tot ongebonden ontlasting niet zonder meer op pathologie. De aanwezigheid van herkenbare voedselresten ('onverteerde resten') is op die leeftijd normaal; deze wordt verklaard door de combinatie van inefficiënt kauwen en snelle darmpassage. Diarree ontstaat door toename van de ongebonden waterfractie tot boven 70-75 procent. Bij verder gezonde jonge kinderen is dat nogal snel het geval. Voordat aan pathologie wordt gedacht, moeten dan ook andere factoren bij de beoordeling worden betrokken, zoals verandering van het defecatiepatroon, de aanwezigheid van bloed, pus of slijm en het volume van de ontlasting.

8.2 Incidentie

Goede incidentiecijfers van chronische diarree bij kinderen ontbreken. Persisterende diarree als reden van bezoek aan de huisarts lijkt in de afgelopen decennia te zijn teruggelopen. Verschillende factoren kunnen hieraan debet zijn. Door verbetering van de samenstelling van zuigelingenvoeding, in het bijzonder verlaging van het natriumgehalte, is de nierbelasting sterk verminderd. Een van de gevolgen daarvan is dat acute gastro-enteritis minder snel tot ernstige dehydratie leidt. Ook de behandeling van acute diarree en dehydratie is aanzienlijk verbeterd. Dankzij het gebruik van oralerehydratieoplossing (ORS) en de snelle herintroductie van normale voeding zijn postgastro-enteritisenteropathie en ernstige geprotraheerde diarree bij zuigelingen (*intractable diarrhea*) zeldzaam geworden. Verder zijn er duidelijke richtlijnen voor de herkenning en behandeling van koemelkallergie. Ten slotte is ook functionele diarree (vroeger peuterdiarree genoemd) als 'volksziekte' verdwenen, sinds duidelijk is wat de rol van voeding daarbij is en daaraan veel meer aandacht wordt besteed (zie paragraaf 8.7). Vooral jonge kinderen profiteren hiervan; de incidentie bij oudere kinderen is waarschijnlijk veel minder gedaald. Coeliakie (zie hoofdstuk 26) wordt weliswaar veel vaker gediagnosticeerd dan vroeger, maar het percentage kinderen die diarree als presenterende klacht hebben, is afgenomen. Door de instroom van families uit het Middellandse Zeegebied zijn er tegenwoordig meer (oudere) kinderen met lactosemalabsorptie (zie paragraaf 8.9), maar aan de incidentie van andere oorzaken is weinig veranderd. De ziekte van Crohn (zie paragraaf 8.10.2) bijvoorbeeld komt vaker voor en begint op jongere leeftijd dan vroeger, maar het blijft een relatief zeldzame aandoening.

> **Casus**
>
> Op uw spreekuur komt Tycho, ruim 2 jaar oud, met zijn moeder. Hij blijkt al een halfjaar last te hebben van diarree. De ontlasting is vaak waterdun, hij zit soms helemaal onder de poep. De moeder vertelt dat ze er al van alles aan heeft proberen te doen, maar het lijkt alleen maar erger te worden. Het lijkt wel of hij de voeding niet verteert. Van de zindelijkheidstraining komt zo ook niets; met plassen was hij binnen de kortste keren zindelijk. Hij is verder prima gezond, maar langzamerhand maakt zij zich toch zorgen. Hij zal toch niet allergisch zijn?

8.3 Anamnese

Behalve naar het defecatiepatroon (fecesconsistentie, defecatiefrequentie, hoeveelheid) wordt gevraagd naar bijzonderheden van de feces (bloed, slijm, pus, onverteerde resten) en de defecatie (explosief, tenesmi, buikpijn) en van de ontstaanswijze (acuut, sluipend, geassocieerde problemen). Men vraagt naar andere gezondheidsproblemen, lengte- en gewichtsverloop, de medische voorgeschiedenis en het voorkomen van darmpathologie in de familie. Bij de voedingsanamnese wordt gevraagd naar de eetlust, het voedingspatroon, het gebruik van vet, vezels, vruchtensappen en vocht (de 'vier V's') en naar voorkeuren en intoleranties.

Bij koolhydraatmalabsorptie (lactose-intolerantie) en soms ook bij obstipatie met overloopdiarree is de ontlasting waterdun en zurig, met flatulentie en buikkrampen; bij vetmalabsorptie (coeliakie, cystische fibrose (CF)) volumineus en vettig, met een geur van rotting. Anorexie past vooral bij coeliakie en bij chronische inflammatoire darmziekten, slechte groei met toegenomen eetlust past bij exocriene pancreasinsufficiëntie (meestal CF). Buikkrampen, pijnlijke defecatie, een wisselend defecatiepatroon en bloedbijmenging passen bij obstipatie en bij colitis.

8.4 Lichamelijk onderzoek

Niet alleen moeten lengte en gewicht worden bepaald, maar ook moet de groeicurve worden geanalyseerd met behulp van bijvoorbeeld consultatiebureaugegevens. Als het kind goed is gegroeid en een gezonde indruk maakt, kan het lichamelijk onderzoek worden beperkt tot de buik (inspectie, auscultatie, percussie, palpatie) en het perianale gebied (eventueel rectaal toucher). Zo niet, dan wordt uitgebreid lichamelijk onderzoek verricht. Het ontbreken van bijzonderheden bij lichamelijk onderzoek pleit voor functionele diarree en parasitaire darminfecties. Een opgezette buik en perianale dermatitis passen bij koolhydraatintolerantie. Een bolle, met feces gevulde buik past bij obstipatie; is er ook een slechte voedingstoestand, dan moet aan coeliakie en CF worden gedacht. Bij CF wordt meestal ook luchtwegpathologie gevonden. Urticaria, atopisch eczeem en luchtwegallergie kunnen wijzen op voedselallergie.

8.5 Differentiaaldiagnose

De meest voorkomende oorzaak van chronische diarree bij jonge kinderen zonder groeivertraging is nog steeds functionele diarree, maar een goede groei sluit bijvoorbeeld chronische enterale en parenterale infecties, coeliakie en obstipatie niet uit. Parasitaire darminfecties (*Giardia lamblia*, *Dientamoeba fragilis*, *Blastocystis hominis*) vormen een goede tweede. Chronische diarree met groeivertraging kan wijzen op coeliakie, postinfectieuze diarree, giardiasis (bij jonge zuigelingen) en cryptosporidiose, antibioticageassocieerde diarree (*Clostridium difficile*-enterocolitis), chronische inflammatoire darmziekten (bij oudere kinderen) en CF. Een zeldzame oorzaak, maar wel een die niet mag worden gemist, is *pediatric condition falsification*, waarbij de symptomen door ouder of verzorger worden opgewekt. ◘ Tabel 8.1 geeft een overzicht van oorzaken van chronische diarree, gegroepeerd naar pathofysiologische achtergrond.

Tabel 8.1 Differentiaaldiagnose van chronische diarree (de cursief vermelde aandoeningen zijn zeldzaam).

voeding	functionele diarree (peuterdiarree)
	overmaat aan fructose of polyolen (frisdranken, kauwgom, medicatie)
motiliteit	overloopdiarree bij obstipatie
	idiopathisch intestinaal pseudo-obstructiesyndroom
	dumpingsyndroom
infecties	giardiasis, dientamoebiasis, blastocystose, cryptosporidiose
	extra-intestinale infecties (otitis media, urineweginfectie)
	infectie met *Clostridium difficile* (pseudomembraneuze enterocolitis)
	postgastro-enteritissyndroom
	candidiasis, coccidiose
anatomisch	bacteriële overgroei van de dunne darm
	enterocolitis bij de ziekte van Hirschsprung
	kortedarmsyndroom
	malrotatie, dunnedarmstenose
	familiaire polypose
congenitale enterocytafwijkingen	microvillusinclusieziekte
	intestinale epitheeldysplasie (*tufting disease*)
	syndromale diarree
immunologisch	voedselallergie
	chronische inflammatoire darmziekte (ziekte van Crohn, colitis ulcerosa)
	eosinofiele gastro-enteritis
	(auto-)immuunenteropathie
	chronische granulomateuze ziekte en andere congenitale immunodeficiënties
	aids
koolhydraatabsorptie	primaire lactasedeficiëntie (hypolactasie)
	secundaire lactosemalabsorptie
	glucose-galactosetransportstoornis
	sacharase-isomaltasedeficiëntie
	monosacharidemalabsorptie bij ernstige enteropathie
exocriene pancreas	cystische fibrose
	shwachmansyndroom
	hereditaire chronische pancreatitis

Tabel 8.1 vervolg

stofwisseling	congenitale chloordiarree
	(syndromale) congenitale natriumdiarree
	fructosemie, galactosemie
	aminozuurtransportstoornissen
	enterokinasedeficiëntie
	hypobètalipoproteïnemie, abètalipoproteïnemie
	acrodermatitis enteropathica (zinktransportstoornis)
ischemie	neonatale necrotiserende enterocolitis
	ischemische colitis
endocrien	hyperthyreoïdie
	bijnierinsufficiëntie, adrenogenitaal syndroom
	neuroblastoom, ganglioneuroom, feochromocytoom, VIP-producerende tumoren
	zollinger-ellisonsyndroom (hypergastrinemie)

Vervolg casus

Tijdens het verhaal van de moeder hebt u Tycho geobserveerd. Hij is een rustig, gezond ogend jongetje met een normaal postuur. U vraagt naar het defecatiepatroon. Tycho blijkt gemiddeld zo'n zes keer per dag ontlasting te hebben. De eerste portie van de dag is vaak nog redelijk van consistentie, maar verder is het dunne prut. Het is meestal goed te zien wat hij de dag tevoren heeft gegeten. Ook de passagesnelheid is aan de onverteerde resten af te lezen: die bedraagt vaak maar een uur of zes. Het is begonnen toen de hele familie een keer diarree had. Tycho's oudere zus en ouders waren binnen een paar dagen weer de oude, maar bij hem bleef de diarree maar aanhouden. Het lukte toen niet om hem weer op zijn oude voedingspatroon te krijgen. De voeding van Tycho blijkt te zijn aangepast aan zijn defecatiepatroon. De moeder geeft hem ruim voldoende te drinken, omdat ze bang is dat hij anders misschien uitdroogt. Hij drinkt vooral vruchtensap (diksap) of frisdrank zonder prik. Melk geeft de moeder niet meer; hij krijgt wel magere yoghurt. Verder eet hij witbrood, besmeerd met dieetmargarine, met vleesbeleg of jam, geen kaas. Warm eet hij met de pot mee, maar zonder jus; geen friet of gebakken aardappelen.

Bij het lichamelijk onderzoek ziet u een gezonde jongen met leeftijdsadequaat gedrag en normale lengte en gewicht. De huid is gaaf; in het KNO-gebied en aan de thoraxorganen vindt u geen afwijkingen. Ook het onderzoek van de buik levert geen bijzonderheden op. Met name vindt u geen aanwijzingen voor fecesretentie.

8.6 Aanvullend onderzoek

Op grond van de bevindingen bij anamnese en lichamelijk onderzoek kan aanvullend onderzoek vaak beperkt blijven tot enkele simpele tests. Bij verdenking van functionele diarree

◘ Tabel 8.2 Oriënterend aanvullend onderzoek bij chronische diarree.

bepaling	opmerkingen
hemoglobinegehalte	liefst aangevuld met MCV (ferriprieve anemie)
leukocytengetal	bij verdenking van infectie
trombocytengetal	verhoogd bij chronische ontstekingprocessen
bezinkingssnelheid	eventueel C-reactief proteïne
serumelektrolyten	bij dehydratie (eventueel ook gasanalyse)
urineonderzoek	glucose, eiwit, sediment, eventueel kweek
fecesonderzoek	banale kweek, *Clostridium difficile*, parasieten
coeliakieantilichamen	zie hoofdstuk 26

kan het effect van voorlichting en voedingsadviezen worden afgewacht voordat tot verdere diagnostiek wordt besloten. Oriënterend aanvullend onderzoek kan goed plaatsvinden in de huisartsenpraktijk (◘ tabel 8.2). Het onderzoek naar parasieten in de ontlasting gebeurt in een groeiend aantal laboratoria met de tripelfecestest (TFT), waarbij van de drie aansluitende fecesmonsters er één wordt opgevangen in een fixatief (zie hoofdstuk 4), of met de polymerasekettingreactie (PCR). Verdere fecesanalyse is van beperkt nut. Het 'verteringsonderzoek' levert geen relevante informatie op, de Clinitest op de aanwezigheid van suikers stuit op praktische problemen (alleen uit te voeren op verse ontlasting; alleen zinvol bij zuigelingen) en de test op occult bloed is gezien de slechte testeigenschappen geen bruikbaar diagnosticum. Wel zinvol zijn de bepaling van helicobacterantigeen (bij verdenking van helicobactergastritis of ulcus pepticum) en alfa-1-antitrypsine in de feces. De laatste bepaling is een test op eiwitverlies in de darm (exsudatieve enteropathie), onder andere optredend bij ontstekingsprocessen van de darmwand.

8.7 Functionele diarree (peuterdiarree)

8.7.1 Definitie

Functionele diarree, wat nu de officiële benaming is van peuterdiarree (vroeger ook wel chronische niet-specifieke diarree genoemd), is een aandoening van jonge kinderen die zich kenmerkt door chronische, brijige tot waterdunne diarree bij een verder gezond kind met normale groei en ontwikkeling. De defecatiefrequentie is hoog, vaak zes- tot tienmaal per dag, en na een relatief normale ochtendportie wordt de geproduceerde ontlasting steeds dunner. Kenmerkend zijn verder de aanwezigheid van onverteerde resten en het ontbreken van nachtelijke fecesproductie.

8.7.2 Incidentie

Hoewel het nadelige effect van overmatig appelsapgebruik inmiddels ruime bekendheid heeft gekregen, is functionele diarree nog steeds de meest voorkomende oorzaak van chronische diarree zonder groeivertraging bij jonge kinderen.

8.7.3 Etiologie

Functionele diarree wordt zo niet veroorzaakt, dan toch onderhouden door een onevenwichtige voeding. Deze is meestal vetarm en koolhydraatrijk. Het centrale probleem is een verstoorde darmmotiliteit, vooral van het colon; de absorptiecapaciteit van de dunne darm is niet verminderd. Darmmotiliteit en vochthuishouding worden beïnvloed door de samenstelling van de voeding, vooral wat betreft vet, vezels, vocht en vruchtensappen (de vier V's). Vetten vertragen de maag-darmpassage; koolhydraten versnellen die. Niet-geabsorbeerde kleinmoleculaire koolhydraten trekken bovendien water aan, waardoor het volume van de dikkedarminhoud toeneemt. Vooral fructose en de als zoetmakers gebruikte polyolen sorbitol en xylitol worden slecht geabsorbeerd en vergroten de watermassa in het colon. Fructose is in overmaat aanwezig in appel- en perensap. Voedingsvezels ten slotte binden water in het colon.

Functionele diarree begint vaak in aansluiting op een acute gastro-enteritis. De traditionele maatregelen tegen diarree zijn beperking van de vetinname, vezelarme voeding, vervanging van lactose door gemakkelijk absorbeerbare koolhydraten en extra vocht ter voorkoming van uitdroging. De klassieke geraspte appel (die ook al geen therapeutisch effect had) is daarbij vaak vervangen door appelsap, waarvan wordt (werd) aangenomen dat het stoppend werkt. Deze maatregelen werken echter juist averechts en kunnen bij jonge kinderen, met een relatief snelle darmpassage en onvoldoende compensatiemogelijkheden in het colon, de diarree onderhouden of induceren. Bij uitblijven van effect van de maatregelen bestaat het risico dat het vermeend 'stoppende' dieet ten onrechte steeds strenger wordt gehanteerd.

8.7.4 Anamnese

In de voorgeschiedenis is er vaak sprake van een acute gastro-enteritis. Soms is de aanwezigheid van hart- en vaatziekten in de familie aanleiding tot preventieve, rigoureuze beperking van de vetinname. De kinderen drinken dikwijls opvallend veel; ze gebruiken vaak nog flesjes, die worden gevuld met appelsap of diksap. Verder zijn er geen klachten; de eetlust is meestal goed, de groei is normaal (tenzij het dieet onvolwaardig is). Buikpijn is geen onderdeel van het klachtenpatroon. Het defecatiepatroon is meestal kenmerkend (zie paragraaf 8.7.1); de aan de onverteerde resten afgemeten passagetijd bedraagt vaak slechts enkele uren.

8.7.5 Lichamelijk onderzoek

Bij lichamelijk onderzoek worden geen afwijkingen gevonden, behalve soms luierdermatitis. Lichamelijk onderzoek is vooral nodig om andere oorzaken uit te sluiten. Van belang zijn de evaluatie van de groei en het uitsluiten van obstipatie met overloopdiarree en infectiehaarden.

8.7.6 Aanvullend onderzoek

Ook aanvullend onderzoek is vooral van belang om andere oorzaken (in de eerste plaats parasitaire infecties) uit te sluiten. In afwachting van het effect van voedingsadviezen (zie paragraaf 8.7.7) kan het urinesediment worden onderzocht en kan fecesonderzoek worden gedaan op parasieten.

8.7.7 Therapie en prognose

Het is van groot belang om de ouders uit te leggen dat normalisering van de voeding voldoende is. Daarbij kunnen de 'vier V's' als leidraad dienen. Er wordt naar gestreefd om 35-40 procent van het energieaanbod uit vet te laten bestaan. Daarom wordt overgegaan op volle melk en wordt het gebruik van (dieet)margarine en jus bevorderd. Het vezelgehalte kan worden verhoogd door de introductie van bruinbrood, eventueel volkorenbrood. De totale vochtconsumptie wordt omlaag gebracht tot ongeveer 1200 ml. Vruchtensappen ten slotte, vooral appelsap, kunnen beter geheel worden vermeden. Beperking van de lactose-inname is niet zinvol; lactose-intolerantie speelt op deze leeftijd geen rol (zie paragraaf 8.9). Deze maatregelen hebben vrijwel steeds binnen enkele dagen succes. Ook onbehandeld verbetert het ontlastingspatroon op de lange duur, uiterlijk in de loop van het vijfde levensjaar. Functionele diarree wordt wel in verband gebracht met het op latere leeftijd optreden van het prikkelbaredarmsyndroom, maar daarvoor bestaat geen bewijs.

8.8 Darmparasieten

8.8.1 Pathogeniciteit

Onder de parasieten die het maag-darmkanaal kunnen bevolken, bevinden zich zowel commensale als pathogene organismen. Worminfecties gaan niet gepaard met diarree. De spoelworm (*Ascaris lumbricoides*) kan incidenteel buikpijn veroorzaken door darmobstructie; de aarsmade (*Enterobius vermicularis*) veroorzaakt nachtelijke perianale jeuk en slapeloosheid. Van de eencelligen zijn *Entamoeba coli*, *Endolimax nana* en *E. dispar* altijd commensaal, terwijl over de pathogeniciteit van *Blastocystis hominis* nog steeds onduidelijkheid bestaat. *Entamoeba histolytica* (alleen met speciale technieken te onderscheiden van *E. dispar*, maar niet endemisch) is de veroorzaker van amoebedysenterie. De belangrijkste parasieten die tot diarree en buikpijn aanleiding geven, zijn *Giardia lamblia*, *Dientamoeba fragilis* en *Cryptosporidium parvum*.

Giardia lamblia
Giardiasis is de bekendste protozoaire dunnedarminfectie. Giardia is een endemische parasiet, zowel bij mensen als bij huisdieren (honden), en wordt overgebracht door feco-oraal contact of via besmet water of voedsel. De pathogeniciteit wisselt. In het buitenland opgelopen besmetting uit zich vaak als reizigersdiarree, met een incubatietijd van zeven tot tien dagen. De meeste giardia-infecties verlopen echter chronisch en worden gewoon in Nederland opgelopen. Bij jonge kinderen schijnt in zeldzame gevallen een op coeliakie lijkend ziektebeeld te kunnen ontstaan, eveneens gepaard gaande met vlokatrofie. Meestal beperken de klachten zich echter tot buikpijn en diarree.

De cysten zijn maagzuurbestendig. Onder invloed van pancreasenzymen komen de trofozoïeten vrij in de dunne darm, waar ze zich nestelen op de enterocyten. Giardiasis komt veel voor. Hoewel incidentiecijfers ontbreken, staat vast dat *Giardia lamblia* wordt aangetroffen in ongeveer 10 procent van de erop onderzochte fecesmonsters.

Dientamoeba fragilis
Het protozoön *Dientamoeba fragilis* vormt geen cysten en overleeft daarom slechts kort buiten de darm. De parasiet zou de aarsmade (*Enterobius vermicularis]*) als vehiculum gebrui-

ken en zo andere personen kunnen besmetten. Infectie kan buiten Europa hebben plaatsgevonden, maar endemische besmetting staat op de voorgrond. Buikkrampen en chronische diarree zijn de meest gemelde klachten. *D. fragilis* lijkt ongeveer even veel voor te komen als *G. lamblia*.

Blastocystis hominis

Blastocystis hominis wordt erg vaak in de ontlasting aangetroffen. Wanneer de parasiet in hoge dichtheid aanwezig is, is een relatie met de klachten (meestal buikpijn, geen diarree) aannemelijk; proefbehandeling is dan zinvol en vaak succesvol. Overigens is een alternatieve verklaring voor het effect van de behandeling van deze parasiet dat de aanwezigheid van veel *B. hominis* die van andere, wel pathogene parasieten maskeert.

Cryptosporidium parvum

Cryptosporidiose als klinisch herkend probleem is zeldzaam. Infectie geeft een op gastro-enteritis gelijkend ziektebeeld bij gezonde personen, terwijl bij kinderen met een verminderde afweer hardnekkige ernstige, soms levensbedreigende diarree kan ontstaan. Aan cryptosporidiose moet worden gedacht als een kind met een bekende (congenitale, verworven of iatrogene) immuunstoornis zich presenteert met overvloedige waterige diarree, anorexie en gewichtsverlies. Het fecesvolume kan oplopen tot meer dan een liter per dag. De parasiet wordt niet gevonden met standaard parasitologisch onderzoek.

8.8.2 Aanvullend onderzoek

Bij het klassieke parasitologisch fecesonderzoek wordt in niet-geprepareerde, liefst verse ontlasting gezocht naar wormeieren en cysten; trofozoïeten overleven niet lang genoeg buiten het lichaam om te worden opgespoord. Omdat de uitscheiding van giardiacysten varieert, wordt het onderzoek driemaal herhaald op niet-aaneengesloten dagen. De beste opbrengst wordt bereikt met de TFT (zie hoofdstuk 4). Doordat daarmee ook trofozoïeten kunnen worden aangetoond, neemt de 'pakkans' van *G. lamblia* en vooral *D. fragilis* sterk toe. Sommige laboratoria werken tegenwoordig met PCR-technieken, die nóg gevoeliger zijn maar zich wel beperken tot enkele specifieke parasieten.

8.8.3 Therapie en prognose

G. lamblia is vaak goed gevoelig voor metronidazol (50 mg/kg oraal in één dosis gedurende 3 dagen). Ook *D. fragilis* is gevoelig voor metronidazol; de aanbevolen dosering is daarbij 30 mg/kg per dag in 3 doses gedurende 10 dagen. Alternatief bij dientamoebiasis is clioquinolsuspensie (15 mg/kg per dag in 3 doses gedurende 10 dagen; maximaal 750 mg/dag). Bij *B. hominis* heeft metronidazol de voorkeur (50 mg/kg per dag in 3 doses gedurende 10 dagen). De therapie slaat maar in ongeveer 80 procent van de gevallen aan; het fecesonderzoek moet na enkele weken worden herhaald om de eradicatie te bevestigen. Recidieven komen vaak voor; dan kan het zinvol zijn om ook de andere gezinsleden (en de hond) te behandelen. De meest gebruikelijke worminfecties kunnen effectief worden bestreden met mebendazol. Bij enterobiasis geeft men twee tabletten van 100 mg, genomen met een interval van veertien dagen (ook voor de andere gezinsleden); bij ascariasis tweemaal daags 100 mg gedurende drie dagen. Voor cryptosporidiose bestaat geen geregistreerde effectieve therapie, maar bij normale afweer is de infectie meestal zelfbeperkend; goede resultaten worden gemeld van een nieuw middel met brede antiparasitaire werking, nitazoxanide.

8.9 Lactosemalabsorptie en lactose-intolerantie

8.9.1 Definitie

Lactosemalabsorptie (beter zou het zijn te spreken van lactosemaldigestie) ontstaat door verminderde functie van het borstelzoomenzym lactase, waardoor lactose niet kan worden gesplitst in glucose en galactose en (deels) in het colon terechtkomt. Men onderscheidt primaire ('volwassen') lactosemalabsorptie (hypolactasie, veroorzaakt door een leeftijdsgebonden afname van de lactaseactiviteit in de darm) en lactosemalabsorptie secundair aan enteropathie (darmbeschadiging door parasitaire infecties, coeliakie en dergelijke). De fermentatie van de niet-geabsorbeerde lactose door de bacteriemassa in het colon kan onder bepaalde omstandigheden klachten veroorzaken; pas als dat het geval is, spreekt men van lactose-intolerantie. Lactosemalabsorptie is dus niet identiek aan lactose-intolerantie. Bij normaal zuivelgebruik leidt hypolactasie bij kinderen maar zelden tot klinische problemen; dat geldt ook voor kinderen van allochtone ouders.

Hypolactasie

Lactose komt alleen voor in de moedermelk van (vrijwel) alle zoogdieren, inclusief de mens. Na het spenen heeft lactase in feite geen functie meer. De lactasespiegel daalt bij zoogdieren na afloop van de borstvoedingsperiode dan ook tot zeer lage waarden, bij de mens vanaf het tweede tot derde levensjaar. Door een mutatie die ongeveer 10.000 jaar geleden moet hebben plaatsgevonden, parallel aan de introductie van de veehouderij, blijft vooral bij blanken de lactasespiegel gedurende het hele leven hoog. Deze 'lactasepersistentie' is autosomaal dominant. Zo'n 30 procent van de wereldbevolking is lactasepersistent. Bij hypolactasie ontstaat, afhankelijk van de etnische achtergrond, tussen het vierde en het twaalfde jaar aantoonbare lactosemalabsorptie. Alle jonge kinderen, van welke etniciteit ook, zijn dus uitstekend in staat om lactose te splitsen.

Van de autochtone Nederlandse volwassenen heeft 12 procent hypolactasie; van de 12-jarigen echter slechts 2 procent. De lactaseactiviteit daalt bij West-Europeanen dus pas relatief laat in het leven. Hypolactasie is bovendien meestal een toevalsbevinding. Bij volwassenen is er geen relatie gevonden met melkgebruik en klachten in het dagelijks leven. Bij kinderen van Surinaamse, Turkse en Marokkaanse afkomst komt hypolactasie veel vaker voor, maar meestal zonder tekenen van lactase-intolerantie.

Secundaire lactosemalabsorptie

Bij enteropathie valt lactase als eerste borstelzoomenzym uit. Lage lactaseactiviteit kan men bijvoorbeeld vinden bij bacteriële overgroei van de dunne darm, giardiasis, gastro-intestinale voedselallergie, coeliakie en als gevolg van oncologische therapie (cytostatica, radiotherapie). Anders dan bij hypolactasie wordt de lactaseactiviteit meer distaal in de dunne darm daarbij relatief gespaard, waardoor de meeste lactose nog wel kan worden geabsorbeerd. Bij secundaire lactosemalabsorptie worden de klachten dan ook over het algemeen verklaard door het onderliggende ziektebeeld; lactose-intolerantie speelt meestal nauwelijks een rol. De lactaseactiviteit herstelt zich zodra de enteropathie is genezen.

Lactose-intolerantie

De niet-gesplitste lactose komt in het colon terecht, waar deze net als alle voedingsvezels en andere koolhydraten door de bacterieflora wordt gefermenteerd. Hierbij worden gassen (koolstofdioxide, waterstof en in mindere mate methaan en waterstofdisulfide), korteketenvetzuren (acetaat, propionaat, butyraat) en soms lactaat gevormd. De korteketenvetzuren worden door het colonslijmvlies efficiënt geabsorbeerd, wat door *solvent drag* tevens leidt tot de absorptie van water en elektrolyten. Pas als de koolhydraataanvoer de fermentatiecapaciteit van de bacteriemassa en de absorptiecapaciteit van het colon overschrijdt, leiden gasvorming en darmwandprikkeling tot koolhydraatintolerantie. Deze uit zich als buikpijn, meteorisme, borborygmi en flatulentie en in ernstiger gevallen (zure, waterdunne) diarree. De groei wordt niet beïnvloed. De bacteriemassa in het colon past zich als regel overigens aan het aanbod aan. Bij normale colonmotiliteit is de fermentatiecapaciteit dan ook voldoende om het extra aanbod aan koolhydraten te verwerken.

Ook de aard van de lactosebevattende voeding speelt een rol bij de kans op klachten. Lactose in vaste (pannenkoeken) of dikvloeibare voedingsmiddelen (vla, yoghurt) geeft zelden of nooit problemen. De grootste kans op klachten bestaat met melk, vooral als die buiten de maaltijd om wordt genuttigd.

8.9.2 Diagnostiek

Aantonen van lactosemalabsorptie

De lactose-waterstofademtest is de meest betrouwbare niet-invasieve test voor hypolactasie. Hierbij krijgt het kind een lactoseoplossing te drinken, waarna gedurende 2-2,5 uur na de test de waterstofuitscheiding in de adem wordt gevolgd. Normaliter stijgt deze minder dan 20 *parts per million* (ppm); bij hypolactasie kan de stijging boven 100 ppm uitkomen. Tijdens de test wordt bijgehouden of er klachten optreden. Stijging van de waterstofexcretie zonder klinische symptomen betekent dat de lactosemalabsorptie niet heeft geleid tot lactose-intolerantie. Aangezien lactosemalabsorptie op zichzelf geen therapeutische consequenties heeft, is de diagnostische meerwaarde van deze test gering.

Aantonen van lactose-intolerantie

De simpelste wijze om lactose-intolerantie vast te stellen, ook in de huisartsenpraktijk, is het proefdieet, waarbij de lactose-inname wordt beperkt (zie paragraaf 8.9.3). De klachten moeten dan binnen enkele dagen verdwijnen. Een gunstige reactie op het dieet kan ook aspecifiek zijn en is dus niet bewijzend voor lactose-intolerantie. Herintroductie van zuivelproducten moet dus zeker worden geprobeerd.

8.9.3 Therapie

Behandeling van hypolactasie

De behandeling van hypolactasie bestaat uit een (matig) lactosebeperkt dieet. De individuele gevoeligheid voor lactose kan aanzienlijk variëren, maar een dosis van 6 g lactose (een half glas melk) wordt door alle personen met hypolactasie verdragen. Melk hoeft dan ook zelden uit de voeding te worden weggelaten. Beter is het om het melkgebruik over de dag te spreiden, liefst in combinatie met maaltijden, en melk eventueel deels te vervangen door yoghurt. Yoghurt bevat lactaseproducerende bacteriën die de absorptie van lactose verbeteren. Pannenkoeken en andere melkbevattende producten worden goed verdragen. Het is dan ook zinloos om het dieet lactosevrij te maken; lactosebevattende tandpasta, tabletten en dergelijke kunnen gewoon worden gebruikt. Ook het gebruik van exogeen lactase (bijvoorbeeld KeruTabs®-tabletten) is zelden geïndiceerd.

Behandeling van secundaire lactosemalabsorptie

Bij secundaire lactosemalabsorptie richt de behandeling zich op de onderliggende aandoening. Dieetmaatregelen zijn wat zuivelproducten betreft over het algemeen niet nodig. Soms kan tijdelijke beperking van het melkgebruik het herstel van het dunnedarmslijmvlies versnellen.

8.10 Andere belangrijke oorzaken van chronische diarree

8.10.1 Infecties

Bacteriële infecties

Pathogene darmbacteriën als *Salmonella* spp., *Shigella* spp. en *Campylobacter jejuni* zijn gerelateerd aan acute gastro-enteritis, maar ze kunnen een enkele keer persisterende diarree veroorzaken. Bij een positieve feceskweek vindt behandeling plaats in overleg met de microbioloog. Aansluitend aan een behandeling met antibiotica, vooral amoxicilline, kan pseudomembraneuze colitis optreden, die wordt veroorzaakt door *Clostridium difficile*. Bij verdenking hierop kan het beste fecesonderzoek op clostridiumendotoxinen worden verricht. *C. difficile* komt vooral bij zuigelingen ook voor als commensaal; een positieve feceskweek duidt niet altijd op pathologie. Overigens wordt *C. difficile* ook zonder voorafgaand antibioticagebruik steeds vaker als oorzaak gevonden van persisterende diarreeklachten. Bij onbegrepen diarree is endotoxinebepaling dus zeker zinvol.

Post- en para-infectieuze diarree

Dankzij de geringere osmolaire belasting van de moderne zuigelingenvoedingen en de betere behandeling van acute diarree en dehydratie, is postinfectieuze diarree (en daarmee ook de geprotraheerde diarree van de zuigeling) tegenwoordig zeldzaam. De snelle hervatting van volwaardige voeding na een gastro-enteritis voorkomt malnutritie en bevordert daarmee het herstel van de darmmucosa. Diarree kan verder worden gezien als complicatie van parenterale infecties (otitis, urineweginfectie) en als bijwerking van antibiotische behandeling (amoxicilline). Specifieke therapie is niet nodig, maar het gebruik van probiotica verkleint het risico van antibioticageassocieerde diarree en kan dus worden overwogen bij kinderen met antibioticageassocieerde diarree in de voorgeschiedenis.

8.10.2 Chronische inflammatoire darmziekten

Colitis ulcerosa en de ziekte van Crohn zijn niet voorbehouden aan volwassenen; in ongeveer 20 procent van de gevallen debuteren deze aandoeningen tussen 10 en 18 jaar. De incidentie van de ziekte van Crohn bij Nederlandse kinderen bedraagt ruim 7 per 100.000 per jaar en lijkt toe te nemen; die van colitis ulcerosa ligt iets lager. Diarree is het belangrijkste presenterende symptoom van beide aandoeningen, bij colitis ulcerosa vrijwel altijd met bloedbijmenging. Andere frequent voorkomende symptomen zijn buikpijn en anorexie en vooral bij de ziekte van Crohn ook koorts en groeivertraging. Ter uitsluiting van andere oorzaken wordt initiële diagnostiek ingezet zoals vermeld in ◘ tabel 8.2. Als daaruit geen oorzaak voortkomt en de klachten persisteren, moet aan de mogelijkheid van een chronische inflammatoire darmziekte worden gedacht. Daarvoor is beeldvormend onderzoek (endoscopie) nodig; hiervoor moet verwijzing plaatsvinden naar een centrum voor kindermaag-darm-leverziekten. Ook de behandeling moet van daaruit worden gecoördineerd.

8.10.3 Overige oorzaken

De belangrijkste andere differentiaaldiagnostische overwegingen bij chronische diarree in de huisartsenpraktijk zijn obstipatie met overloopdiarree (hoofdstuk 9), coeliakie (hoofdstuk 26), voedselallergie (hoofdstuk 19) en cystische fibrose (hoofdstuk 25).

Vervolg casus

Hoewel u een parasitaire aandoening niet uitgesloten acht, overweegt u dat voedselallergie zich op deze leeftijd zo niet zou presenteren en verder dat de presentatie juist wel typisch is voor functionele diarree (peuterdiarree). U besluit de moeder eerst te adviseren de voeding rigoureus te veranderen en pas als dat onvoldoende succes heeft, verder onderzoek in te zetten. In plaats van een vet- en vezelarm dieet zou Tycho volwaardige, gevarieerde voeding moeten gebruiken met aandacht voor voldoende vet en voedingsvezel, beperking van de totale hoeveelheid vocht tot maximaal 1200 ml en liefst geen vruchtensap (de vier V's). U legt uit dat ook de meeste gemengde vruchtensappen, net als diksap, vooral appel- of perensap bevatten, waarvan bekend is dat zij de diarree juist bevorderen.

Twee weken later blijkt Tycho nog maar twee- tot driemaal per dag te poepen. De ontlasting is brijig. Hij is zelfs al vrijwel zindelijk.

8.11 Beleid van de huisarts

De meeste kinderen die zich melden met klachten van aanhoudende diarree, kunnen worden behandeld in de huisartsenpraktijk. Met oriënterend aanvullend onderzoek (◘ tabel 8.2) kan in veel gevallen de diagnose worden gesteld. Voorlichting en voedingsadviezen zijn in de meeste gevallen afdoende, soms is gerichte (bijvoorbeeld antibiotische) behandeling noodzakelijk. Verwijzing naar de polikliniek kindergeneeskunde is alleen aangewezen wanneer de diarree gepaard gaat met persisterend bloedverlies in de ontlasting, met groeiachterstand of achterblijvend gewicht, met recidiverende infecties, met opvallende bevindingen bij lichamelijk onderzoek (niet-eczemateuze huidafwijkingen, sterk opgezette buik, vergrote lever of milt) of met (sterk) afwijkende uitslagen van het laboratoriumonderzoek. Soms kan telefonische consultatie van de kinderarts raad brengen en is verwijzing niet nodig. Bij (immunologische) verdenking van coeliakie moet altijd verder onderzoek plaatsvinden, meestal endoscopie, voordat glutenvrije voeding mag worden voorgeschreven. Daarbij is dus altijd verwijzing naar de kinderarts of kinderarts MDL nodig. Ten slotte moet verwijzing plaatsvinden als adequate therapeutische maatregelen onvoldoende effect hebben.

Leesadvies

Hoekstra JH. Chronische diarree bij oudere kinderen. In: Kneepkens CMF, Taminiau JAJM, Polman HA (red). Werkboek kindergastro-enterologie. 2e druk. Amsterdam: VU Uitgeverij; 2002, 226-33.

Kager PA. Parasitaire infecties. In: Furth AM, Roord JJ (red). Werkboek infectieziekten bij kinderen. Amsterdam: VU Uitgeverij; 1999, 227-48.

Kneepkens CMF, Hoekstra JH. Peuterdiarree. Ned Tijdschr Geneeskd. 1996;140: 2026-8.

Kneepkens CMF. Lactosemalabsorptie: oorzaken en klinische consequenties. Huisarts Wet. 2000;43:465-77.

Obstipatie

C.M.F. Kneepkens en H.E. van der Horst

9.1	**Inleiding** – 108	
9.2	**Fysiologie** – 108	
9.3	**Pathofysiologie** – 108	
9.4	**Definitie** – 109	
9.4.1	Rome III-criteria – 109	
9.4.2	Praktische benadering – 109	
9.5	**Incidentie** – 109	
9.6	**Anamnese** – 110	
9.7	**Lichamelijk onderzoek** – 111	
9.7.1	Zuigelingen – 111	
9.7.2	Oudere kinderen – 111	
9.8	**Differentiaaldiagnose** – 112	
9.9	**Aanvullend onderzoek** – 112	
9.10	**Therapie** – 113	
9.10.1	Zuigelingen – 114	
9.10.2	Algemene maatregelen – 114	
9.10.3	Orale therapie – 114	
9.10.4	Rectale therapie – 115	
9.11	**Complicaties en prognose** – 116	
9.12	**De ziekte van Hirschsprung** – 116	
9.12.1	Pathofysiologie – 116	
9.12.2	Kliniek – 116	
9.12.3	Diagnostiek – 116	
9.12.4	Therapie – 117	
9.12.5	Complicaties en prognose – 117	
9.13	**Andere organische pathologie** – 117	
9.14	**Wanneer verwijzen?** – 117	
	Leesadvies – 118	

9.1 Inleiding

Obstipatie (verstopping) is het gevolg van afwijkende motiliteit van het colon, onderdrukking van de defecatiereflex of anatomische of functionele afwijkingen in het anale gebied. Onder deze omstandigheden blijft de ontlasting te lang in het colon, waardoor deze indroogt. Deze fecesretentie of coprostase kan uiteenlopende klachten geven.

9.2 Fysiologie

De normale defecatiefrequentie van oudere kinderen en volwassenen is tussen driemaal per dag en driemaal per week, met een gemiddelde van eenmaal per dag; de ontlasting is meestal gebonden. Bij zuigelingen en jonge kinderen is de variatie groter, zowel in frequentie als in consistentie. Het defecatiepatroon wordt bij zuigelingen vooral beïnvloed door de voeding. Borstgevoede zuigelingen produceren de ontlasting tussen zevenmaal per dag en eenmaal per week; de consistentie is meestal zacht, de kleur lichtgeel of lichtgroen. Flesgevoede zuigelingen en peuters hebben gemiddeld een- tot driemaal per dag brijige of gevormde ontlasting.

De defecatie op jonge leeftijd is een volledig autonoom gebeuren. Een hogedrukgolf die zich enkele malen per dag van proximaal naar distaal door het colon beweegt, verplaatst de coloninhoud naar distaal in het colon: de zogeheten *mass movement*. Vulling van het rectum leidt bij zuigelingen automatisch tot defecatie. Met de rijping van de cerebrale functies krijgt het kind toenemende beheersing over de externe anale kringspier en verwerft het uiteindelijk zindelijkheid voor ontlasting.

Bij oudere kinderen en volwassenen leidt vulling van het rectum reflectoir tot ontspanning van de (onwillekeurige) interne kringspier. Deze anorectale remmingsreflex verloopt onwillekeurig, maar leidt er wel toe dat de fecesmassa op de externe kringspier drukt. Deze wordt daarop aangespannen. Het aanspannen van de kringspier is een willekeurig proces en wordt geïnterpreteerd als aandrang. Bij elke relaxatie van de interne kringspier reageert de externe kringspier: de aandrang neemt toe en noopt tot toiletbezoek. De defecatie zelf komt tot stand door gelijktijdige ontspanning van de externe kringspier en de bekkenbodem en aanspanning van de buikspieren.

9.3 Pathofysiologie

Door onvoldoende functioneren van de colon- of rectummotiliteit of de anorectale remmingsreflex en door anatomische afwijkingen aan de anus kan de normale afwikkeling van vulling en lediging van het rectum worden verhinderd, waardoor fecesretentie optreedt. Dit leidt tot verdere verstoring van de motiliteit en (als reactie op pijn) eventueel tot actief aanspannen van de externe sfincter bij aandrang. Anderzijds kan blijvende overvulling van het rectum ook ongevoeligheid veroorzaken voor de aandrangsignalen, met terugkeer naar het 'automatische' defecatiepatroon van voor de zindelijkheidsverwerving. Dit werd vaak 'encopresis' genoemd; 'incontinentie voor feces' is tegenwoordig de aanbevolen term. De term *soiling* wordt wel gebruikt voor het onvrijwillig verliezen van kleine hoeveelheden ontlasting naast de normale defecatie ('remsporen').

De verstoorde motiliteit kan er ook toe leiden dat niet-ingedikt fecaal materiaal zich langs de fecesmassa's een weg naar beneden zoekt, met zogeheten paradoxale diarree als gevolg.

De oorzaak van de motiliteitsproblemen bij chronische functionele obstipatie en fecesincontinentie is onbekend. Meer dan de helft van de kinderen met obstipatie had als zuigeling al defecatieproblemen. In de helft van de gevallen hebben andere gezinsleden ook obstipatie. Vermoedelijk is chronische functionele obstipatie dan ook vooral te wijten aan een aangeboren of verworven verstoring van de colonmotiliteit. Er kan zich dan een vicieuze cirkel voordoen waarbij de pijnlijke defecatie zo veel mogelijk wordt uitgesteld, terwijl dit ophoudgedrag het probleem juist doet toenemen. De zindelijkheidstraining speelt hoogstwaarschijnlijk geen rol van betekenis en die van voeding wordt vaak overschat. Voedingsmaatregelen alleen lossen het defecatieprobleem dan ook niet op.

9.4 Definitie

9.4.1 Rome III-criteria

De definitie van obstipatie is beschrijvend, omdat er geen duidelijkheid is over de oorzaak ervan. Een internationale werkgroep van kinderartsen maag-darm-leverziekten heeft in 2006 definities opgesteld voor een aantal functionele gastro-intestinale problemen, waaronder obstipatie (◘ tabel 9.1). Hoewel deze definities zijn opgesteld op basis van expert opinion en er geen prospectief onderzoek is gedaan naar de klinische bruikbaarheid ervan, kunnen ze als houvast dienen voor de dagelijkse praktijk.

9.4.2 Praktische benadering

Bovenstaande definitie geldt voor functionele obstipatie. Obstipatie veroorzaakt door anatomische afwijkingen, zoals de ziekte van Hirschsprung, geeft vergelijkbare symptomen. De symptomen worden steeds veroorzaakt door fecesretentie. Het lijkt erop dat fecesretentie ook subtielere klachten kan veroorzaken, waarbij niet zozeer de veranderde defecatie op de voorgrond staat, maar vooral buikpijn en andere maag-darmklachten. Dit wordt wel 'occulte obstipatie' genoemd. De symptomen van occulte obstipatie vallen dus goeddeels samen met die van het prikkelbaredarmsyndroom (◘ tabel 9.1). Het onderscheid tussen beide is in zoverre relevant, dat er voor occulte obstipatie een effectieve behandeling bestaat.

9.5 Incidentie

Chronische functionele obstipatie komt volgens de meest betrouwbare schattingen voor bij 3-5 procent van de Nederlandse kinderen, onafhankelijk van de leeftijd. De diagnose wordt echter vaak gemist, zeker in geval van occulte obstipatie.

> **Casus**
>
> U ziet op uw spreekuur Ali, 6 jaar oud. Sinds hij in groep 3 zit, nu drie maanden, klaagt hij over buikpijn. De pijn zit rond de navel en is vrijwel dagelijks langere of kortere tijd aanwezig. De ouders hebben geprobeerd een relatie te leggen met wat hij eet, maar de enige conclusie is dat witbrood minder klachten lijkt te geven dan bruinbrood. Ali eet overigens matig, vooral warm eten is een probleem. Verder klaagt hij over moeheid. Zodra de school uit is, gaat hij voor de televisie zitten. Hij voetbalt op zaterdag met de 'kabouters', dat houdt hij wel vol.

Tabel 9.1 Rome III-criteria voor defecatieproblemen bij kinderen.*

prikkelbaredarmsyndroom	gedurende ten minste twee maanden buikklachten (oncomfortabel, pijnlijk);
	met ten minste 25 procent van de tijd ten minste twee van de drie volgende bevindingen: – symptomen verbeteren met de defecatie; – aanvang symptomen geassocieerd met verandering in de defecatiefrequentie; – aanvang symptomen geassocieerd met verandering in de vorm van de defecatie.
functionele obstipatie	gedurende ten minste twee maanden twee of meer van de volgende bevindingen: – ten hoogste twee defecaties per week (bij oudere kinderen: in het toilet); – ten minste één episode van fecesincontinentie per week (bij een kind dat al zindelijk is); – ophoudgedrag; – pijnlijke of harde, keutelige defecatie; – grote defecatiemassa die het toilet verstopt; – grote fecesmassa palpabel in abdomen of rectum.
	Bij een kind met een ontwikkelingsleeftijd van ten minste 4 jaar moeten er onvoldoende aanwijzingen zijn voor de diagnose prikkelbaredarmsyndroom; bij jongere kinderen kunnen irritabiliteit en anorexie aanwezig zijn, verdwijnend direct na effectieve defecatie.
fecesincontinentie zonder fecesretentie	Bij een kind met een ontwikkelingsleeftijd van ten minste 4 jaar gedurende ten minste twee maanden de volgende bevindingen: – ten minste eenmaal per maand defecatie op plaatsen die sociaal niet geaccepteerd zijn; – geen aanwijzingen voor fecesretentie.
dyschezie bij zuigelingen	bij een zuigeling jonger dan 6 maanden de volgende bevindingen: – ten minste tien minuten persen en huilen voordat zachte ontlasting wordt geloosd; – geen andere gezondheidproblemen.

* Voor alle ziektebeelden geldt dat er geen aanwijzingen mogen zijn voor een inflammatoir, anatomisch, metabool of neoplastisch proces dat de klachten kan verklaren.

9.6 Anamnese

De presenterende klachten kunnen aanzienlijk variëren. Symptomen van functionele obstipatie zijn:
- harde, infrequente ontlasting;
- fecesincontinentie;
- (overloop)diarree;
- perianale pijn;
- bloed bij de ontlasting;
- opgezette buik;
- chronische of recidiverende buikpijn;
- acute buikklachten;

- recidiverende urineweginfecties;
- enuresis diurna;
- hoofdpijn;
- gedragsproblemen;
- moeheid, malaise;
- anorexie;
- misselijkheid, spugen;
- koorts.

Vaak treden verminderde eetlust en gedragsveranderingen op. Bij de anamnese vraagt de huisarts naar de frequentie en consistentie van de ontlasting, de aanwezigheid van bloed bij de ontlasting, het optreden van pijn bij de defecatie en het defecatiegedrag (op het toilet, op het potje of in de luier; ophoudgedrag; langdurig persen). Sommige kinderen zetten hun anus 'op slot' op het moment dat ze aandrang krijgen, door met gekruiste benen in een hoekje te gaan staan. Bij een zuigeling gaat men bovendien na hoeveel tijd na de geboorte het eerste meconium is geloosd, hoe het defecatiepatroon was in de eerste zes levensmaanden en hoe de zindelijkheid tot stand is gekomen. Uit de familieanamnese kan blijken dat defecatieproblemen ook bij andere gezinsleden voorkomen. Ten slotte wordt een voedingsanamnese afgenomen, met de nadruk op vocht-, vezel- en energie-inname.

Bij jonge zuigelingen kunnen defecatieproblemen optreden zonder aanwijsbare fecesretentie (persen, rood aanlopen, moeizame productie van dunne ontlasting), dyschezie genoemd (◘ tabel 9.1).

9.7 Lichamelijk onderzoek

9.7.1 Zuigelingen

Bij onderzoek van de anus bij pasgeborenen en jonge zuigelingen let de huisarts op aanwezigheid (anusatresie), stenose, vorm en positie. Daarbij kan door stimulatie (aanraking) de positie van de externe sfincter ten opzichte van de anus worden bepaald; bij anusatresie is er vaak wel een ectopische fistelopening zichtbaar. Voor het vaststellen van rectumatresie is rectaal toucher nodig; ten minste de top van de pink moet de anus kunnen passeren.

9.7.2 Oudere kinderen

Inspectie (bol), auscultatie (hyperperistaltiek) en palpatie (palpabele colonsegmenten, pijnlijkheid) van de buik zijn van belang. Daarnaast moet de huisarts het perianale gebied inspecteren op fecessporen, openstaande anus en fissuren. Ook bij gezonde kinderen kan men een geringe hoeveelheid feces voelen ter hoogte van het caecum en het sigmoïd, dus rechts- en linksonder in de buik. Grotere hoeveelheden, zeker in de suprapubische regio, wijzen op overmatige fecesretentie. Bij inspectie van de anus let men op het openstaan van de externe sfincter en fissuren. Rond de anus en in het ondergoed kan ontlasting zichtbaar zijn. Bij rectaal toucher kunnen fecolieten worden gevoeld in het rectum. Ten slotte inspecteert men de lumbosacrale regio op aanwijzingen voor wervelkolomafwijkingen.

9.8 Differentiaaldiagnose

Obstipatie is een symptoom, geen ziekte. Voordat men de diagnose 'functionele obstipatie' stelt, moeten andere oorzaken van fecesretentie (zie paragraaf 9.6) anamnestisch of door gericht onderzoek zijn uitgesloten. Fecesincontinentie wordt meestal veroorzaakt door obstipatie, maar ook fecesincontinentie zonder fecesretentie (vroeger 'solitaire encopresis' genoemd) komt voor (◘ tabel 9.1). Fecesincontinentie als gevolg van een niet goed sluitende externe kringspier komt vrijwel alleen voor als gevolg van trauma of operatie. Hoewel betrekkelijk zeldzaam (1 : 5.000 kinderen, 80 procent jongens), moet bij ernstige of hardnekkige obstipatie met uitgesproken coprostase zeker aan de ziekte van Hirschsprung worden gedacht; bij rectaal toucher vindt men dan een leeg rectum (zie paragraaf 8.12).

Vervolg casus

De differentiaaldiagnose van buikpijn op de kinderleeftijd is lang, maar het rijtje frequent gestelde diagnosen is kort. Natuurlijk denkt u aan de mogelijkheid van 'functionele buikpijn'. Vaak komen de ouders zelf met de vraag of het niet psychisch kan zijn. Minstens zo vaak zoeken zij de oorzaak overigens in het eten; veel ouders beschouwen hun kind als 'allergisch' voor het een of ander en 'als het geen allergie is, dan is het vast intolerantie'. Voor zover de voeding bij deze klachten betrokken kan zijn, denkt u zelf echter eerder aan onvolwaardige voeding (overmaat aan frisdrank, veel snoep, vezelarm; een goede voedingsanamnese is essentieel), lactose-intolerantie (niet erg waarschijnlijk, omdat Ali daarvoor nog wel erg jong is, maar zijn Turkse achtergrond maakt de kans wat groter), coeliakie (maar dit is niet de meest voor de hand liggende presentatie) en (verreweg het meest frequent, maar de voeding speelt daarbij hoogstens een secundaire rol) obstipatie. Andere mogelijke oorzaken zijn darmparasieten (*Giardia lamblia*, *Dientamoeba fragilis*), chronische infecties (cystitis, KNO-gebied) en, gezien zijn achtergrond, helicobactergastritis.

Wat de anamnese betreft wilt u beter geïnformeerd zijn over het defecatiepatroon, de mictie en de voeding. Bij het lichamelijk onderzoek besteedt u vooral aandacht aan KNO-gebied en buik. Het blijkt dat Ali weliswaar regelmatig defeceert, maar dat de consistentie van de ontlasting erg varieert. Hij heeft geen vieze broeken. Hij zit vaak lang op het toilet en soms klaagt hij over pijn bij het poepen. De eetlust is matig, vooral bij de warme maaltijd; hij drinkt weinig melk en veel frisdrank en eet zelden bruinbrood. Bij lichamelijk onderzoek valt op dat de buik gespannen is en dat colon ascendens en descendens palpabel zijn.

9.9 Aanvullend onderzoek

Functionele obstipatie is een klinische diagnose. In uitzonderingsgevallen kan men, afhankelijk van de differentiaaldiagnose, aanvullend bloedonderzoek verrichten (◘ tabel 9.2); zie voor het onderzoek bij de verdenking op de ziekte van Hirschsprung paragraaf 9.12. Het laten maken van een buikoverzichtsfoto heeft nauwelijks aanvullende diagnostische waarde, hoewel het een enkele keer van nut kan zijn bij verdenking van occulte obstipatie. Men ziet op de foto een toegenomen retentie van granulaire of vaste feces, met coprostase in het grootste deel van het colon. De beoordeling is echter lastig. Onderzoek naar de dikkedarmpassagetijd (verlengd bij obstipatie) kan worden gedaan met behulp van 'markers', kleine radio-opake

Tabel 9.2 Differentiaaldiagnose van obstipatie (de cursief vermelde aandoeningen zijn zeldzaam).

pasgeborenen en jonge zuigelingen	voedselallergie
	functionele obstipatie
	cystische fibrose
	downsyndroom, hypotonie
	anus anterior, lage rectumatresie
	ziekte van Hirschsprung
	meconiumplugsyndroom
oudere kinderen	functionele obstipatie
	voedselallergie
	coeliakie
	cystische fibrose
	bijwerking van geneesmiddelen
	bedlegerigheid
	psychomotorische retardatie
	neuromusculaire aandoeningen
	ziekte van Hirschsprung
	spina bifida
	sacrumagenesie
	currarinosyndroom (ansstenose met misvormd sacrum en presacrale massa)
metabole en endocriene oorzaken	diabetes mellitus, diabetes insipidus
	hypercalciëmie, hypokaliëmie
	hypothyreoïdie
	loodvergiftiging
	feochromocytoom

ringetjes die zichtbaar zijn op de buikoverzichtsfoto, maar dit onderzoek is zelden geïndiceerd. Voor verdere beeldvormende diagnostiek, bijvoorbeeld coloninloop, bestaat geen enkele indicatie.

9.10 Therapie

Functionele obstipatie vergt meestal langdurige medicamenteuze behandeling. Intensieve begeleiding is nodig om de therapietrouw te bevorderen, zeker als fecesincontinentie onderdeel is van het probleem. Alleen bij beginnende obstipatie en bij geringe klachten is de introductie van vezelverrijkte voeding soms voldoende.

9.10.1 Zuigelingen

Obstipatie begint vaak op de zuigelingenleeftijd. Het is aannemelijk dat adequaat ingrijpen latere defecatieproblemen kan voorkomen. Tijdens borstvoeding doet zich zelden obstipatie voor. Bij flesgevoede zuigelingen kan men een andere voeding voorschrijven. De ideale flesvoeding bevat voldoende (70 g/l) lactose en onverteerbare koolhydraten (oligosachariden of vezels) en heeft een aangepaste vetsamenstelling met een lage concentratie palmitinezuur. Lactulosesiroop in een aanvangsdosering van 2-5 ml per dag, zo nodig op te hogen tot 10 ml of meer, is veilig en meestal goed effectief. Dyschezie behoeft geen behandeling; eventueel schrijft men kortdurend lactulosesiroop of picosulfaat voor.

Huis-, tuin- en keukenmiddeltjes moeten sterk worden afgeraden. Ze zijn niet effectief en soms bezwaarlijk. Het toevoegen van extra water aan de voeding is niet zinvol; dit wordt uitgeplast. Sinaasappelsap irriteert. Maïskiemolie en dergelijke moeten zeker niet worden toegevoegd. Olie wordt immers goed geabsorbeerd en alleen het niet-geabsorbeerde gedeelte is werkzaam, zodat in feite vetmalabsorptie moet worden geïnduceerd. Het extra vet interfereert met de uitgekiende samenstelling van de zuigelingenvoeding en de overloop van vet naar het colon brengt het risico van malabsorptie van vetoplosbare vitaminen met zich mee.

9.10.2 Algemene maatregelen

Vaak lijden defecatie en toiletgedrag onder foutieve gewoonten. Hieraan moet de huisarts dan ook vanaf het begin aandacht besteden. Het bijhouden van een defecatielijst, waarop ouders of kind van dag tot dag fecesproductie en klachten noteren, kan verhelderend werken. Eventueel wordt het kind op vaste tijden naar het toilet gestuurd, liefst na het ontbijt en na het avondeten. Het kind moet goed kunnen zitten, eventueel met een voetenbankje, op een passende bril. Bij fecesincontinentie luisteren deze maatregelen extra nauw. Regelmatig toiletbezoek, ook als er geen aandrang wordt aangegeven, helpt bij het voorkomen van fecesverlies. Verder moeten de ouders begrijpen dat de fecesincontinentie niet wijst op onwil of dwars gedrag van het kind, maar dat het er zelf in het geheel niets aan kan doen. Pas als het lukt om gedurende langere tijd te voorkomen dat het rectum volloopt met ontlasting, is verbetering van het defecatiegedrag te verwachten.

9.10.3 Orale therapie

De medicamenteuze therapie is in te delen in drie stadia: colonevacuatie, consolidatie en afbouwen van de medicatie. In de evacuatiefase zoekt men naar de dosering van laxantia waarmee de geïmpacteerde fecesmassa kan worden gemobiliseerd. De consolidatiefase, waarin voldoende laxans wordt gegeven om de defecatie goed op gang te houden en het kind klachtenvrij te houden, wordt ten minste enkele maanden (soms jaren) voortgezet. Na verloop van tijd kan men proberen de medicatie stapsgewijs te minderen, met telkens ongeveer twee weken ertussen. Recidieven komen in dit stadium vrij vaak voor.

Alleen milde laxantia komen voor de behandeling in aanmerking. De basisbehandeling bestaat uit een volumevergrotend middel; darmwandprikkelende middelen zijn zelden nodig (◘ tabel 9.3). Polyethyleenglycol (macrogol) heeft de voorkeur: de effectiviteit ervan is gelijk aan of groter dan die van lactulose, de acceptatie groter en de kans op bijwerkingen kleiner. Het indicatiegebied van lactulose is inmiddels in feite beperkt tot zuigelingen. De effectieve

Tabel 9.3 Dosering van laxantia bij kinderen.

middel	toedieningsvorm	dosering*
bulkvormende laxantia		
macrogol 3350	poeder, sachets 6,5 en 13 g	1-1,5 g/kg in 1-2 doses
macrogol 4000	poeder, los en sachets 4 en 10 g	1-1,5 g/kg in 1-2 doses
lactulose	siroop 0,67 g/ml	1 ml/kg in 1 dosis
	poeder, sachets 6 en 12 g	0,5-1 g/kg in 1 dosis
lactitol	siroop 0,67 g/ml	1 ml/kg in 1 dosis
	poeder, los en sachets 10 g	0,5-1 g/kg in 1 dosis
darmwandprikkelende middelen		
bisacodyl	dragee 5 mg	1 dragee per 15 kg in 1 dosis
picosulfaat	druppels 0,5 mg	2 druppels per 5 kg in 1 dosis

* Individueel aan te passen: de effectieve dosis kan veel hoger zijn, de maximaal getolereerde dosis kan lager zijn.

doseringen van macrogol zijn, net als het geval was met lactulose, vaak aanzienlijk hoger dan de geregistreerde dosering. In de eerste fase van de therapie kan het dan ook nodig zijn om de dosering enkele malen te verhogen tot een goed effect is bereikt. De aanvangsdosering is ongeveer 1 g/kg, in een à twee maal in te nemen. Het is niet nodig daarbij extra water te drinken; het poeder kan bijvoorbeeld ook met vla worden ingenomen. De dosering kan zo ver worden verhoogd als nodig is om een goed effect te bereiken.

9.10.4 Rectale therapie

Klysma's en suppositoria worden alleen gegeven als crisisinterventie, bijvoorbeeld bij sterke overvulling van het rectum. Zuigelingen reageren vaak goed op Microlax®. Bij oudere kinderen is Microlax niet effectief; in plaats daarvan geeft men Klyx®-klysma's of fosfaatklysma's in een dosering van 2-3 ml/kg, niet vaker dan eenmaal per dag en ten hoogste drie dagen achtereen.

> **Vervolg casus**
>
> U besluit nog even af te zien van aanvullend onderzoek en eerst de obstipatie te behandelen. U schrijft macrogol voor en komt daarbij, uitgaande van een dosering van 0,5 g/kg, uit op 10 g (een sachet) per dag. Verder geeft u voedingsadviezen, waarbij u vooral hamert op een evenwichtige voeding, het gebruik van bruinbrood en vermindering van de hoeveelheid frisdrank. Het blijkt nodig de dosering te verhogen tot twee sachets per dag, maar daarmee gaat het dan ook al snel duidelijk beter. Ali wordt vrolijker en actiever, klaagt minder over buikpijn en heeft een regelmatiger ontlastingspatroon. U adviseert de medicatie zeker drie maanden voort te zetten.

9.11 Complicaties en prognose

Een deel van de kinderen heeft langdurige behandeling met laxantia nodig, soms jaren, soms in vrij hoge doses. Recidieven treden frequent op; ook na staken van de behandeling kunnen de klachten nog terugkeren. De meeste onderzoeken geven aan dat ongeveer twee derde van de kinderen op lange termijn klachtenvrij blijft. Bij fecesincontinentie zijn de resultaten iets minder gunstig.

9.12 De ziekte van Hirschsprung

9.12.1 Pathofysiologie

De ziekte van Hirschsprung is een zeldzame (1:5.000) congenitale aandoening van de distale tractus digestivus, gekarakteriseerd door de afwezigheid van parasympathische intrinsieke ganglioncellen in de plexus submucosalis en mesentericus. Bij deze aandoening komt de normale craniocaudale migratie van de vagale neuralebuiscellen in de darmwand tijdens de vijfde tot twaalfde week van de zwangerschap voortijdig tot staan, waardoor de uitgroei van het enterale zenuwstelsel in het distale colon niet tot stand komt. Meestal (80 procent) is het rectosigmoïd aangedaan ('kort segment'), maar het aangedane deel kan zich ook tot het rectum beperken ('ultrakort segment') of reiken tot proximaal van het sigmoïd ('lang segment'), soms tot ver in de dunne darm.

De meeste gevallen van de ziekte van Hirschsprung zijn sporadisch (70 procent). Chromosoomafwijkingen worden bij 12 procent gevonden, vooral (90 procent) het downsyndroom. De ziekte van Hirschsprung gaat in een vijfde van de gevallen gepaard met andere aangeboren afwijkingen, waaronder andere maag-darmafwijkingen, een gespleten gehemelte en hartafwijkingen. Bovendien is er een groot aantal syndromen bekend waarbij de ziekte van Hirschsprung in verhoogde frequentie voorkomt.

9.12.2 Kliniek

De ziekte van Hirschsprung heeft enkele specifieke kenmerken. Bij 95 procent van de aterme kinderen met de ziekte van Hirschsprung vindt de eerste meconiumlozing meer dan 24 uur na de geboorte plaats. De eerste obstipatieproblemen zijn meestal al kort na de geboorte aanwezig en altijd binnen zes maanden. Andere verdachte symptomen zijn een slechte groei, een slechte voedingstoestand, een bolle buik en een leeg rectum bij rectaal toucher. Bij kinderen zonder obstipatieproblemen in de eerste zes levensmaanden, kinderen met goed behandelbare obstipatie en kinderen met fecesincontinentie hoeft niet aan de ziekte van Hirschsprung te worden gedacht.

9.12.3 Diagnostiek

Bij de ziekte van Hirschsprung ontbreekt de anorectale remmingsreflex, wat met anorectale manometrie kan worden vastgesteld. De diagnose wordt gesteld op een rectumzuigbiopsie of een full-thicknessbiopsie van het rectum. De typische bevindingen in het rectumbiopt zijn het ontbreken van ganglia in de plexus van Meissner en Auerbach en woekering van acetylcholinesterasepositieve zenuwvezeltjes in mucosa en submucosa. Kleuring en beoordeling van de biopten vereisen grote ervaring en moeten daarom worden verricht in een gespecialiseerd centrum. Voorafgaand aan de operatie wordt nog contrastonderzoek van het rectosigmoïd verricht, waarmee men een indruk kan verkrijgen van de lengte van het aangedane segment.

9.12.4 Therapie

De therapie is operatief. Het segment waarin de ganglioncellen ontbreken, moet worden verwijderd. De gezonde darm wordt vervolgens door middel van een 'doorhaalprocedure' in de anus gehecht. Hoewel hiermee verbetering van de defecatieproblemen wordt bereikt, verhindert het ontbreken van de anorectale reflexboog het ontstaan van een fysiologische afwikkeling van de defecatie. Ook kan fecesincontinentie ontstaan. Meestal is langdurig laxerende behandeling nodig. In sommige gevallen moet worden gekozen voor chronische rectale therapie. Dan leren de ouders onder leiding van een stomaverpleegkundige dagelijks het rectum te spoelen met water.

9.12.5 Complicaties en prognose

Niet-herkende ziekte van Hirschsprung kan in het eerste levensjaar door stase en translocatie van colonbacteriën leiden tot enterocolitis. Ook op latere leeftijd kunnen obstipatie en fecesincontinentie bij een deel van de patiënten de kwaliteit van leven negatief beïnvloeden.

9.13 Andere organische pathologie

Ernstige obstipatie kan ook optreden als gevolg van aangeboren misvormingen van het rectum (anusatresie, rectumatresie) en de distale wervelkolom (spina bifida, sacrumagenesie). Net als bij de ziekte van Hirschsprung kan daarbij het normale defecatieproces niet tot ontwikkeling komen en is ook na operatieve correctie vaak langdurig rectale behandeling nodig.

9.14 Wanneer verwijzen?

Obstipatie is goed te behandelen in de huisartsenpraktijk, op voorwaarde dat men de laxantia hoog genoeg doseert en de behandeling lang genoeg voortzet. Als bij een kind met functionele obstipatie na zes maanden geen verbetering is bereikt, wordt aangeraden om te overleggen met een kinderarts en het kind dan eventueel te verwijzen naar de polikliniek kindergeneeskunde. Bij fecesincontinentie kan zelfs eerder aan doorverwijzing worden gedacht; de behandeling is vaak lastig en kan multidisciplinaire begeleiding vergen. Als men vermoedt dat de obstipatieklachten secundair zijn aan andere pathologie (tabel 9.2), is meestal verwijzing nodig. Bij pasgeborenen en jonge zuigelingen met hardnekkige defecatieproblemen, zeker als deze interfereren met de groei, is vanwege de kans op de ziekte van Hirschsprung en anatomische afwijkingen ook directe verwijzing naar de polikliniek kinderchirurgie mogelijk.

Leesadvies

Amiel J, Lyonnet S. Hirschsprung disease, associated syndromes, and genetics: a review. J Med Genet. 2001;38:729-39.

Diemel JM, Hurk APJM van den, Muris JWM, Pijpers MAM, Verheij AAA, Kurver MJ. NHG-standaard Obstipatie. Huisarts Wet. 2010;53(9):484-98. (http://nhg.artsennet.nl/kenniscentrum/k_richtlijnen/k_nhgstandaarden/NHGStandaard/M92_std-1.htm)

Hyman PE, Milla PJ, Benninga MA, Davidson GP, Fleisher DF, Taminiau J. Childhood functional gastrointestinal disorders: neonate/toddler. Gastroenterology. 2006;130:1519-26.

Keuzenkamp-Jansen CW, Fijn van Draat K, Douwes AC, Kneepkens CMF. Diagnostic dilemmas and results of medical treatment of chronic constipation. Arch Dis Child. 1996;75:36-41.

Kneepkens CMF, Benninga MA. Obstipatie. In: Kneepkens CMF, Taminiau JAJM, Polman HA (red). Werkboek kindergastro-enterologie. 2e druk. Amsterdam: VU Uitgeverij; 2002, 314-29.

NVK, NHG. Richtlijn Obstipatie bij kinderen van 0 tot 18 jaar. Utrecht: CBO; 2009.

Rasquin A, Di Lorenzo C, Forbes D, Guiraldes E, Hyams JS, Staiano A, Walker LS. Childhood functional gastrointestinal disorders: child/adolescent. Gastroenterology. 2006;130:1527-37.

Moeheid

E.M. van de Putte en H. de Vries

10.1 Inleiding – 120

10.2 Epidemiologie – 120

10.3 Differentiaaldiagnose – 120

10.4 Probleemverheldering en anamnese – 123

10.5 Lichamelijk onderzoek – 123

10.6 Aanvullend onderzoek – 123

10.7 Therapie – 125

10.8 Vervolgbeleid – 126

10.9 Het chronischevermoeidheidssyndroom – 126
10.9.1 Etiologie – 127
10.9.2 CVS en psychologie – 128
10.9.3 Behandeling – 128

10.10 Prognose – 129

Leesadvies – 129

10.1 Inleiding

Moeheid is normaal; iedereen kent het gevoel en weet meestal zelf heel goed wat de aanleiding was. Wanneer een kind met moeheid naar de huisarts gaat, betekent dit dat voor het kind of voor de ouders (of voor beide) de moeheid abnormaal is of heeft geleid tot abnormale beperkingen, zoals veelvuldig schoolverzuim en lang slapen. De patiënt verwacht vanaf het allereerste begin dan ook dat de huisarts de moeheid serieus neemt. Wanneer de huisarts de klacht wegwuift met de mededeling 'iedereen is wel eens moe', denkt de patiënt bij de verkeerde dokter te zitten en worden de klachten bij de volgende dokter nog meer aangescherpt. Geruststelling wordt vaak opgevat als ontkenning van het probleem en miskenning van de patiënt. Een verkeerde stap bij het 'normaliseren' van moeheid kan patiënt en ouders doen vervreemden van de dokter en doen vragen om doorverwijzing.

Het symptoom moeheid vraagt bij kinderen van meet af aan om een brede blik, dat wil zeggen het loslaten van de conventionele tweedeling in soma en psyche. Dat geldt voor de anamnese, voor de bespreking van de differentiaaldiagnose en voor het plan van aanpak. De differentiaaldiagnose is zeer breed. Er is bijna geen ziekte waarbij moeheid niet een van de symptomen kan zijn. Het is onmogelijk om al die ziekten uit te sluiten. Aan de andere kant wil een dokter niets missen. Wanneer uit anamnese en lichamelijk onderzoek geen alarmsymptomen blijken en eenvoudige diagnostiek geen afwijkingen oplevert, is bij een aspecifieke klacht als moeheid de kans op een ernstige organische of psychiatrische aandoening echter gering. Een groot aantal gevallen blijft onverklaard.

10.2 Epidemiologie

In de Nederlandse huisartsenpraktijk presenteren kinderen moeheid even vaak als klacht als volwassenen: de jaarprevalentie is 1,4 procent voor kinderen jonger dan 12 jaar en 2,6 procent voor oudere kinderen. Kinderen zelf rapporteren net als hun ouders moeheid als meest frequente klacht. Het betreft vaker meisjes, ofschoon het geslachtsverschil bij jonge kinderen minder sterk is dan bij volwassenen en bij pubers, van wie de meisjes drie keer zo vaak de huisarts bezoeken met moeheid als de jongens. Ernstige moeheid komt onder adolescenten voor bij ongeveer 20,5 procent van de meisjes en 6,5 procent van de jongens. Bij de meeste patiënten met de klacht moeheid (72 procent) bleek het contact tot één consult beperkt te blijven. Bij 10 procent beslaat de episode meer dan zes maanden.

Jaarlijks wordt bij 150-200 adolescenten de diagnose chronischevermoeidheidssyndroom (CVS) gesteld. De moeheid bestaat dan ten minste zes maanden en leidt tot ernstige beperkingen. Er zijn ongeveer 2000 jongeren met CVS in Nederland.

10.3 Differentiaaldiagnose

Een uitgebreide differentiaaldiagnose wordt gegeven in ◘ tabel 10.1. Elke moeheid kan het beginsymptoom zijn van een onderliggende ziekte of van een functioneel ziektebeeld. Vaak is de moeheid ontstaan na een infectieperiode. In dat geval verdwijnen de klachten meestal binnen enkele weken en zelden na meer dan drie maanden. Infecties met het epstein-barrvirus (EBV) of *Coxiella burnetii* zijn geassocieerd met langdurige moeheid, vergelijkbaar met het CVS. Bij een kind met vage klachten als moeheid moet de huisarts in elk geval een aantal niet al te zeldzame psychiatrische diagnosen overwegen: depressie, angststoornissen (in het bijzonder

10.3 · Differentiaaldiagnose

Tabel 10.1 Differentiaaldiagnose van moeheid bij kinderen en adolescenten.*

naar orgaansysteem	respiratoir	hyperventilatie
		obstructieve longaandoeningen (astma)
		restrictieve longaandoeningen (interstitiële pneumonitis)
		cystische fibrose
		pulmonale hemosiderose
	circulatoir	cardiomyopathie
		cyanotische hartafwijkingen
		infectieuze endocarditis
	gastro-intestinaal	chronische inflammatoire darmziekten
		coeliakie
	nefrologisch	nierinsufficiëntie
		tubulusfunctiestoornis
	neurologisch en neuromusculair	myopathie, spierdystrofie
		perifere neuropathie
		myasthenia gravis
		multipele sclerose
		ziekte van Wilson
	hematologisch	anemie
		leukemie
		lymfoproliferatieve ziekte
naar pathofysiologisch proces	infectieziekten	actieve virale infecties (EBV, CMV, enterovirus enz.)
		borreliose (onbehandeld)
		parasitaire infecties (giardiasis, toxoplasmose)
		hepatitis B en C
		tuberculose
		aids
		histoplasmose
		elke chronische infectie
	metabool	ademhalingsketendefecten
		vetzuuroxidatiestoornissen
		glycogeenstapelingsziekten
		carnitinedeficiëntie
		hemochromatose

◼ **Tabel 10.1** vervolg

	endocrinologisch	diabetes mellitus
		hypo- en hyperthyreoïdie
		hypo- en hypercortisolisme
	allergie, intoxicatie	medicatie
		cocaïne, marihuana
		alcohol
		loodintoxicatie
	maligniteiten	hemato-oncologische aandoeningen
		hersentumoren
	systeemziekten	juveniele chronische artritis
		systemische lupus erythematodes
		sjögrensyndroom
		dermatomyositis
psychiatrische diagnosen en restgroep	langdurige overbelasting	
	psychiatrische diagnosen	anorexia nervosa
		depressie
		angststoornis
		conversie
	somatisatiestoornis	*refusal syndrome*
		pediatric condition falsification (vroeger: münchhausensyndroom 'by-proxy')
	slaapstoornissen	obstructief slaapapneusyndroom
		narcolepsie
	bindweefselaandoeningen	ehlers-danlossyndroom
	autonome disfunctie	houdingsafhankelijke orthostatische tachycardie (*postural orthostatic tachycardia syndrome*)
	obesitas	
	functionele syndromen	fibromyalgie
		prikkelbaredarmsyndroom
		chronischevermoeidheidssyndroom

* Niet geordend naar frequentie van voorkomen en niet volledig.

posttraumatische stressstoornis), seksueel misbruik en (bij adolescenten) problematisch alcohol- of drugsgebruik. Moeheid blijft echter in 43 procent van alle nieuwe gevallen onverklaard. CVS wordt op de kinderleeftijd vrijwel uitsluitend bij pubers en adolescenten gezien. Het kan worden beschouwd als een functioneel somatisch syndroom: een set van symptomen die na adequaat medisch onderzoek niet kunnen worden verklaard in termen van een conventioneel gedefinieerde medische ziekte.

Bij de diagnostiek staat de huisarts allereerst stil bij de problemenlijst en voorgeschiedenis van het kind, zoals die geregistreerd zijn in het huisartsinformatiesysteem. Bij een kind dat astma of diabetes heeft, zou moeheid immers heel goed op verergering van het ziektebeeld kunnen wijzen. In dat geval kan men verwachten dat ook andere graadmeters een ongunstige wijziging laten zien. Bij een kind uit een bekend probleemgezin denkt men eerder aan psychische en sociale oorzaken. Bij moeheid die slechts kort bestaat (< 4 weken), volstaat vervolgens een anamnese gericht op de 'rode vlaggen' en natuurlijk op de hoofdklacht. De differentiaaldiagnose van ◘ tabel 10.1 is niet volledig, maar kan als leidraad dienen voor de (tractus)anamnese.

10.4 Probleemverheldering en anamnese

De huisarts besteedt bij moeheid veel aandacht aan de probleemverheldering. De ouders en het kind krijgen de ruimte om zelf te komen met eigen ideeën over de klacht, ook wel attributies genoemd ('denken'), de beleving ('voelen') en hoe ermee wordt omgegaan ('doen'). Het is voor een goed verloop van de medische hulpverlening bij een vage klacht als moeheid essentieel dat de huisarts weet wat beide partijen van hem verwachten. Vooral bij pubers lopen de hulpvragen van ouders en kind nogal eens uiteen. Pas als de vragen rechtstreeks aan het kind worden gesteld, wordt duidelijk wat de moeheid voor het kind betekent. Vervolgens wordt gevraagd naar alle aspecten van de hoofdklacht: aard (mentale of lichamelijke moeheid), begin en beloop, ernst, beperkingen, factoren die de klacht verergeren of juist verminderen en begeleidende symptomen. Hetzelfde geldt voor slaap, eetgewoonten, medicatie en eventueel drugsgebruik. Vaak is er een voorafgaande virusinfectie. De tractusanamnese wordt gericht op de oorzaken van moeheid, zoals vermeld in ◘ tabel 10.1. In ◘ tabel 10.2 worden de anamnestische factoren gegeven die moeten doen denken aan een somatische oorzaak ('rode vlaggen') of deze juist onwaarschijnlijker maken. Een psychosociale anamnese is onmisbaar. In elk geval verdienen de belasting met school- en nevenactiviteiten in de voorafgaande periode en nu, de onderlinge verhoudingen in het gezin en de relaties met leeftijdgenoten de aandacht. Ook worden de door de moeheid veroorzaakte beperkingen in kaart gebracht.

10.5 Lichamelijk onderzoek

Als de anamnese daartoe aanleiding geeft, wordt tijdens een van de eerste consulten gericht lichamelijk onderzoek verricht. Als de moeheidsklachten na vier weken nog aanwezig zijn, is het zinvol om een keer een volledig lichamelijk onderzoek te verrichten, inclusief bloeddrukmeting. Kenmerkend voor kinderen met functionele moeheid is dat het lichamelijk onderzoek normaal is. Bij fibromyalgie past drukpijn op een aantal zogenoemde *tender points*.

10.6 Aanvullend onderzoek

Het aanvullend onderzoek is gericht op diagnosen die zich met moeheid als enige klacht kunnen presenteren. Het wordt aangevraagd bij moeheid die langer dan vier weken bestaat. Door slechts een beperkte set onderzoeken te gebruiken, wordt het risico op fout-positieve uitslagen

Tabel 10.2 'Rode vlaggen' en aanwijzingen voor een functioneel probleem.

rode vlaggen voor een belangrijke somatische diagnose

anamnese	onvrijwillig significant gewichtsverlies
	afbuigende lengtegroeicurve
	progressieve klachten, zoals hoofdpijn
	inspanningsgebonden klachten anders dan moeheid (dyspneu, spierpijn, flauwvallen)
	gewrichtsklachten
	slaapapneus
	chronische ernstige diarree
	geen (of nauwelijks) beperkingen en schoolverzuim als gevolg van de klachten
	positieve familieanamnese voor auto-immuunaandoeningen
lichamelijk onderzoek	afwijkingen in puberteitsontwikkeling
	neurologische afwijkingen
	andere afwijkingen bij lichamelijk onderzoek, zoals uitgebreide lymfadenopathie

aanwijzingen in de anamnese voor functionele aard van de moeheid

- meerdere functionele klachten (hoofdpijn, buikpijn, pijn in extremiteiten) tegelijkertijd
- functionele klachten in de voorgeschiedenis
- beperkingen als gevolg van de klachten zijn oninvoelbaar voor anderen (voor vriendjes, maar ook voor de dokter)
- positieve familieanamnese voor functionele klachten, (faal)angst of depressie (meestal bij de moeder)
- de klachten pieken 's morgens en na schooltijd; 's avonds zijn ze vaak minder
- klachten van autonome disregulatie (orthostatische hypotensie, syncope, misselijkheid, transpireren)
- kindermishandeling, seksueel misbruik, verwaarlozing of andere vervelende gebeurtenissen in de voorgeschiedenis

zo klein mogelijk gehouden. Tabel 10.3 geeft richtlijnen voor aanvullend onderzoek. In geval van rode vlaggen bij anamnese of lichamelijk onderzoek wordt het aanvullend onderzoek uitgebreid, gericht op de differentiaaldiagnose.

Overigens is het essentieel dat ouders en kind zich realiseren dat de kans uitermate klein is dat het aanvullend onderzoek een onderliggende ziekte opspoort. Anders zou het doen van aanvullend onderzoek de angst voor een onderliggende ziekte bij patiënt of ouders wellicht juist versterken. Als de arts steeds aanvullend onderzoek blijft doen met de hoop op een verlossende diagnose, wordt de patiënt voortdurend bevestigd in het gevoel dat er iets ernstigs aan de hand is. Het aanvullend onderzoek moet dan ook in één keer worden uitgevoerd, niet gefaseerd. De opbrengst van aanvullende diagnostiek is gering. Verdere klinische diagnostiek in de tweede lijn blijkt bij volwassenen ten hoogste bij 5 procent van de patiënten een diagnose op te leveren. Voor de kindergeneeskunde ontbreken betrouwbare cijfers.

10.7 · Therapie

Tabel 10.3 Richtlijnen voor aanvullende diagnostiek bij moeheid.

patiëntencategorie	aanvullend onderzoek
patiënten zonder afwijkingen bij anamnese of lichamelijk onderzoek	BSE, bloedbeeld
	Na, K, Ca, fosfaat
	creatinine, ureum
	bilirubine, ASAT, ALAT, gamma-GT
	CK, LDH
	glucose, urinezuur
	FT4, TSH
	totaal IgA, coeliakieserologie
idem, maar met acuut (viraal) begin	overweeg microbiologische diagnostiek; klinisch echter niet relevant
inspanningsgerelateerde klachten anders dan moeheid	overweeg cardiologische, respiratoire en metabole oorzaken van moeheid, zo nodig doorverwijzen
afwijkingen bij neurologische anamnese en onderzoek	verder onderzoek op geleide van klinische bevindingen; cave conversie

10.7 Therapie

Als anamnese, lichamelijk onderzoek en (beperkt) aanvullend onderzoek geen duidelijke verklaring voor de moeheid opleveren en er geen rode vlaggen zijn, moet worden uitgelegd dat moeheid normaal is voor een kind in deze leeftijdsfase en dat de kans dat er een ernstige aandoening aan ten grondslag ligt, zeer gering is. De huisarts geeft leefregels mee voor een dagprogramma (inclusief school), slaaphygiëne en gezond eten. Bij de meeste patiënten verdwijnt de moeheid in de loop van een aantal weken; voor bijna driekwart van de kinderen is één consult genoeg. Bij de kleine groep kinderen bij wie de moeheid persisteert, is de anamnese opnieuw de leidraad voor verder onderzoek.

De leefregels zijn gebaseerd op kennis van de werkzame elementen van cognitief gedragstherapeutische behandeling voor jongeren met CVS. Enerzijds moet weer gezorgd worden voor regelmaat, anderzijds moet het moeheidsgevoel naar de achtergrond verdreven worden, zodat de eigen activiteiten en doelen weer op de voorgrond komen. Belangrijke punten zijn:

- Vaste tijdstippen voor naar bed gaan en opstaan, niet beïnvloed door gevoelens van moeheid of uitgerust zijn. Langer slapen helpt niet tegen de moeheid. Als er evidente slaapproblemen zijn, met moeilijk inslapen en laat wakker worden, kan behandeling met melatonine als chronobioticum soms ondersteunend werken. Melatonine wordt 1-2 uur voor de gewenste inslaaptijd ingenomen om de eigen melatonineafgifte te stimuleren. Meestal wordt gestart met een dosis van 1 mg.
- Op geregelde tijdstippen eten, met ten minste driemaal daags een hoofdmaaltijd en tussendoor voldoende drinken.

Als het kind op het contactmoment volledig inactief is, moet het zelf een voorstel doen voor het opbouwen van activiteiten. Belangrijke punten zijn:
- Activiteit is niet gevaarlijk. De moeheid wordt er niet erger door. Het kind kan een dagboekje gaan bijhouden, niet van de klachten maar van de activiteiten.
- Stapsgewijze opbouw van activiteiten (*graded exercise*) met duidelijke rustmomenten. Het is handig om duidelijke doelen te stellen, bijvoorbeeld door te beginnen met dagelijks driemaal een halfuur en dit langzaam uit te breiden. Het moet niet alleen school en huiswerk betreffen, maar ook buitenschoolse activiteiten. Ook de lichamelijke conditie moet weer worden opgebouwd, eventueel ondersteund door fysio-fitness.

Als het kind op het contactmoment nog bijna volledig actief is (en andere diagnosen dan functionele klachten lijken voldoende te zijn uitgesloten), moet er juist wat worden gesnoeid in de activiteiten. Het kind moet een stapje terug doen bij de schoolactiviteiten en de buitenschoolse activiteiten, maar wel zo veel mogelijk doorgaan met de normale lichamelijke activiteiten (fietsen, gym).

10.8 Vervolgbeleid

In een vervolgconsult kan het beloop van de klachten worden geëvalueerd en kunnen de uitslagen van het aanvullend onderzoek worden besproken. Als de moeheidsklachten persisteren, wordt de anamnese opnieuw afgenomen, nu met meer aandacht voor onderhoudende en uitlokkende factoren. Daarbij kan het biopsychosociale model behulpzaam zijn dat voor het CVS is ontwikkeld. Als het klachtenpatroon verandert, kan herhaling van lichamelijk en aanvullend onderzoek zinvol zijn. Het vervolgen van virustiters is echter zinloos; schommelingen in de IgG-uitslagen zijn betekenisloos. De leefregels kunnen met de patiënt verder worden uitgewerkt. De ouders kunnen hierbij als coach van het kind optreden. Als er nog diagnostische vragen zijn (rode vlaggen in de anamnese, afwijkingen bij lichamelijk of aanvullend onderzoek), vindt verwijzing naar de kinderarts plaats. Een verwijzing naar de jeugd-GGZ is op zijn plaats bij vermoeden van een primaire depressie of angststoornis. Als de klachten ondanks de leefregels persisteren of verergeren, vindt verwijzing naar de kinderarts plaats. De kinderarts zal na bevestiging van de diagnose CVS doorverwijzen voor CVS-specifieke cognitieve gedragstherapie.

10.9 Het chronischevermoeidheidssyndroom

CVS is geen nieuwe diagnose. Al in de negentiende eeuw werd het ziektebeeld beschreven, toen met de term neurasthenie. Neurasthenie vertoont sterke overeenkomsten in symptomatologie met het CVS. Toentertijd werden de symptomen van neurasthenie toegeschreven aan zaken als de komst van de stoomenergie en andere belastende sociaal-culturele factoren. Aanvankelijk werd neurasthenie gezien als zenuwuitputting. De term myalgische encefalomyelitis (ME) duikt voor het eerst op in 1957, naar aanleiding van een epidemie van vermoeidheidsklachten in het Royal Free Hospital in Londen. Tegenwoordig wordt bij voorkeur de term chronischevermoeidheidssyndroom (*chronic fatigue syndrome*) gebruikt, omdat de exacte etiologie nog steeds niet bekend is. Men spreekt van CVS bij ernstige invaliderende fysieke en mentale moeheid die minstens zes maanden bestaat, toeneemt door minimale inspanning, niet verminderd door bedrust en niet wordt verklaard door conventionele biomedische aandoeningen. De moeheid gaat vaak gepaard met andere symptomen, zoals spierpijn, slaapstoornissen en stemmingsstoornissen. Wanneer spierpijn op de voorgrond staat, moet ook aan fibromyalgie worden gedacht.

Bij kinderen is de presentatie van CVS niet wezenlijk anders dan bij volwassenen. Uiteraard zijn de uitlokkende en in stand houdende factoren verschillend, maar de ziektetoestand zelf verschilt waarschijnlijk niet zo veel. De symptomen van chronische vermoeidheid ontstaan vaak bij meisjes tussen de 10 en 13 jaar, die tevoren een normaal tot intensief activiteitenpatroon hadden met goede schoolprestaties en die zich moe blijven voelen na een griepachtige periode. De moeheid vermindert niet door rusten en verergert door lichamelijke inspanning, maar ook door mentale en sociale activiteiten, waardoor ernstige beperkingen in het functioneren ontstaan. Daarnaast bestaat een scala van andere klachten, waaronder pijn in hoofd, buik, spieren en keel en een verhoogde gevoeligheid voor zintuiglijke prikkels, tot zelfs fotofobie en fonofobie. Veel jongeren met CVS klagen over niet-verkwikkende slaap en duizeligheid. De drie belangrijkste bijkomende verschijnselen bij jongeren en adolescenten zijn hoofdpijn, slaapstoornissen en geheugen- en concentratiestoornissen.

10.9.1 Etiologie

CVS is een descriptieve term voor een bepaalde combinatie van klinische gegevens, op basis van zelfrapportage door de patiënt. Objectieve gegevens en karakteristieke laboratoriumtests ontbreken. De Centers for Disease Control and Prevention (CDC) stelden in 1988 de eerste criteria op, die in 1994 herzien werden. Sinds 1988 zijn diverse definities van CVS opgesteld, de meest recente in 2011 (Carruthers). Binnenkort zal de richtlijn *Diagnose, behandeling, begeleiding en beoordeling van patiënten met het chronisch vermoeidheidssyndroom (CVS)* worden gepubliceerd en daarbij worden de CDC-criteria aangehouden.

Dit zijn:
- klinisch vastgestelde onverklaarde, chronische of recidiverende moeheid die:
  - nieuw is of persisteert;
  - niet wordt veroorzaakt door voortgaande inspanning;
  - niet vermindert door rusten;
  - leidt tot substantiële afname van eerdere beroeps-, sociale of persoonlijke activiteit;
- ten minste vier van de volgende symptomen die voortduren tijdens zes of meer maanden van ziekte en niet langer bestaan dan de vermoeidheid:
  - anamnese van gestoord kortetermijngeheugen of gestoorde concentratie
  - zere keel
  - pijnlijke lymfeklieren
  - spierpijn
  - meerdere pijnlijke gewrichten zonder zwelling of roodheid
  - hoofdpijn die anders of heftiger is
  - slaap die niet verkwikt of die wordt onderbroken
  - uitputting (malaise, onprettig gevoel) gedurende meer dan 24 uur na inspanning.

De CDC-exclusiecriteria zijn:
- (vermoede) ziekte die als regel met vermoeidheid gepaard gaat;
- psychotische, melancholische of bipolaire depressie (niet: eenvoudige ernstige depressie);
- psychotische aandoeningen;
- dementie;
- anorexia en bulimia nervosa.

In 1999 werd gesuggereerd dat CVS samen met de andere functionele somatische syndromen zou kunnen worden beschouwd als één diagnostische categorie: de functioneel-somatische syndromen. Het gezamenlijke kenmerk is een combinatie van symptomen die na adequaat medisch onderzoek niet kunnen worden verklaard als uitingen van een conventioneel gedefinieerde medische ziekte. De klachten zouden kunnen worden verklaard door neuro-endocriene disregulatie met secundaire effecten op de immuniteit. Er is echter nog geen overtuigend etiologisch model ontwikkeld.

Bij de functioneel-somatische syndromen zijn biologische, psychologische en sociale factoren van belang, die kunnen worden onderscheiden in predisponerende, uitlokkende en in stand houdende factoren. Predisponerende biologische factoren zijn bijvoorbeeld genetische aanleg en gegeneraliseerde hypermobiliteit van gewrichten, die predisponeren voor moeheidsklachten. Uitlokkende biologische factoren zijn bijvoorbeeld infecties, aanvang van de puberteit en operaties. Uitlokkende psychosociale factoren zijn ingrijpende gebeurtenissen, zoals een schoolreisje, survivalkamp, verandering van school en gepest worden. Een belangrijke in stand houdende factor is inactiviteit. In stand houdende psychosociale factoren zijn bijvoorbeeld de toeschrijvingen van patiënt en ouders van de oorzaak van het ziek zijn. Als de oorzaak voornamelijk buiten de patiënt wordt gezocht en de eigen invloed op het ziek zijn gering geacht, dan is de prognose slechter. Aan de andere kant is het logisch dat iemand die de symptomen van CVS opvat als 'alarmsignalen' van een nog onbegrepen ziekte, niet geneigd is om activiteiten te ondernemen die deze symptomen verder doen toenemen. Het is dan ook belangrijk om CVS niet te zien als een totaal onbegrepen toestand. Al is de exacte etiologie van de lichamelijke symptomen nog niet duidelijk, het is inmiddels wel bekend welke factoren van invloed kunnen zijn: aan die factoren kan in ieder geval worden gewerkt. Een bijzondere in stand houdende factor bij kinderen is angst, zowel faalangst (op school) als sociale angst. Moeheid is dan een goede reden om datgene te mijden waar men bang voor is.

Als de klachten langer aanhouden, moeten deze factoren geïdentificeerd worden en bespreekbaar worden gemaakt. Dit is tevens het belangrijkste onderdeel van de cognitieve gedragstherapie.

10.9.2 CVS en psychologie

CVS wordt niet veroorzaakt door strikt psychologische factoren. Bij de helft van de kinderen met CVS wordt psychiatrische comorbiditeit vastgesteld in de vorm van depressieve klachten of een angststoornis. Het is van belang om vast te stellen of deze klachten al aanwezig waren vóór de vermoeidheid, om een eventuele primaire depressie of angststoornis op het spoor te komen. Cognitieve gedragstherapie is ook effectief voor de begeleidende angst en depressie.

10.9.3 Behandeling

Ofschoon CVS nog goeddeels onbegrepen is, vragen patiënten en ouders toch om erkenning, begrip en adequate begeleiding. Bij gebrek aan een eenduidige psychologische of psychiatrische diagnose horen ze ook niet primair in het GGZ-circuit thuis. Zolang de etiologie nog onduidelijk is en er zo veel lichamelijke symptomen zijn, wordt de huisarts uiteraard als eerste aangesproken. Het is van het grootste belang dat deze de diagnose CVS kan stellen en bespreken en de patiënt adequaat kan behandelen of doorverwijzen. Als de huisarts zich beperkt tot het uitsluiten van strikt somatische oorzaken, wordt de patiënt alleen maar bevestigd in de ernst van de symptomen – die noodzaken immers tot uitgebreid onderzoek. Als de conclusie van de huisarts is dat hij geen oorzaak kan vinden, zal de patiënt geneigd zijn naar een andere (alternatieve) hulpverlener te gaan, die wellicht wel oorzaak en behandeling kent. Wanneer de huisarts de diagnose echter herkent en bespreekt, voelt de patiënt zich begrepen en kan de eerste stap naar geleidelijk herstel worden gezet. Daarvoor is het noodzakelijk dat er vanaf het eerste begin wordt gewerkt aan een positieve behandelrelatie met het kind en de ouders.

Anderzijds heeft het stellen van de diagnose CVS alleen zin als er ook een behandelplan op kan volgen. Het alleen stellen van de diagnose, zonder verdere uitleg en zonder start van een behandeling, kan stigmatiserend werken en verder herstel van de toch al bedreigde adolescent in de weg staan. Cognitieve gedragstherapie is de enige vorm van therapie die bewezen effect heeft bij adolescenten, gecombineerd met geïndividualiseerde geleidelijke reactivering. Omdat CVS een lage prevalentie heeft, zijn er weinig ervaren psychotherapeuten voorhanden. Sinds kort is ook behandeling via internet beschikbaar, FitNet, speciaal ontworpen voor adolescenten (12-18 jaar) met CVS (► www.umcutrecht/cvs). De effectiviteit van deze behandeling is aangetoond in een gerandomiseerde klinische trial; de resultaten zijn zeer goed. In de behandelde groep vermindert het schoolverzuim van ruim 50 procent naar circa 15 procent. FitNet bestaat uit 21 behandelmodules, 5 dagboeken en een educatief gedeelte. Zelfeducatie en cognitieve herstructurering zijn de belangrijkste werkzame elementen. De jongere vult dagelijks een dagboek in. De ouders volgen een parallel programma met aandacht voor opvattingen en gedrag betreffende de vermoeidheid van hun kind. Vanaf het begin wordt de school bij de behandeling betrokken.

Revalidatiecentra leveren ambulante en klinische behandelprogramma's voor jongeren met CVS en ernstige beperkingen.

10.10 Prognose

Vermoeidheid is als klacht moeilijk te objectiveren. De klacht is frustrerend voor de patiënt omdat er geen afwijkingen kunnen worden aangetoond, en voor de dokter omdat die zo weinig diagnostische mogelijkheden heeft. Met snelle herkenning en een adequate aanpak en behandeling hebben kinderen met vermoeidheid als klacht niettemin een goede prognose. Mocht zich toch CVS ontwikkelen, dan volgt bij 70 procent (vrijwel) volledig herstel met behulp van cognitieve gedragstherapie.

Leesadvies

Nijhof SL, Bleijenberg G, Uiterwaal CS, Kimpen JL, van de Putte EM. Effectiveness of internet-based cognitive behavioural treatment for adolescents with chronic fatigue syndrome (FITNET): a randomised controlled trial. Lancet. 2012;379(9824):1412-8.
Nijhof SL, Maijer K, Bleijenberg G, Uiterwaal CS, Kimpen JL, Putte EM van de. Adolescent chronic fatigue syndrome: prevalence, incidence, and morbidity. Pediatrics. 2011;127:e1169-75.
Richards J, Turk J, White S. Children and adolescents with chronic fatigue syndrome in non-specialist settings: beliefs, functional impairment and psychiatric disturbance. Eur Child Adolesc Psychiatry. 2005;14:310-8.
Rosendal M, Olesen F, Fink P. Management of medically unexplained symptoms. Br Med J. 2005;330:4-5.
Viner R, Christie D. Fatigue and somatic symptoms. Br Med J. 2005;330:1012-5.
Wijga AH, Beckers MC. Klachten en kwalen bij kinderen in Nederland. Ned Tijdschr Geneeskd. 2011;155:A3464.
Wolbeek M ter, Doornen LJ van, Kavelaars A, Heijnen CJ. Severe fatigue in adolescents: a common phenomenon? Pediatrics. 2006;117:e1078-86.

Hoesten

P.J.E. Bindels

11.1	**Inleiding** – 132	
11.2	**Epidemiologie** – 132	
11.2.1	Algemeen – 132	
11.2.2	Infecties van de lagere luchtwegen – 133	
11.2.3	Bronchiolitis – 133	
11.2.4	Kinkhoest – 133	
11.3	**Diagnostiek** – 134	
11.3.1	Algemeen – 134	
11.3.2	Anamnese – 135	
11.3.3	Lichamelijk onderzoek – 135	
11.3.4	Bronchiolitis – 136	
11.3.5	Kinkhoest – 136	
11.4	**Aanvullend onderzoek** – 137	
11.4.1	Ernstige infecties van de lagere luchtwegen – 137	
11.4.2	Bronchiolitis – 138	
11.4.3	Kinkhoest – 138	
11.5	**Therapie** – 138	
11.5.1	Algemeen – 138	
11.5.2	Infecties van de lagere luchtwegen – 138	
11.5.3	Bronchiolitis – 139	
11.5.4	Kinkhoest – 139	
11.6	**Conclusie** – 140	
	Leesadvies – 140	

11.1 Inleiding

Hoesten is een normaal afweermechanisme. Het verwijdert stof, vuil, rook, slijm en micro-organismen uit de luchtwegen. Hoesten ontstaat door prikkeling van de slijmvliezen en van de vooral in de lagere luchtwegen aanwezige hoestreceptoren. Het mechanisme is complex: door een diepe inademing te laten volgen door sluiting van de glottis en aanspannen van de buikspieren, wordt een hoge intrathoracale druk opgebouwd, waarna de glottis weer wordt geopend, zodat de lucht met kracht kan ontsnappen. Het hoestcentrum is gelokaliseerd in de medulla oblongata; de nervus vagus en de nervus phrenicus spelen een rol bij de totstandkoming van de hoestreflex.

Nu en dan hoesten hoort erbij. Maar hoesten kan bij kinderen ook als hinderlijk worden ervaren, nachtelijke klachten geven, in ernst toenemen, te lang duren of tot ongerustheid bij de ouders leiden en daarom reden zijn om de huisarts te bezoeken. Voor de huisarts is het van belang om met behulp van anamnese en lichamelijk onderzoek en meestal zonder aanvullende diagnostiek de onschuldige, zelflimiterende vormen van hoesten te onderscheiden van hoest die therapeutisch ingrijpen behoeft en hoest als uiting van (ernstige) pathologie.

De duur van het hoesten wordt, conform internationale criteria, onderverdeeld in acuut hoesten (korter dan drie weken), subacuut hoesten (drie tot acht weken) en chronisch hoesten (langer dan acht weken). Hoestepisoden met een infectieuze achtergrond duren in de regel maximaal drie weken en vallen daarmee onder 'acuut hoesten'. Deze hebben een gunstige prognose. Naast algemene en symptoomverminderende adviezen is zelden medicamenteuze behandeling nodig. In dit hoofdstuk komen, naast een bespreking van de kliniek van (virale) luchtweginfecties en de diagnostiek en behandeling van pneumonie bij kinderen, met name twee specifiek aan de kinderleeftijd gebonden aandoeningen aan bod die gepaard gaan met hoesten: bronchiolitis en kinkhoest. Pseudokroep wordt besproken in hoofdstuk 23. Bij subacuut en chronisch hoesten moet de arts bedacht zijn op astma en andere onderliggende pathologie, zoals cystische fibrose. Astma wordt besproken in hoofdstuk 28, cystische fibrose in hoofdstuk 25.

> **Casus**
>
> Een vader komt met de 3-jarige Bart op het spreekuur. Bart is de jongste van drie kinderen. Hij is al twee weken aan het hoesten. In het begin had hij ook een snotneus en wat koorts en was hij hangerig. De koorts is nu weg. In de nacht houdt hij iedereen wakker met zijn gehoest. De laatste dagen houden de hoestbuien erg lang aan. Overdag speelt hij goed, eten en drinken gaan redelijk. Hij gaat drie dagen per week naar de peuterspeelzaal. Vorige week is hij daar niet geweest. Een hoestend kind zijn de ouders wel gewend, maar zij komen langs omdat het nu toch heftiger lijkt dan anders.

11.2 Epidemiologie

11.2.1 Algemeen

Hoesten is bij uitstek een klacht van kinderen. Acuut of kortdurend hoesten is een van de meest voorkomende klachten bij kinderen op het spreekuur van de huisarts. In maar liefst één op de tien contacten met de huisarts in de leeftijdsgroep 0-18 jaar gaat het om hoesten als klacht (hoofdstuk 1). Een fulltime werkende huisarts wordt gemiddeld vier keer per week voor deze klacht geraadpleegd, tussen oktober en december meer dan tweemaal zo vaak als in de zomermaanden. De leeftijdsgroep 1-4 jaar laat de hoogste incidentie zien, zowel bij jongens als bij meisjes (respectievelijk 416 en 392 per 1000 patiënten per jaar). In 80 procent van de gevallen blijft het bij een eenmalig contact met de huisarts.

11.2.2 Infecties van de lagere luchtwegen

In de overgrote meerderheid van de milde infecties van de lagere luchtwegen wordt verondersteld dat een virale infectie de oorzaak van het hoesten is ('bronchitis' of laryngitis).

Ook pneumonie wordt bij kinderen regelmatig gediagnosticeerd, opnieuw vooral in de leeftijdsgroep tot en met 4 jaar, met een piek bij kinderen jonger dan 1 jaar. De huisarts stelt de diagnose pneumonie (gebaseerd op anamnese en lichamelijk onderzoek) bij 46 jongens en 38 meisjes (t/m 14 jaar) per 1000 kinderen per jaar. Bij jonge kinderen worden infecties van de lagere luchtwegen meestal door virussen veroorzaakt. Virale en bacteriële infecties zijn echter klinisch niet goed van elkaar te onderscheiden. In ◘ tabel 11.1 staan de meest voorkomende verwekkers bij kinderen vermeld.

11.2.3 Bronchiolitis

Bronchiolitis wordt meestal veroorzaakt door het respiratoir syncytieel virus (RSV). De diagnose wordt vooral gesteld in de herfst en de winter en de ziekte kent dan een epidemisch beloop. In huisartsregistratienetwerken wordt bronchiolitis niet apart gecodeerd. Hoe vaak de huisarts deze diagnose stelt, is niet bekend. Tijdens een RSV-epidemie wordt ongeveer 5 procent van de kinderen onder de 2 jaar besmet. De piekincidentie van bronchiolitis bij kinderen ligt tussen 2 en 6 maanden. Aangezien een RSV-besmetting meestal mild verloopt, komt slechts een klein deel van deze kinderen (en dan vooral de zuigelingen) op het spreekuur van de huisarts. Uiteindelijk heeft 1 procent van de zuigelingen een zodanig ernstige infectie dat respiratoire insufficiëntie optreedt en ziekenhuisopname nodig is. Jaarlijks overlijden in Nederland slechts 0-6 kinderen als gevolg van RSV-bronchiolitis. Op de leeftijd van 3 jaar zijn bij vrijwel alle kinderen RSV-antistoffen aantoonbaar.

11.2.4 Kinkhoest

Kinkhoest is nog altijd endemisch in Nederland. Sinds 1996 is er regelmatig een verheffing in de incidentie van kinkhoest gezien, ook bij gevaccineerde kinderen. Dit was niet te wijten aan een verminderde vaccinatiegraad. De problemen zijn ontstaan door het optreden van virulente, genetisch veranderde bacteriestammen in samenhang met onvoldoende bescherming door het gebruikte vaccin. Door een extra boostervaccinatie op 4-jarige leeftijd was het aantal meldingen bij 3-4-jarigen in 2002 al met 45 procent afgenomen. Sinds januari 2005 werd voor de vaccinaties in het eerste levensjaar een nieuw acellulair kinkhoestvaccin gebruikt, dat in 2006 is vervangen door een acellulair vaccin met vijf componenten. Het acellulaire vaccin is effectiever en heeft minder bijwerkingen dan het oude vaccin. Na de introductie van het acellulair vaccin is het aantal nieuwe gevallen van kinkhoest bij kinderen in Nederland duidelijk afgenomen.

◘ **Tabel 11.1** De meest voorkomende verwekkers van pneumonie bij kinderen.

pasgeborenen en zuigelingen jonger dan 1 maand	gramnegatieve bacteriën
	virussen (RSV, cytomegalovirus, herpessimplexvirus)
zuigelingen	virussen (RSV, para-influenzavirus)
	pneumokokken
	Haemophilus influenzae
	< 3 maanden ook *Chlamydia trachomatis*
kinderen 1-5 jaar	pneumokokken
	Haemophilus influenzae
	Mycoplasma pneumoniae
	Moraxella catarrhalis
	virussen
kinderen > 5 jaar	*Mycoplasma pneumoniae*
	pneumokokken
	virussen
	Haemophilus influenzae
	Moraxella catarrhalis
bij verminderde afweer (hiv, immunosuppressiva, cytostatica) bovendien	*Pneumocystis carinii*
	varicellazostervirus
	Legionella pneumophila
bij (functionele) asplenie (sikkelcelanemie, sferocytose, na splenectomie)	pneumokokken (cave sepsis!)
	Haemophilus influenzae

RSV = respiratoir syncytieel virus. Bron: Brand en Rottier, 2005.

11.3 Diagnostiek

11.3.1 Algemeen

De belangrijkste taak van de huisarts is om tussen de vele hoestende kinderen die het spreekuur bezoeken, die paar kinderen op te sporen bij wie controle gewenst of direct therapeutisch ingrijpen vereist is. Terwijl hoesten de meest frequente reden van bezoek aan de huisarts is, komt toch slechts een fractie van de hoestende kinderen naar het spreekuur. Ook de ouders weten inmiddels dat veel hoestklachten vanzelf overgaan. Dit geldt zeker in gezinnen met meer kinderen. Als een ervaren ouder met een hoestend kind op het spreekuur komt, is dat voor de huisarts reden om extra alert te zijn. Het is daarom van belang om de reden van de komst te achterhalen. Zijn de ouders ongerust? Is er een toename van de klachten? Helpt de zelfmedicatie niet (meer)? Is het kind matig of ernstig ziek?

De eerste indruk van het hoestende kind is voor menig huisarts al voldoende. De mate van ziek zijn is de eerste en belangrijkste beleidsbepalende factor, het risico op complicaties komt op de tweede plaats. Complicaties treden vaker op bij pre-existente comorbiditeit, zoals aangeboren afwijkingen, diabetes mellitus en astma, en bij perinatale risicofactoren, zoals pre- en dysmaturiteit en beademing in de neonatale periode.

11.3.2 Anamnese

Bij de anamnese wordt gevraagd naar de duur en het karakter van het hoesten. De duur van het hoesten is informatiever dan het karakter. Alleen de blaffende hoest bij pseudokroep en de hoestaanvallen bij kinkhoest zijn zo karakteristiek dat zij de diagnose kunnen suggereren. Verder wordt gevraagd naar de aanwezigheid van koorts als aanwijzing voor een infectieuze oorzaak. Op basis van hoogte en beloop van de koorts kan het onderscheid tussen virale en bacteriële verwekkers echter niet gemaakt worden. De duur van de koorts kan wel van belang zijn; is die langer dan drie dagen, dan is een bezoek aan het spreekuur terecht. De huisarts vraagt verder naar het begin van de hoestperiode en naar uitlokkende factoren. Peracuut ontstane hoest bij jonge kinderen kan duiden op aspiratie van een corpus alienum (hoofdstuk 23). Hoesten tijdens de voeding kan bij zuigelingen wijzen op gastro-oesofageale refluxziekte of op een (zelden voorkomende) tracheo-oesofageale fistel.

Infecties van de bovenste luchtwegen kunnen leiden tot klachten van de lagere luchtwegen en daarmee hoesten tot gevolg hebben. Passend bij een bovensteluchtweginfectie zijn keelpijn, een verstopte neus, een loopneus en oorpijn. Wordt aan astma gedacht, dan wordt geïnformeerd naar de aanwezigheid van piepen bij de uitademing of naar aanwijzingen voor hyperreactiviteit (hoest veroorzaakt door aspecifieke prikkels, zoals de overgang van kou naar warmte, mist, rook en parfumlucht) en naar atopie, allergie of astma bij de gezinsleden.

Koorts, kortademigheid en vooral algemeen ziek zijn moeten de huisarts doen denken aan de mogelijkheid van ernstige infectie van de lagere luchtwegen of pneumonie. De mate van ziek zijn kan bij zuigelingen worden afgeleid uit informatie over sufheid en wekbaarheid, het huilgedrag (kreunen) en het verloop van de voedingen (krijgt voeding niet op of doet er veel langer over dan normaal). Bij oudere kinderen zijn koorts, kortademigheid en slecht drinken belangrijke symptomen. Alarmsymptomen bij kinderen zijn ernstig ziek zijn (sufheid, ontroostbaar huilen, onvoldoende inname van voeding, tekenen van dehydratie), ernstige kortademigheid (intercostale intrekkingen, neusvleugelen), apneuperioden (vooral bij jonge zuigelingen), tachycardie en een afwijkende huidskleur (bleek, cyanotisch). Ook aanwijzingen voor aspiratie van een corpus alienum vragen om direct ingrijpen. Bij kinderen onder de 3 maanden is extra oplettendheid geboden: op die leeftijd komen infecties als oorzaak van het hoesten nog zelden voor. Deze laatste groep dient dan ook altijd gezien te worden door de huisarts.

11.3.3 Lichamelijk onderzoek

Bij de eerste inspectie van de patiënt kan men een indruk krijgen van de mate van ziek zijn. Is er gemakkelijk contact te maken met het kind, is het alert, of zit het stil bij de ouder op schoot? Weert het af, begint het snel te huilen? Wat is de kleur van de huid, bleek, grauw of cyanotisch? Men krijgt ook een indruk van de ademfrequentie, maar om deze betrouwbaar vast te stellen moet het kind gedurende een minuut worden geobserveerd. Daarbij let men tevens op de aanwezigheid van intrekkingen en neusvleugelen. Als leidraad voor verhoogde ademfrequentie geldt > 60/minuut bij zuigelingen tot 2 maanden, > 50/minuut bij zuigelingen van 2 maanden tot 1 jaar en > 40/minuut bij kinderen ouder dan 1 jaar. Na de inspectie vindt gericht lichamelijk onderzoek plaats op basis van de tijdens anamnese en inspectie verkregen gegevens. Bij twijfel over de hoogte van de temperatuur kan deze rectaal worden gemeten.

Bij een niet-ziek, hoestend kind met verschijnselen van een bovensteluchtweginfectie onderzoekt men het KNO-gebied. Auscultatie van de longen hoort bij hoesten een vast onderdeel van het onderzoek te zijn. Bij niet-zieke kinderen is de toegevoegde waarde echter beperkt, mede omdat de interobservervariatie bij de interpretatie van longgeluiden groot is. Dit laatste geldt ook voor de percussie van de longen bij kinderen; die is dan ook niet altijd noodzakelijk.

Een aantal auscultatieve bevindingen is echter redelijk eenduidig en relevant voor de diagnose. Een links-rechtsverschil (lokaal verminderd ademgeruis; eenzijdige rhonchi of crepitaties) kan duiden op een ernstige infectie van de lagere luchtwegen. Verspreide, weghoestbare rhonchi bij een niet-ziek kind dat is gaan hoesten tijdens of aansluitend aan een bovensteluchtweginfectie wijzen op een milde infectie van de lagere luchtwegen ('bronchitis'). Het onderscheid met een pneumonie is bij auscultatie niet altijd te maken; de mate van ziek zijn en de kans op complicaties (vooral bepaald door aanwezigheid van comorbiditeit) bepalen dan of er wordt gekozen voor antimicrobiële therapie. Een piepend verlengd exspirium duidt op obstructie van de intrathoracale luchtwegen en komt voor bij hyperreactiviteit bij een virale luchtweginfectie en bij astma. In het laatste geval let men ook op andere aanwijzingen voor een atopische constitutie (eczeem, allergische rinitis).

11.3.4 Bronchiolitis

Bronchiolitis is een virale infectie van de bronchiolen, met RSV als belangrijkste verwekker. Het merendeel van de (epidemische) RSV-infecties leidt tot milde bovensteluchtweginfecties, waarvoor de ouders de huisarts niet bezoeken. Ook RSV-bronchiolitis leidt in de regel tot matige ziekteverschijnselen. De twee tot drie dagen durende prodromale fase verloopt als een aspecifieke bovensteluchtweginfectie, vaak met koorts. Daarna ontstaat een infectie van de lagere luchtwegen met droge hoest. Hoewel koorts kan ontbreken, kan het kind dan duidelijk zieker worden en slechter gaan drinken, wat voor de ouders het moment is om de huisarts te consulteren. Bij een ernstiger beloop kunnen tachycardie en tachypneu ontstaan, soms met intrekkingen. Als de ouders melding maken van apneuaanvallen, is dat een reden voor klinische observatie. Bij auscultatie zijn beiderzijds fijne crepitaties hoorbaar en soms ook verzwakt ademgeruis. Het exspirium kan piepend zijn, wat verwarring met een eerste astma-aanval kan veroorzaken. In de regel knapt het kind in drie tot zeven dagen op.

11.3.5 Kinkhoest

Kinkhoest is een zeer besmettelijke luchtweginfectie, veroorzaakt door *Bordetella pertussis* en in ongeveer 4 procent van de gevallen door *B. parapertussis*. Verspreiding vindt plaats via druppelinfecties door hoesten. De incubatietijd is gemiddeld zeven tot veertien dagen. De 'klassieke' kinkhoest verloopt in drie stadia. Het catarrale stadium, zich presenterend als een gewone verkoudheid, duurt ongeveer twee weken. Het paroxismale stadium kenmerkt zich door de karakteristieke heftige hoestbuien, met gierende ademhaling en benauwdheid, vaak eindigend met het braken van taai slijm. Bij gevaccineerde kinderen verlopen de hoestbuien milder, waardoor het beeld minder goed herkenbaar is. Tussen de aanvallen, vaak tientallen per dag, zijn er weinig klachten. Na twee tot zes weken volgt het reconvalescentiestadium, dat tot drie maanden kan duren en waarbij het kind last heeft van hardnekkige prikkelhoest.

Kinkhoest verloopt bij zuigelingen vaak atypisch en veelal niet in de drie klassieke stadia. Juist bij deze groep kunnen apneuaanvallen cerebrale hypoxie veroorzaken, met convulsies en hersenbeschadiging als gevolg. Ook kan bronchiëctasie ontstaan. Vooral bij zuigelingen jonger dan 3 maanden kan de kinkhoestinfectie ernstig verlopen en kan ziekenhuisopname noodzakelijk zijn. Kinkhoest is een aangifteplichtige ziekte in groep B2, wat wil zeggen dat melding bij de GGD verplicht is, maar pas nadat de diagnose door kweek, PCR of serologie is bevestigd, of als het een kenmerkend klinisch beeld betreft bij een patiënt die contact heeft gehad met iemand bij wie de infectie is bevestigd.

> **Vervolg casus**
>
> U ziet een niet-zieke peuter met interesse voor zijn omgeving. Tijdens het consult hoeft hij niet te hoesten. Verder uitvragen maakt duidelijk dat de ouders zich zorgen maken over kinkhoest. Drie maanden geleden was er een geval op de peuterspeelzaal. De nachtelijke hoestbuien duren wel vrij lang, maar lijken geen typisch kinkhoestpatroon te hebben. Overdag komen geen hoestbuien voor. Bart heeft alle vaccinaties gehad. De anamnese levert verder geen bijzonderheden op. Ook bij lichamelijk onderzoek vindt u geen afwijkingen; de longen zijn schoon. De andere kinderen in het gezin hebben geen klachten. Barts moeder is niet hoogzwanger.

11.4 Aanvullend onderzoek

Bij hoestende kinderen heeft de huisarts meestal geen aanvullend onderzoek nodig. Zeker bij kinderen die niet ziek zijn, levert verdere diagnostiek geen essentiële informatie.

11.4.1 Ernstige infecties van de lagere luchtwegen

Alleen als er een discrepantie bestaat tussen de bevindingen bij lichamelijk onderzoek en de mate van ziek zijn van het kind, kan bij verdenking op pneumonie een thoraxfoto worden overwogen. Afname van materiaal voor kweek is in zo'n geval niet zinvol. Ten eerste is het verkrijgen van een representatief sputummonster bij kinderen in de praktijk niet haalbaar. Ten tweede komt resistentie tegen de gebruikelijke bacteriële verwekkers bij verder gezonde kinderen in Nederland niet voor. Ten slotte is de uitslag pas na vijf tot zeven dagen bekend; het initiële beleid wordt er niet door beïnvloed. Bij onderliggend lijden, zoals cystische fibrose en aangeboren longafwijkingen, kan dit anders liggen, maar dan wordt het beleid meestal bepaald door de kinder(long)arts. Ook bij verdenking van een corpus alienum kan een thoraxfoto worden overwogen; de toegevoegde waarde is echter vaak beperkt, omdat corpora aliena hierop vaak niet zichtbaar zijn.

Anders dan bij volwassenen levert CRP-bepaling bij kinderen geen bijdrage aan het onderscheid tussen pneumonie en andere infecties van de lagere luchtwegen. Over het nut van het gebruik van saturatiemeters in de huisartsenpraktijk bij de diagnostiek van (ernstige) luchtweginfecties bij kinderen is onvoldoende bekend.

11.4.2 Bronchiolitis

Bij verdenking op RSV-bronchiolitis kan RSV in neusspoelsel worden aangetoond met een snelle test die gebruikmaakt van PCR. In de regel is dit voor de huisarts niet zinvol. Bij milde ziekte is verdere diagnostiek niet nodig, bij een ernstig verlopend beeld zijn verdere diagnostiek en (poli)klinische observatie door de kinderarts noodzakelijk.

11.4.3 Kinkhoest

In sommige situaties kan kinkhoestdiagnostiek met behulp van kweek, PCR of serologisch onderzoek aangewezen zijn. Dit geldt vooral bij een vermoeden van kinkhoest in gezinnen met niet of onvolledig gevaccineerde kinderen (< 1 jaar) of een hoogzwangere vrouw (> 34 weken). Ook als behandeling wordt overwogen of ingezet, is bevestiging van de infectie aan te bevelen. Bij een bekende (microbiologisch vastgestelde) epidemie of bij nieuwe gevallen in de directe omgeving van een bewezen kinkhoestpatiënt is aanvullend microbiologisch onderzoek niet nodig.

Bij kinderen jonger dan 1 jaar (ongeacht de ziekteduur) en als de klachten korter bestaan dan drie weken (eerste fase tot begin tweede fase), heeft kweek of PCR de voorkeur. Tegenwoordig wordt in het laatste geval meestal eerst een PCR gedaan op nasofarynxmateriaal. Bijna alle ziekenhuis- en huisartsenlaboratoria kunnen dit onderzoek uitvoeren. Bij langer bestaande klachten (> 3 weken) zijn deze tests minder betrouwbaar en wordt serologisch onderzoek geadviseerd. Vaak is de IgG-titer tegen *B. pertussis* zo hoog dat met één serummonster kan worden volstaan; soms is een tweede monster nodig, zodat titerstijging kan worden vastgesteld. Bij de uitslag geeft het RIVM dit op het serologieformulier aan wanneer een tweede monster nodig is.

11.5 Therapie

11.5.1 Algemeen

Medicamenteuze therapie is bij hoestende kinderen zelden nodig. In bijna alle gevallen gaat het om infectieuze (virale) luchtweginfecties, die na maximaal drie weken overgaan en waar geen specifieke behandeling voor bestaat. Ook follow-up is bij deze kinderen meestal niet nodig. Het contact met de huisarts is bij deze klacht dan ook in 80 procent van de gevallen eenmalig. Van de talloze hoestverzachtende en slijmoplossende middelen die vrij verkrijgbaar zijn, is de werkzaamheid nooit aangetoond. Hooguit kan enige verlichting van de klachten worden verwacht; de kinderen worden er niet sneller beter van. Terughoudendheid van de huisarts bij het voorschrijven van deze middelen is daarom gerechtvaardigd. Een goede uitleg over het doorgaans zelfbeperkende beloop van luchtweginfecties en de minimale kans op complicaties is zijn belangrijkste taak.

11.5.2 Infecties van de lagere luchtwegen

Bij milde infecties (bronchitis) is antimicrobiële therapie niet zinvol. Voor veel Nederlandse huisartsen is dit inmiddels een bekend gegeven. Het antibioticagebruik bij deze aandoening is laag, vergeleken met de ons omringende landen.

Bij ernstige lageluchtweginfecties (pneumonie) is antimicrobiële therapie in principe wel geïndiceerd. Bij jonge zuigelingen is het vermoeden van pneumonie al voldoende voor antibiotische behandeling. Het risico op complicaties is bij hen groot. Bij wat oudere kinderen wordt de noodzaak van antimicrobiële therapie bij pneumonie bepaald door de mate van ziek zijn van het kind (koorts, dyspneu, slecht drinken, sufheid of verminderde alertheid), de aanwezigheid van relevante comorbiditeit en het risico op complicaties (respiratoire insufficiëntie, mortaliteit).

Het voorkeursmiddel is amoxicilline, 30 mg/kg per dag in drie doses gedurende vijf dagen. Bij penicillineovergevoeligheid kan azitromycine worden gegeven, 10 mg/kg in één dosis gedurende drie dagen. Vroeger werd onderscheid gemaakt tussen 'typische' en 'atypische' pneumonie. Het onderscheid is op het klinisch beeld echter niet te maken; bovendien hebben beide vormen geen specifieke verwekkers. Voor het antibiotische beleid maakt het onderscheid dus niet uit. Afhankelijk van de mate van ziek zijn van het kind bepaalt de huisarts de follow-up. Bij ernstig zieke kinderen is controle binnen 24 uur noodzakelijk. Kinderen met recidiverende lagereluchtweginfecties en met infecties die niet reageren op adequate behandeling, moeten worden verwezen naar de tweede lijn voor verdere diagnostiek en behandeling.

11.5.3 Bronchiolitis

Antibiotica zijn bij bronchiolitis niet effectief en dus niet geïndiceerd. Matig zieke zuigelingen die nog voldoende drinken, kunnen het best dagelijks worden vervolgd. Eventueel wordt symptomatisch ondersteuning gegeven met neusdruppels en luchtwegverwijders (bètasympathicomimetica). Van luchtwegverwijders is bij bronchiolitis een geringe verbetering van de klinische symptomen op de korte termijn waargenomen. Zeker wanneer het onderscheid met een eerste astma-aanval moeilijk is, kan een proefbehandeling worden overwogen. Inhalatiecorticosteroïden worden niet geadviseerd; de plaats ervan bij bronchiolitis is niet duidelijk.

Jonge zuigelingen (< 3 maanden) en kinderen met ernstige dyspneu, intrekkingen, (anamnestische) apneu en slecht drinken moeten dezelfde dag nog naar een kinderarts worden verwezen voor klinische observatie en behandeling. Ook hier is de comorbiditeit (cystische fibrose, congenitale afwijkingen van hart of longen, verminderde afweer, pre- en dysmaturiteit) medebepalend voor de ernst en het beloop van de infectie. Kinderen bij wie het risico groot is dat ze tijdens een RSV-infectie of -epidemie in het ziekenhuis terechtkomen, zoals prematuren en kinderen met aangeboren long- of hartafwijkingen, komen tegenwoordig in aanmerking voor profylactische behandeling met palivizumab (een humaan monoklonaal antilichaam). Tijdens het RSV-seizoen krijgen deze kinderen maandelijks een intramusculaire injectie via de behandelend kinderarts.

11.5.4 Kinkhoest

Antibiotische behandeling is alleen zinvol zolang de bacterie nog aanwezig is, dus in de eerste twee weken, tijdens de catarrale fase en het begin van de paroxismale fase. Hoewel het niet vaststaat dat behandeling tot verkorting van de ziekteduur leidt, vermindert de besmettelijkheid in ieder geval wel. Verder kan men proberen om de klachten te verlichten met hoestdempende of slijmoplossende middelen; veel effect is er echter niet van te verwachten. Bij voorkeur worden macroliden voorgeschreven. Aan kinderen tot 12 jaar geeft men azitromycine, 10 mg/kg eenmaal daags gedurende drie dagen; daarboven kan de volwassen dosering worden gegeven

(500 mg eenmaal daags gedurende drie dagen). Profylactische behandeling kan worden overwogen binnen drie weken na aanvang van de hoestbuien bij de indexpatiënt, als in het gezin een zuigeling van jonger dan drie maanden aanwezig of als de moeder hoogzwanger is (> 34 weken). Bij zwangerschap en lactatie gaat de voorkeur bij (profylactische) behandeling uit naar erytromycine (4 maal daags 500 mg gedurende 7 dagen). De NHG-patiëntenbrief *Kinkhoest* bevat nuttige informatie voor de patiënt en zijn omgeving en is een waardevolle aanvulling op de mondelinge voorlichting.

> **Vervolg casus**
>
> Het is zeer onwaarschijnlijk, maar niet uitgesloten, dat Bart kinkhoest heeft. De aanvallen zijn niet typisch, het geval van kinkhoest op het kleuterdagverblijf is te lang geleden en hij heeft al zijn vaccinaties gehad. Hij is niet ziek. De longen zijn schoon, dus een pneumonie is ook onwaarschijnlijk. Er zijn geen risicofactoren bij Bart en geen risicopatiënten in zijn omgeving. Antibiotische behandeling met een macrolide heeft voor Bart zelf geen voordelen. U besluit dat er waarschijnlijk sprake is van een wat geprotraheerd verlopende virale luchtweginfectie. U legt dit uit aan de vader. Hij gaat akkoord met een afwachtend beleid. Hij zal terugkomen als de hoestklachten persisteren.

11.6 Conclusie

Hoesten bij kinderen levert de huisarts meestal geen diagnostische of therapeutische problemen op. Het betreft veelal virale luchtweginfecties met een kortdurend en in de regel gunstig beloop, waarbij therapeutisch ingrijpen niet nodig is. Alleen als het kind een zieke indruk maakt en de kans op complicaties verhoogd is, moet de huisarts alert zijn op ernstige infecties van de lagere luchtwegen. Deze infecties vergen antibiotische behandeling. Bij zuigelingen is waakzaamheid gewenst bij een vermoeden van bronchiolitis of kinkhoest.

Leesadvies

Brand PLP, Rottier BL. Kinderlongziekten. Houten: Bohn Stafleu van Loghum; 2005.
Verheij ThJM, Hopstaken RM, Prins JM, Salomé PhL, Bindels PJE, Ponsioen BP, et al. NHG-standaard Acuut hoesten. Huisarts Wet. 2011;54;68-92.
Sachs APE, Jongh TOH de, Verheij ThJM, Broek PJ van den. Hoesten. In: Jongh TOH de, Vries H de, Grundmeijer HGLM (red). Diagnostiek van alledaagse klachten. Houten: Bohn Stafleu van Loghum; 2005, 357-74.

Koorts

R. Oostenbrink en H.C.P.M. van Weert

12.1 Inleiding – 142

12.2 Epidemiologie – 142

12.3 Klinische presentatie – 143
12.3.1 Leeftijd – 144
12.3.2 Temperatuur – 144
12.3.3 Toxisch zieke indruk – 145
12.3.4 Petechiën – 147
12.3.5 Meningeale prikkeling – 147
12.3.6 Convulsies – 147
12.3.7 Overig – 147

12.4 Aanvullend onderzoek – 148
12.4.1 Urineonderzoek – 148
12.4.2 Fecesonderzoek – 148
12.4.3 Thoraxfoto – 148
12.4.4 Bloedonderzoek – 149
12.4.5 Liquoronderzoek – 149

12.5 Beleid – 149

12.6 Conclusie – 151

Leesadvies – 151

12.1 Inleiding

Koorts bij een kind veroorzaakt vaak grote zorg bij de ouders en is een frequente reden voor doktersbezoek. Van elke 1000 kinderen jonger dan één jaar bezoeken er 164 de huisarts vanwege koorts, van elke 1000 1- tot 4-jarigen zijn dat er 57. In 5-40 procent van de gevallen leveren anamnese en lichamelijk onderzoek geen duidelijk focus op voor de koorts. Vooral koorts zonder focus zorgt voor een diagnostisch dilemma. Meestal zijn onschuldige (virale) infecties de oorzaak, maar het missen van een ernstige bacteriële infectie (sepsis) kan fatale gevolgen hebben. Door de nieuwe vaccinaties in het Rijksvaccinatieprogramma (RVP) ziet de huisarts minder vaak ernstige bacteriële infecties, maar daardoor vermindert ook de expertise die nodig is om deze infecties te herkennen. Bij ongeveer 1 procent van de kinderen met koorts die de huisarts ziet, is er sprake van een ernstige bacteriële infectie. De huisarts verwijst ongeveer 7 procent van de kinderen met koorts naar de tweede lijn en start antibioticabehandeling bij ongeveer 35 procent. In dit hoofdstuk komen de ziektebeelden aan bod die koorts kunnen veroorzaken en de klinische bevindingen die schatting van het risico van een ernstige infectie mogelijk maken. Omdat koorts vooral bij jonge kinderen voorkomt en ernstige ziekte bij hen zich weinig specifiek presenteert, speelt het probleem van koorts zonder focus vooral bij kinderen jonger dan 36 maanden.

Casus

Een jongetje van 2,5 jaar heeft vier dagen koorts tot 41 °C, gepaard gaande met braken en milde hoest. Aanvullende informatie tijdens de beoordeling door de huisarts levert verkoudheid, hoofdpijn en verminderde inname en diurese op, maar geen diarree. Hij is gevaccineerd volgens het RVP. Bij lichamelijk onderzoek worden een snelle ademhaling zonder intrekkingen en mild gezwollen halsklieren gevonden. Er is geen nekstijfheid en er zijn geen afwijkingen bij verdere beoordeling van KNO-gebied, huid, hart en longen. Urineonderzoek (nitriet en sediment) is negatief. De huisarts vindt het kind een vrij zieke indruk maken en verwijst het naar de SEH vanwege koorts zonder focus. Daar wordt een matig ziek kind gezien met een goede perifere circulatie en hydratietoestand. De hartfrequentie is 120/min, de lichaamstemperatuur 41 °C, de ademhalingsfrequentie 48/min. Er is geen meningeale prikkeling en ook geen duidelijk focus voor de koorts. Differentiaaldiagnostisch wordt gedacht aan een bovensteluchtweginfectie, pneumonie, een urineweginfectie en gastro-enteritis. Bloedkweek en urinekweek worden ingezet. Het bloedonderzoek levert als afwijkende bevindingen een leukocytengetal op van $20,7 \times 10^9$/l en een CRP van 240 mg/l. Het urineonderzoek is normaal. De thoraxfoto toont een infiltraat in de rechter bovenkwab. Vanwege het braken wordt het kind opgenomen voor intraveneuze antibiotische behandeling. Na 24 uur is de temperatuur genormaliseerd en is het kind goed opgeknapt; het wordt ontslagen met orale antibiotica. De bloedkweek blijft negatief. Op grond van de symptomatologie, het bloedonderzoek en de afwijkingen op de thoraxfoto wordt achteraf de diagnose bacteriële pneumonie gesteld. Het kind herstelt voorspoedig.

12.2 Epidemiologie

Het spectrum van verwekkers is leeftijdsspecifiek en wordt beïnvloed door de vaccinatiestatus. Bij pasgeborenen zijn *Streptococcus agalactiae* (groep B-streptokokken), *Escherichia coli*,

Tabel 12.1 Voorkomen van infectieziekten per 1000 kinderen in de huisartsenpraktijk.

aandoening	incidentie
bacteriële infecties	
– pneumonie	10,3
– urineweginfecties	10,3
– infecties van de ledematen	0,4
– meningitis en sepsis	0,7
virale infecties	
– virale exantheemziekten	26,5
– overige systemische virale ziekten	13,7
– bovensteluchtweginfecties	678,4
– infecties van de lagere luchtwegen	132,9
– gastro-intestinale infecties	105,6

Bron: Van den Bruel et al., 2005.

Listeria monocytogenes en gramnegatieve *Enterobacteriaceae* belangrijke pathogenen. Virale verwekkers als herpes- en enterovirussen kunnen in deze leeftijdsgroep bovendien levensbedreigend zijn. Het overgrote deel van de infecties bij kinderen ouder dan 1 maand met koorts betreft virale verwekkers. Sinds Hib- en pneumokokkenvaccinatie vanaf de tweede maand plaatsvindt, is de frequentie van ziekte veroorzaakt door deze verwekkers sterk gedaald. Dit geldt vooral voor kinderen ouder dan 3 maanden; na twee vaccinaties is de beschermingsgraad al 80-90 procent. Sinds 2011 krijgen zuigelingen een 10-valent pneumokokkenvaccin (zie hoofdstuk 5), waarin de meest frequente verwekkers van invasieve pneumokokkeninfecties zijn vertegenwoordigd.

Pneumonie (50 procent) en urineweginfectie (25-40 procent) zijn de meest voorkomende bacteriële infecties bij kinderen met koorts (◘ tabel 12.1); meningitis en sepsis komen slechts bij 0,1-1 procent van hen voor, maar zijn wel het meest bedreigend. Voor specifieke verwekkers van luchtweginfecties wordt verwezen naar hoofdstuk 11, voor sepsis en meningitis naar hoofdstuk 21.

12.3 Klinische presentatie

Er is veel geschreven over 'alarmsymptomen' als indicatoren voor ernstige bacteriële infecties. Deze alarmsymptomen zijn echter vooral gebaseerd op onderzoek bij kinderen op de SEH, die de eerstelijnsbeoordeling meestal al gepasseerd zijn. Bepaalde krachtige voorspellende alarmsymptomen, zoals gallig braken en neurologische verschijnselen, komen zelden voor in de huisartsenpraktijk en helpen dus weinig of niet bij de beoordeling van de grote groep kinderen met koorts. Bovendien gaat het daarbij om kinderen met een blanco voorgeschiedenis of specifiek geselecteerde patiëntengroepen. Alarmsymptomen zijn vooral bij jonge kinderen aspecifiek of treden pas laat in het ziekteproces op. Vooral de afwezigheid van alarmsymptomen levert een bijdrage aan het uitsluiten van ernstige infecties (◘ tabel 12.2). Toch kunnen minder

◘ **Tabel 12.2** Rochestercriteria: argumenten voor een laag risico van ernstige bacteriële infectie bij zuigelingen jonger dan 1 maand met koorts.

niet-toxisch ziek (◘ tabel 12.3)	voedselinname
	activiteit, alertheid
	spiertonus, affect
	perifere circulatie, ademhaling
tevoren gezond	à terme
	geen onverklaarde hyperbilirubinemie
	geen voorgaande antibiotische behandeling
	niet eerder opgenomen geweest
	geen onderliggende ziekte
geen infectiefocus	huid, weke delen, bot, gewrichten, oren
geen afwijkingen bij aanvullend onderzoek	leukocytengetal 5-15 ×10^9
	staafkernigegranulocytengetal < 1,5 × 10^9/l
	trombocytengetal > 150 × 10^9/l
	urinesediment bevat < 10 leukocyten per veld of leukocytenesterasetest negatief
	nitrietreactie negatief

krachtige voorspellers die meer frequent aanwezig zijn, vaak juist wel behulpzaam zijn bij de beoordeling. Zo blijkt de aanwezigheid van het symptoom 'bezorgdheid ouder' omdat het kind 'anders is dan anders' een belangrijke voorspeller van ernstige aandoeningen. ◘ Tabel 12.3 geeft een overzicht van de alarmsymptomen. Van een aantal relevante klinische symptomen wordt de bijdrage aan de risicoschatting besproken.

12.3.1 Leeftijd

Leeftijd is een belangrijke parameter bij het schatten van het risico van ernstige (bacteriële) infectie of bacteriëmie. Bij jonge zuigelingen is koorts een diagnostisch probleem vanwege de aspecifieke presentatie. Bovendien is bij hen het risico van ernstige en gecompliceerd verlopende infecties groter, omdat hun immunologische respons nog suboptimaal is en omdat andere pathogene verwekkers een rol kunnen spelen dan bij oudere kinderen. De risicoschatting op basis van leeftijd wordt in belangrijke mate beïnvloed door de vaccinatiestatus, die dus een rol speelt bij de beoordeling.

12.3.2 Temperatuur

De rectaal gemeten lichaamstemperatuur varieert normaliter tussen 36,1 en 37,8°C. Van koorts is sprake als de rectale temperatuur > 38,0 °C is. Bij kinderen jonger dan 3 maanden is zowel bij hyperpyrexie (≥ 39,0°C) als bij hypothermie (< 36,0°C) de kans op bacteriële infecties

Tabel 12.3 Alarmsymptomen bij kinderen ouder dan 1 maand.

kleur en circulatie	bleek of cyanotisch
	capillairevullingstijd verlengd
	gemarmerd, grauw
activiteit	valt snel in slaap, moeilijk wekbaar
	zwak of juist schril huilend
	huilt continu of reageert nauwelijks
	lacht niet, angstig, uitdrukkingsloos
respiratoir	kreunen
	tachypneu (6-12 maanden: > 50/min; 12 maanden: > 40/min)
	percutane saturatie < 94%
	thoraxintrekkingen
hydratatie	verlaagde huidturgor
overig	hoge koorts (0-3 maanden: > 38°C; 3-6 maanden: > 39°C)
	petechiën
	bomberende fontanel, meningeale prikkeling
	status epilepticus
	focaal insult
	focale neurologische symptomen
	gallig braken
algemeen	bezorgdheid ouders; kind is 'anders dan anders'

Bronnen: Van den Bruel et al, 2010; NICE, 2007.

verhoogd. Bij zuigelingen is bovendien koorts die langer duurt dan 48 uur een onafhankelijke voorspeller van bacteriële infecties. Bij kinderen ouder dan 3 maanden neemt de kans op bacteriële infecties geleidelijk toe met het stijgen van de lichaamstemperatuur. De waarde hiervan is echter beperkt, gezien het frequente gebruik van antipyretica; de respons op paracetamol is niet gerelateerd aan de aard van de verwekker.

12.3.3 Toxisch zieke indruk

De algemene indruk van het kind, namelijk of het toxisch ziek oogt of niet, is een belangrijke voorspeller van bacteriëmie (tabel 12.2). Hiervoor is een scoresysteem ontwikkeld: de Yale Observation Scale (YOS) voor kinderen ouder dan 3 maanden (tabel 12.4). Op basis van de zes kenmerken huilgedrag, troostbaarheid, alertheid, kleur, hydratietoestand en speelsheid, elk onderverdeeld in drie gradaties van ernst met een waarde van 1, 3 of 5 punten, wordt een totale score berekend. De hoogte van de YOS-score is gerelateerd aan de kans op ernstige infecties. Bij

◘ Tabel 12.4 Young Infant Observation Scale (YIOS) en Yale Observation Scale (YOS).

onderdeel	normaal (1 punt)	matig gestoord (3 punten)	ernstig gestoord (5 punten)
YIOS (voor kinderen < 3 maanden)			
ademhaling	krachtig	tachypneu, mild kreunen	intrekkingen, kreunen, apneu
activiteit	spontaan, actief	verminderde activiteit	geen spontane activiteit
spiertonus	normaal	verminderd	zwak
alertheid	wakker of goed te wekken na stimulus	forse stimulus nodig voor wekken, sluit ogen als wakker	niet wekbaar of valt snel in slaap
kleur	roze extremiteiten	koude extremiteiten	bleek, cyanose of gemarmerd
voedselinname	drinkt krachtig	zuigt zwak, kortdurend	geen aanzet tot drinken
speelsheid	lacht, vrolijk	kort lachen of kort aandacht te trekken, goed te troosten	geen lach, expressieloos, aandacht niet te trekken, niet te troosten
YOS (voor kinderen > 3 maanden)			
huilgedrag	krachtig	minder krachtig	zwak of kreunend
troostbaarheid	troostbaar	moeilijk te troosten	geen reactie op troosten
alertheid	wakker, of goed te wekken na stimulus	forse stimulus nodig voor wekken, sluit ogen indien wakker	niet wekbaar, of valt snel in slaap
kleur	roze extremiteiten	koude extremiteiten	bleek, cyanose of gemarmerd
hydratietoestand	normale huidturgor, vochtige slijmvliezen	huidturgor normaal, slijmvliezen droog	verminderde huidturgor of droge slijmvliezen, diep liggende ogen
speelsheid	lacht, vrolijk	kort lachen of kort aandacht te trekken, goed te troosten	geen lach, expressieloos, aandacht niet te trekken, niet te troosten

Bron: Bonadio, 1995.

kinderen jonger dan 3 maanden is een aantal YOS-criteria nog onvoldoende evalueerbaar; bij hen wordt de Young Infant Observation Scale (YIOS) gebruikt, met als criteria ademhaling, spontane activiteit, spiertonus, alertheid, kleur, voedselinname en speelsheid (◘ tabel 12.4). Van toxisch ziek wordt bij kinderen jonger dan 3 maanden gesproken als ten minste één kenmerk afwijkend is (YIOS > 7). In een recente meta-analyse bleek de waarde van de Y(I)OS voor het uitsluiten van ernstige infecties beperkt; aanvullende klinische kenmerken blijven nodig bij de beoordeling.

12.3.4 Petechiën

De aanwezigheid van petechiën is een alarmteken tot het tegendeel bewezen is. Meningokokkenziekte wordt gezien bij 2-8 procent van de kinderen met koorts en petechiën. Petechiën die alleen aanwezig zijn boven de tepels en petechiën die te verklaren zijn door een mechanische oorzaak, zoals hoesten, zijn vaker aanwezig bij kinderen zonder ernstige infectie.

12.3.5 Meningeale prikkeling

Het onderzoek naar meningeale prikkeling is bij jonge kinderen lastig uitvoerbaar. De typische tekenen van meningeale prikkeling, zoals positieve manoeuvres van Kernig en Brudzinski I en II, zijn bij hen niet erg betrouwbaar. Hetzelfde geldt voor kinderen met verminderd bewustzijn. Minder typische kenmerken van meningeale prikkeling bij jonge kinderen zijn luierpijn, een bomberende fontanel en bij kinderen die kunnen zitten het driepootfenomeen. Bij het zitten met gestrekte benen steunt het kind daarbij op de naar achter geplaatste armen. Bij 70 procent van de kinderen met een van deze symptomen blijkt echter geen bacteriële meningitis aanwezig te zijn. Bij bijna de helft van de kinderen met meningeale prikkeling zonder meningitis was lymfadenopathie aanwezig. Anderzijds blijkt meningeale prikkeling afwezig te zijn bij 50 procent van de kinderen met meningitis.

12.3.6 Convulsies

Ongeveer 3-4 procent van alle kinderen maakt wel eens een convulsie bij koorts door. Convulsies zijn meestal voorbijgaand en ze zijn zelden het enige symptoom van meningitis. Bij het schatten van de kans op ernstig onderliggend lijden is vooral het aanvullend klinisch onderzoek van belang. De kans op bacteriële meningitis neemt toe als de convulsie gepaard gaat met focale verschijnselen of langer dan vijftien minuten duurt en als er afwijkingen zijn bij lichamelijk en neurologisch onderzoek. Na een convulsie kunnen nog een uur lang postictale verschijnselen aanwezig zijn, zoals een licht verminderd bewustzijn en hemiparese. Bij kortdurende gegeneraliseerde convulsies bij kinderen ouder dan 3 maanden met koorts zonder alarmsymptomen, die bij verder lichamelijk onderzoek na de postictale fase geen afwijkingen en geen alarmsymptomen vertonen, is de kans op een ernstige bacteriële infectie klein. Er is dan geen indicatie voor invasief onderzoek zoals een lumbale punctie. Convulsies bij kinderen jonger dan 3 maanden of ouder dan 5 jaar, herhaalde convulsies in dezelfde koortsperiode, convulsies met een duur van meer dan vijftien minuten en convulsies met focale kenmerken moeten leiden tot verwijzing voor herbeoordeling in de tweede lijn.

12.3.7 Overig

Andere bevindingen die gerelateerd zijn aan een verhoogde kans op bacteriële infecties zijn diarree en verminderde diurese in de anamnese en tachypneu (> 50/min, mede afhankelijk van de leeftijd) en subcostale, intercostale of jugulaire intrekkingen bij lichamelijk onderzoek. Bij kinderen jonger dan 3 maanden verhoogt een voorgeschiedenis met perinatale problematiek en ziekenhuisopnamen de kans op bacteriële infecties. Ook bij kinderen met onderliggend lijden, zoals sikkelcelanemie, asplenie en primaire of secundaire (door geneesmiddelen geïnduceerde) immunodeficiëntie, moet natuurlijk sneller verdere diagnostiek plaatsvinden. Bij aanwijzingen voor een lokale infectie moet worden overwogen of de mate van ziek zijn past bij de veronderstelde diagnose. Bij een ernstig ziek kind met tekenen van een bovensteluchtweginfectie moet verder gezocht worden naar de oorzaak van het ziek zijn.

12.4 Aanvullend onderzoek

12.4.1 Urineonderzoek

Urineweginfecties zijn de op een na vaakst voorkomende bacteriële infecties bij kinderen met koorts. De symptomen zijn weinig specifiek, maar de langetermijngevolgen van een gemiste diagnose kunnen ernstig zijn. Daarom moet men bij kinderen jonger dan 2 jaar met koorts zonder duidelijk focus altijd urineonderzoek verrichten en bij oudere kinderen als de koorts na drie dagen nog bestaat. Bij een positieve reactie op leukocytenesterase of nitriet moet een urineweginfectie als diagnose worden overwogen en moet een niet-gecontamineerde kweek worden ingezet (katheterurine bij niet-zindelijke kinderen en midstreamurine bij zindelijke kinderen). Omdat bij kinderen jonger dan 3 maanden met koorts zonder duidelijk focus het oriënterend urineonderzoek (glucose, eiwit en nitriet) onvoldoende betrouwbaar is, moet bij hen altijd een urinekweek worden ingezet.

12.4.2 Fecesonderzoek

Bij een kind met koorts zonder focus kan bloederige of slijmerige diarree wijzen op een invasieve bacteriële darminfectie, net als de bevinding van meer dan vijf leukocyten per gezichtsveld bij microscopisch fecesonderzoek. Vanwege het gecompliceerde beloop van salmonellagastro-enteritis bij kinderen jonger dan 3 maanden wordt een feceskweek aanbevolen als de ontlasting bloed of slijm bevat.

12.4.3 Thoraxfoto

Het routinematig aanvragen van thoraxfoto's bij kinderen met koorts zonder duidelijk focus is niet geïndiceerd. Zelfs als er focale afwijkingen op de foto zichtbaar zijn, is de kans op bacteriële pneumonie slechts 30 procent. Tekenen van een infectie van de lagere luchtwegen zijn hoesten, neusvleugelen, tachypneu (> 50/min), subcostale, intercostale of jugulaire intrekkingen en afwijkende bevindingen bij auscultatie van de longen. De diagnose pneumonie is waarschijnlijk bij kinderen met symptomen van koorts en hoesten in combinatie met tekenen van tachypneu, dyspneu of desaturatie. Bij kinderen met koorts zonder duidelijk focus en een ziekteduur langer dan drie dagen, die een zieke indruk maken, is een thoraxfoto aangewezen ter uitsluiting van pneumonie.

12.4.4 Bloedonderzoek

Leukocytengetal. Bij kinderen jonger dan 3 maanden is zowel leukopenie ($< 5{,}0 \times 10^9$/l) als leukocytose ($> 15{,}0 \times 10^9$/l) en trombocytopenie ($< 150 \times 10^9$/l) gerelateerd aan bacteriëmie, sepsis en ernstige bacteriële infecties. Bij oudere kinderen met koorts neemt de kans op bacteriële infecties toe met het leukocytengetal. Naast het CRP heeft het leukocytengetal echter geen aanvullende diagnostische waarde.

CRP. Bij een ziekteduur langer dan twaalf uur wijst een duidelijke stijging van het CRP op een ernstige bacteriële infectie. Bij de meeste virale infecties wordt een laag CRP (20-40 mg/l) gevonden, maar er zijn uitzonderingen. Een CRP > 40 mg/l is een alarmsignaal; dan is aanvullend focusonderzoek naar bacteriële infecties noodzakelijk.

Bloedkweek. De bloedkweek geeft definitief uitsluitsel over de aanwezigheid van bacteriëmie. De uitslag komt echter pas na 24-72 uur, terwijl tussentijds complicaties kunnen zijn opgetreden als sepsis en focale infecties. Als de bloedkweek na 48 uur nog geen groei toont, is de kans op bacteriëmie klein.

12.4.5 Liquoronderzoek

Celverhoging ($> 5 \times 10^6$/l) in de liquor in combinatie met een positieve liquor- of bloedkweek of met de isolatie van een virale verwekker uit liquor, bloed of feces, bevestigt de diagnose meningitis. Het directe grampreparaat geeft sneller een uitslag dan de liquorkweek, maar detecteert slechts 75-80 procent van de bacteriële meningitiden. De uitslag van de liquorkweek bepaalt het beleid.

12.5 Beleid

De empirische behandeling van het kind met koorts zonder focus is gebaseerd op de epidemiologie van de verwekkers en de leeftijdgerelateerde kans op ernstige infectie.

Bij kinderen jonger dan 1 maand is koorts zonder focus een diagnostisch probleem vanwege het gebrek aan specificiteit van de symptomen, de suboptimale immuunrespons en de kans op andere pathogene verwekkers dan bij oudere kinderen. Verder kunnen zelfs virale verwekkers bij hen levensbedreigend zijn. Alle pasgeborenen met koorts ($\geq 38{,}0\,°C$) of hypothermie ($< 36{,}0\,°C$) moeten worden opgenomen ter observatie. Het aanvullend onderzoek omvat bloedbeeld, CRP, urineonderzoek en kweken van bloed en urine. Bij afwijkende bevindingen en bij alarmsignalen (❏ tabel 12.1 en 12.3) wordt parenterale therapie met antibiotica gestart; bovendien moeten liquoronderzoek en behandeling met aciclovir worden overwogen. Als de kweken na 48 uur nog steeds negatief zijn en het klinisch beeld geen aanleiding geeft tot voortzetten van de behandeling, kan deze worden gestaakt.

Bij kinderen tussen 1 en 36 maanden kunnen de klinische alarmsignalen de beslissing om te verwijzen naar de kinderarts vergemakkelijken (❏ tabel 12.2 en 12.3). In ❏ figuur 12.1 is het beleid samengevat in een stroomdiagram. Bij het beleid spelen specifieke kenmerken van het kind, zoals voorgeschiedenis en vaccinatiestatus, en de omgeving, zoals seizoensinvloeden, uiteraard een rol. Kinderen jonger dan 3 maanden verschillen voornamelijk van oudere kinderen wat de immunisatiegraad tegen Hib en pneumokokken betreft, maar daarnaast is ook het risico van complicaties groter. Bovendien is de klinische beoordeling van oudere kinderen gemakkelijker.

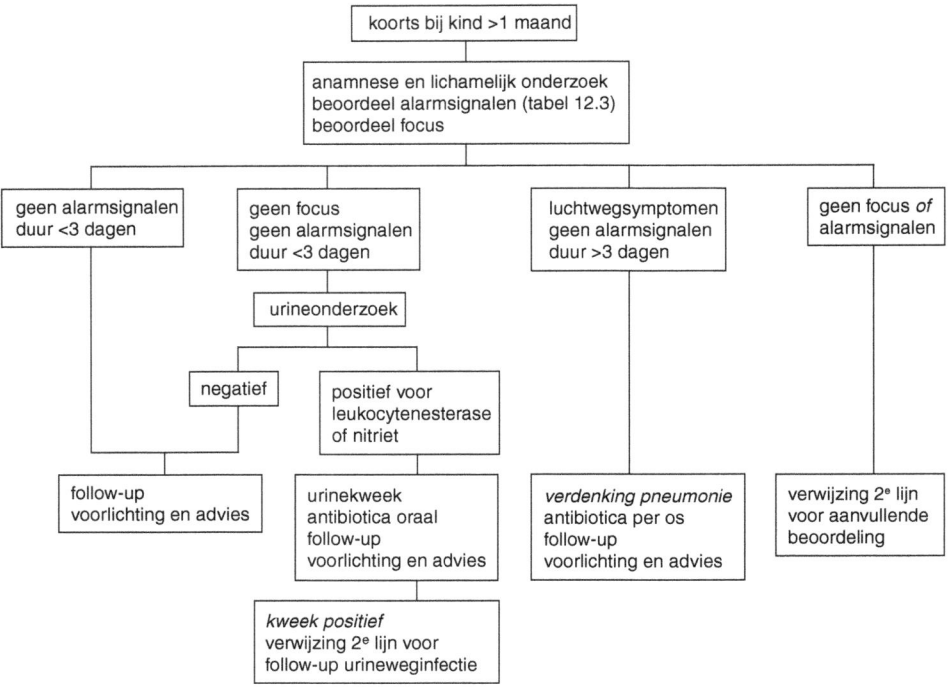

Figuur 12.1 Kind met koorts ouder dan één maand.

De huisarts kan onder bepaalde voorwaarden empirische orale behandeling starten met antibiotica, gericht op de meest voorkomende bacteriële infecties, dus op pneumonie en urineweginfectie. Behandeling is gerechtvaardigd bij kinderen met langer bestaande koorts en ofwel tekenen van pneumonie, of afwijkend urineonderzoek. Voor aanvang ervan moet een urinekweek zijn ingezet. De klinische toestand (niet ernstig ziek, geen dehydratie, voldoende vochtinname), de sociale situatie en de mogelijkheid van follow-up bepalen mede of dit beleid haalbaar is. Antibiotische therapie is niet geïndiceerd bij niet-toxisch zieke kinderen met koorts zonder focus. Het risico op complicaties van occulte bacteriëmie is gering, terwijl behandeling van de bacteriëmie het risico van meningitis niet verhoogt. Het verantwoord (restrictief) voorschrijven van antibiotica vermindert ten slotte het risico op resistentieontwikkeling. Complicaties van salmonellagastro-enteritis zijn vooral te verwachten bij kinderen jonger dan 3 maanden. Bij verdenking van een invasieve darminfectie moet bij hen een feceskweek worden ingezet. Overigens is er bij deze presentatie geen indicatie voor empirische antibiotische behandeling.

Verwijzing

Zoals in figuur 12.1 is aangegeven, moet verwijzing altijd plaatsvinden als er geen focus voor de koorts aantoonbaar is, terwijl er wel alarmsignalen zijn. Als beoordeling in de tweede lijn alarmsignalen of afwijkende laboratoriumbevindingen oplevert, wordt het kind opgenomen voor parenterale antibiotische behandeling. In afwezigheid daarvan wordt een afwachtend beleid gevoerd. Ook bij kinderen met een laag risico zijn ernstige infecties echter niet op voorhand uit te sluiten. Dat houdt in dat goede follow-up nodig is; deze kan goed door de huisarts worden verricht, mits herbeoordeling op korte termijn mogelijk is. Verder moeten de ouders goed worden geïnstrueerd over het te verwachten beloop en de noodzaak om snel contact op te nemen met huisarts of ziekenhuis wanneer de ziekte verergert.

12.6 Conclusie

Het meeste wetenschappelijk onderzoek naar kinderen met koorts is gedaan in ziekenhuizen, op de afdelingen SEH en kindergeneeskunde. De bevindingen zijn daarom moeilijk extrapoleerbaar naar de huisartsenpraktijk, maar enkele algemene aanbevelingen kunnen wel worden gedaan. De klinische presentatie van zuigelingen jonger dan 1 maand met koorts of hypothermie zonder duidelijk lokaliserende symptomen voorspelt de ernst van de onderliggende infectie onvoldoende; verwijzing is nodig voor beoordeling en aanvullend onderzoek. Bij kinderen van 1-36 maanden met ook na adequaat aanvullend onderzoek onverklaarde koorts kan de keuze voor verwijzing door de huisarts worden gebaseerd op de klinische presentatie. Vooral de afwezigheid van risicofactoren maakt het uitsluiten van ernstige infecties mogelijk. Empirische orale behandeling met antibiotica komt in aanmerking bij matig zieke kinderen met langer bestaande koorts en tekenen van pneumonie of urineweginfectie.

Verwijzing is nodig bij kinderen met koorts zonder focus bij wie alarmsignalen aanwezig zijn. Opname voor parenterale antibiotische behandeling is geïndiceerd als bij herbeoordeling in de tweede lijn klinische alarmsignalen of afwijkende laboratoriumuitslagen worden gevonden. Bij andere kinderen is een afwachtend beleid verantwoord, mits goede afspraken met de ouders en goede follow-up mogelijk zijn. De ouders moeten weten bij welke alarmsymptomen of verergering van de symptomen ze contact moeten zoeken en bij wie ze daarvoor terecht kunnen.

Leesadvies

Almond S, Mant D, Thompson M. Diagnostic safety-netting. Br J Gen Pract. 2009;59:872-4.
Berger MY, Boomsma LJ, Albeda FW, Dijkstra RH, Graafmans TA, Laan JR van der, et al. NHG-Standaard Kinderen met koorts (Tweede herziening). Huisarts Wet. 2008;51:287-96.
Bruel A van den, Haj-Hassan T, Thompson M, Buntinx F, Mant D; European Research Network on Recognising Serious Infection investigators. Diagnostic value of clinical features at presentation to identify serious infection in children in developed countries: a systematic review. Lancet. 2010;375:834-45.
Bruel A van den, Thompson MJ, Haj-Hassan T, Stevens R, Moll H, Lakhanpaul M, Mant D. Diagnostic value of laboratory tests in identifying serious infections in febrile children: systematic review. BMJ. 2011;342:d3082.
Craig JC, Williams GJ, Jones M, Codarini M, Macaskill P, Hayen A, et al. The accuracy of clinical symptoms and signs for the diagnosis of serious bacterial infection in young febrile children: prospective cohort study of 15 781 febrile illnesses. BMJ. 2010;340:c1594.
Geurts DHF, Moll HA. Alarmsymptomen van meningitis bij kinderen met koorts. Ned Tijdschr Geneeskd. 2010;154:A2293.
National Institute for Health and Clinical Excellence. Feverish illness in children: Assessment and initial management in children younger than 5 years. NICE; 2007. ▶ www.nice.org.uk/guidance/CG47/NICEGuidance.
Thompson MJ, Harnden A, Del Mar C. Excluding serious illness in feverish children in primary care: restricted rule-out method for diagnosis. BMJ. 2009;338:b1187.

Oorpijn

R.A.M.J. Damoiseaux

13.1   Inleiding – 154

13.2   Epidemiologie – 154
13.2.1 Incidentie – 154
13.2.2 Risicofactoren – 154

13.3   Diagnostiek – 155
13.3.1 Anamnese en onderzoek – 155
13.3.2 Aanvullend onderzoek – 156

13.4   Therapie – 156

13.5   Verwijzen – 156

13.6   Conclusie – 157

        Leesadvies – 157

13.1 Inleiding

Oorpijn is een veelvoorkomende klacht bij kinderen. Een enquête in het kader van de *Tweede Nationale Studie naar ziekten en verrichtingen in de huisartspraktijk* onder kinderen tot 18 jaar vermeldde dat 5,6 procent van de kinderen in de afgelopen twee weken oorpijn had gehad. Het merendeel van de kinderen die voor oorpijn bij de huisarts komen heeft een acute middenoorontsteking. Ook persisterende effusie in het middenoor kan lichte pijnklachten veroorzaken. Ook een ontsteking van de gehoorgang komt bij kinderen voor en dan vooral in het zomerseizoen. Andere oorzaken zijn (baro)trauma, corpus alienum en mastoïditis; ook tonsillitis kan met oorpijn gepaard gaan. In dit hoofdstuk komen alleen acute otitis media en persisterende effusie aan bod.

Casus

Kees van bijna 2 jaar heeft enkele dagen koorts en moet ook hoesten. Hij is niet echt ziek, maar is wel wat stiller dan anders. Af en toe grijpt hij naar zijn oren en geeft hij pijn aan. De vader komt met hem op het spreekuur om te vragen of hij geen beginnende oorontsteking heeft. Hij heeft al tweemaal eerder een acute middenoorontsteking gehad en dat ging toen gepaard met veel pijn en huilen. Verder is Kees gezond. Nu wil vader de ellende van vorige keren voorkomen. Bij onderzoek ziet de huisarts een rustig kind met een temperatuur van 38 °C. Het onderzoek van de oren laat normale trommelvliezen zien, de keel is wat rood. Onderzoek van de longen levert geen afwijkende bevindingen op. De diagnose wordt gesteld op een bovensteluchtweginfectie en in overleg met de vader wordt een afwachtend beleid afgesproken.

13.2 Epidemiologie

13.2.1 Incidentie

Oorpijn als contactreden bij de huisarts, zonder verdere specificatie, heeft bij kinderen onder de 18 jaar een jaarincidentie van 12 per 1000. Dit betreft vooral kinderen tussen 1 en 6 jaar. Otitis media acuta heeft een jaarincidentie van 61 per 1000 en komt vooral voor in herfst en winter. Bij kinderen onder de 3 jaar is de incidentie het hoogst (165 per 1000). Otitis media met effusie heeft een jaarincidentie van 14 per 1000 en komt vooral voor bij de kinderen tot 8 jaar.

13.2.2 Risicofactoren

Oorpijn wijst in de huisartsenpraktijk vaak op een acute middenoorontsteking. Bij 60 procent van de kinderen nemen de klachten na één dag af, bij 80 procent binnen twee tot drie dagen. Na een acute middenoorontsteking hebben de meeste kinderen nog een otitis media met effusie. Na vier tot zes weken wordt die nog gezien bij de helft van de kinderen die een acute otitis media hebben doorgemaakt, na drie maanden nog bij een kwart. Kinderen onder de 2 jaar hebben vaak langer klachten; ook kan bij hen de effusie in het middenoor langer blijven bestaan. Kinderen onder de 2 jaar met een dubbelzijdige oorontsteking hebben een tweemaal zo grote kans op een langdurig beloop (langer dan drie dagen koorts of pijn; 55 procent) dan kinderen ouder dan 2 jaar met een enkelzijdige oorontsteking (25 procent).

Complicaties als mastoïditis en meningitis zijn zeldzaam. De incidentie van acute mastoïditis is 3,8 per 100.000 patiëntjaren. De belangrijkste risicogroepen zijn kinderen jonger dan 6 maanden, kinderen met anatomische afwijkingen in het KNO-gebied, zoals bij downsyndroom en palatoschisis, en kinderen met een verminderde afweer.

> **Vervolg casus**
>
> Na twee dagen komt Kees weer bij de huisarts. Hij heeft de nacht ervoor heftig gehuild in bed en gaf pijn aan in de oren. De ouders hebben hem paracetamol gegeven, wat wel enige verlichting van de pijnklachten gaf. Vanmorgen zat er allemaal troep in zijn linkeroor en was ook het kussen bedekt met bloedvlekken. Hij had nog steeds pijn in zijn oren.
> Bij onderzoek ziet de huisarts pus in het linkeroor, maar het trommelvlies is niet te zien; het rechteroor laat een vuurrood bomberend trommelvlies zien. De diagnose wordt nu gesteld op dubbelzijdige acute middenoorontsteking.

13.3 Diagnostiek

13.3.1 Anamnese en onderzoek

Als een kind bij de huisarts wordt gepresenteerd met oorpijn, vraagt deze naar de duur ervan, of de pijn aan één kant of aan beide kanten aanwezig is, of er gehoorverlies is en of er een loopoor bestaat. Ook wordt er gevraagd naar algemene symptomen als koorts, prikkelbaarheid, nachtelijke onrust, buikpijn, diarree, braken en verminderd eten en drinken. De voorgeschiedenis is eveneens van belang, zoals eerdere oorontstekingen, de aanwezigheid van buisjes en de aanwezigheid van factoren die de kans op complicaties doen toenemen.

Bij het lichamelijk onderzoek kijkt de huisarts naar de algemene indruk van het kind, dus naar de mate van ziek zijn. Dan wordt beiderzijds het trommelvlies bekeken met een otoscoop. Hierbij let hij op de kleur, de doorschijnendheid, de aanwezigheid van vaatinjectie, de stand (ingetrokken, normaal of bomberend) en de aanwezigheid van perforatie of een trommelvliesbuisje. Soms komt het trommelvlies niet à vue door pus of cerumen. Dit pus of cerumen kan voorzichtig worden verwijderd. De beoordeling van het trommelvlies bij zuigelingen kan moeilijk zijn door de onduidelijke overgang tussen het roze trommelvlies en de gehoorgang. Bij kinderen die ziek zijn of een grotere kans op complicaties hebben, let de huisarts ook op afstaan van het oor en drukpijn van het mastoïd, wat kan wijzen op mastoïditis. Een andere complicatie is meningitis, zich uitend in nekstijfheid en verminderd bewustzijn.

De diagnose acute otitis media mag alleen worden gesteld als de klachten niet langer bestaan dan drie weken. Meestal bestaat de oorpijn slechts enkele dagen. Andere obligate criteria zijn verschijnselen van acute infectie en ofwel een rood, bomberend of geperforeerd trommelvlies, of pus in de gehoorgang. Huilen kan ook leiden tot rode trommelvliezen (vaatinjectie), maar dan is er niet, zoals vaak bij acute otitis media, een verschil tussen links en rechts.

Langer bestaande klachten met doofheid wijzen meer op otitis media met effusie. Bij onderzoek wordt dan een ingetrokken trommelvlies gevonden; pathognomonisch is de aanwezigheid van luchtbellen achter het trommelvlies.

13.3.2 Aanvullend onderzoek

Voor het aantonen van effusie in het middenoor kan de huisarts tympanometrie of pneumatische otoscopie verrichten. Gehooronderzoek bij jonge kinderen met behulp van audiometrie of een fluisterspraaktest in de huisartsenpraktijk is weinig betrouwbaar.

13.4 Therapie

De behandeling van acute middenoorontsteking kan zich bij de meeste kinderen beperken tot goede pijnstilling. Een afwachtend beleid heeft de voorkeur bij niet-zieke kinderen, kinderen ouder dan 6 maanden, kinderen met een eenzijdige oorontsteking en kinderen zonder loopoor. Antibiotica, met amoxicilline als eerste keus, zijn geïndiceerd bij de kinderen bij wie de kans op complicaties groter is: kinderen jonger dan 6 maanden, kinderen met afwijkingen in het KNO-gebied en kinderen met verminderde afweer. Ook kinderen die een ernstig zieke indruk maken en kinderen die zieker worden tijdens het ziektebeloop, komen in aanmerking voor antibiotica. Dit berust overigens op consensus en niet op wetenschappelijk onderzoek, omdat bij onderzoek naar het effect van antibiotica bij acute middenoorontsteking ernstig ziek zijn vaak een exclusiecriterium is.

Wel blijkt uit een meta-analyse dat behandeling met amoxicilline zinvol is bij kinderen jonger dan 2 jaar met dubbelzijdige otitis media acuta en bij kinderen die bij presentatie een loopoor hebben: bij deze twee groepen hebben antibiotica het meeste effect op pijn en koorts. Van de kinderen met een loopoor die een placebo kregen, had 60 procent drie tot zeven dagen na aanvang van de behandeling nog pijn of koorts, van de met antibiotica behandelde kinderen slechts 24 procent. Bij kinderen jonger dan 2 jaar met dubbelzijdige otitis media acuta was dat respectievelijk 55 en 30 procent. Deze verschillen waren overigens na zeven tot tien dagen verdwenen. Bij deze twee groepen kan in overleg met de ouders dus zeker een antibioticum worden overwogen.

Otitis media met effusie verdwijnt meestal vanzelf binnen enkele maanden; het plaatsen van trommelvliesbuisjes is meestal niet nodig.

13.5 Verwijzen

Directe verwijzing naar KNO-arts of kinderarts is nodig bij verdenking van complicaties als mastoïditis en meningitis. Bij het uitblijven van verbetering 48 uur na het starten van de antibiotica, een persisterend loopoor na een antibioticakuur, een langer dan drie weken bestaande trommelvliesperforatie of frequente recidieven (drie episoden per half jaar of vier per jaar) moet verwijzing worden overwogen.

Bij otitis media met effusie verwijst de huisarts naar de KNO-arts als de klachten, zoals gehoorverlies, spraak- en taalachterstand en gedragsstoornissen, een nadelige invloed hebben op de ontwikkeling van het kind.

Leesadvies

Vervolg casus

De huisarts legt aan de vader van Kees uit dat de meeste acute middenoorontstekingen vanzelf binnen enkele dagen overgaan. De vader kan zich de vorige episoden echter nog goed herinneren en die duurden toch bijna een week. De familie gaat over twee dagen op vakantie. Het zou lastig zijn als Kees dan nog ziek is. Omdat Kees zowel een loopoor heeft als een dubbelzijdige acute oorontsteking, vindt de huisarts antibiotische behandeling wel het overwegen waard. De kans dat Kees op het moment van vertrek klachtenvrij is, is dan immers groter. Gezien de vakantieplannen en de slechte ervaringen van de vorige episoden besluit de huisarts om toch een kuur amoxicilline voor te schrijven.

13.6 Conclusie

Oorpijn bij kinderen is een frequente klacht in de huisartsenpraktijk. Meestal betreft het een acute middenoorontsteking. De diagnose is over het algemeen niet moeilijk en in de meerderheid van de gevallen kan een afwachtend beleid worden gevoerd. Bij kinderen met een grotere kans op complicaties wordt op basis van consensus geadviseerd om wel antibiotica voor te schrijven.

Leesadvies

Balen FAM van, Rovers MM, Eekhof JAH, Weert HCPM van, Eizinga WH, Boomsma LJ. NHG-standaard Otitis media met effusie (tweede herziening). In: Wiersma Tj, Goudswaard AN (red). NHG-standaarden voor de huisarts. Houten: Bohn Stafleu van Loghum; 2006, 901-912.
Damoiseaux RAMJ, Balen FAM van, Leenheer WAM, Kolnaar BGM. NHG-standaard Otitis media acuta bij kinderen (tweede herziening). Huisarts Wet. 2006;49:615-21.
Damoiseaux RAMJ, Rovers MM. AOM in children. Clin Evid. (online). 2011 May 10;2011.pii:0301.
Linden MW van der, Suijlekom-Smit LWA van, Schellevis FG, Wouden JC van der. Het kind in de huisartspraktijk. Tweede Nationale Studie naar ziekten en verrichtingen in de huisartspraktijk. Rotterdam/Utrecht: Erasmus MC/NIVEL, 2005.
Rovers MM, Glasziou P, Appelman CL, Burke P, McCormick DP, Damoiseaux RA, et al. Antibiotics for acute otitis media: an individual patient data meta-analysis. Lancet. 2006; 1429-35.

Constitutioneel eczeem

A.P. Oranje en P.J.E. Bindels

14.1 Inleiding – 160

14.2 Pathogenese – 160

14.3 Diagnose – 161

14.4 Kliniek – 161
14.4.1 Algemene aspecten – 161
14.4.2 Zuigelingenfase (0-2 jaar) – 161
14.4.3 Kinderfase (2-10 jaar) – 162
14.4.4 Adolescentiefase (volwassen fase) – 162

14.5 Voedselallergie – 162

14.6 (Differentiaal)diagnose – 163

14.7 Behandeling – 164

14.8 Complicaties – 165

14.9 Preventie – 166

14.10 Prognose – 166

Leesadvies – 166

14.1 Inleiding

Voor de naam constitutioneel eczeem bestaan er veel synoniemen, waaronder atopische dermatitis, atopisch eczeem en neurodermatitis. In Nederland is de term constitutioneel eczeem ingeburgerd, terwijl wereldwijd meestal van atopisch eczeem of atopische dermatitis wordt gesproken. In de praktijk wordt vaak volstaan met de term 'eczeem'. Wise en Sulzberger introduceerden in 1933 de naam 'atopische dermatitis' voor een al lang bekende aandoening die nauw verwant was met astmatische bronchitis en atopische rinitis. Atopie, afgeleid van het Grieks, werd door Coca en Cooke voor het eerst gebruikt om een vorm van humane overgevoeligheid aan te geven. Constitutioneel eczeem wordt samen met voedselallergie, astma en allergische rinitis gerekend tot het atopiesyndroom.

Men schat dat ongeveer 20 procent van de bevolking in de geïndustrialiseerde wereld een atopische constitutie heeft en tussen 5 en 15 procent eczeem. In Nederland wordt, overigens op basis van vrij beperkte gegevens, een percentage van 7 aangehouden. Het lijkt erop dat eczeem meer voorkomt in geïndustrialiseerde landen dan in ontwikkelingslanden. De afgelopen tien tot twintig jaar is de prevalentie van eczeem sterk toegenomen, net als die van astma. De oorzaak hiervan is onduidelijk; genoemd worden vroege blootstelling aan allergenen, het breken van de ozonlaag en luchtvervuiling.

In de huisartsenpraktijk komen de aandoeningen van huid en subcutis met 287 eerste consulten per 1000 kinderen jonger dan 18 jaar op de tweede plaats na luchtwegaandoeningen. Deze twee orgaansystemen samen omvatten bijna de helft van alle nieuwe ziekte-episoden in deze leeftijdsgroep (zie ook hoofdstuk 1). Eczeem (alle vormen) is de enige chronische aandoening in de lijst van vijftien meest voorkomende diagnosen in de huisartsenpraktijk bij kinderen jonger dan 18 jaar. Constitutioneel eczeem staat op nummer 14 in deze lijst, met een eenjaarsincidentie van 17 per 1000 kinderen.

> **Casus**
>
> Een moeder komt op uw spreekuur met haar 1-jarige zoontje Tim. Moeder vertelt dat Tim al vanaf een paar maanden na de geboorte last heeft van eczeem, vooral op zijn hoofd en romp. Het is in wisselende mate aanwezig, maar nooit helemaal weg. Aangezien zijn oudere zus bekend is met eczeem, is zij met haar zoon niet eerder langsgekomen. Ze dacht het wel te herkennen en gebruikte bij hem dezelfde middelen als bij zijn zus, met redelijk resultaat. Toch is zij wat geschrokken van recente berichten dat hormoonzalven schadelijk zijn. Ze wil daar graag meer over weten. Ook heeft zij gelezen dat voedsel een belangrijke oorzaak kan zijn. Zowel bij Tim als zijn zus is dat nooit onderzocht. De moeder vraagt zich af of het zinvol is om dat alsnog te doen.

14.2 Pathogenese

Constitutioneel eczeem is een multifactoriële, erfelijke huidziekte die vooral op de kinderleeftijd voorkomt. De pathogenese is complex. Eczeem kan samengaan met astma en atopische rinitis. De aanwezigheid ervan bij een jong kind kan wijzen op een verhoogde kans op astma op wat latere leeftijd. Bij ongeveer 70 procent van de kinderen lijden de naaste familieleden aan atopische ziektebeelden. Erfelijke factoren spelen een belangrijke rol bij het atopisch syndroom. Genoomscreening voor constitutioneel eczeem geeft aan dat er diverse links zijn met eczeem die weinig overlap vertonen met astma. Dit wekt de indruk dat bij de pathogenese van eczeem en astma verschillende genen (10-20) betrokken zijn. Er is meer overlap met de genen voor psoriasis; vermoedelijk betreft dit genen die verantwoordelijk zijn voor het ontstekingsproces. Pathologische stress kan een belangrijke verergerende factor zijn bij eczeem.

14.3 Diagnose

De diagnose constitutioneel eczeem wordt gesteld op grond van anamnese en onderzoek. Hiervoor zijn indertijd de internationale criteria van Hanifin en Rajka ontwikkeld. Er dienen bij deze criteria ten minste drie major- (hoofdkenmerken) en drie minorcriteria (niet-hoofdkenmerken) aanwezig te zijn. De hoofdkenmerken zijn jeuk, recidiverende of chronische eczeemklachten en een anamnese of familieanamnese met atopie. Deze criteria zijn echter in de praktijk niet altijd goed hanteerbaar. De voornaamste bezwaren betreffen de complexiteit van het systeem, het gebrek aan validiteit en de onvoldoende duidelijke definitie van de verschillende criteria. Om deze redenen zijn ze vervangen door de criteria van Williams. Deze diagnostische criteria voor atopisch eczeem zijn een combinatie van een jeukende huidaandoening met drie van de volgende kenmerken:
- anamnestisch gelokaliseerd in buigzijden en plooien (bij kinderen jonger dan 4 jaar op de wangen);
- anamnestisch een droge huid;
- aanvang onder de leeftijd van twee jaar;
- persoonlijke anamnese van astma of hooikoorts (bij kinderen jonger dan 4 jaar als gezinsanamnese);
- zichtbaar flexuraal eczeem (bij kinderen jonger dan 4 jaar eczeem op de wangen of de strekzijden van de extremiteiten).

Hierna worden de klinische kenmerken per leeftijdsfase beschreven, die een goede leidraad kunnen vormen bij het stellen van de diagnose.

14.4 Kliniek

14.4.1 Algemene aspecten

De huid is bij eczeem vaak droog tot extreem droog. Talg- en zweetsecretie zijn meestal verminderd. Bij inspanning kan dan ook jeuk optreden. Ook keratosis pilaris wordt veelvuldig gevonden. Het eczeem verloopt met exacerbaties en remissies. In de kliniek worden drie leeftijdsfasen onderscheiden: de zuigelingenfase, de kinderfase en de adolescentiefase. Men moet zich realiseren dat de lokalisatie van de afwijkingen leeftijdsafhankelijk is.

14.4.2 Zuigelingenfase (0-2 jaar)

Gewoonlijk begint het eczeem op de leeftijd van 1-4 maanden, meestal omstreeks de derde maand. Bij ongeveer 80 procent van de kinderen ontstaat het eczeem voor de eerste verjaardag, vrijwel altijd voor het vijfde jaar. De aandoening is gelokaliseerd op wangen en voorhoofd, romp en extremiteiten (vooral op de scheenbenen). Overal kunnen plekken voorkomen. De afwijkingen bestaan uit erytheem, squamae, papels, vesikels en crustae. In het gelaat blijft het narcosekapje (de neus-monddriehoek) vrij. Jeuk is een nadrukkelijk op de voorgrond tredend verschijnsel. In de volkstaal spreekt men bij de ernstig nattende uitingen over 'dauwworm'.

14.4.3 Kinderfase (2-10 jaar)

Na het tweede jaar treedt lichenificatie op en komt het eczeem vooral voor in de elleboogplooien en de knieholten, op de polsen en de enkels en in de hals.

14.4.4 Adolescentiefase (volwassen fase)

In de adolescentiefase zijn de afwijkingen vooral gelokaliseerd op handen, voeten en typische predilectieplaatsen als de buigzijde van de armen en de benen.

14.5 Voedselallergie

De rol van voedselallergie bij eczeem is niet geheel opgehelderd en nog steeds onderwerp van discussie. Bij ongeveer 20 procent van de patiënten met eczeem, in het bijzonder de ernstige vormen van eczeem bij jonge kinderen onder de 5 jaar, speelt voedselallergie een rol. Dieettherapie helpt bij een klein deel slechts in beperkte mate. Het nut van dieettherapie blijft daarom controversieel. In grote lijnen onderscheidt men bij eczeem twee typen voedselallergische reacties: een type I-reactie (gemedieerd door immunoglobuline E (IgE)) die gepaard gaat met urticaria, en een type dat moeilijker te diagnosticeren is en late reacties geeft. Meestal lopen deze patronen echter door elkaar heen. Bij aangetoonde voedselallergie heeft dieettherapie in ongeveer 40 procent van de gevallen een gunstige invloed op het beloop van het eczeem. Boven de leeftijd van 5 jaar heeft voedselallergie weinig directe invloed meer op het eczeem.

Koemelkallergie begint meestal in de eerste levensmaanden en verdwijnt in de regel spontaan omstreeks het tweede tot vierde levensjaar (in 95 procent van de gevallen voor de leeftijd van 5 jaar). Kippeneiwitallergie begint ook vroeg, maar verdwijnt meestal niet zo snel. Veelvoorkomende allergenen zijn verder groenten, vruchten, pinda's en vis. De belangrijkste symptomen van voedselallergie bij eczeem zijn – naast braken en diarree – jeuk en huidreacties, zoals het contacturticariasyndroom, urticaria en in mindere mate angioneurotisch oedeem. Ademhalingsproblemen komen minder frequent voor. Het contacturticariasyndroom is een van de duidelijkste symptomen. Voedselallergie kan zich dan uiten met enige urticariële roodheid rond de mond en op de handen. De kinderen kunnen huilen na voedselinname of voedsel weigeren; als ze ouder zijn, klagen ze soms over pijn of jeuk in mond of keel. Men moet nagaan of deze reacties berusten op contacturticariasyndroom of op irritatie.

Bij vermoeden van voedselallergie bij kinderen onder de 5 jaar kan de huisarts in de meeste laboratoria specifiek IgE tegen voedingsmiddelen laten bepalen ('voedselpakket'). Potentiële indicaties hiervoor worden gegeven in paragraaf 14.6. Het is echter de vraag of het onderzoek zinvol is. Een positieve RASTt wijst echter alleen op sensibilisatie. Volledig betrouwbare laboratoriumtests en andere parameters zijn er niet en er bestaan verschillende 'scholen'. De meest betrouwbare wijze om de diagnose voedselallergie te stellen, is de dubbelblinde placebogecontroleerde orale belasting, maar deze vergt een goede infrastructuur en is in de praktijk dus niet altijd te realiseren. Bij milde uitingsvormen van vermoedelijke voedselallergie kunnen ook in de huisartsenpraktijk eliminatie en provocatie worden toegepast (zie hoofdstuk 19). Provocatie is essentieel; het is de enige manier om te voorkomen dat kinderen ten onrechte langdurig voedsel wordt onthouden dat niet de oorzaak van het eczeem was. In 2012 verschijnen nieuwe landelijke richtlijnen voor de diagnostiek van koemelkallergie en voedselallergie.

Voedselallergie van het vertraagde type. Bij sommige patiënten is het mogelijk door middel van de *atopy patch test* (plakproeven) allergie van het vertraagde type gericht tegen voedsel en aeroallergenen aan te tonen. Deze test moet worden uitgevoerd door een ermee vertrouwde dermatoloog. De praktische waarde ervan is tot nu toe beperkt gebleken en de test wordt alleen nog voor onderzoeksdoeleinden uitgevoerd. De standaardisatie van het testsysteem is onvoldoende, zodat de resultaten niet altijd eenduidig zijn, en de klinische relevantie laat te wensen over. Het is dus geen indicatie voor verwijzing naar de dermatoloog.

14.6 (Differentiaal)diagnose

Op de zuigelingenleeftijd moet constitutioneel eczeem worden gedifferentieerd van juveniele seborroïsche dermatitis en eczema infantum. Eczema infantum is een aspecifieke dermatitis, die meestal overgaat in constitutioneel eczeem maar ook binnen enkele maanden kan genezen. Mengbeelden van juveniele seborroïsche dermatitis en eczeem komen voor. Bij oudere zuigelingen moeten contactallergisch eczeem, obligaat toxische dermatitis, nummulair eczeem en tinea corporis worden overwogen. Zeldzame aandoeningen als het wiskott-aldrichsyndroom, het hyper-IgE-syndroom, ataxia teleangiectasia, langerhanscelhistiocytose en fenylketonurie kunnen gepaard gaan met een dermatitis die niet of moeilijk van constitutioneel eczeem te onderscheiden is. Bij anhidrotische ectodermale dysplasie komt eczeem frequent voor. De indicaties voor aanvullend onderzoek naar allergeenspecifiek IgE (de IgE-RAST) zijn:

- twijfel over de diagnose; de vraag of het ziektebeeld atopisch is;
- de onmogelijkheid van het uitvoeren van huidtests;*
- het verkrijgen van aanvullende informatie bij 'gewogen' anamnestische of via de huidtest verkregen aanwijzingen voor bepaalde (causale) allergie;
- het vermoeden van een allergie voor huisdieren;
- andere atopische manifestaties dan eczeem;
- wetenschappelijke doeleinden.

* Bij ongecompliceerd constitutioneel eczeem zonder andere atopische manifestaties zijn huidtest en IgE-RAST niet geïndiceerd.

Vervolg casus

Tim is een vrolijke peuter. Bij navraag blijkt hij dikwijls jeuk te hebben, zeker bij warm weer en 's nachts in bed. Hij krabt zijn huid dan vaak stuk. Bij lichamelijk onderzoek is er sprake van een erytheem met squamae en enkele crustae op voorhoofd, romp en ook verspreid op de scheenbenen. Hoewel het eczeem in wisselende mate aanwezig is, hebben de ouders nooit een duidelijke relatie met bepaald voedsel bemerkt. Vooral lijken er anamnestisch nooit galbulten geweest te zijn. Ze hadden al wel een keer de opvolgmelk vervangen door een sojaproduct. Omdat dit geen effect leek te hebben op het eczeem, waren ze (gelukkig) weer overgestapt op voeding op koemelkbasis. Op basis van het recidiverende jeukende karakter en de bij de leeftijd passende predilectieplaatsen kunt u de diagnose constitutioneel eczeem bevestigen.

14.7 Behandeling

Behandeling bestaat uit lokale therapie. De basis is afhankelijk van het stadium waarin de afwijkingen zich bevinden (nattend: indrogende basis; droog: zalf). Eczeem is een ziekte met spontane remissies en exacerbaties. De ouders moeten hiervan doordrongen zijn en zij moeten weten welke factoren tot verergering leiden: aspecifieke prikkels zoals abnormaal zweten, irritatie door wol, contact met vettige substanties (zeep en dergelijke) en emotionele spanningen. Een droge huid maakt de jeuk intenser en heviger. Specifieke prikkels zoals (huis)dieren of producten daarvan, huisstof en pollen kunnen leiden tot jeuk en exacerbatie van het eczeem.

Baden. De patiënt kan het beste eenmaal daags baden in water waaraan een vettende badolie is toegevoegd. Wij adviseren eerst drie minuten te baden in handwarm water (38 °C) zonder toevoeging. Daarna wordt badolie toegevoegd voor nog eens twee minuten. Badoliën zijn essentieel bij de behandeling, maar worden niet vergoed. Na in totaal vijf minuten wordt het baden gestopt. Na het baden kan men de gehele huid (als die nog niet helemaal droog is) insmeren met een emolliens (verzachtende vetcrème), zoals vaseline album 20 procent in cetomacrogolcrème of lanettewascrème, unguentum leniens FNA en ureum 3-5 procent in lanettewascrème.

Corticosteroïden. Lokaal toegediende corticosteroïden vormen de essentie van de huidige behandeling. Lokale anti-eczemateuze therapie bestaat uit de applicatie van een zo mild mogelijk extern corticosteroïd. Bij kinderen jonger dan 1 jaar verdient het aanbeveling alleen externe corticosteroïden te gebruiken van werkingsniveau 1 en bij exacerbatie van niveau 2. Een preparaat van niveau 2 dat een sterke werkzaamheid koppelt aan minimale bijwerkingen (gunstig werkingsprofiel), verdient de voorkeur. Bij goede toepassing daarvan is de kans op bijwerkingen vrijwel nihil. Bij kinderen vanaf 6 maanden kan vaak beter worden begonnen met een preparaat van niveau 2; dat geldt ook voor het onder controle houden van het eczeem.

Door 'corticofobie' bij de ouders wordt er vaak te weinig of zelfs helemaal niet gesmeerd. Met de vingertopmethode (figuur 14.1) kan men de ouders leren hoe zij veilig voldoende corticosteroïdcrème of -zalf kunnen aanbrengen. De behandeling wordt op lange termijn afgebouwd tot vier- tot tweemaal per week applicatie van het lokale corticosteroïd, aangevuld met emolliens (step-downbehandeling).

Calcineurineremmers. De nieuwe geneesmiddelen pimecrolimus (crème, 1 procent) en tacrolimus (zalf, 0,03 procent en 0,1 procent) zijn veelbelovend. Pimecrolimus en tacrolimus hebben in tegenstelling tot corticosteroïden geen effect op de dikte van de huid; er bestaat geen risico van huidatrofie. Er treedt geen tachyfylaxie op en geen reboundfenomeen na staken ervan. Veelvoorkomende bijwerkingen, vooral initieel, zijn branderigheid, jeuk en roodheid van de huid. Sommigen zijn bang dat bij langdurig gebruik het risico bestaat van huidkanker. De momenteel beschikbare gegevens wijzen daar niet op, maar de huidige ervaring is nog onvoldoende om daarover een gefundeerde uitspraak te doen. Bij geïmpetiginiseerd eczeem zijn deze middelen slechts matig effectief.

Vanwege de onzekerheid over langetermijnbijwerkingen en de hoge kosten worden deze middelen momenteel pas aangewend als corticosteroïden onvoldoende resultaat geven. Beide middelen zijn in Nederland geregistreerd vanaf de leeftijd van 2 jaar. In de praktijk lijkt pimecrolimuscrème beter te worden verdragen, maar iets minder krachtig te werken dan tacrolimuszalf. Deze middelen hebben bij afwisselend gebruik met een corticosteroïdpreparaat een steroïdsparend effect. Ze kunnen worden aangewend als lokale corticosteroïden aantoonbaar falen.

Begeleiding. Bij onvoldoende resultaat van reguliere behandeling raadplegen veel ouders alternatieve genezers. Dit blijkt in ongeveer 30-50 procent van de gevallen te gebeuren. Hierbij

14.8 · Complicaties

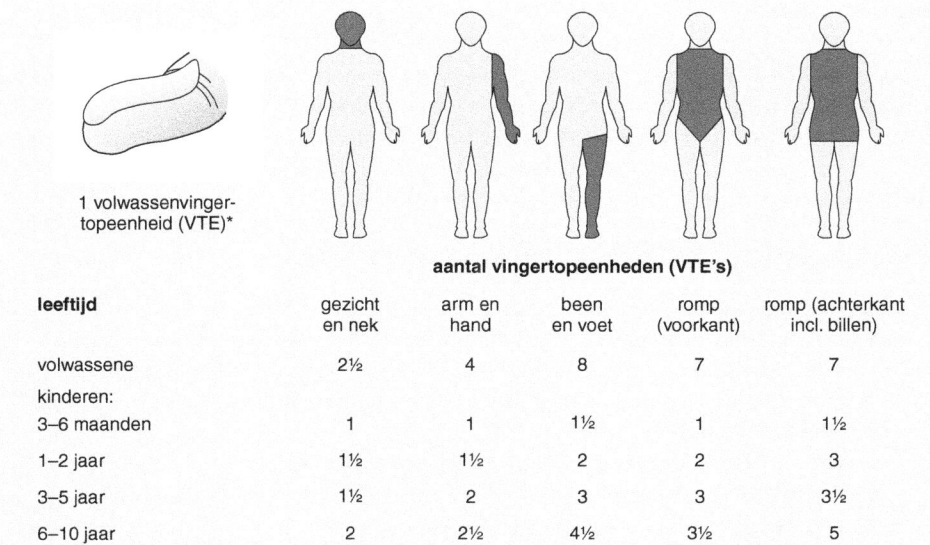

leeftijd	gezicht en nek	arm en hand	been en voet	romp (voorkant)	romp (achterkant incl. billen)
volwassene	2½	4	8	7	7
kinderen:					
3–6 maanden	1	1	1½	1	1½
1–2 jaar	1½	1½	2	2	3
3–5 jaar	1½	2	3	3	3½
6–10 jaar	2	2½	4½	3½	5

aantal vingertopeenheden (VTE's)

1 volwassenvingertopeenheid (VTE)*

* 1 volwassenvingertopeenheid (VTE) is de hoeveelheid zalf of crème die uit een tube met een standaardtuitje van 5 mm aangebracht dient te worden op het bovenste wijsvingerkootje

Figuur 14.1 Vingertopmethode om de juiste dosering corticosteroïdbevattende huidmiddelen te bepalen (maximale dosering) (vertaald uit Long CC, Finlay AY. The fingertip unit: a new practical measure. Clin Exp Dermatol 1991;16:444-7).

moet grote terughoudendheid worden betracht, maar goede begeleiding kan de ouders helpen bij het maken van de juiste keuzes. Het beste is zo veel mogelijk in onderling overleg te doen en ook het effect van alternatieve therapieën met de ouders samen te evalueren. Problemen en excessen op dit gebied kunnen daardoor worden voorkomen.

14.8 Complicaties

Sommige kinderen zijn verhoogd gevoelig voor (secundaire) bacteriële en virale huidinfecties. Bij een deel van hen is dat te verklaren door een verminderde cellulaire immuniteit. Secundaire impetiginisatie van eczeem komt vrij vaak voor; in zo'n geval geeft men gerichte antibacteriële therapie. Cataract en keratoconus zijn belangrijke, maar zeldzame oculaire complicaties, die verwijzing naar de oogarts vergen.

Bij infectie met herpessimplexvirus (HSV) kan uitzaaiing van de herpetische laesies over het eczeem en de niet-aangedane huid optreden. Dit veroorzaakt hoge koorts, niet reagerend op antibiotica, met een vesiculopustuleuze eruptie die zich uitbreidt over het eczeem. Men noemt dit beeld eczema herpeticum of varicelliforme kaposi-eruptie. Als het eczeem gepaard gaat met vesikels of pustels, moeten naast een bacteriekweek ook een tzanckuitstrijk worden gemaakt en een herpes-immunotest verricht, een direct microscopisch preparaat van de blaarbodem. Vanwege de benodigde ervaring voor de interpretatie ervan is daarvoor verwijzing naar de dermatoloog nodig. Behandeling van eczema herpeticum bestaat uit aciclovir per infuus of per os. Milde gevallen kunnen poliklinisch worden begeleid; ernstige gevallen worden altijd opgenomen.

14.9 Preventie

Exclusief borstvoeding gedurende de eerste vier levensmaanden heeft mogelijk een preventief effect. Mijden van koemelk en vaste voeding in het eerste levenshalfjaar levert een bijdrage aan de preventie en wordt geadviseerd bij hoogrisicokinderen. De lacterende moeder kan beter geen dieet volgen; de kans op eczeem neemt er slechts tijdelijk iets door af, met daartegenover het risico dat de moeder voortijdig stopt met de borstvoeding.

> **Vervolg casus**
>
> Gezien de afwezigheid van twijfel over de diagnose eczeem en het ontbreken van redenen om voedselallergie te vermoeden, legt u de moeder uit dat bloedonderzoek naar voedselallergie nu niet zinvol is. U vertelt haar dat, ook al zou het bloedonderzoek aanwijzingen geven voor sensibilisatie, er van dieettherapie niet te veel verwacht moet worden. Moeder is eigenlijk wel blij met deze informatie.
>
> Wat betreft het gebruik van corticosteroïden legt u haar uit dat ze in perioden met veel klachten (jeuk en krabeffecten) zeker moeten worden gebruikt. Wanneer de huidafwijkingen minder worden, mag het aantal keren smeren snel worden verminderd (*step down*). Met de vingertopmethode (figuur 14.1) laat u haar zien hoeveel zalf zij per keer kan gebruiken zonder risico van schadelijke bijwerkingen (zie figuur). In rustige fasen moet een indifferente zalf worden gebruikt om een te droge huid te voorkomen. Afwisseling van beide soorten zalf kan een effectieve methode zijn om verergering te voorkomen. Moeder is blij met de adviezen en antwoorden op haar vragen. U spreekt af dat u Tim over drie maanden nog eens op het spreekuur terugziet.

14.10 Prognose

Bij ongeveer 30 procent van de kinderen met eczeem wordt de aandoening minder manifest rond de leeftijd van 2 jaar. Bij sommige geneest zij helemaal. Bij nog eens een derde verdwijnt constitutioneel eczeem grotendeels voor het vijfde jaar. Ongeveer 40-50 procent van de kinderen met constitutioneel eczeem lijdt (later) aan astma; ongeveer 50 procent aan allergische rinitis. Vooral de kinderen met constitutioneel eczeem en voedselallergie hebben kans om astma te ontwikkelen. Constitutioneel eczeem blijft bij ongeveer 40 procent van de patiënten tot op volwassen leeftijd bestaan.

Leesadvies

Cleveringa JP, Dirven-Meijer PC, Hartvelt-Faber G, Nonneman MMG, Weisscher P, Boukes FS. NHG-standaard Constitutioneel eczeem (eerste herziening). Huisarts Wet. 2006;49:458-65.
Dirven-Meijer PC, Glazenburg EJ, Mulder PG, Oranje AP. Constitutioneel eczeem bij kinderen. Een prospectief onderzoek naar prevalentie en ernst. Ned Tijdschr Geneeskd. 2009;153:B404.
Kwaliteitsinstituut voor de gezondheidszorg CBO. Richtlijn constitutioneel eczeem. Utrecht: CBO; 2007.
Oranje AP, Waard-van der Spek FB de. Handboek kinderdermatologie, 3e druk. Maarssen: Elsevier; 2009.
Shiohara T. Pathogenesis and management of atopic dermatitis. Current Problems in Dermatology, vol. 41. Basel: Karger; 2011.
Werfel T, Spergel J, Kiess W. Atopic dermatitis in childhood and adolescence. Pediatric and Adolescent Medicine. 1e druk. Basel: Karger; 2011.
Williams HC. Clinical practice. Atopic dermatitis. N Engl J Med. 2005;352:2314-24.

Vlekjesziekten

E.G. Haarman, G.A. van Essen en A.M. van Furth

15.1 Inleiding – 168

15.2 Epidemiologie – 168

15.3 Anamnese – 173

15.4 Lichamelijk onderzoek – 173

15.5 **Differentiaaldiagnose – 173**
15.5.1 Petechiën en purpura – 174
15.5.2 Erythemateus maculopapulair exantheem – 175
15.5.3 Vesiculobulleus exantheem – 177
15.5.4 Specifieke erythemen – 178

15.6 Aanvullend onderzoek – 178

15.7 Therapie – 178

15.8 Vervolgbeleid – 179

15.9 Verwijzing – 179

Leesadvies – 179

15.1 Inleiding

Infecties die met exantheem gepaard gaan, behoren tot de meest voorkomende ziekten op de kinderleeftijd. Historisch gezien worden deze ziekten onderverdeeld in de eerste tot en met de zesde ziekte, in de volgorde waarin ze zijn ontdekt. Zo is mazelen (morbilli) de 'eerste ziekte', roodvonk de 'tweede ziekte' en rodehond (rubella) de 'derde ziekte'. In het begin van de twintigste eeuw was er veel aandacht voor de 'vierde ziekte', ook wel de ziekte van Filatov-Dukes genoemd. Het bestaan hiervan staat echter tot op heden ter discussie. In 1905 en 1910 werden de 'vijfde ziekte' (erythema infectiosum) en de 'zesde ziekte' (exanthema subitum) beschreven. Overigens kunnen nog verschillende andere virale en bacteriële verwekkers koorts en huiduitslag veroorzaken. In dit hoofdstuk komen differentiaaldiagnose, behandeling en indicaties voor doorverwijzing van deze zogenoemde 'vlekjesziekten' bij kinderen aan bod.

Casus

Een 8-jarige komt op uw spreekuur met sinds twee dagen keelpijn, koorts (tot 40°C) en minder drinken. De reden dat moeder besloten heeft om nu te komen, is dat er sinds vanochtend plotseling uitslag over het gehele lichaam is ontstaan. De voorgeschiedenis vermeldt geen bijzonderheden. Bij lichamelijk onderzoek ziet u een matig zieke jongen. Inspectie van de keel laat fors ontstoken tonsillen zien met een wit beslag. De tong is vuurrood. De huiduitslag is verspreid over het gehele lichaam, met uitzondering van de mond-kindriehoek. Bij otoscopie en bij auscultatie van de longen worden geen bijzonderheden waargenomen.

Gezien de combinatie van tonsillitis, vuurrode tong (frambozentong) en huiduitslag met uitzondering van het narcosekapgebied is roodvonk uw waarschijnlijkheidsdiagnose. U vertelt dit aan moeder en kind. De moeder vraagt u direct of dat niet een gevaarlijke ziekte is. U weet dat er vroege (purulente) complicaties zijn (otitis media acuta, mastoïditis, lymfadenitis, pneumonie), maar dat vooral de late complicaties voor ongerustheid zorgen (acuut reuma en poststreptokokkenglomerulonefritis). U legt de moeder uit dat deze late complicaties extreem zeldzaam zijn geworden in geïndustrialiseerde landen.

Bij roodvonk zijn in de eerste plaats ondersteunende maatregelen nodig, te weten pijnstilling en voldoende vochtinname. Antibiotica bekorten de ziekteduur gemiddeld met slechts één dag en zijn daarom alleen geïndiceerd bij zieke kinderen en bij (een verhoogde kans op het optreden van) complicaties. Bij deze jongen bestaat geen indicatie voor antibiotische behandeling.

15.2 Epidemiologie

De afgelopen decennia is een duidelijke verandering opgetreden in het voorkomen van exanthemateuze infectieziekten bij kinderen. Dankzij het Rijksvaccinatieprogramma (RVP) worden voorheen zeer frequent voorkomende ziektebeelden als mazelen en rodehond nu nog nauwelijks gezien. Verschillende virusziekten waartegen niet wordt gevaccineerd, zoals waterpokken, zijn in Nederland echter nog steeds endemisch. De meest voorkomende exantheemziekten zijn momenteel, in volgorde van frequentie, waterpokken, exanthema subitum, erythema infectiosum, roodvonk (scarlatina) en de ziekte van Pfeiffer. De in Japan relatief frequent voorkomende ziekte van Kawasaki (incidentie tot 10 per 10.000) is in Nederland zeldzaam. ◘ Tabel 15.1 en 15.2 geven een overzicht van de exanthemateuze ziektebeelden met leeftijdsverdeling en incidentie.

15.2 · Epidemiologie

Tabel 15.1 Infectieuze oorzaken van maculopapulair exantheem.

ziektebeeld	etiologie	epidemiologie*	symptomen	huid en slijmvliezen	behandeling
exanthema subitum (zesde ziekte, roseola infantum)	– verwekker: humaan herpesvirus type 6 – incubatietijd: 5-15 dagen – besmetting: druppelaerosol	– incidentie: 8 – alle seizoenen – leeftijd: 0,5-3 jaar	kortdurend koorts, weinig ziek; bij verdwijnen koorts exantheem	– slijmvliezen: geen afwijkingen – huid: kleine roze vlekjes, meestal eerst in de nek, later op romp en ledematen	geen
erythema infectiosum (vijfde ziekte)	– verwekker: parvovirus B19 – incubatietijd: 4-28 dagen – besmetting: druppelaerosol	– incidentie: 75 – winter en voorjaar – leeftijd: 5-15 jaar	bovensteluchtweginfectie, milde koorts, lethargie; na paar dagen karakteristiek exantheem	– slijmvliezen: geen afwijkingen – huid: rood, licht verheven exantheem, eerst in gelaat, later op romp en proximale extremiteiten	geen
roodvonk (scarlatina)	– verwekker: bètahemolytische streptokokken groep A – incubatietijd: 2-7 dagen – besmetting: druppelaerosol	– incidentie: 52 – zomer – leeftijd: > 3 jaar	keelpijn en koorts, farynxbogen ontstoken met beslag, na 24-48 uur exantheem	– slijmvliezen: faryngitis met beslag, frambozentong – huid: zeer fijne, rode, niet-verheven puntjes op licht erythemateuze ondergrond, exantheem over het gehele lichaam met periorale bleekheid ('narcosekapje')	afhankelijk van ernst: geen therapie of antibiotica, eventueel i.v.
mononucleosis infectiosa (ziekte van Pfeiffer)	– verwekker: epsteinbarrvirus – incubatietijd: 30-50 dagen bij adolescenten, korter bij jongere kinderen – besmetting: speeksel	– incidentie: 2-7 – alle seizoenen – leeftijd: 2/3 van infecties op kinderleeftijd, 1/3 bij adolescenten	– jonge kinderen: asymptomatische luchtweginfectie, buikklachten – adolescenten: mononucleosis infectiosa (vermoeidheid, faryngitis, gegeneraliseerde lymfadenopathie, exantheem)	– slijmvliezen: tonsillitis, afteuze stomatitis – huid: erythemateus maculopapulair exantheem op romp en extremiteiten, soms petechiën; heviger bij antibioticagebruik	geen

Tabel 15.1 vervolg

ziektebeeld	etiologie	epidemiologie*	symptomen	huid en slijmvliezen	behandeling
ziekte van Kawasaki	– verwekker: onbekend; associatie met coronavirus? – incubatietijd: onbekend – besmetting: onbekend	– incidentie: 0,4 – winter en voorjaar – leeftijd: < 5 jaar	– koorts > 5 dagen, conjunctivitis, mucositis, cervicale lymfadenopathie, exantheem, gewrichtsafwijkingen	– slijmvliezen: gebarsten lippen, frambozentong, erytheem – huid: maculopapulair, erythema multiforme of roodvonkachtig erytheem op handpalmen en voetzolen	immunoglobulinen i.v.
staphylococcal toxic shock syndrome	– verwekker: *S. aureus* – incubatietijd: 2 dagen – besmetting: kolonisatie, direct contact	– incidentie: < 0,01 – alle seizoenen – leeftijd: 8-17 jaar	– koorts, hyperemie van conjunctivae, braken, diarree, lever- en nierfunctiestoornissen, diffuse intravasale stolling en shock	– slijmvliezen: hyperemie, vaak frambozentong – huid: gegeneraliseerde erytrodermie, na 1-2 weken vervellingen	antibiotica i.v.
rodehond (rubella)	– verwekker: rubellavirus – incubatietijd: 14-21 dagen – besmetting: druppelaerosol	– incidentie: < 0,01 – alle seizoenen – leeftijd: tieners en adolescenten	– verkoudheid, soms koorts, lymfeklierzwelling in hals; een dag later exantheem, soms eerst enantheem	– slijmvliezen: kleine rode vlekjes zachte verhemelte – huid: zeer fijn exantheem, begint in gelaat, breidt zich uit over romp en extremiteiten; alleen in het gelaat vervloeien de vlekjes	ondersteunend; meldingsplicht (groep C)
mazelen (morbilli, rubeola)	– verwekker: mazelenvirus – incubatietijd: 10-12 dagen – besmetting: druppelaerosol	– incidentie < 0,01 – alle seizoenen – leeftijd: tieners en adolescenten (immigranten)	– 3-5 dagen catarraal stadium (koorts, rinitis, conjunctivitis, droge hoest), vervolgens enantheem van wangslijmvlies gevolgd door exantheem; enkele dagen daarna daling temperatuur	– slijmvliezen: onregelmatige rode vlekjes met wit centrum (kopliklekjes) – huid: roze grof-maculopapulair exantheem, snel confluerend; tussenliggende huid doet niet mee; eerst gezicht en achter oren, vervolgens borst, buik, ledematen; gevolgd door fijne schilfering	ondersteunend; meldingsplicht (groep B)

* Incidentie per 10.000 per jaar.

15.2 · Epidemiologie

Tabel 15.2 Infectieuze oorzaken van vesicobulleus exantheem.

ziektebeeld	etiologie	epidemiologie*	symptomen	huid en slijmvliezen	behandeling
waterpokken (varicella)	– verwekker: varicellazostervirus – incubatietijd: 10-21 dagen – besmetting: druppelaerosol	– incidentie: 13 – winter en voorjaar – leeftijd: 4-10 jaar	– prodromale fase: lethargie, koorts; – na 1-2 dagen begin huiduitslag, veel jeuk	– slijmvliezen: soms ulceraties oraal of genitaal – huid: na 1-2 dagen rode vlekjes over gehele lichaam (inclusief behaarde hoofd), die zich binnen enkele uren tot blaasjes ontwikkelen	– gezond: geen; – immunodeficiënte patiënten en pasgeborenen: aciclovir i.v.
herpes simplex	– verwekker: herpessimplexvirus type 1 – incubatietijd: 2-20 dagen – besmetting: direct contact, speeksel	– incidentie: onbekend – alle seizoenen – leeftijd: 2-5 jaar en adolescenten	– variërend van asymptomatisch tot gingivostomatitis en (soms) huidreacties, soms koorts; – neonatale besmetting: septisch ziek, gegeneraliseerd vesikels	– slijmvliezen: gingivostomatitis, uitgebreide ulceraties in mond met geel-grijs beslag – huid: in groepjes gerangschikte vesikels, alle in hetzelfde ontwikkelingsstadium	<72 uur laesies: aciclovir oraal; immunodeficiënte patiënten en pasgeborenen: aciclovir
hand-foot-mouth disease	– verwekker: coxsackievirus – incubatietijd: 3-5 dagen – besmetting: feco-oraal contact, druppelaerosol, direct contact	– incidentie: geen gegevens – zomer – leeftijd: < 10 jaar	– milde koorts, in de regel weinig ziek; pijnlijke laesies handen, voeten en mond-keelholte; genezing meestal binnen 1 week	– slijmvliezen: vesikels mond-keelholte met erythemateuze hof, gemakkelijk ulcererend – huid: papels, maculae en vesikels aan handen en voeten (vooral dorsaal), soms ook liezen en billen	geen

Tabel 15.2 vervolg

ziektebeeld	etiologie	epidemiologie*	symptomen	huid en slijmvliezen	behandeling
Staphylococcal scalded skin syndrome	– verwekker: S. aureus	– incidentie: < 0,01 – alle seizoenen – leeftijd: < 5 jaar	– koorts, algehele malaise, huiduitslag, pijnlijke huid; soms ook farynx en conjunctivae; geen intraorale laesies; na 2-5 dagen ontvelling; herstel meestal binnen 14 dagen zonder littekenvorming	– slijmvliezen: conjunctivitis, soms purulent – huid: roodvonkachtig diffuus erytheem, meer uitgesproken rond mond en in lichaamsplooien; de aangedane huid kan een gerimpeld aspect krijgen, waarna diffuus blaren en erosies ontstaan en de epidermis onder geringe tractie kan loslaten	afhankelijk van de ernst antibiotica oraal of i.v.; ondersteunend (cave vochtverlies)
stevens-johnsonsyndroom	– infectieus: herpessimplexvirus, Mycoplasma pneumonia; medicamenteus: antibiotica, anticonvulsiva, niet-steroïdale ontstekingsremmers	– incidentie: 0,02 – alle seizoenen – leeftijd: met name volwassenen	– algehele malaise, koorts; – na 1-3 dagen mucocutane afwijkingen	– slijmvliezen: uitgebreide ulceratie van ten minste 2 slijmvliesoppervlakken (mond, conjunctivae) – huid: - schietschijflaesies, symmetrisch, met name op gelaat en romp; maculae met centrale necrose, blaarvorming; bij ernstige vormen laat epidermis los van subcutis	wegnemen oorzakelijk agens, bestrijden infectie; ondersteunend (cave vocht- en elektrolytenverlies)

* Incidentie per 10.000 per jaar.

15.3 Anamnese

In de anamnese moet aan de volgende punten aandacht worden besteed.
- Is de patiënt gevaccineerd volgens schema? Bij een normaal uitgevoerd vaccinatieschema zijn ziekten als mazelen en rodehond zo goed als uitgesloten.
- Zijn er contacten met andere zieke kinderen geweest? Veel infectieziekten komen in clusters voor in kinderdagverblijven of scholen.
- Zijn er begeleidende symptomen, zoals koorts, hoesten, keelpijn en conjunctivitis?
- Hoe is het verloop van de koorts ten opzichte van het optreden van de overige symptomen?
- Is de patiënt bekend met allergie?
- Welke medicijnen gebruikt de patiënt?
- Is de patiënt recent in het buitenland geweest?

Daarnaast moet net als bij ieder ziek kind een korte tractusanamnese worden afgenomen om een indruk te krijgen van de algehele gezondheidstoestand.

15.4 Lichamelijk onderzoek

Het lichamelijk onderzoek valt uiteen in een aantal onderdelen. Ten eerste moet een indruk worden verkregen van de algehele conditie van het kind: maakt het een zieke indruk? Is er meningeale prikkeling? Hoe is de hydratietoestand? Is er koorts? Ten tweede wordt de huidafwijking bestudeerd en beschreven. Huidbloedingen (petechiën, purpura en ecchymosen) moeten van exanthemen worden onderscheiden. Huidbloedingen zijn meestal een uiting van ernstige ziekte (sepsis) en vereisen met spoed diagnostiek en behandeling. Wegdrukbare exanthemen kunnen worden onderverdeeld in erythemateuze maculopapulaire (◘ tabel 15.1) en vesiculobulleuze exanthemen (◘ tabel 15.2). Erythemateus maculopapulair exantheem wordt gekenmerkt door de combinatie van erytheem, papels, maculae en schilfering. Kenmerkend voor vesiculobulleuze exanthemen is de aanwezigheid van blaren. Verder wordt gelet op de distributie en uitbreiding van de laesies.

Daarna wordt zo nodig uitgebreid lichamelijk onderzoek uitgevoerd, waarbij vooral wordt gelet op lymfekliervergroting en afwijkingen aan mondslijmvlies, conjunctivae, farynxbogen en tonsillen.

15.5 Differentiaaldiagnose

Vaak leveren anamnese en lichamelijk onderzoek direct de diagnose op. Om te voorkomen dat minder frequent voorkomende aandoeningen over het hoofd worden gezien, is een systematische benadering echter te prefereren. ◘ Tabel 15.3 geeft de differentiaaldiagnose van exantheem. Infectieus exantheem kan worden onderscheiden van allergische exanthemen door de aanwezigheid van koorts, conjunctivitis, lymfadenopathie, rinitis of hoesten. Voor allergie pleiten jeuk en de aanwezigheid van urticaria. Exantheem dat langer dan tien dagen aanhoudt, past meer bij vasculitis dan bij infectie. Geneesmiddelenexanthemen kunnen gepaard gaan met een breed scala van afwijkingen, variërend van mild erytheem tot fulminant verlopende ziektebeelden (toxische epidermale necrolyse; TEN). Onderscheid tussen de virale erythemateuze maculopapulaire exanthemen is mogelijk aan de hand van het morfologische aspect (vervloeien

Tabel 15.3 Differentiaaldiagnose van efflorescenties.

uitslag	ziektebeeld
erythemateus maculopapulair exantheem	erythema infectiosum
	exanthema subitum
	roodvonk
	allergie, medicamenteus
	epstein-barrvirus
	cytomegalovirus
non-polio-enterovirussen	(coxsackievirus, ECHO-virussen, overige)
	ziekte van Kawasaki
	toxischeshocksyndroom
	mazelen
	rubella
vesiculobulleus exantheem	varicella
	herpessimplexvirus type 1 en 2
	coxsackievirus
	staphylococcal scalded skin syndrome
	stevens-johnsonsyndroom
	medicamenteus, allergie
	dermatitis herpetiformis
petechiën, purpura	bacterieel (sepsis)
	viraal (epstein-barrvirus, adenovirus, cytomegalovirus)
	medicatie
overige	erythema multiforme
	erythema migrans
	erythema marginatum

van de laesies, distributie, afwijkingen van het (mond)slijmvlies), de begeleidende symptomen en het klinisch beloop. Ook leeftijd en seizoen spelen een rol bij de differentiaaldiagnose (zie ◘ tabel 15.1 en 15.2).

15.5.1 Petechiën en purpura

De aanwezigheid van petechiën kan duiden op een ernstig verlopende bacteriële infectie, vooral meningokokkensepsis. Daarbij ziet men petechiën en purpura snel ontstaan, snel in omvang en aantal toenemen en vervloeien tot ecchymosen. In korte tijd kan cardiorespiratoire insufficiëntie ontstaan. Zelfs bij snel ingrijpen heeft het ziektebeeld een hoge mortaliteit (20 procent).

Lang niet alle ziektebeelden die aan huidbloedingen ten grondslag liggen, hebben een dergelijk dramatisch beloop.

De relatief onschuldig verlopende, niet door bacteriële sepsis veroorzaakte ziektebeelden kunnen van sepsis worden onderscheiden doordat het kind er in de regel niet erg ziek bij is. Een relatief frequente oorzaak van petechiën bij kinderen is idiopathische trombocytopenische purpura, veroorzaakt door een trombocytopenie die meestal twee weken na een doorgemaakte virale infectie ontstaat. Ook infecties met bijvoorbeeld cytomegalovirus (CMV), epstein-barr-virus (EBV) en herpessimplexvirus (HSV) kunnen met petechiën gepaard gaan, veroorzaakt door trombocytopenie of vasculitis. De henoch-schönleinpurpura ten slotte is een vooral op de kinderleeftijd optredende vasculitis die wordt gekenmerkt door de trias niet-trombocytopenische purpura die voornamelijk is gelokaliseerd op billen en extremiteiten, gewrichtsklachten en buikklachten. Deze aandoening is vermoedelijk een overgevoeligheidsreactie op infecties (streptokokken) of voedingsmiddelen, maar de exacte etiologie is onbekend. De langetermijnprognose is over het algemeen gunstig, hoewel bij een klein percentage van de patiënten op den duur (soms na meer dan 20 jaar) nierinsufficiëntie ontstaat.

15.5.2 Erythemateus maculopapulair exantheem

Tot deze groep behoren de meeste infectieuze exantheemziekten. Hier worden de belangrijkste in volgorde van frequentie besproken.

De zesde ziekte (roseola infantum of exanthema subitum) wordt veroorzaakt door het humane herpesvirus type 6 (HHV-6) en treedt vooral op bij kinderen tussen 6 maanden en 3 jaar. De eerste drie tot vier dagen bestaat er hoge koorts. Na het verdwijnen daarvan ontstaat plotseling een erytheem, beginnend als licht verheven, confluerende rode vlekken in het gelaat en zich uitbreidend over de extremiteiten en soms de romp. Het erytheem is mild en verdwijnt binnen enkele dagen. De ziekte is weinig besmettelijk. De overdracht vindt vooral plaats via speeksel.

De vijfde ziekte (erythema infectiosum), veroorzaakt door parvovirus B19, wordt voornamelijk gezien bij kinderen tussen 4 en 10 jaar. Vaak betreft het kleine epidemieën op scholen en kinderdagverblijven. De kinderen zijn nauwelijks ziek. Het exantheem wordt gekenmerkt door een licht verheven rood erytheem op de wangen (*slapped cheeks*), dat zich uitbreidt over romp en proximale extremiteiten. De uitslag is meestal meer uitgesproken aan de strekzijde van armen en benen en verdwijnt veelal binnen een tot drie weken. Primaire maternale infecties, vooral in het tweede trimester van de zwangerschap, kunnen minder goedaardig verlopen: dan bestaat een klein (minder dan 5 procent) risico van hydrops foetalis en intra-uteriene vruchtdood.

Mononucleosis infectiosa is een weinig besmettelijke ziekte die meestal veroorzaakt wordt door EBV. Op de kinderleeftijd verloopt de infectie meestal symptoomloos, maar naarmate de infectie op latere leeftijd opgelopen wordt, staan verschijnselen als vermoeidheid, koorts, keelpijn en gegeneraliseerde lymfadenopathie meer op de voorgrond. Soms ontstaat een hepatitisbeeld met hepatosplenomegalie, leverfunctiestoornissen en icterus. Het morbilliforme exantheem waarmee de ziekte gepaard kan gaan, is vaak een reactie op (onterecht) voorgeschreven antibiotica.

Infecties met non-polio-enterovirussen (waaronder groep A en B coxsackievirussen en enterovirussen) en adenovirussen verlopen in meer dan 90 procent van de gevallen symptoomloos of resulteren in een niet-specifieke koortsperiode. Over het algemeen is de huiduitslag niet kenmerkend genoeg om daarop de diagnose te stellen. Een uitzondering hierop is *hand-foot-mouth disease*, meestal veroorzaakt door het coxsackievirus; zie verder bij de vesiculobulleuze exanthemen.

Roodvonk ('de tweede ziekte') wordt veroorzaakt door bètahemolytische streptokokken van groep A. Meestal begint de ziekte na een korte incubatieperiode (2-5 dagen) met keelpijn en koorts. Naast uitgesproken lymfadenopathie in de hals en ontstoken farynxbogen en tonsillen kan een vuurrode tong worden waargenomen, de zogenoemde frambozentong. Deze is overigens niet specifiek voor roodvonk, maar komt ook voor bij het toxischeshocksyndroom en bij de ziekte van Kawasaki. Meestal ontstaat op de tweede ziektedag een klein folliculair exantheem op een egaal lichtrode huid, het meest uitgesproken op de romp en in oksels en liezen. Het gelaat is egaal rood; de neus-kindriehoek (het 'narcosekapje') blijft vrij. Na enkele dagen verdwijnt het exantheem geleidelijk. Na een tot drie weken treedt vervelling op van de huid, in het bijzonder aan handen en voeten. De ernst van de aandoening varieert met het onderliggende ziektebeeld. De streptokokkeninfectie kan naast angina onder andere otitis media acuta, mastoïditis, cellulitis, pneumonie, meningitis en sepsis veroorzaken. In het verleden werden als (zeldzame) late complicaties, twee tot drie weken na een doorgemaakte infectie, acute glomerulonefritis en acuut reuma beschreven. In geïndustrialiseerde landen komen deze de laatste twee decennia nauwelijks nog voor. Differentiaaldiagnostisch moet vooral aan mazelen en rodehond worden gedacht. Juist doordat de incidentie daarvan sinds de introductie van de BMR-vaccinatie sterk is gedaald, worden ze vaak slecht herkend. Zeker bij allochtone kinderen en bij op principiële gronden niet-gevaccineerde kinderen moet men erop bedacht blijven.

Rodehond wordt veroorzaakt door het rubellavirus. In de regel heeft dit ziektebeeld een mild, in twee derde van de gevallen zelfs subklinisch, beloop. Koorts ontbreekt vaak. De eerste symptomen zijn verkoudheid en lymfeklierzwelling achter de oren en in de nek. Bij 20 procent van de patiënten ontstaat kort voor het uitbreken van het exantheem een enantheem met kleine rode vlekjes op het zachte gehemelte (vlekjes van Forchheimer). Ongeveer 24 uur na de lymfeklierzwelling komt het exantheem op, gekenmerkt door kleine lichtrode vlekjes, het eerst in het gelaat, vervolgens zich geleidelijk uitbreidend over de romp en de extremiteiten. In het gelaat (meestal niet op de rest van het lichaam) vervloeien de vlekjes, resulterend in het voor rodehond kenmerkende rode, opgezette gelaat. De uitslag verdwijnt in de regel binnen enkele dagen. Terwijl rodehond bij kinderen zeer mild verloopt, heeft een infectie bij vrouwen in de eerste drie maanden van de zwangerschap ernstige consequenties. Een infectie in deze fase kan tot aangeboren afwijkingen leiden, zoals doofheid, oogafwijkingen en hersenafwijkingen.

Mazelen (morbilli, rubeola) kennen een beloop in drie stadia: de incubatiefase, die tien tot twaalf dagen duurt, het catarrale stadium, dat drie tot vijf dagen duurt, en het exanthemateuze stadium. Het catarrale stadium wordt gekenmerkt door hangerigheid, hoesten, neusverkoudheid, conjunctivitis, fotofobie en koorts. Op het laatst vormt zich een enantheem, met in de mond multipele onregelmatig gevormde rode vlekjes met een wit centrum (koplikvlekjes). Vervolgens ontstaat er een grof maculopapuleus exantheem in het gelaat en achter de oren, dat zich uitbreidt over romp en extremiteiten, confluëert en geleidelijk donkerder wordt. De tussenliggende huid doet niet mee. Ongeveer drie tot vijf dagen na het ontstaan van de huiduitslag treedt een sterke daling van de temperatuur op, waarna de huidlaesies geleidelijk verdwijnen. De belangrijkste complicaties zijn otitis media, pneumonie en encefalitis. Vooral de laatstgenoemde complicatie heeft een zeer ernstig beloop met uitgebreide restschade en soms zelfs overlijden.

Het toxischeshocksyndroom wordt veroorzaakt door toxinen geproduceerd door *Staphylococcus aureus*. Deze worden ter plaatse van de infectiehaard geabsorbeerd en veroorzaken ernstige capillaire lekkage. De kliniek wordt gekenmerkt door hoge koorts, hyperemie van de conjunctivae, gegeneraliseerde erytrodermie met vervellingen (na 1-2 weken), braken, diarree, lever- en nierfunctiestoornissen, diffuse intravasale stolling en shock.

Ten slotte kan huiduitslag ook het gevolg zijn van vasculitis. Een van de meest voorkomende vasculitiden bij kinderen die samengaan met koorts en huiduitslag is de ziekte van

Kawasaki. Aan deze aandoening moet worden gedacht bij de combinatie van langer dan vijf dagen bestaande koorts zonder duidelijke verwekker, cervicale lymfadenopathie, conjunctivitis, mucositis (gebarsten lippen, frambozentong), variabele huiduitslag en veranderingen aan de extremiteiten (oedeem, diffuus erytheem van de handpalmen, artritis). De ziekte van Kawasaki is vooral berucht vanwege de soms ernstige cardiale complicaties (aneurysmata van de coronairvaten, verminderde myocardiale contractiliteit). Vooral incomplete vormen van dit ziektebeeld zijn moeilijk te herkennen.

15.5.3 Vesiculobulleus exantheem

Verschillende virale en bacteriële infecties kunnen een vesicobulleus exantheem geven. Voor het stellen van de juiste diagnose moet gelet worden op locatie en uitbreiding van de laesies, de variatie in ontwikkelingsstadia ervan en de aanwezigheid van systemische verschijnselen.

Waterpokken, de meest voorkomende vlekjesziekte bij kinderen, worden vooral gezien bij peuters en kleuters. Ze worden veroorzaakt door het varicellazostervirus (VZV), dat als druppelinfectie via de luchtwegen wordt verspreid. De besmettelijkheid is zeer groot. Na een prodromale fase, gekenmerkt door lusteloosheid, slechte eetlust en temperatuursverhoging, ontstaan na een à twee dagen kleine rode vlekjes verspreid over de huid en het behaarde hoofd. Binnen enkele uren ontwikkelen deze zich tot papels en vervolgens tot blaasjes gevuld met helder vocht. De blaasjes gaan gemakkelijk kapot, waarna ze indrogen en er zich een korst vormt. Pathognomonisch voor waterpokken is het gelijktijdig voorkomen van verschillende ontwikkelingsstadia van de huideruptie. De uitslag kan flink jeuken. Meestal zijn na een week de algemene ziekteverschijnselen verdwenen; de huidlaesies genezen binnen twee weken. Het virus blijft vervolgens levenslang latent aanwezig in de sensibele neuronen in het ruggenmerg. Reactivering van het virus in perioden van verminderde weerstand resulteert in het klassieke ziektebeeld van gordelroos (herpes zoster). Hierbij ontstaan in een of (minder frequent) twee aangrenzende dermatomen multipele blaasjes in verschillende stadia van ontwikkeling. De klachten van pijn, jeuk en koorts zijn mild, ander dan bij volwassenen. De symptomen verdwijnen spontaan binnen twee weken.

Herpessimplexvirus veroorzaakt over het algemeen gelokaliseerde infecties van de slijmvliezen en (minder frequent) de huid. De laesies verkeren alle in hetzelfde stadium. Op de slijmvliezen zijn de laesies meestal niet als blaasjes waarneembaar, omdat het blaardak daar snel loslaat. Bij een primaire infectie kunnen systemische verschijnselen als koorts en malaise optreden. De pijnlijke mondlaesies kunnen adequate vochtinname belemmeren; dehydratie is een frequente complicatie. Infectie van reeds door eczeem aangetaste huid (eczema herpeticum) en neonatale infecties hebben een zeer ernstig klinisch beloop.

Hand-foot-mouth disease wordt meestal veroorzaakt door coxsackievirus groep A. Het klinisch beeld wordt gekenmerkt door koorts en vesikels in de mond en op handen, voeten en billen. De ziekte geneest meestal spontaan binnen een week.

Impetigo bullosa komt vooral voor bij kleine kinderen en wordt altijd veroorzaakt door *S. aureus*. Op de huid van gelaat, billen, perineum en extremiteiten kunnen transparante bullae ontstaan. Uit de huidlaesies kan, anders dan bij het *staphylococcal scalded skin sydrome*, *S. aureus* gekweekt worden. Er kunnen systemische symptomen bij optreden, maar de laesies zijn een uiting van een gelokaliseerde infectie.

Het staphylococcal scalded skin sydrome (SSSS) komt vooral voor bij kinderen onder de 5 jaar. Het wordt veroorzaakt door toxinen geproduceerd door *S. aureus* (exfoliatief toxine A en

B). De kliniek wordt gekenmerkt door koorts, algehele malaise en een roodvonkachtige uitslag, vooral in de lichaamsplooien en perioraal. De aangedane huid kan vervolgens een gerimpeld aspect krijgen, waarna diffuus blaren en erosies ontstaan. Onder geringe tractie kan de epidermis in de aangedane regio's loslaten. Deze ontvellende fase begint meestal twee tot vijf dagen na het begin van het ziektebeeld. Herstel treedt meestal op binnen tien tot veertien dagen. In de regel treedt er geen littekenvorming op. Intraorale laesies zijn niet aanwezig. Na het vijfde levensjaar komt SSSS niet meer voor.

Het stevens-johnsonsyndroom (SJS) is een zeer zeldzame aandoening die voornamelijk voorkomt bij volwassenen. Kenmerkend is de combinatie van ziek zijn, koorts, huidafwijkingen (schietschijflaesies, vesikels en bullae in het gezicht en op de romp) en slijmvlieslaesies (met ulceraties en crustae op ten minste twee verschillende slijmvliesoppervlakken). Bij kinderen komt het SJS voor bij infecties (HSV, *Mycoplasma pneumoniae*) en als overgevoeligheidsreactie op geneesmiddelen.

15.5.4 Specifieke erythemen

Naast de hiervoor beschreven ziektebeelden zijn er enkele specifieke erythemen die niet in de genoemde categorieën vallen.

Erythema migrans komt voor bij infecties met *Borrelia burgdorferi*, als complicatie van tekenbeten. Het kenmerkt zich door een circulair uitbreidend erytheem op de romp in combinatie met koorts, hoofdpijn en spier- en gewrichtsklachten. De behandeling bestaat uit antibiotische therapie met penicilline of tetracycline (deze laatste niet voorschrijven bij kinderen jonger dan 8 jaar).

Erythema anulare rheumaticum (erythema marginatum) treedt op in het verloop van acuut reuma. Het is meestal slechts enkele dagen aanwezig en bestaat uit erythemateuze vlekken die zich naar buiten uitbreiden, met centrale verbleking. De herkenning ervan is vooral van belang vanwege de associatie van acuut reuma met cardiale complicaties.

Erythema multiforme wordt gekenmerkt door schietschijflaesies, met een erythemateuze hof en een bleek centrum. Ook slijmvlieslaesies komen voor. Voorheen werd erythema multiforme beschouwd als de milde uiting van het spectrum van ziektebeelden dat verder SJS en TEN omvatte. Zowel de histopathologische en elektronenmicroscopische kenmerken als de etiologie (vaker infectieus) en de demografische karakteristieken (vaker bij jonge mannen) van erythema multiforme verschillen echter significant van die van SJS en TEN; het moet dus als een apart ziektebeeld worden beschouwd. In de regel heeft erythema multiforme een goedaardig beloop en gaat het niet over in SJS of TEN.

15.6 Aanvullend onderzoek

In de meeste gevallen kan de diagnose worden gesteld zonder aanvullend onderzoek. In twijfelgevallen kan virologisch of bacteriologisch onderzoek (kweek, serologisch onderzoek, PCR) meer duidelijkheid geven. Bij verdenking van mazelen of rodehond is serologische bevestiging van de diagnose sterk aan te raden.

15.7 Therapie

De therapie is afhankelijk van de oorzaak. Voor de meeste virale exanthemen is er, afgezien van algemeen ondersteunende maatregelen, geen therapie beschikbaar. In de regel is het verloop van deze ziekten mild. Bij herpetische gingivostomatitis is wel enige winst te behalen door vroegtijdig te behandelen met aciclovir (75 mg/kg per dag in 5 doses, elke 4 uur, gedurende 7 dagen; maximaal 1000 mg/dag). Als de behandeling binnen 72 uur wordt gestart, verdwijnen de laesies sneller en duren de voedingsproblemen gemiddeld drie in plaats van zeven dagen. Dit verkleint het risico van dehydratie en de kans dat opname noodzakelijk is.

Bij exanthemen veroorzaakt door bacteriële verwekkers is lokale of systemische antibacteriële behandeling geïndiceerd. Milde vormen van impetigo worden lokaal behandeld met fusidinezuur. Bij ernstiger afwijkingen kan orale (of intraveneuze) antibiotische therapie nodig zijn. Het middel van eerste keus is daarbij flucloxacilline (50 mg/kg per dag oraal in 3 doses gedurende 7 dagen); bij penicillineovergevoeligheid geeft men claritromycine (15 mg/kg per dag oraal in 2 doses).

De behandeling van roodvonk is afhankelijk van het type infectie. Een ongecompliceerd verlopende angina behoeft in de regel geen behandeling, maar bij algemeen ziek zijn en bij complicaties, zoals lymphadenitis colli en pneumonie, is antibiotische therapie nodig. Als vaststaat dat streptokokken de verwekker zijn, kan worden volstaan met een smalspectrumpenicilline, bijvoorbeeld fenoxymethylpenicilline (30-50 mg/kg per dag oraal in 3 doses gedurende 10 dagen). Bij pneumonie wordt liever amoxicilline (bij kinderen jonger dan 5 jaar; 50 mg/kg per dag in 3 doses gedurende 7-10 dagen) of azitromycine gegeven (bij kinderen boven 5 jaar; 10 mg/kg per dag in 1 dosis gedurende 3-5 dagen), bij lymphadenitis colli amoxicilline-clavulaanzuur (50 + 12,5 mg/kg per dag oraal in 3 doses gedurende 10 dagen). Mastoïditis, meningitis en sepsis zijn uiteraard redenen voor verwijzing naar KNO-arts of kinderarts.

15.8 Vervolgbeleid

Met de ouders moet duidelijk worden afgesproken wanneer zij opnieuw contact moeten opnemen. Als de conditie van het kind verslechtert, als de koorts langer dan vijf dagen aanhoudt en als de huiduitslag langer dan tien dagen aanwezig blijft, moet het kind opnieuw worden beoordeeld. Overigens verdwijnen virale exanthemen weliswaar meestal binnen enkele dagen, maar kunnen ze door vasodilatatie tot maanden erna in lichte mate terugkomen bij hitte of stress.

15.9 Verwijzing

De meeste kinderen met koorts en exantheem kunnen uitstekend door de huisarts worden behandeld en begeleid. In een aantal gevallen is doorverwijzing naar de tweede lijn noodzakelijk. Dit geldt voor toxisch zieke kinderen, kinderen met een afweerstoornis en pasgeborenen, bij koorts die langer dan vijf dagen aanhoudt, als er huidbloedingen aanwezig zijn, bij verdenking van mazelen en bij verdenking van vasculitis. Ook is uiteraard verwijzing aangewezen als de verdenking bestaat van complicaties na een streptokokkeninfectie, zoals acuut reuma en glomerulonefritis.

Leesadvies

Hartwig NG, Furth AM van, Kuijpers, TW, Vries, E de. Huiduitslag. In: Infectieziekten bij kinderen. Houten: Bohn Stafleu Van Loghum; 2003, 103-25.

Warris A, Furth AM van, Wolfs ThFW. Infectieziekten. In Brande JL van den, Derksen-Lubsen G, Heymans HSA, Kollee LAA. Leerboek kindergeneeskunde. Utrecht: De Tijdstroom; 2009, 291-332.

Psychosociale problemen

C. van Stam en M.P. L'Hoir

16.1	**Inleiding** – 182	

16.2 Presentatievormen – 182
16.2.1 Huil- en slaapproblemen – 182
16.2.2 Enuresis – 183
16.2.3 Hyperactiviteit en driftig gedrag – 186
16.2.4 Leerproblemen – 186
16.2.5 Moeheid en overige onbegrepen klachten – 186
16.2.6 Problemen tussen ouder en kind – 187

16.3 Oorzaken – 188
16.3.1 Risicofactoren voor het ontstaan van psychosociale problemen bij kinderen – 188
16.3.2 Beschermende factoren – 188

16.4 Anamnese – 189

16.5 Behandeling – 190
16.5.1 Behandeling door de huisarts – 192
16.5.2 Voorbeelden van behandeling – 193
16.5.3 Verwijzing naar eerste of tweede lijn – 194
16.5.4 Preventieve behandeling van risicogroepen – 195

Leesadvies – 196

16.1 Inleiding

Uit de *Tweede Nationale Studie naar ziekten en verrichtingen in de huisartspraktijk* blijkt dat jaarlijks van elke 1000 kinderen die bij de huisarts komen, 26 dat doen met een of meer psychische klachten en 4 met sociale problemen. De meest voorkomende psychische klachten zijn huil- en slaapproblemen (3,4/1000), enuresis (6,2/1000), hyperactiviteit (4,6/1000), andere zorgen over het gedrag van het kind (5,6/1000) en specifieke leerproblemen (8,8/1000). Bij de top twintig van klachten en aandoeningen bij meisjes jonger dan 18 jaar staat op de elfde plaats 'moeheid/zwakte'. Bij de jongens staat deze klacht niet in de top twintig. Problemen in de relatie met het kind (1,0/1000) en problemen in de relatie met ouders/familie (1,0/1000) zijn de meest voorkomende sociale problemen.

> **Casus**
>
> Anne is 13 jaar en was altijd actief en overal voor te vinden. Nu is ze initiatiefloos, zit uren op de bank tv te kijken, slaapt laat in en kan 's ochtends haar bed niet uit komen. De huisarts stuurt haar, na diagnostisch onderzoek, door naar het ziekenhuis. Hij vindt geen aanwijzingen voor onderliggend lijden, maar de ouders blijven bezorgd dat hun dochter een ziekte onder de leden heeft.

Afwijkend gedrag en heftige emoties kunnen worden beschouwd als problemen die thuishoren bij ouders, psycholoog, maatschappelijk werker of leraar, maar ze horen ook thuis bij de huisarts. Bij de huisarts is kennis aanwezig over gedrag en emoties. Sommige organische ziekten uiten zich aanvankelijk immers via het gedrag. Omgekeerd is het mogelijk dat kinderen die emotioneel klem zitten, symptomen laten zien die sterk lijken op lichamelijke ziekten. Driftbuien kunnen een symptoom zijn van stemmingsstoornissen, zoals angst en depressie, maar ook van verstoorde relaties, ontwikkelingsachterstand of een reactie op een recente stressvolle gebeurtenis. Driftbuien kunnen echter ook volkomen normaal zijn. Al met al zijn de symptomen bij kinderen vaak aspecifiek.

Wanneer de huisarts bij ernstige problemen twijfelt naar wie het kind het best kan worden verwezen, moet hij een goede inschatting maken van de betekenis van de klacht. Bij twijfel is een consult bij een psycholoog of psychiater op zijn plaats. Uit de *Tweede Nationale Studie naar ziekten en verrichtingen in de huisartspraktijk* blijkt dat 1,6 procent van alle verwijzingen van kinderen naar de tweedelijnszorg een verwijzing was naar een psychiater en 21 procent naar een kinderarts; van alle verwijzingen naar de eerstelijnszorg werd 4,4 procent naar een psycholoog verwezen. Aangezien voorkomen beter is dan genezen, kan het nuttig zijn kinderen en hun ouders tijdig te laten instromen in door het Nederlands Jeugd Instituut (NJi) mede ontwikkelde preventieve programma's, zoals VoorZorg (onder meer voor tienermoeders) en Triple-P (voor alle kinderen met lichte tot ernstige problemen).

16.2 Presentatievormen

16.2.1 Huil- en slaapproblemen

Van de ouders van meisjes jonger dan 1 jaar gaat 6,7 procent naar de huisarts met vragen over overmatig huilen en bij jongens jonger dan 1 jaar is dat 6,2 procent. In een peiling van TNO onder 3.345 ouders, bleek 5 procent de huisarts, 2 procent de kinderarts en 6 procent andere hulpverleners te hebben bezocht vanwege excessief huilen van hun baby. Bij baby's die in het ziekenhuis worden opgenomen om de ouders enige rust te gunnen, wordt zelden een lichamelijke oorzaak voor het huilen gevonden. Nederlands onderzoek toont aan dat het veeleer een gedragspatroon betreft waarbij er sprake is van een onregelmatig slaap- en drinkpatroon. Dit kan bijvoorbeeld ontstaan door het onvoldoende verstaan van de lichaamstaal van de pasgeborene, een interactieprobleem tussen ouders en kind of het aanbieden van te veel prikkels, of door het feit dat de slaap niet door het kind zelf wordt gereguleerd maar door de ouder, die het kind ronddraagt om het in slaap te krijgen. De kinderen raken uitgeput en doen hazenslaapjes, waarmee een neerwaartse spiraal is ingezet (❏ figuur 16.1). Met een eenvoudige interventie neemt het huilen binnen een week met 42 procent af, krijgt de baby weer voldoende slaap en drinkt hij effectief. De JGZ werkt inmiddels met deze methode. In het kort bestaat deze uit het aanbrengen van regelmaat en voorspelbaarheid in de zorg voor het kind. Adviezen over voeding, prikkelreductie en zelfregulatie maken deel uit van de aanpak. Het is raadzaam dat de huisarts, voordat met deze methode wordt gestart, een uitgebreid gesprek heeft met de ouders om hen te sterken in hun ouderrol en om een indruk te krijgen van de interactie tussen ouders en kind. Bij problemen in de interactie kan kortdurende videohometraining uitkomst bieden.

De incidentie van slaapproblemen bij kinderen jonger dan 1 jaar is – gemeten naar huisartsbezoek – 0,5 procent bij meisjes en 1 procent bij jongens. Bij kinderen tussen 1 en 4 jaar is dat respectievelijk 0,3 en 0,4 procent: de incidentie neemt af met het ouder worden van de kinderen. Pas in de adolescentie neemt het probleem weer toe. Ouders die gewend zijn aan een regelmatig bioritme, verschillen in de mate waarin ze het huilen om eten van het kind in het holst van de nacht tolereren. Bij een jonge baby is dat meestal geen probleem, maar een kleuter die 's nachts schreeuwt om eten, kan ouders tot wanhoop drijven. Rond de 7 maanden is er meestal sprake van een regelmatig slaap-waakritme. De verleiding is voor ouders vaak groot om een kind dat hen 's nachts wakker houdt, bij zich in bed te nemen. Op de korte termijn lijkt dit een oplossing, maar meestal leidt het samen slapen juist tot meer problemen. Weinig slaap kan bij de ouders tot concentratieproblemen leiden, wat op het werk en thuis spanningen kan veroorzaken. Het herintroduceren van een regelmatig slaap-waakritme kan uitkomst bieden. Een methode die bij hardnekkige slaapproblemen goed werkt, is de gedragstherapeutische aanpak beschreven door Schregardus (2011). In het boek *Kinderen met slaapproblemen* wordt getoond dat een goede slaaphygiëne het gebruik van slaapmiddelen overbodig kan maken.

Slaaptekort, iets dat steeds vaker lijkt voor te komen, hangt samen met veel van de in dit hoofdstuk besproken problemen. De slaapduur bij 2-jarige kinderen is afgenomen van 14,2 uur in 1974 naar 13,5 uur in 1986. In 2004 sliepen in Amerika kinderen van 2 jaar gemiddeld 11,4 uur en die van 4 jaar 10,5 uur per 24 uur. Jonge kinderen gaan steeds later slapen; 5 jaar oude kinderen slapen in Amerika gemiddeld 9,7 uur en 10-jarigen 9,1 uur, terwijl de slaapduur idealiter tussen 10 en 12 uur ligt. Navraag naar de slaaptijden kan bijdragen aan het begrijpen van de klachten. In ❏ tabel 16.1 wordt de slaapduur per leeftijd weergegeven.

16.2.2 Enuresis

De eenjaarsprevalentie van enuresis (tegenwoordig vaak urine-incontinentie genoemd) is 1,4 per 1000 jongens en 0,8 per 1000 meisjes van 1-4 jaar. Enuresis nocturna of bedplassen mag vanaf de leeftijd van 6-7 jaar als problematisch worden beschouwd. Bij 1 à 2 procent van de kinderen is er sprake van een organisch probleem, zoals aangeboren afwijkingen van de uri-

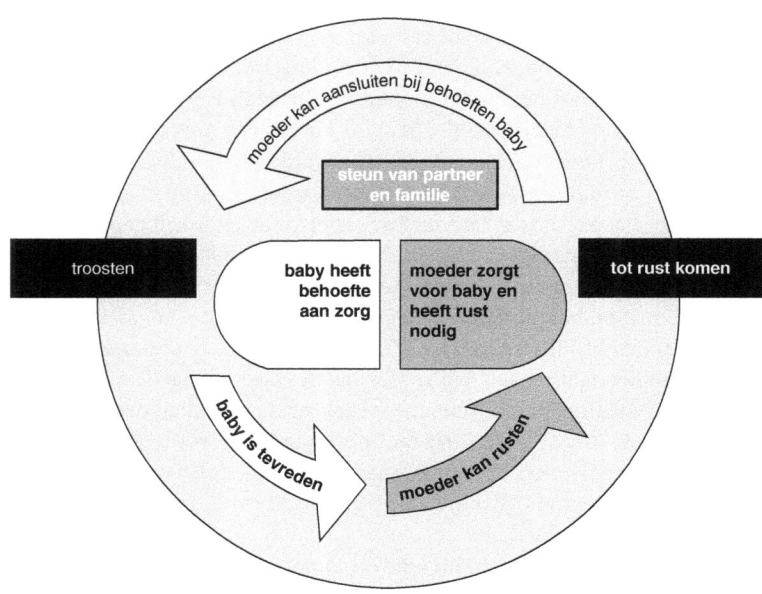

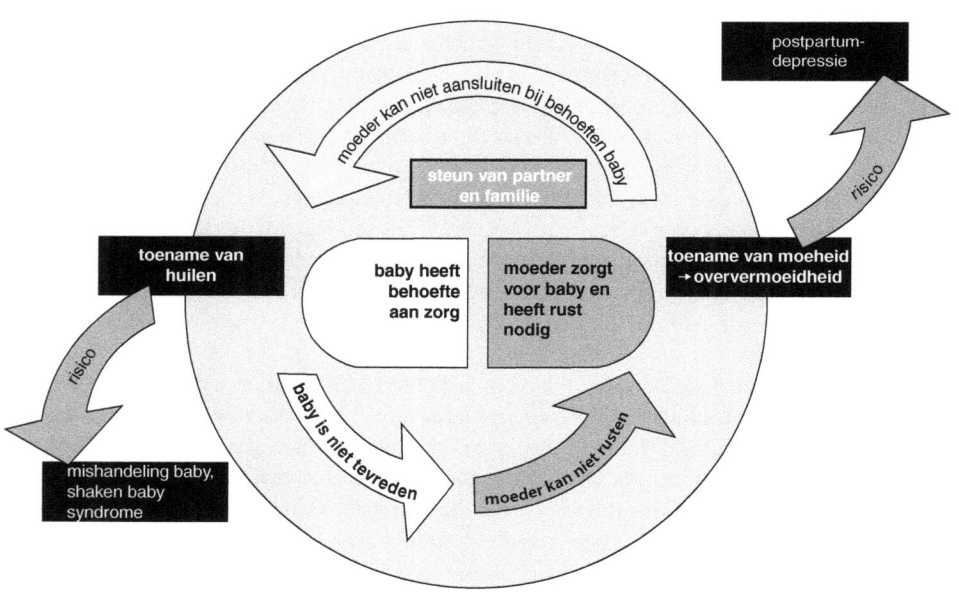

◘ **Figuur 16.1** Moeheid van moeder in relatie tot het huilen van de baby. Waar in deze figuur 'moeder' staat, kan ook 'vader' worden ingevuld.

◘ Tabel 16.1 Slaapparameters (gemiddelde en standaarddeviatie) in uren per 24 uur naar leeftijd.

leeftijd (jaar)	slaapduur totaal		slaapduur 's nachts		slaapduur overdag		% dat overdag slaapt
	x	SD	x	SD	x	SD	
0,5	14,2	1,9	11,0	1,1	3,4	1,5	100
0,75	13,9	1,7	11,2	1,0	2,8	1,2	100
1	13,9	1,2	11,7	1,0	2,4	1,1	100
1,5	13,6	1,2	11,6	0,9	2,0	0,7	96
2	13,2	1,2	11,5	0,9	1,8	0,5	87
3	12,5	1,1	11,4	0,8	1,7	0,4	50
4	11,8	1,0	11,2	0,8	1,5	0,4	35
5	11,4	0,9	11,1	0,7	–	–	8
6	11,0	0,8	10,9	0,7	–	–	5
7	10,6	0,7	10,7	0,7	–	–	1
8	10,4	0,7	10,4	0,6			
9	10,1	0,6	10,2	0,6			
10	9,9	0,6	9,9	0,6			
11	9,6	0,6	9,6	0,6			
12	9,3	0,6	9,3	0,7			
13	9,0	0,7	9,0	0,7			
14	8,7	0,7	8,6	0,7			
15	8,4	0,7	8,3	0,7			
16	8,1	0,7	7,9	0,7			

Bron: Iglowstein et al., 2003.

newegen en urineweginfecties. De meerderheid van de kinderen is rond het derde levensjaar 's nachts droog, 10 procent plast op de leeftijd van 5 jaar 's nachts nog regelmatig in bed en iets minder dan 5 procent doet dit nog steeds met 10 jaar. Veel methoden zijn effectief bij enuresis nocturna: het trainen van de gang naar de wc met 'plaslijsten', het wakker maken van het kind, medicatie en plaswekkers. Suggestie en aanmoediging zijn belangrijke componenten van welke aanpak dan ook. De meerderheid van de kinderen wordt droog, maar het spontane herstel verloopt minder voorspoedig naarmate de kinderen ouder worden. Anderzijds worden dan de sociale en emotionele gevolgen groter. Bij kinderen ouder dan 8 jaar kunnen gevoelens van falen en een laag zelfbeeld ontstaan.

Bij twee derde van de oudere kinderen is conditionering met de plaswekker effectief, ook bij kinderen die zowel overdag als 's nachts nat zijn. Medicatie is minder effectief gebleken. Ook enuresis nocturna kan in de meeste gevallen gedragsmatig worden opgelost en deze aanpak verdient dan ook de voorkeur. Soms kan verwijzing naar het ziekenhuis nodig zijn.

16.2.3 Hyperactiviteit en driftig gedrag

Op elke 1000 jongens jonger dan 1 jaar worden er 1,4 door de huisarts gezien vanwege hyperactief gedrag; voor meisjes is dat 0,5 per 1000. Tussen 5 en 9 jaar geldt dat voor respectievelijk 3,8 en 0,6 per 1000. Soms kan een verband worden gelegd met familiaire predispositie, ontwikkelingsachterstand of vermoedelijke hersenschade, maar bij veel overactieve kinderen is het belangrijkste probleem dat er duidelijk nooit grenzen aan het gedrag zijn gesteld en dat hun geen zelfcontrole is bijgebracht. Hyperactieve kinderen zijn rusteloos, snel afgeleid, destructief, impulsief en snel opgewonden. Vaak blijkt pas wanneer ze voor het eerst naar peuterspeelzaal of school gaan, hoe moeilijk ze te hanteren zijn. De prevalentie van ADHD is ongeveer 4 procent. Niet al het drukke gedrag is echter pathologisch. Het is mede de taak van de huisarts om de ouders te wijzen op gedrag dat er gewoon bij hoort. Het als normaal kenschetsen van in de ogen van de ouders afwijkend gedrag, die zelf erg druk zijn en aanpassing van hun kinderen wensen, is een even belangrijke taak als het vaststellen van psychopathologie of het wijzen van de ouders op het nut van opvoedingsondersteuning.

16.2.4 Leerproblemen

Specifieke leerproblemen komen voor bij 6,7 op de 1000 jongens en 3,0 op de 1000 meisjes. Tussen 5 en 9 jaar doen zich vooral veel problemen voor bij jongens (12,6/1000). Dyslexie is het meest voorkomende leerprobleem. Er is de laatste decennia op de scholen steeds meer aandacht gekomen voor 'zorgleerlingen'. Daarbij zijn de functies intern begeleider en remedial teacher in het leven geroepen. Ook al is er meer aandacht voor leerproblemen, toch duurt het vaak meerdere schooljaren voordat bij een kind een structureel leerprobleem of benedengemiddelde intelligentie wordt vastgesteld. Op jonge leeftijd zijn leerproblemen nog moeilijk te onderscheiden van onrijpheid in gedrag, zodat vaak wordt gekozen voor afwachten. Wanneer een kind echter gedurende meerdere jaren cognitief wordt overvraagd, bestaat het risico van psychische problemen. Veel kinderen met leerproblemen hebben – niet verwonderlijk – een laag zelfbeeld waar het schoolprestaties betreft; ook scoren ze lager op zelfregulatie wat betreft leren en taakgerichtheid.

Idealiter zou de behandeling van leerproblemen binnen de school moeten plaatsvinden. Verwijzing naar een particuliere psychologenpraktijk of een praktijk voor remedial teaching is een snellere, maar voor de ouders kostbare route; de kosten worden meestal niet of slechts gedeeltelijk vergoed. In de JGZ wordt steeds vaker gebruikgemaakt van de *developmental score* (D-score), gebaseerd op het vanwiechenschema. Het is een samenvattende score voor de uitkomsten van alle bij het kind gescoorde leeftijdsspecifieke gedragskenmerken. Zo kan de ontwikkeling in de eerste twee levensjaren in kaart worden gebracht, waardoor een ontwikkelingsachterstand eerder zichtbaar wordt.

16.2.5 Moeheid en overige onbegrepen klachten

Moeheid en zwakte zijn bij 14,9 per 1000 jongeren de reden voor het bezoek aan de huisarts. De prevalentie van chronischevermoeidheidssyndroom (CVS) bij kinderen en adolescenten in Nederland is 0,1-0,2 per 1000.

> **Vervolg casus**
>
> Moeheid is normaal, maar aanhoudende moeheid veroorzaakt vaak bezorgdheid bij de ouders en is dikwijls een reden om een arts te consulteren. Een goede basis voor de behandeling wordt gevormd door eerst uit te leggen dat moeheid een symptoom is van verstoorde homeostase en dat herstel optreedt bij het herwinnen van evenwicht. Somatische oorzaken van de moeheid moeten zijn uitgesloten. De uitlokkende factoren, zoals virusinfecties, trauma's en andere stressoren, zijn niet altijd meer te achterhalen of te beïnvloeden. Dat geldt wel voor de onderhoudende factoren, zoals somatische attributies, ziektecertificatie, een te hoog streefniveau van activiteiten en ongezond gedrag van kind en ouders. De vermoeidheidsklacht bestaat ook vaak bij de moeder van de vermoeide tiener.

De hier beschreven casus vraagt om regelmaat in dagelijkse bezigheden, tijdelijk reduceren van de schoolgang (vast uur naar school, geleidelijk uitbreiden), niet slapen overdag en eventueel verwijzing van moeder of het gehele gezin. Soms schrijft de kinderarts melatonine voor. Cognitieve gedragstherapie is een effectieve aanpak; daarvoor is verwijzing naar een eerstelijnspsycholoog nodig. Zie verder hoofdstuk 10.

Twintig procent van de jonge adolescenten blijkt langer dan drie maanden te kampen met gewrichtspijn. Van 10- tot 16-jarige kinderen bij wie de kinderarts geen lichamelijke verklaring voor de klachten vond, bleek 66 procent vaak tot heel vaak klachten te hebben; van hen heeft 30 procent vaak of heel vaak last van hoofdpijn, 21 procent van buikpijn, 18 procent van misselijkheid of maagklachten, 16 procent van verminderde energie en 16 procent van lage rugpijn.

16.2.6 Problemen tussen ouder en kind

Problemen in de relatie tussen ouder en kind komen veel voor (1,0 per 1000 huisartsbezoeken). Uit dier- en mensonderzoek blijkt steeds weer dat 'liefdevolle verzorging en het hebben van een hechte band met de ouders' de basis vormt voor een gezonde ontwikkeling. De relatie tussen kind en ouders kan op verschillende manieren worden verstoord. Hier volgt een aantal voorbeelden van hoe het fout kan gaan.
- Lastig gedrag onbedoeld belonen (een kind zeurt en de ouder leidt het af met een spelletje: de ouder beloont het zeuren);
- De escalatievalkuil (een koekje geven om een uit de hand lopende scène te sussen, leidt ertoe dat een kind weer een scène zal maken; dat levert hem immers iets op);
- Niet reageren op goed gedrag (als kinderen niet worden opgemerkt of gewaardeerd wanneer ze zich goed gedragen, kunnen ze leren dat ongewenst gedrag nodig is om wel aandacht te krijgen);
- Kijken naar anderen (als de ouder schreeuwt, zal het kind dit nadoen);
- De manier waarop ouders instructies geven (te veel, te weinig, te moeilijk, het verkeerde moment, te vaag; een boodschap die strijdig is met de lichaamstaal);
- Het hele kind afkeuren in plaats van het betreffende gedrag ('idioot die je bent' in plaats van 'ik vind het vervelend dat je de goudvissen hebt weggespoeld');
- Straf verkeerd gebruiken, dreigen met straf die je niet uitvoert, straf geven in woede, straf als uiterste reactie, inconsequent toepassen van straf;
- Disfunctionele opvattingen en verwachtingen van de ouders ('het is maar een fase', 'mijn kind doet dit om mij te pesten', 'het is mijn schuld dat mijn kind zo doet');

- Een verstoord gezinspatroon door relatieproblemen, emoties en stress, bijvoorbeeld veroorzaakt door financiële problemen. Het is belangrijk dat de regelmaat in het gezin gehandhaafd blijft;
- Factoren van buitenaf: leeftijdgenootjes, school en media. Sociale vaardigheden helpen kinderen in de omgang met anderen. Ongewenst gedrag, zoals schuttingtaal, kan ook worden geleerd via de media.

Onduidelijke regels en onvoorspelbaarheid in het gedrag van de ouders zijn geassocieerd met gedragsproblemen. Ook in gezinnen waarin wel warmte en structuur wordt geboden, kunnen echter gevaren op de loer liggen. Het hebben van te hoge verwachtingen van het kind is een risico van deze tijd. Kinderen moeten goed presteren op school. Zorgwekkend is de bevinding in het onderzoek *Kinderen in Nederland* dat maar 5 procent van de ouders denkt dat hun kind onder het gemiddelde presteert. Het hebben van te hoge verwachtingen en het stellen van onbereikbare eisen is disfunctioneel. Dit kan een enorme druk leggen op het kind. Een andere factor die tot problemen kan leiden, vooral onzekerheid en angst bij het kind, vormen overbezorgdheid en overbescherming van de kant van de ouders. Dat een kind verandert en zich ontwikkelt, maakt de opvoedingstaak nog complexer.

16.3 Oorzaken

16.3.1 Risicofactoren voor het ontstaan van psychosociale problemen bij kinderen

In de context van dit hoofdstuk wordt volstaan met een beschrijving van de risicofactoren voor psychosociale problemen in het algemeen. Achtergrondkenmerken van kinderen met psychosociale problemen in Nederland zijn een laag gezinsinkomen, eenoudergezinnen, een niet-westers land van herkomst en een laag opleidingsniveau van moeder of vader. Verder zijn armoede, grote gezinnen en slechte behuizing geassocieerd met meer lichamelijke problemen, ziekte en sterfte van kinderen, maar ook met gedragsproblemen en vroegtijdig schoolverlaten. Het is voor kinderen met een dergelijke achtergrond moeilijker om zelf adequate opvoeders te worden.

16.3.2 Beschermende factoren

Er zijn drie niveaus van beschermende factoren: het kind, het gezin en de bredere sociale context. Beschermende factoren verkleinen de kans op nadelige effecten van een risicofactor. Beschermende kindfactoren zijn: gemakkelijk temperament, onder andere blijkend uit gerichtheid op anderen, stabiele emotionaliteit en een actieve en alerte instelling. Andere beschermende factoren zijn intelligentie, zelfwaardering en humor. Een beschermende gezinsfactor is een hoge sociaal-economische status. Ook een goede relatie met (een van) de ouders, waarbij de ouder het kind steunt, is een beschermende factor. Responsiviteit en sensitiviteit zijn belangrijke opvoedvaardigheden. Aan opvoedingsgedrag kunnen twee dimensies worden onderscheiden: *demandingness*, de mate waarin ouders eisen en regels stellen aan hun kind, en *responsiveness*, de betrokkenheid en liefde die ouders aan hun kinderen geven. Op basis van deze dimensies is een aantal opvoedingsstijlen te onderscheiden (◘ tabel 16.2).

Tabel 16.2 Opvoedingsdimensies en opvoedingsstijlen.

	hoge mate van responsiviteit	weinig responsiviteit
hoge mate van controle	gezaghebbend: - warm, betrokken de behoefte van het kind aan zelfstandigheid wordt gestimuleerd - er wordt rekening gehouden met de mening van het kind - er worden duidelijke grenzen gesteld	autoritair: - koel, bestraffend, streng - tegenspraak wordt niet geduld - machtsuitoefening - respect en gehoorzaamheid worden afgedwongen
weinig controle	toegeeflijk: - liefdevolle houding - weinig eisen en regels - inconsequent, kind beslist mee - regels worden uitgelegd - ouder ziet zich als steun voor het kind, niet als iemand die verantwoordelijk is voor het gedrag	verwaarlozend: - afwezig - geen controle over activiteiten van het kind - geen steun en weinig structuur - afkeurende houding ten aanzien van het kind of totale verwaarlozing van opvoedingsplicht

Bron: Baumrind, 1971.

De gezaghebbende opvoedingsstijl leidt tot de gunstigste uitkomsten wat vaardigheden en eigenschappen van het kind betreft. Veel oudertrainingen en ook de huidige populaire opvoedprogramma's op televisie zijn gericht op het bevorderen van deze opvoedingsstijl. Steun vanuit de omgeving, niet alleen van de ouders, maar ook van leeftijdgenoten, leerkracht en familie, geldt als bescherming tegen negatieve invloeden. De huisarts kan hierbij een belangrijke rol vervullen. Hij kan, gebruik makend van *empowerment*, de ouders al in een vroeg stadium versterken in hun ouderrol, waardoor zorgafhankelijkheid wordt beperkt en doorverwijzing naar gespecialiseerde (jeugd)zorg afneemt. Hij kan, uitgaande van de vraag waarmee de ouder komt, in gesprekken de bij de ouders aanwezige competenties versterken. Hij kan hun mogelijkheden om zelf problemen op te lossen activeren. Hij kent het informele netwerk en de sociale omgeving van het gezin en kan dit zo veel mogelijk betrekken bij het geven van ondersteuning bij psychosociale problemen.

Een beschermende factor op het niveau van de sociale context is de aanwezigheid van positieve schoolervaringen, niet alleen op het gebied van schoolvakken, maar ook ten aanzien van sport en andere activiteiten. Scholen zijn een goede voedingsbodem voor vriendschappen, het leren wie je niet mag, het uittesten wie je bent, het verkennen van grenzen en het ontdekken wat er in andere families allemaal gebeurt. Op scholen met een positieve moraal, weinig wisseling van staf, een degelijke organisatie, duidelijke regels en afspraken en een staf die de individuele situatie van de kinderen kent, komt antisociaal gedrag minder vaak voor.

16.4 Anamnese

Aan de hand van de volgende vragen en aspecten kunnen aard en ernst van het probleemgedrag worden achterhaald.
- Wat ziet u in het gedrag van uw kind waardoor u dit zegt (bijvoorbeeld: mijn kind is hyperactief)?

- In welke situatie komt het gedrag voor (op school, thuis, bij anderen)?
- Hoe lang vertoont het kind het gedrag al?
- Wat is de opinie van andere deskundigen (leerkracht, schoolarts)?
- Hoe ziet de dag van het kind eruit? Hiermee kunnen bijzonderheden in het gedrag van het kind of de ouders worden achterhaald die de ouder zelf niet als zodanig ervaart.
- Bij gedragsproblemen vraagt men naar het ontwikkelingsniveau van het kind.
- Psychiatrische symptomen (een agressief kind kan aan een depressie lijden).
- Neurologische symptomen (plotselinge, onverklaarbare driftbuien zouden op epilepsie kunnen wijzen).
- Gedragsveranderingen en veranderingen in cognitie kunnen op een neurologische oorzaak wijzen.
- De verklaring die de ouders zelf geven voor het probleemgedrag van het kind. Dit geeft inzicht in de relatie tussen ouder en kind.
- In welke situatie doet het gedrag zich vooral voor? Wat doen de ouders meestal in reactie erop? Dit geeft informatie over uitlokkende en in stand houdende factoren en biedt aanknopingspunten voor behandeling.

16.5 Behandeling

De huisarts kan een actieve rol spelen bij de preventie van psychosociale problemen bij kinderen. Voordat zich daadwerkelijk psychosociale problemen voordoen, hebben de ouders meestal al vragen over de opvoeding, die ze doorgaans voorleggen aan jeugdarts of huisarts (*Richtlijn opvoedingsondersteuning*, 2012). De meest voorkomende opvoedingsvragen en de mogelijke interventies zijn opgenomen in ◘ tabel 16.3. Vroegtijdige hulp kan veel problemen voorkomen. Kinderen tussen 7 en 9 jaar met een leerachterstand of andere problemen worden zich daar bijvoorbeeld snel van bewust en worden dan kwetsbaar voor faalervaringen. Dit kan leiden tot een laag zelfbeeld en psychische problemen. Hoe eerder hulp wordt geboden, hoe kleiner de kans daarop. Bij psychosociale problemen is een afwachtend beleid ontoelaatbaar; dat kan schadelijke gevolgen hebben. Kinderen kunnen als reactie op de stress ineffectieve gedragspatronen ontwikkelen en heftige emotionele reacties vertonen. Hierdoor kan het kind buiten de groep vallen, de rol van zondebok krijgen of gepest worden. De psychologische gevolgen hiervan kunnen nog blijven bestaan nadat het oorspronkelijke probleem is opgelost.

De rol van de huisarts bij de aanpak van psychosociale problemen bestaat ten eerste uit het herkennen ervan en verder uit het in kaart brengen van uitlokkende en in stand houdende factoren en overleg met de overige betrokkenen. Dat kunnen kinderarts, jeugdarts of jeugdverpleegkundige en leraren van school zijn, maar ook medewerkers van het zorgadviesteam of van het Centrum voor Jeugd en Gezin (CJG), medewerkers van GGD of Geestelijke Gezondheidszorg (GGZ), maatschappelijk werker, (eerstelijns)psycholoog, pedagoog, psychotherapeut, psychiater, medewerkers van het Bureau Jeugdzorg (BJZ), het Advies- en Meldpunt Kindermishandeling (AMK) en de Raad voor de Kinderbescherming.

Van alle contacten van de huisarts met kinderen leidt slechts 5,1 procent tot doorverwijzing, wat betekent dat de huisarts diagnostiek en behandeling van kinderen meestal zelf voor zijn rekening neemt. Noord-Amerikaans onderzoek naar verwijzingen van kinderen in de leeftijd tussen 4 en 15 jaar met psychosociale problemen laat hetzelfde beeld zien: in 38 procent van de gevallen werd een afwachtend beleid gevoerd, in 33 procent gaf de huisarts zelf adviezen, in 18 procent werd dit aangevuld met medicatie en in 10 procent werd alleen medicatie voorgeschreven; 16 procent van de gezinnen werd doorverwezen. Factoren die bepalend zijn voor

16.5 · Behandeling

Tabel 16.3 Mogelijke interventies bij de meest voorkomende opvoedingsvragen gekoppeld aan de leeftijdsfase.

leeftijdsfase	baby (0-1 jaar)	peuter/kleuter (1-4 jaar)	schoolkinderen (4-12 jaar)	adolescent (12-19 jaar)
meest frequente opvoedingsvragen	mogelijke interventies			
algemene ontwikkeling	*preventie:* Triple-P [1&2]; Stap-voor-stap; MIM	*preventie:* Triple-P [1&2]; Gordon-cursus; Peuter-in-zicht; Stap-voor-stap; Home-start	*preventie:* Triple-P [1&2]; Gordon-cursus; Opvoeden & Zo; Home Start; Stap-voor-stap	*preventie:* Triple-P [1&2]; Gordon-cursus
	lichte hulp: Triple-P [3]- K-VHT	*lichte hulp:* Triple-P [3]; K-VHT	*lichte hulp:* Triple-P [3]; VHT; Armoede en gezondheid	*lichte hulp:* Triple-P (pubers); Beter omgaan met pubers
Zindelijkheid (zie ook de richtlijn)			*lichte hulp:* droogbedtraining	
gedrag		Triple-P [1-3]	Triple P [1-3]	Triple-P (pubers)
spraak en taal	Boekenpret	Boekenpret		
huilen	zie de richtlijn			
voedingsgedrag en eetproblemen	zie de richtlijn			
aanpak van de opvoeding en ouderschap in het algemeen	*preventie:* Triple-P [1&2]; Gordon-cursus; Stap-voor-stap; MIM; Home-start	*preventie:* Triple-P [1&2]; Gordon-cursus; Stap-voor-stap; Peuter in Zicht; Home-start	*preventie:* Triple-P [1&2]; Gordon-cursus; Stap-voor-stap; Opvoeden & Zo	*preventie:* Triple-P [1&2]; Gordon-cursus; Stap-voor-stap
	lichte hulp: Triple-P [3]; K-VHT; Ouder-baby-interventie; Stevig ouderschap; VoorZorg	*lichte hulp:* Triple-P [3]; K-VHT; Stevig ouderschap; VoorZorg	*lichte hulp:* Triple-P [3]; VHT	*lichte hulp:* Beter omgaan met pubers; Triple-P (pubers); VHT
omgaan met lastig, moeilijk of ongehoorzaam gedrag en gedragsproblemen	*preventie:* Triple-P [1&2]; Gordon-cursus; Stap voor stap	*preventie:* Triple-P [1&2]; Gordon-cursus; Peuter in Zicht	*preventie:* Triple-P [1&2]; Gordon-cursus; Opvoeden & Zo	*preventie:* Triple-P [1&2]; Gordon oudercursus
	lichte hulp: K-VHT; Ouder-baby-interventie	*lichte hulp:* Triple-P [3]; K-VHT; VIPP-SD	*lichte hulp:* Triple-P [3]; Drukke kinderen; VHT	*lichte hulp:* Triple-P (pubers); Beter omgaan met pubers
omgaan met emotionele problemen (zelfvertrouwen, onzekerheid, angst, faalangst)	*preventie:* Triple-P [1&2]; Gordon-cursus; Stap-voor-stap	*preventie:* Triple-P [1&2]; Gordon-cursus; Stap-voor-stap	*preventie:* Triple-P [1&2]; Gordon-cursus; Stap-voor-stap	*preventie:* Triple-P [1&2]; Gordon-cursus

◘ Tabel 16.3   vervolg

leeftijdsfase	baby (0-1 jaar)	peuter/kleuter (1-4 jaar)	schoolkinderen (4-12 jaar)	adolescent (12-19 jaar)
grenzen stellen en corrigeren en straffen	*lichte hulp:* K-VHT; Ouder-baby-interventie	*lichte hulp:* Triple-P [3]; K-VHT; Peuter in Zicht	*lichte hulp:* Triple-P [3]; Opvoeden & Zo	*lichte hulp:* Triple-P (pubers); Beter omgaan met pubers
	preventie: Triple-P [1&2]; Gordon-cursus; Stap-voor-stap	*preventie:* Triple-P [1&2]; Gordon-cursus; Stap-voor-stap	*preventie:* Triple-P [1&2]; Gordon-cursus; Opvoeden & Zo; Stap-voor-stap	*preventie:* Triple-P [1&2]; Gordon-cursus
	lichte hulp: Triple-P [3]; K-VHT; Ouder-baby-interventie; Stevig ouderschap; VoorZorg	*lichte hulp:* Triple-P [3]; K-VHT; Peuter in Zicht; VIPP-SD	*lichte hulp:* Triple-P [3]; Drukke kinderen	*lichte hulp:* Triple-P (pubers); Beter omgaan met pubers

Bron: database NJi. Waar bekend, is tussen rechte haken het bewijsniveau van effectiviteit weergegeven. Niveau 1: effectief; niveau 2: waarschijnlijk effectief; niveau 3: mogelijk effectief. De overige interventies zijn 'in theorie effectief'.

het doorsturen van kinderen met psychosociale problemen zijn de ernst van het probleem, het feit dat het probleem nieuw is, een hoge score op de Pediatric Symptom Checklist, afnemende schoolprestaties, eerder gebruik van de GGZ en het type klacht (psychosen, mishandeling, emotionele problemen en aanpassingsproblemen).

16.5.1 Behandeling door de huisarts

De huisarts kan besluiten de klacht zelf te behandelen. De belangrijkste criteria hierbij zijn de ernst en de duur van de klacht en de mate waarin deze interfereert met het dagelijks functioneren. Klachten die niet langer dan twee maanden bestaan, die niet dermate ernstig zijn dat het probleem voor ouder of kind continu op de voorgrond staat en waarvan niet wordt verwacht dat zij op korte termijn leiden tot escalatie thuis, op school of met leeftijdgenoten, kunnen in eerste instantie door de huisarts zelf worden behandeld. Dit geldt bijvoorbeeld voor tieners met moeheidsklachten die nog wel in staat zijn naar school te gaan en contacten hebben met vrienden en voor kinderen met angstgedachten die nog wel plezier kunnen beleven aan spel en bij wie de ouders de situatie nog het hoofd kunnen bieden. Wanneer na vier of vijf sessies geen verbetering optreedt, is doorverwijzing verstandig.

Bij de behandeling kan gebruik worden gemaakt van (cognitieve) gedragstherapie. Deze gaat ervan uit dat gedachten de gevoelens en het gedrag beïnvloeden. Aan de hand van het zogenoemde ABC-model kan de huisarts inzicht verkrijgen in de disfunctionele gedachten die leiden tot de psychische klachten. De A staat voor aanleiding (bij de casus bijvoorbeeld het 's avonds niet in slaap kunnen komen), de B voor de gedachten die het kind daarover heeft ('als ik nu niet in slaap val, ben ik morgen zo moe dat ik een onvoldoende voor mijn proefwerk zal halen'), de C voor de emotionele reactie (meer stress en angst, dus nóg later inslapen). Het is de taak van de hulpverlener dergelijke disfunctionele gedachten te achterhalen en te vervangen door meer realistische gedachten. In ons voorbeeld zou dat kunnen zijn: 'Ook met vijf of zes uur slaap kom ik de dag wel door, ik heb mijn proefwerk goed geleerd, de kans dat ik een voldoende haal is redelijk.' Dit model kan ook worden toegepast bij depressie en angst.

16.5.2 Voorbeelden van behandeling

Gedragsproblemen en emotionele problemen kunnen het symptoom zijn van een ergens anders bestaande disbalans, bijvoorbeeld op school of thuis, wat kan betekenen dat de behandeling zich daarop moet richten en niet per se op het kind. Hoe jonger het kind, hoe groter de kans dat het probleem buiten het kind ligt. Behandeling van het jonge kind moet zich dus richten op het veranderen van het gezin en de omgeving. Mediatietherapie is hiervan een mooi voorbeeld. Dit is het werken via het gedragstherapeutische triadische model: therapeut-ouders (mediator)-kind, waarbij de ouders hun gedrag als opvoeders veranderen, zodat de klacht bij het kind afneemt of verdwijnt. In het geval van de casus zouden de ouders kunnen leren neutraal te reageren op de vermoeidheidsklachten in plaats van voortdurend hun bezorgdheid te tonen. Door het gedrag te belonen met aandacht, houden de ouders het soms onbewust in stand. Net als gezinstherapie wordt deze therapie aangeboden door (eerstelijns)psychologen, pedagogen, gedragstherapeuten en psychotherapeuten, maar ook door de GGZ. Een lichtere op gedragsverandering en opvoeding gerichte therapievorm is (video)hometraining of kortdurende gedragstherapie. Voor jonge kinderen wordt die al via consultatiebureaus geboden (VHT-K en Triple-P) en binnen het CJG.

Gedragsproblemen zijn goed te verhelpen door de ouders te leren om grenzen te stellen, de controle te vergroten en het gewenste gedrag te trainen. Het is voor de ouders vaak al zeer inzichtgevend wanneer zij inzien dat ongewenst gedrag wordt beloond met toegeven en gewenst gedrag vaak niet meer wordt opgemerkt. Wordt het kind dat loopt te dreinen, beloond als het maar lang genoeg doorgaat, of krijgt het kind juist een compliment als het gewenst gedrag vertoont? Wanneer de ouders erin slagen om ongewenst gedrag consequent te straffen (onder straffen wordt bijvoorbeeld verstaan het kind onthouden van iets leuks, zoals niet mogen kijken naar het favoriete tv-programma. Een *time out* is een effectieve vorm van straf. Onder straf wordt nooit 'slaan' verstaan) en door gewenst gedrag positief te benoemen, kan in een paar weken al aanzienlijke verbetering worden bereikt. JGZ en GGD hebben opvoedingsprogramma's die in groepsverband worden gegeven. (Eerstelijns)psychologen, pedagogen en psychotherapeuten geven ook pedagogische adviezen en individuele therapieën. Op de site van het NJi (▶ www.NJi.nl) is te vinden welke programma's theoretisch goed onderbouwd en *practice-based* of evidence-based zijn (◘ tabel 16.3).

Ontwikkelingsproblemen, zoals incontinentie en broekpoepen en sommige taalproblemen, vereisen intensieve trainingsprogramma's die gericht zijn op het vergroten van competenties en het aanleren van ontbrekende vaardigheden. Dit kan bij JGZ, GGD, CJG of GGZ, (eerstelijns)-psycholoog of pedagoog. Wanneer de aanpak niet het gewenste effect heeft gehad en het vermoeden bestaat van een onderliggend medisch probleem, kan verwijzing naar de kinderarts volgen.

Angsten en fobieën kunnen het best worden opgelost door het kind door de angst heen te helpen. Veel kinderen hebben zich aangeleerd om datgene waarvoor ze bang zijn, te vermijden. Vermijdingsgedrag is niet functioneel. De therapie kan bestaan uit geleidelijke desensibilisatie, maar het kind kan ook snel door de angst heen worden geholpen. Bewezen effectief bij het verwerken van traumatische gebeurtenissen is *eye movement desensitization and reprocessing* (EMDR, ▶ www.emdr.nl). Bij kinderen heeft een niet-medicamenteuze behandeling in de vorm van cognitieve gedragstherapie de voorkeur. Bij ernstige angststoornissen kan combinatie met medicamenteuze behandeling in de vorm van een antidepressivum een goede keuze zijn. De uiteindelijke keuze wordt gemaakt in overleg met de patiënt.

Kinderen die somber en depressief zijn reageren slecht op therapie, tenzij de oorzaak kan worden achterhaald en wordt aangepakt. De ouders kunnen hiervoor bij (eerstelijns)psychologen of psychotherapeuten terecht. Bij emotionele problemen en gedragsproblemen bij kinderen moet men zeer terughoudend zijn met medicatie.

16.5.3 Verwijzing naar eerste of tweede lijn

In de Landelijke Eerstelijns Samenwerkingsafspraken (LESA), die op de website van de NHG zijn te vinden, staan handvatten voor de samenwerking tussen JGZ en huisartsen voor tal van psychosociale problemen. Wanneer duidelijk is dat het kind specifieke zorg behoeft en dat nader onderzoek nodig is, kan in sommige gevallen een verwijzing naar de kinderarts volgen. Uit de tweede nationale studie *Het kind in de huisartspraktijk* blijkt dat van de verwijzingen naar de eerstelijnszorg 4,9 procent naar de toenmalige Riaggs plaatsvond (nu GGZ), 4,4 procent naar een (eerstelijns)psycholoog, 3,7 procent naar een diëtist, 0,5 procent naar de wijkverpleging en 0,4 procent naar maatschappelijk werk. Van de verwijzingen naar de tweedelijnszorg vond 21,2 procent plaats naar de kinderarts en 1,6 procent naar de psychiater. De meest voorkomende verwijsindicatie is leerproblemen: dyslexie, spraak-taalstoornissen en motorische-ontwikkelingsstoornissen.

Of een kind wordt verwezen naar kinderarts, psychiater of psycholoog of naar een instantie als GGZ, Bureau Jeugdzorg of GGD, hangt af van aard en de ernst van de klachten en van de draagkracht van het gezin. Een verwijzing naar de kinderarts is op zijn plaats wanneer de psychische klachten samengaan met somatische klachten en een somatische oorzaak niet goed is uit te sluiten. De kinderarts kan dan samen met psycholoog, klinisch psycholoog of pedagoog een behandelplan opstellen. Verwijzing naar een psychiater is aan te bevelen wanneer het gedrag van het kind al langere tijd (> 3 maanden) op meerdere terreinen (school, thuis, vriendschappen) tot ernstige problemen leidt. Wanneer de problemen minder lang bestaan, minder ernstig zijn of zich beperken tot één terrein, kan ook worden doorverwezen naar een (eerstelijns)psycholoog. De patiënt wordt dan vaak sneller in behandeling genomen dan bij de GGZ, maar de ouders moeten soms (een deel van) de kosten zelf betalen. Het Bureau Jeugdzorg bestaat sinds 1 januari 2005. Het doel is om de jeugdzorg vanuit één 'loket' te kunnen coördineren. Feitelijk functioneert het Bureau Jeugdzorg in de tweede lijn, maar ouders en jongeren kunnen zich zelf aanmelden. Er wordt dan een intakeprocedure gestart, waarna kortdurende hulp wordt geboden of wordt doorverwezen naar een andere hulpverlenende instantie. Sommige patiënten prefereren online hulpverlening in plaats van direct contact. De vraag naar online psychische hulpverlening neemt steeds meer toe en steeds meer GGZ-instellingen bieden deze aan, al dan niet in combinatie met direct contact. Deze twee vormen van hulpverlening blijken even effectief te zijn, in elk geval voor cognitieve gedragstherapie bij internaliserende problematiek. Voor chronische vermoeidheid is onlinetherapie effectief gebleken. De huisarts moet op basis van ernst en oorzaak van de klachten bepalen of online-hulpverlening geschikt is. Een depressieve tiener voor wie de drempel naar de hulpverlening hoog is, heeft vermoedelijk meer baat bij een onlinetherapie dan een kind dat slecht eet omdat er thuis zo veel ruzie is.

Wanneer de klachten te complex zijn voor behandeling door de huisarts, kan deze overwegen om door te sturen naar Bureau Jeugdzorg, psycholoog of psychiater. De huisarts moet nagaan of de overeengekomen hulp daadwerkelijk van de grond komt. Dit kan plaatsvinden door frequente controles. De zorg voor het gezin stopt immers niet na de verwijzing en de huisarts is bij uitstek degene die het effect van de verwijzing kan monitoren. Nieuw in de jeugdhulpverlening zijn de Centra voor Jeugd en Gezin. Elke gemeente zou in 2011 minimaal één centrum moeten hebben. Doel van de centra is dat ouders en jongeren op laagdrempelige wijze hulp kunnen krijgen bij de opvoeding en het opgroeien. De centra bieden preventie, advies, ondersteuning, signalering en lichte hulp en hebben een coördinerende rol bij doorverwijzing. De komst van deze centra past in de plannen van de overheid om de jeugdzorg vergaand te decentraliseren. Er zijn plannen om alle jeugdzorgtaken over te hevelen van de provincie naar de gemeenten, ook de gesloten jeugdzorg, de jeugdbescherming en de jeugd-GGZ. De Centra voor Jeugd en Gezin zouden de toegang moeten worden voor alle jeugdzorg van de gemeenten.

16.5.4 Preventieve behandeling van risicogroepen

JGZ en GGD bieden in toenemende mate (preventieve) programma's aan voor hulp aan risicogroepen. In de Scandinavische landen is het volkomen normaal om tijdens de zwangerschap al een cursus 'opvoeden' te volgen. Aangezien de ouders voor, tijdens en na een grote gebeurtenis als het krijgen van een kind meer openstaan voor informatie, zou in Nederland naar eenzelfde cursusaanbod moeten worden gestreefd. Veelbelovende evidence-based programma's voor jonge kinderen zijn gebundeld door het Nederlands Jeugdinstituut (NJi). De volgende interventies zijn bewezen effectief.

In VoorZorg worden via de consultatiebureaus risicogezinnen zo vroeg mogelijk geïncludeerd. De aanpak richt zich op tienermoeders, gezinnen met een lage sociaal-economische status en ouders van eerste kinderen. Het is gebleken dat interventie in deze risicogroepen ertoe leidt dat de kinderen minder kort op elkaar worden geboren, waardoor de ouders minder snel overbelast raken en zelfvertrouwen kunnen opbouwen. De vaders hebben minder vaak een uitkering en er worden minder kinderen geboren. De psychisch meest kwetsbare ouders bleken van deze aanpak het meest te profiteren.

Triple-P betreft een evidence-based programma dat de ouders steunt bij de opvoeding. Wanneer dergelijke methoden meer 'gewoon' worden en de ouders gemakkelijk bij de juiste instellingen terecht kunnen met vragen over de opvoeding, zou het aantal psychosociale problemen bij kinderen kunnen afnemen, doordat ouders en kinderen vroegtijdig worden geholpen. De huisarts kan een van de belangrijkste verwijzers worden naar deze nog relatief nieuwe vormen van interventie. Triple-P wordt in meer dan honderd gemeenten aangeboden.

Ouders met een niet-westerse achtergrond of met een lage sociaal-economische status (SES) maken zich vaker zorgen over het stellen van regels en grenzen en over ongehoorzaamheid en gedragsproblemen van hun kinderen. Een op de vijf ouders met een niet-westerse achtergrond meldt de opvoeding van de kinderen moeilijk te vinden en ze niet goed aan te kunnen; dit is tweemaal zo veel als autochtone ouders. Het is duidelijk dat dit samenhangt met de context waarin zij hun kind moeten opvoeden: in twee culturen, mogelijk met achterstelling, meer gezondheidsproblemen en meer armoede. Ouders met een niet-westerse achtergrond hebben ook behoefte aan steun bij de opvoeding, vooral bij pubers. Ze hebben behoefte aan vertrouwen en willen graag in hun opvattingen en privacy worden gerespecteerd. Ze zoeken vaker steun bij de opvoeding in eigen kring. Als er deskundige hulp wordt gevraagd, gebeurt dit vaak bij de huisarts.

Leesadvies

Blom R. Regelmaat brengt rust. Een handleiding voor het bieden van regelmaat, voorspelbaarheid en prikkelreductie. Zeist: Christofoor; 2005.
Blokland G. Over opvoeden gesproken. Amsterdam: SWP; 2010.
Boer F. Slaapproblemen bij kinderen, Uitgeverij LannooCampus, Houten; 2011
L'Hoir MP, Stam PCC van. Het overvraagde kind. In: Bonnet-Breusers AJM, Hirasing RA, Hoppenbrouwers K, Rensen HBH, Wagenaar-Fischer MM (red.). Praktijkboek jeugdgezondheidszorg. Maarssen: Elsevier Gezondheidszorg; 2006, I1.18-1-18.
Linden MW van der, Suijlekom-Smit LWA van, Schellevis FG, Wouden JC van der. Tweede Nationale Studie naar ziekten en verrichtingen in de huisartspraktijk: het kind in de huisartspraktijk. Utrecht, Rotterdam: NIVEL, Erasmus MC; 2005.
Mulder Z, Vijverberg M. Bedplassen, daar wil je van af! Plaswekkers en andere hulpmiddelen. Havelte: Binkey Kok Publications; 2005.
Effectiveness of internet-based cognitive behavioural treatment for adolescents with chronic fatigue syndrome (FITNET): a randomised controlled trial. Lancet 2012;379:1412-18.
National Sleep Foundation. 2004 Sleep in America Poll. Washington: WB&A market research; 2004.
Rushton J, Bruckman D, Kelleher K. Primary care referral of children with psychosocial problems. Arch Pediatr Adolesc Med. 2002;156:592-98.
Schregardus R. Kinderen met slaapproblemen. Amsterdam: Boom Uitgevers; 2011.
Sleuwen BE van, L'Hoir MP, Engelberts AC, Busscher WB, Westers P, Blom MA, et al. Comparison of behavior modification with and without swaddling as interventions for excessive crying. J Pediatr. 2006;149:512-17.
Stallard P. Behandelwijzer Denk goed – voel je goed. Cognitieve gedragstherapie voor kinderen. Amsterdam: Nieuwezijds; 2006.

Websites

- www.bureaujeugdzorg.info
- www.e-hulp.nl
- www.NCJ.nl (Nederlands Centrum Jeugdgezondheid)
- www.NIGZ.nl (Stichting Nationaal Instituut voor Gezondheidsbevordering en Ziektepreventie)
- www.NJi.nl (Nederlands Jeugdinstituut)
- www.opvoedingsondersteuning.info

Overgewicht en obesitas

A. Felius, P.J.E. Bindels en H.A. Delemarre-van de Waal

17.1 Inleiding – 198

17.2 Definitie – 198

17.3 Klinische consequenties – 199

17.4 Epidemiologie – 202

17.5 Anamnese – 202

17.6 Lichamelijk onderzoek – 203

17.7 Differentiaaldiagnose – 204

17.8 Aanvullend onderzoek – 204

17.9 Therapie – 204

17.10 Vervolgbeleid – 205

Leesadvies – 206

17.1 Inleiding

Overgewicht vormt ook bij kinderen een snel toenemend probleem in de gehele (westerse) wereld. De toenemende aandacht voor overgewicht, zowel in de gezondheidszorg als in de politiek, heeft nog niet tot een afname van het probleem geleid. Tot nu toe is onvoldoende en onvoldoende effectief gewerkt aan preventie. Over de hele wereld neemt obesitas bij kinderen nog steeds toe. In de Verenigde Staten gaat het inmiddels om ongeveer 12,5 miljoen kinderen, 17 procent van alle kinderen. In Nederland gaat het om meer dan 60.000 kinderen. Het is inmiddels duidelijk dat overgewicht niet alleen de ontwikkeling belemmert en sociale en psychische problemen veroorzaakt, maar in de nabije toekomst ook in toenemende mate morbiditeit en mortaliteit zal gaan bepalen. Een steeds groter deel van het gezondheidszorgbudget wordt ingenomen door aan obesitas gerelateerde ziektebeelden als diabetes mellitus type 2, hypertensie, hart- en vaatziekten, steatose van de lever, aandoeningen van het bewegingsapparaat, galblaaslijden, obstructieve slaapapneu, herseninfarct en maligniteiten als coloncarcinoom, borstkanker en niertumoren. Voor Nederland worden de directe kosten van overgewicht en obesitas geschat op 0,5 tot 1,2 miljard euro per jaar, terwijl de indirecte kosten in de vorm van ziekteverzuim, verloren arbeidsjaren, uitkeringen en dergelijke, circa twee miljard euro per jaar bedragen.

Deze epidemie wordt allereerst veroorzaakt door een te grote inname van energierijk voedsel. Het zogenoemde gemaksvoedsel, dat de hele dag door volop beschikbaar is, bevat vaak veel vet en (of) koolhydraten. In combinatie met minder bewegen en een toegenomen beeldschermtijd zorgt dat voor een zogenoemde obesogene omgeving. Bij genetisch gevoelige individuen leidt dat gemakkelijk tot het ontstaan van obesitas. Genetische aanleg draagt naar schatting voor 60-80 procent bij aan het ontstaan van obesitas. Genetische factoren zijn vrijwel even belangrijk voor het lichaamsgewicht als voor de lichaamslengte. Zoals lange ouders lange kinderen krijgen, krijgen dikke ouders dikke kinderen. Het aantal genetische factoren dat een rol speelt, is groot; elk bekend gen levert slechts een kleine bijdrage aan het overgewicht. Daarnaast zijn er ook enkele zeldzame monogenetische aandoeningen bekend, met als meest voorkomende (bij 1-2 procent van de obese kinderen) een mutatie in de MC4-receptor, betrokken bij de regulatie van de eetlust.

Elke huisarts in Nederland heeft kinderen met overgewicht en obesitas in de praktijk. Gezien de langetermijnconsequenties ervan, zowel wat de individuele gezondheid als de kosten voor de gezondheidszorg betreft, mag van de huisarts worden gevraagd dat hij dit probleem tot zijn taken rekent. Preventie, signalering en begeleiding van gezinnen met overgewicht, ook als dit zich alleen nog voordoet bij de ouders, wordt in toenemende mate onderdeel van de dagelijkse praktijk. In dit hoofdstuk worden adviezen gegeven over hoe deze taak kan worden uitgevoerd.

17.2 Definitie

De body-mass index (BMI) (het gewicht in kg gedeeld door het kwadraat van de lengte in m) is bij kinderen ouder dan 2 jaar direct gerelateerd aan de hoeveelheid lichaamsvet. Daarmee is het in de (huisartsen)praktijk een bruikbare maat voor overgewicht en obesitas. Voor kinderen jonger dan 2 jaar is gewicht naar lengte een betere maat voor de hoeveelheid lichaamsvet. Vanaf de leeftijd van 18 jaar is overgewicht gedefinieerd als een BMI tussen 25 en 30 kg/m^2 en obesitas als een BMI groter dan 30 kg/m^2. Bij een BMI > 35 kg/m^2 spreekt men van morbide obesitas. Deze grenzen zijn eenduidig en internationaal aanvaard. Kinderen

◘ Tabel 17.1 Grenswaarden voor de BMI (kg/m2) voor overgewicht en obesitas naar geslacht en leeftijd.

leeftijd in jaren	overgewicht		obesitas	
	jongens	meisjes	jongens	meisjes
2	18,4	18,0	20,1	19,8
3	17,9	17,6	19,6	19,4
4	17,6	17,3	19,3	19,2
5	17,4	17,2	19,3	19,2
6	17,6	17,3	19,8	19,7
7	17,9	17,8	20,6	20,5
8	18,4	18,4	21,6	21,6
9	19,1	19,1	22,8	22,8
10	19,8	19,9	24,0	24,1
11	20,6	20,7	25,1	25,4
12	21,2	21,7	26,0	26,7
13	21,9	22,6	26,8	27,8
14	22,6	23,3	27,6	28,6
15	23,3	23,9	28,3	29,1
16	23,9	24,4	28,9	29,4
17	24,5	24,7	29,4	29,7
18	25,0	25,0	30,00	30,00

hebben een andere lichaamsbouw, die verandert met de leeftijd; voor hen zijn er afgeleide maten, eveneens gebaseerd op internationale criteria (zie ◘ tabel 17.1). De diagrammen voor jongens en meisjes van 0-21 jaar waarin de BMI is afgezet tegen de leeftijd, zijn in de praktijk zeer bruikbaar om overgewicht en obesitas te signaleren (◘ figuur 17.1 en 17.2). Toch blijft klinische beoordeling van de lichaamsbouw van het kind noodzakelijk: een goed getraind en gespierd kind kan een BMI boven 25 kg/m² hebben zonder dat de relatieve hoeveelheid lichaamsvet is toegenomen.

17.3 Klinische consequenties

De aan obesitas gerelateerde ziektebeelden komen in toenemende mate ook op de kinderleeftijd voor. Diabetes mellitus type 2, tot enkele jaren geleden typisch een ziekte van volwassenen, wordt nu regelmatig bij jongeren gediagnosticeerd. Het metabool syndroom wordt gekenmerkt door obesitas met hypertensie, verhoogde nuchtere waarden voor triglyceriden (> 1,7 mmol/l), insuline en glucose (> 6,1 mmol/l), verlaagde waarden voor HDL-cholesterol (< 0,9 mmol/l) en een middelomvang groter dan het 90e percentiel. De kans op het metabool syndroom neemt duidelijk toe met de BMI, maar is ook geassocieerd met de vetverdeling. Vooral bij een

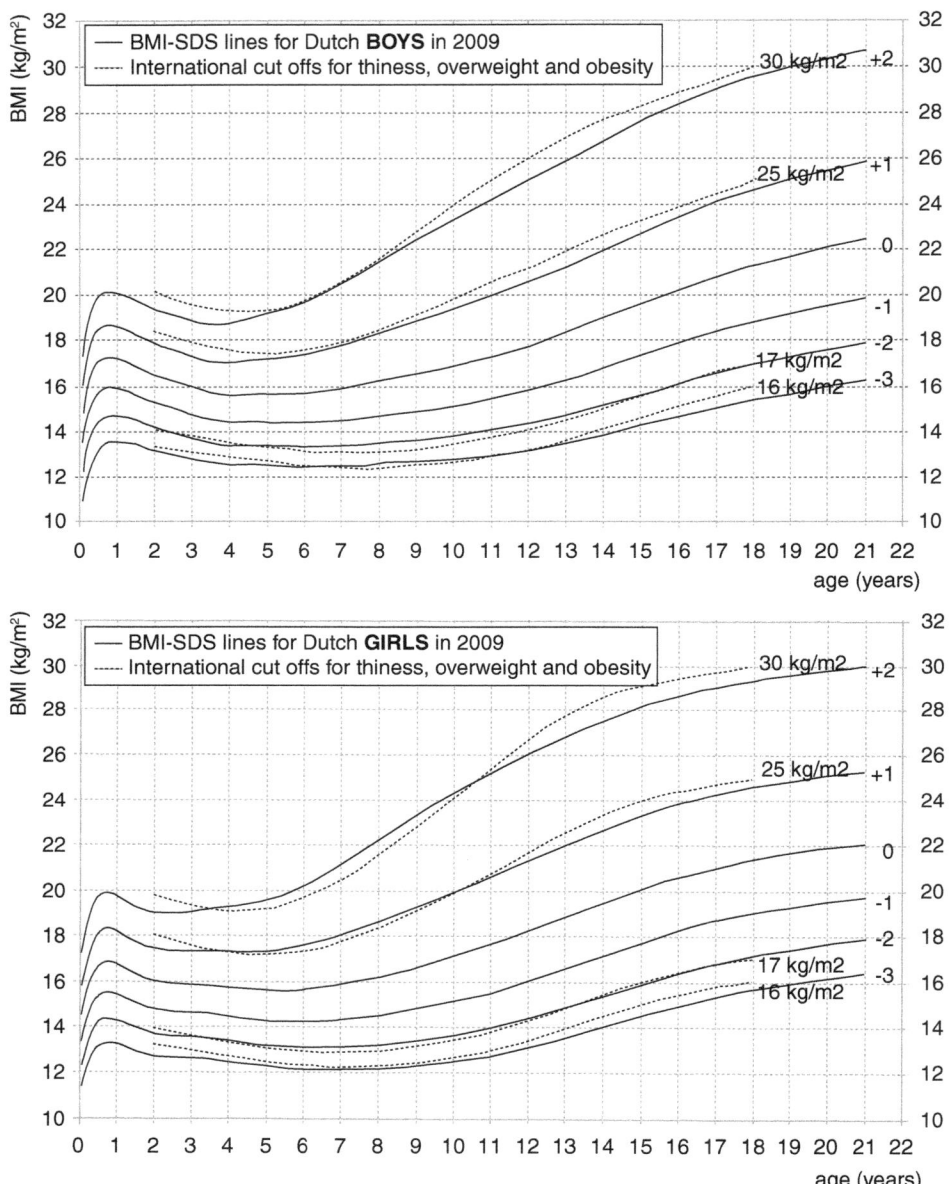

◘ **Figuur 17.1** Standaarddeviatiescores van Nederlandse kinderen in 2009 voor BMI naar leeftijd. Boven: jongens, onder: meisjes. De gestippelde lijnen geven de internationale afkapwaarden weer voor (van boven naar beneden) obesitas, overgewicht, ondergewicht en ernstig ondergewicht. Bron: Schönbeck et al., 2011.

toegenomen middelomvang en een toegenomen taille-heupratio is de kans op het metabool syndroom groter.

Van de volwassenen met overgewicht heeft 22 procent het metabool syndroom, van de volwassenen met obesitas zelfs 60 procent. Voor kinderen bestaat er nog geen internationale consensus over aan de leeftijd gerelateerde criteria en definities. Uitgaande van de gemodificeerde

17.3 • Klinische consequenties

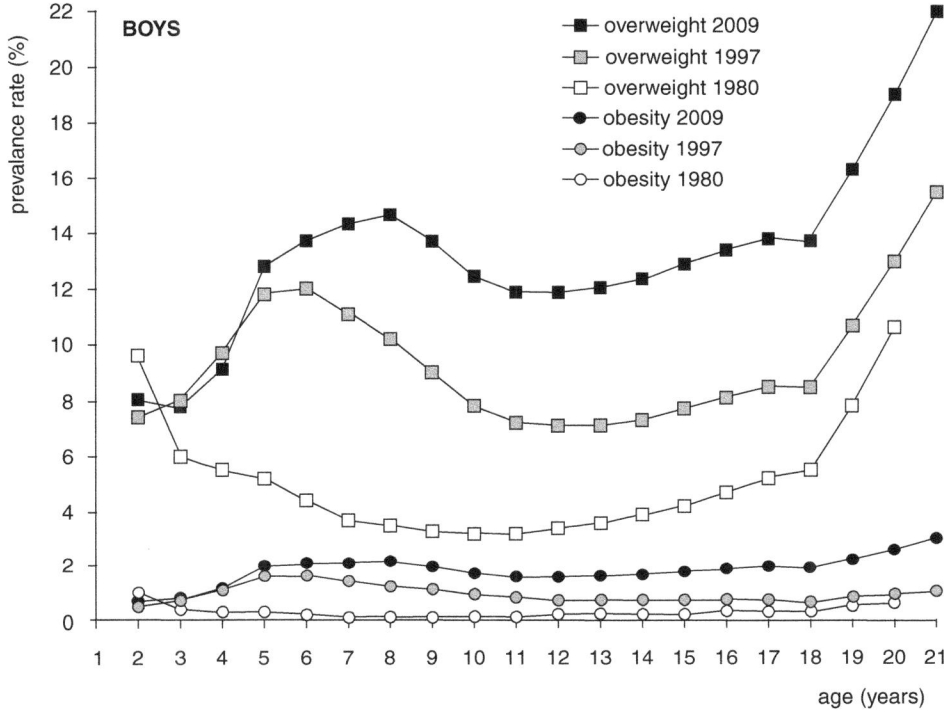

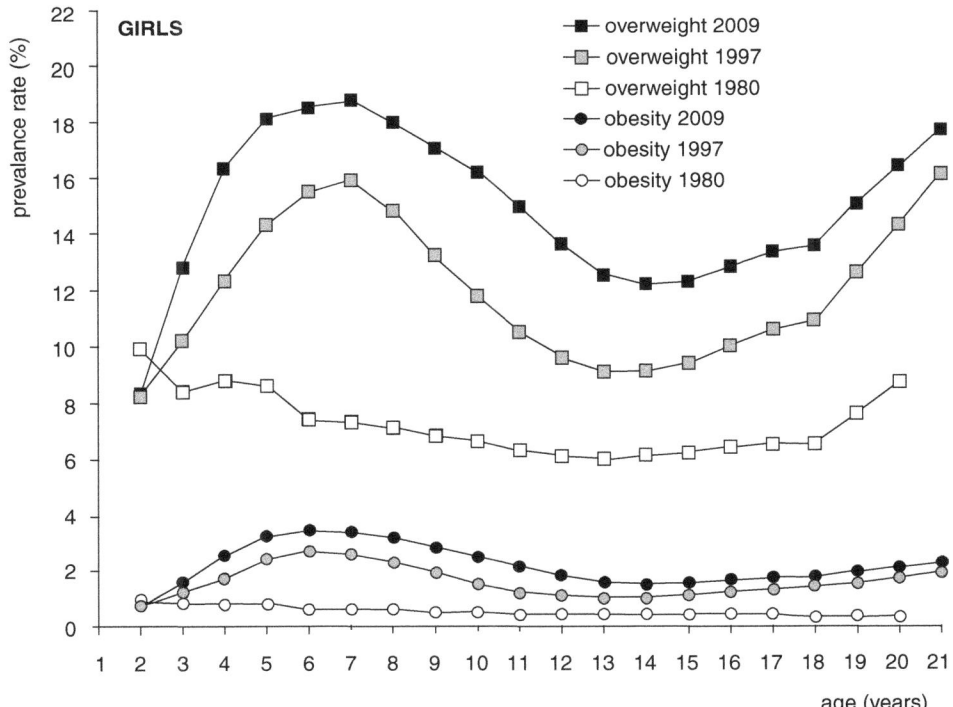

Figuur 17.2 Prevalentie van overgewicht en obesitas bij Nederlandse jongens en meisjes gerelateerd aan de internationale afkapwaarden. Bron: Schönbeck et al., 2011.

criteria voor volwassenen, heeft bijna 30 procent van de adolescenten met een BMI boven het 90e percentiel last van het metabool syndroom en dus een grotere kans op ziekten als diabetes mellitus type 2 en hart- en vaatziekten. Ook niet-alcoholische vetleverziekte (NAFLD), variërend van milde steatose tot steatohepatitis (NASH) en cirrose, wordt in toenemende mate gezien. NAFLD wordt gekenmerkt door leververgroting en verhoogde aminotransferasespiegels bij aanvankelijk nog normale synthesefunctie van de lever.

> **Casus**
>
> De 10-jarige Tim komt met zijn moeder op het spreekuur. Hij heeft pijn aan zijn linkervoet en loopt daardoor de laatste tijd moeizaam. Moeder vraagt zich af of de voetwrat hiervan de oorzaak kan zijn. U vraagt hem zijn schoenen uit te doen. Gezien zijn overgewicht is dit voor Tim een opgave die met enig gesteun gepaard gaat. De minuscule voetwrat die vervolgens wordt getoond, kan in uw ogen nooit de oorzaak van pijnklachten bij het lopen zijn. U ziet uw kans als huisarts schoon en brengt Tims overgewicht ter sprake. De ouders en zijn jongere zusje kent u ook als fors in gewicht, maar Tim steekt er toch bovenuit. Op uw vraag of hij door zijn gewicht bij het spelen en op school wel eens problemen ervaart, knikt hij bevestigend. Eigenlijk vindt hij het best vervelend en schaamt hij zich bij gym tijdens het omkleden. Volgens moeder is Tim nu eenmaal een gezellige eter, maar eten ze thuis erg gezond.

17.4 Epidemiologie

Ook in Nederland nemen overgewicht en obesitas toe. In de grote steden bedraagt de prevalentie van overgewicht en obesitas voor jongens van Nederlandse afkomst respectievelijk 12,8 en 1,8 procent en voor meisjes respectievelijk 14,8 en 2,2 procent. Voor kinderen van allochtone afkomst zijn deze cijfers nog beduidend hoger. De prevalentie van overgewicht bij Turkse jongens en meisjes is respectievelijk 21,4 en 23,2 procent en die van obesitas 13,1 en 10,7 procent. Van de Marokkaanse jongens en meisjes heeft respectievelijk 16,7 en 20,5 procent overgewicht en 7,2 en 6,6 procent obesitas. Voor de huisarts betekent dit dat ongeveer een op de acht Nederlandse kinderen en ruim een kwart van de kinderen van allochtone afkomst kampt met overgewicht of obesitas. Ondanks deze hoge percentages komen overgewicht en obesitas niet voor in de top vijftien van redenen van komst naar het spreekuur van de huisarts of van diagnosen gesteld bij kinderen tot 18 jaar. Het lijkt dan ook nodig dat de huisarts hier op eigen initiatief meer aandacht aan besteed.

17.5 Anamnese

De anamnese wordt gericht op leefstijl, eetgewoonten en mate van lichamelijke activiteit van het gezin. Het gaat niet alleen om de patiënt, maar ook om het kind in zijn sociale context. Het is ondoenlijk om leefstijl en eetgewoonten van een kind te veranderen als de rest van het gezin de oude gewoonten voortzet. Ook adviezen over gezonde voeding zijn niet op te volgen als in het gezin ongezonde voeding de regel is. De voedingsanamnese is in eerste instantie gericht op het voedingspatroon. Hoe wordt er door dit kind in dit gezin gegeten? Wordt er ontbeten? Krijgt het kind eten mee naar school en eet het dit ook op, of wordt het vervangen door snacks? Waaruit bestaan de tussendoortjes? Wordt er aan tafel gegeten, of voor de televisie of achter de computer? Pas als het voedingspatroon van kind en gezin duidelijk is, heeft het zin om aandacht te besteden aan de samenstelling van de voeding. Een apart na te vragen onderdeel van het voedingspatroon is het bestaan van eetbuien. Deze zijn niet te bestrijden met adviezen, maar behoeven verdere diagnostiek en eventueel behandeling. Van belang is of er ook andere symptomen van verlies van impulscontrole aanwezig zijn, zoals bij ADHD.

Het bewegingspatroon van het kind is belangrijk, maar ook dat staat niet los van de lichamelijke activiteiten van het hele gezin. Als de ouders duidelijk een inactief leven leiden, kan moeilijk van een kind worden verwacht dat het zelfstandig een actief sportleven heeft. De activiteit wordt in kaart gebracht door navraag naar het aantal uren buiten spelen, fietsen of lopen naar school, sportactiviteiten, vrijetijdsbesteding en dergelijke. De mate van inactiviteit wordt vooral bepaald door de uren doorgebracht voor de televisie en achter de computer.

Belangrijk voor de anamnese zijn aanwijzingen voor geassocieerde aandoeningen, zoals klachten van het bewegingsapparaat, snurken als uiting van het obstructief slaapapneusyndroom (met geassocieerde gedrags-, leer- en concentratiestoornissen), moeheid en hoofdpijn. Voor meisjes na de menarche kunnen irregulaire menses en hirsutisme een uiting zijn van het polycysteusovariumsyndroom, dat vaak gepaard gaat met hyperinsulinisme. De ontwikkelingsanamnese is van belang voor het opsporen van syndromale oorzaken van obesitas. Hierbij wordt ook aandacht besteed aan de vroege ontwikkeling, vooral aan voedingsproblemen in het eerste levensjaar, die vaak voorkomen bij het prader-willisyndroom.

Een laatste specifiek onderdeel is de familieanamnese. Naast vragen naar aan obesitas gerelateerde aandoeningen als hart- en vaatziekten en diabetes, kan het patroon van overgewicht ook informatief zijn. Zo heeft een obees kind een groter risico op een onderliggend lijden als de andere familieleden een normaal gewicht hebben dan wanneer meer familieleden te dik zijn.

17.6 Lichamelijk onderzoek

Het lichamelijk onderzoek bestaat uit het meten van lengte, gewicht, bloeddruk en middel- en heupomvang, aangevuld met algemeen lichamelijk onderzoek. Hierbij wordt speciaal gelet op lichaamsverhoudingen, vetverdeling, een pijnlijke of vergrote lever, dysmorfe kenmerken en het bestaan van acanthosis nigricans, een fluweelachtige hyperpigmentatie in de plooien van hals, nek en oksels.

> **Vervolg casus**
>
> Tim en zijn moeder gaan akkoord met een extra bezoek aan het spreekuur om zijn voedings- en bewegingspatroon te bespreken. U vraagt Tim alvast op te schrijven wanneer er thuis wordt gegeten en wat hij aan beweging doet. U zegt uitdrukkelijk dat ze niet hoeven bijhouden wát er gegeten wordt. Die informatie krijgt u tijdens het volgende consult wel.
>
> Het ontbijt blijkt er vaak bij in te schieten. Als tussendoortje op school krijgt hij daarom wat extra mueslirepen mee. Het middageten neemt hij mee naar school, meestal brood en yoghurtdrank. Na school, als hij thuiskomt, eet hij vaak ook meteen wat. Het avondeten vindt in de regel voor de televisie plaats. Tim en zijn zus zijn gek op sinas en cola. Sport kijken is een favoriete bezigheid, maar sportbeoefening vindt in het gezin niet plaats. Tim gaat soms wel met de hond wandelen. Bij onderzoek blijkt hij met zijn lengte van 1,48 m en gewicht van 46 kg een BMI van 21 te hebben, wat voor zijn leeftijd duidelijk te hoog is (zie ◘ figuur 17.1; overgewicht). Naast de speklaag op de buik vallen u bij lichamelijk onderzoek geen andere zaken op.

17.7 Differentiaaldiagnose

Bij verreweg de meeste kinderen met overgewicht en obesitas is geen onderliggende endocrinologische, syndromale of genetische stoornis aanwezig. De belangrijkste oorzaken zijn een verhoogde energie-inname en een leefpatroon dat wordt gekenmerkt door onvoldoende beweging en vele uren inactiviteit. Deze kinderen hebben meestal een goede tot zeer goede groei. Endocriene oorzaken, zoals de ziekte van Cushing en hypothyreoïdie, veroorzaken naast een toename van het lichaamsgewicht juist een verminderde lengtegroei. Afbuigen van de lengtegroei moet dan ook altijd reden zijn voor aanvullend onderzoek. Bij ontwikkelingsstoornissen, zeker in combinatie met dysmorfe kenmerken of veranderde lichaamsverhoudingen, moet een syndromale oorzaak voor het toegenomen gewicht worden overwogen.

Bij eetbuien en andere stoornissen van de impulscontrole kan gedacht worden aan ADHD. Ten slotte moet ook de mogelijke aanwezigheid van het metabool syndroom aandacht krijgen. Hypertensie, irregulaire menses en acanthosis nigricans zijn hiervoor klinische aanwijzingen.

17.8 Aanvullend onderzoek

Over het algemeen is er geen indicatie voor aanvullend onderzoek bij kinderen met overgewicht en obesitas die geen klachten hebben en geen afwijkingen vertonen bij lichamelijk onderzoek. Wanneer er aanwijzingen zijn voor het metabool syndroom, is aanvullende diagnostiek nuttig. In de huisartsenpraktijk kan de bepaling van het nuchtere glucose worden gebruikt als screening voor het metabool syndroom, eventueel aangevuld met vetspectrum en aminotransferasen. Bij vermoeden van een schildklieraandoening kan de huisarts het screenend bloedonderzoek aanvullen met thyroïdstimulerend hormoon (TSH) en thyroxine (T4). Voor het opsporen van kinderen met glucose-intolerantie is de orale glucosetolerantietest (OGTT) het meest geschikt.

Bij kinderen met een ontwikkelingsstoornis en ernstige obesitas is verwijzing naar een kinderarts gewenst, om verdere diagnostiek naar syndromale oorzaken te verrichten. Bij kinderen met een afbuigende groeicurve moet altijd endocrinologische evaluatie plaatsvinden, met onderzoek naar hypothyreoïdie, hypercortisolisme en groeihormoondeficiëntie.

17.9 Therapie

Behandeling en begeleiding van kinderen met overgewicht en (niet-syndromale) obesitas, vooral gericht op veranderingen in de leefstijl, kunnen uitstekend in de huisartsenpraktijk plaatsvinden. Tussen huisarts en praktijkondersteuner kunnen afspraken worden gemaakt over wie welk deel van de zorg op zich neemt. De resultaten zijn echter vaak marginaal. Als de behandeling alleen wordt gericht op de energie-inname, is het effect uitermate teleurstellend. Om een werkelijke verandering te bewerkstelligen, moet het hele gezin bij de behandeling worden betrokken. Leefstijl en eet- en drinkgewoonten van het gezin moeten zodanig veranderen dat een gezond voedingspatroon en voldoende beweging voor het kind worden ervaren als deel van het dagelijks leven en niet als therapie. Bij de beïnvloeding van de leefstijl van het gezin moeten de adviezen voor de gezinsleden begrijpelijk en acceptabel zijn, anders worden ze niet opgevolgd.

Bewegingsadviezen moeten gericht zijn op relatief kleine veranderingen. Geleidelijk kunnen verschillende kleine veranderingen toch leiden tot een andere leefstijl. Sport kan een goede bijdrage leveren aan meer bewegen. Ook hierbij is het zo dat het kind zelf de keuze voor een sport moet maken. Sporten die niet aansluiten bij de wensen van de patiënt, worden hooguit kort beoefend. Plezier in sport en beweging vormt de basis voor gedragsverandering op langere termijn.

Met patiënt, ouders en andere gezinsleden moet een plan worden opgesteld om een zo normaal mogelijk eetpatroon te bewerkstelligen. Dit houdt in dat er wordt ontbeten en dat het gebruik van tussendoortjes wordt beperkt. Een goed advies is om alle voeding aan de eettafel te nuttigen. Dit geeft goed inzicht in de genuttigde hoeveelheden en voorkomt achteloze inname van voedingsmiddelen tussen de maaltijden door. Ook het eten van kleine borden en het niet voor een tweede maal opscheppen kunnen bijdragen aan beperking van de voedselinname. Ondersteuning door een diëtist kan niet alleen nodig zijn voor de samenstelling van de voeding, maar ook een waardevolle hulp zijn bij het streven naar een normaal eetpatroon. Bij de samenstelling van de voeding is niet alleen de energie-inhoud van belang. Zoete, caloriearme frisdranken hebben geen voedingswaarde en geven geen verzadigingsgevoel, maar veroorzaken wel gewenning aan een zoete smaak. Water heeft dan ook de voorkeur.

Medicamenteuze therapie is nog geen gemeengoed. Er zijn nog onvoldoende gecontroleerde studies verricht bij kinderen. Van sibutramine en orlistat is bij adolescenten een matig effect aangetoond, maar er zijn onvoldoende gegevens om deze medicatie routinematig toe te passen. Daarbij is de vraag gerechtvaardigd of op de kinderleeftijd een verandering van leefstijl niet verre de voorkeur verdient en wellicht ook niet iets gemakkelijker te bereiken is dan bij volwassenen.

> **Vervolg casus**
>
> In de loop van het consult merkt u dat Tim en zijn moeder bereid zijn om het gewichtsprobleem aan te pakken. U benadrukt dat dit een inspanning van het hele gezin moet worden. De moeder begrijpt dit en vindt het eigenlijk een heel goed idee. Zij en haar man wilden zelf eigenlijk al langer aan de slag. Ze geeft aan dat ze het wel heel moeilijk zal gaan vinden. Vooral de tussendoortjes zijn een gewoonte geworden in het gezin. U realiseert zich dat het een langdurig proces gaat worden, waarbij steeds kleine stapjes moeten worden gezet. Als eerste stap spreekt u af dat de maaltijden voortaan aan tafel en niet voor de televisie worden genuttigd. Dat geldt ook voor het ontbijt, zodat de mueslirepen dan niet meer nodig zijn. Met Tim spreekt u af dat hij en zijn zus om de dag de hond gaan uitlaten. U voert geen aanvullend onderzoek uit. Ook verwijzing naar de diëtist houdt u nog achter de hand. U spreekt af dat Tim over een maand bij u terugkomt.

17.10 Vervolgbeleid

Een eenmaal uitgestippeld beleid moet stap voor stap worden gevolgd en waar nodig bijgesteld. Dit betekent dat vaste controleafspraken nodig zijn met ouders en kind. Afhankelijk van de situatie moet het gezin aanvankelijk frequent, bijvoorbeeld maandelijks, worden teruggezien in de praktijk en bij succes geleidelijk minder vaak, bijvoorbeeld elk kwartaal. Bij een deel van de gezinnen is langdurige begeleiding nodig om terugval in het oude patroon te voorkomen.

Tijdens de vervolgafspraken wordt nagegaan op welke gebieden ouders en kinderen moeilijkheden ondervinden en welke doelen daarom niet kunnen worden gehaald. In deze fase is het veel belangrijker om leefstijlveranderingen te induceren en vast te houden dan om een grote gewichtsafname te bereiken. De doelen moeten dan ook niet worden geformuleerd in kilogrammen, maar in gezondheidswinst, zoals meer uren beweging en verbetering van eet- en voedingspatroon. Ook een kleine, maar gestage gewichtsvermindering heeft een sterk positieve invloed op de te verwachten complicaties en geassocieerde ziektebeelden. De huisarts heeft bij uitstek de mogelijkheid om samen met het gezin dit doel na te streven. Zijn taak als coach kan een proces in gang zetten dat resulteert in aanmerkelijke gezondheidswinst voor alle gezinsleden op korte en lange termijn.

Leesadvies

Han JC, Lawlor DA, Kimm SY. Childhood obesity. Lancet. 2010;375:1737-48.

Schönbeck Y, Talma H, Dommelen P van, Bakker B, Buitendijk SE, Hirasing RA, et al. Increase in prevalence of overweight in Dutch children and adolescents: a comparison of nationwide growth studies in 1980, 1997 and 2009. PLoS One. 2011;6:e27608.

Vliet M van, Heymans MW, Rosenstiel IA von, Brandjes DP, Beijnen JH, Diamant M. Cardiometabolic risk variables in overweight and obese children: a worldwide comparison. Cardiovasc Diabetol. 2011;10:106.

Hoofdpijn

N.P. van Duijn

18.1	Inleiding – 208	
18.2	Epidemiologie – 209	
18.2.1	Migraine en spanningshoofdpijn – 209	
18.2.2	Secundaire hoofdpijn – 210	
18.3	Anamnese – 210	
18.4	Lichamelijk onderzoek – 212	
18.5	Aanvullende diagnostiek: hoofdpijnregistratie – 212	
18.6	Evaluatie – 213	
18.6.1	Patroon en duur – 213	
18.6.2	Ernst – 213	
18.6.3	Functioneren – 213	
18.6.4	Misselijkheid, braken – 213	
18.6.5	's Nachts wakker van de hoofdpijn – 214	
18.6.6	Niet-discriminerende symptomen – 214	
18.7	Diagnose – 214	
18.7.1	Migraine – 214	
18.7.2	Spanningshoofdpijn – 214	
18.7.3	Chronisch dagelijkse hoofdpijn – 215	
18.7.4	Hoofdpijn door refractieprobleem – 215	
18.7.5	Hoofdpijn door te veel cafeïne – 215	
18.7.6	Acute hoofdpijn – 215	
18.7.7	Secundaire hoofdpijn – 215	
18.8	Wanneer verwijzen – 216	
18.9	Behandeling – 216	
18.10	Vervolgbeleid – 217	
18.11	Conclusie – 217	
	Leesadvies – 217	

18.1 Inleiding

Hoofdpijn wordt bij kinderen nogal eens en passant gepresenteerd naast andere klachten. In de resterende minuten van het consult wilt u dan kort inventariseren en een snelle beslissing nemen. Kunt u de ouders tijdens het consult geruststellen of moet u het kind op een ander moment laten terugkomen? En wat vragen de ouders u precies? Met drie elementen kunt u zich een eerste beeld vormen: het precieze beloop van de hoofdpijn, de ernst ervan en de bijkomende klachten.

> **Casus**
>
> Roosje, 9 jaar, hoest. Of u even wilt luisteren. De ouders vertellen dat Roosje toenemend hoofdpijn heeft. Op haar vijfde had ze een enkele keer hoofdpijn gedurende een uur of twee, met maanden ertussen. Het laatste jaar neemt het toe: per week heeft ze wel drie dagen last van hoofdpijn. Soms ziet ze er ziek uit, maar meestal is ze alleen even wat stilletjes en speelt ze daarna weer vrolijk door. De toename van de klachten baart de ouders zorgen, over de hoofdpijn zelf maken ze zich minder druk. Zelf hebben ze allebei ook wel eens hoofdpijn.

Een snelle selectie is gericht op 'geruststellen, laten terugkomen of oppassen' (◘ tabel 18.1). Een stereotiep patroon met beperking in het dagelijks functioneren is kenmerkend voor migraine. Bij gewone hoofdpijn is het beloop erg variabel. De kinderen spelen ermee door. Anders dan de ouders denken, spelen aanleidingen en oorzaken geen rol in de diagnostische fase. U wilt vooral onderscheid maken tussen hoofdpijn die meer, misschien directe, aandacht vraagt en gewone, onschuldige hoofdpijn ('spanningshoofdpijn'). Deze laatste term wordt nog veel gebruikt, al is het verband met spanningen of spierspanning niet sterk. Om ons gebrek aan kennis over de oorzaak van spanningshoofdpijn te benadrukken, is de officiële internationale term veranderd van *tension headache* in *tension-type headache*.

In de praktijk kunt u beide verklaringsmodellen, 'spanning' en 'spierspanning', natuurlijk wel gebruiken als u de aard van de hoofdpijn met de ouders bespreekt. De term 'gewone hoofdpijn' gebruiken voor 'spanningshoofdpijn' is maar een van de manieren om patiënten duidelijk te maken wat u bedoelt: 'Het is niet erg. Veel mensen hebben het.' Nadat u hebt gekozen tussen geruststellen, laten terugkomen en oppassen, wilt u weten wat de precieze zorgvraag is. Willen de ouders bevestiging van de diagnose, is het een diagnostische vraag? Willen ze weten of het kind dezelfde hoofdpijn heeft als de ouder, is het een prognostische vraag? Of vinden ze dat er iets aan moet worden gedaan, is het een adviesvraag?

> **Vervolg casus**
>
> De ouders van Roosje vertellen uit zichzelf waar het hen om gaat. Ze hebben behoefte aan een verklaring voor de toename van de klachten en ze willen advies over hoe ermee om te gaan. Het blijkt dat de toename van de klachten heel geleidelijk is verlopen. Er is geen snelle progressie en er zijn geen alarmsymptomen. Zo af en toe functioneert Roosje matig op de sportclub en op school, maar dat duurt maar kort. Soms gaat ze twee uurtjes pips op de bank liggen. Erg duidelijk is het niet, maar er is voldoende reden om de anamnese verder uit te diepen. U besluit dat u Roosje nog een keer wilt terugzien.

Tabel 18.1 Snelle selectieprocedure voor geruststellen, laten terugkomen of 'oppassen' bij kinderen met hoofdpijn op het spreekuur van de huisarts.	
geruststellen in een paar minuten (spanningshoofdpijn)	onregelmatig patroon
	niet dagelijks
	duur varieert sterk, van 30 minuten tot dagenlang
	geen beperking in functioneren op school of thuis
	ernst valt mee
	geen andere verschijnselen
laten terugkomen om uit te diepen (migraine)	vast patroon, vaker gehad
	aanvalsgewijs, 2-48 uur, meestal een dag of korter
	stopt met spelen, zichtbaar pips op de bank, gaat niet naar sportclub
	behoorlijk ernstige pijn
	bijkomende migrainesymptomen: minder uitgesproken dan bij volwassenen
laten terugkomen om uit te diepen (chronische of dagelijkse hoofdpijn)	elke dag hoofdpijn
	elke dag of vaak pijnstillergebruik – grens: 3 dagen of meer per week
	enige beperking in dagelijks functioneren – gaat wel naar school en sport, maar functioneert matig
oppassen, soms zelfs alarmsymptomen	eerste aura (migraine is pas migraine als het herhaald optreedt)
	aura langer dan 60 minuten, hoofdpijn met enige neurologische uitval, hoofdpijn met bewustzijnsdaling of stuipen, progressief beloop in weken tot maanden, achterhoofdpijn zonder andere hoofdpijn

18.2 Epidemiologie

18.2.1 Migraine en spanningshoofdpijn

Van de Nederlandse kinderen tussen 6 en 16 jaar heeft gemiddeld 46 procent meer dan eens per jaar hoofdpijn, hoofdpijn bij koorts en virale infecties niet meegerekend. Bij 6-jarigen komt hoofdpijn al regelmatig voor. Veel hoofdpijncarrières beginnen rond het zesde jaar, een enkele al vanaf het vierde jaar. Bij 16-jarigen komt de prevalentie in de buurt van die bij volwassenen, van wie 60-80 procent eens per jaar of vaker hoofdpijn heeft. Van die 46 procent heeft 8 procent vermoedelijk migraine en 38 procent spanningshoofdpijn. Migraine begint zelden voor het zesde jaar. Van de 6-jarigen heeft 1 procent migraine, van de 12-jarigen 6 procent; vanaf het achttiende jaar is de prevalentie bij jonge mannen 8 procent en bij jonge vrouwen 16 procent.

Beperkingen in het functioneren, schoolverzuim en thuisblijven van sport en spel worden gezien bij 11 procent van de kinderen tussen 6 en 16 jaar, vooral bij kinderen met migraine. Hieronder vallen ook de kinderen met maar een of twee keer hoofdpijn per jaar. De groep die ernstig lijdt onder de hoofdpijn, met minstens eenmaal per maand interferentie van het

Tabel 18.2 Aspecten van de hoofdpijnanamnese.

belangrijkste kenmerken	aanvalsgewijs of niet?
	verlopen de hoofdpijnaanvallen volgens een vast patroon of wisselt dat erg?
	welke hoofdpijn wordt erger met gewoon bewegen?
	verzuim van school of sportclub, stoppen met spelen als het erg is?
	terugtrekken op de bank, naar bed?
	ernst van de pijn?
	niet eten of braken, of alleen wat minder eten tijdens de hoofdpijn?
	's nachts wakker van de hoofdpijn?
minder discriminerende kenmerken	aura en verschijnselen die hoofdpijn aankondigen?
	last van schel licht of hard geluid als de hoofdpijn erg is?
	plaats van de pijn, eenzijdig of beiderzijds?
	aard van de pijn, bonzend of niet?

normale functioneren, omvat 1,5 procent van alle kinderen. De helft van hen slikt dagelijks pijnstillers. Hoofdpijn als gevolg van overmedicatie komt vooral voor bij de oudere kinderen.

18.2.2 Secundaire hoofdpijn

Intracerebrale vasculaire oorzaken, zoals een subarachnoïdale bloeding, zijn bij kinderen buitengewoon zeldzaam. Nog zeldzamer is de presentatie ervan met alleen hoofdpijn. Bij volwassenen is de incidentie van peracute (binnen 60 seconden maximale) hoofdpijn 6 per 100.000. Bij 10 procent van hen betreft het een subarachnoïdale bloeding met hoofdpijn als enige symptoom. Incidentiecijfers bij kinderen ontbreken, maar de incidentie ligt bij hen zeker lager, zelfs als alle incidenten door intracerebrale vaatanomalieën worden samengenomen. Volgens een grove schatting betreft het 0,1 per 100.000 kinderen per jaar. Voor hersentumoren geldt dezelfde overweging: hersentumoren bij kinderen zijn zeldzaam, presentatie met hoofdpijn als enige symptoom is nog veel zeldzamer.

18.3 Anamnese

Als u besluit om het kind te laten terugkomen, dan heeft u tijd voor het precies uitvragen van de klachten. U kunt bij kinderen globaal dezelfde vragen stellen als bij volwassenen (◘ tabel 18.2). Wel zijn de klinische kenmerken bij kinderen minder uitgesproken. Jonge kinderen zijn minder goed in het beschrijven van details, maar tekenen kunnen ze hun probleem wel (◘ figuur 18.1). Bij het precies uitvragen van de kenmerken van migraine en spanningshoofdpijn, maar ook van hoofdpijn door overmatig gebruik van medicatie (medicatieafhankelijke hoofdpijn), moet

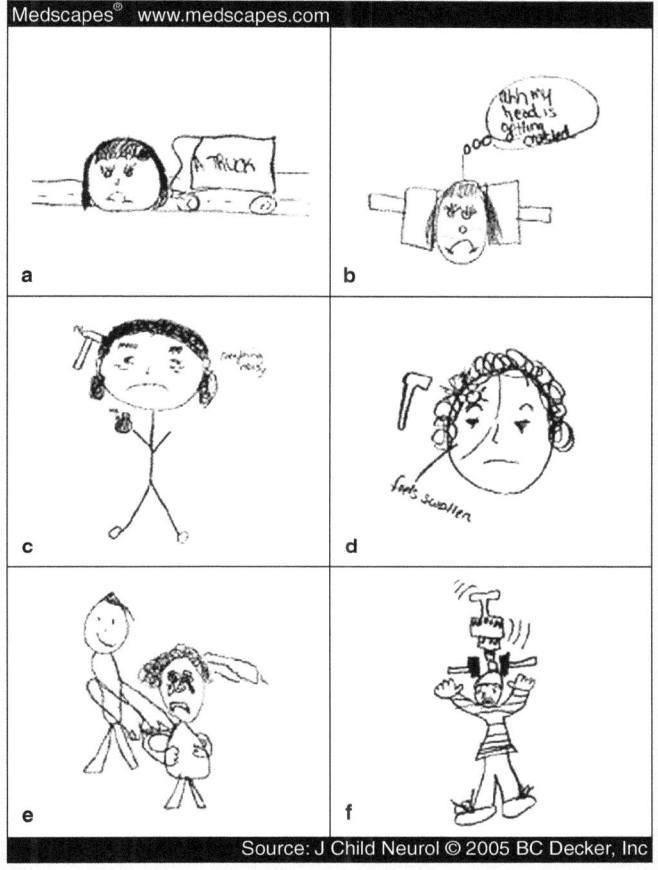

Figuur 18.1 Tekeningen van kinderen met hoofdpijn.

u bedenken dat u niet zoekt naar één verklaring voor alle hoofdpijnklachten. Twee of drie soorten hoofdpijn naast elkaar zijn eerder regel dan uitzondering.

Vervolg casus

De 'erge' hoofdpijn van Roosje duurt drie uur, soms maar een uurtje. De pijn wordt erg genoemd als ze dan stopt met spelen en apart gaat liggen. Ze kan niet aangeven of de pijn bonzend of klemmend is. Het zit in haar hele hoofd. Of ze last heeft van licht of geluid, weet ze niet. Haar ouders is het nooit opgevallen. Roosje is geen goede eter, maar bij hoofdpijn heeft ze helemaal geen trek. Misselijkheid kunnen noch Roosje noch de ouders goed verwoorden. Toch wilt u dat weten, want anorexie komt wel voor bij spanningshoofdpijn, maar misselijkheid niet.

◘ Tabel 18.3 Hoofdpijnregistratie. Voorbeeld met gegevens van patiënte Roosje.

datum (april)	ernst (0-10) (0 = geen hoofdpijn, 10 = ergst denkbare hoofdpijn)	duur (tijd, uren)	medicijnen (naam)	aantekeningen
1	4	hele dag	paracetamol	voetbal
2	2	uurtje		naar oma
3	8	4 uur		ziek naar bed
4	5	middag		school
5	1	uur		school

18.4 Lichamelijk onderzoek

Lichamelijk onderzoek geeft geen nuttige informatie. U kunt de nekfunctie onderzoeken, vooral de passieve rotatie in flexie, rechte stand en extensie. U kunt ook op pijnpunten drukken en de bloeddruk meten. Het geeft u echter vooral even tijd om na te denken over de volgende stap.

18.5 Aanvullende diagnostiek: hoofdpijnregistratie

Als hoofdpijnsoorten door elkaar lopen en de kinderen niet goed kunnen vertellen of ze één of twee soorten hoofdpijn hebben, dan kan een eenvoudige hoofdpijnregistratie (◘ tabel 18.3) behulpzaam zijn. Dagelijks wordt de ernst geregistreerd op een schaal van 0 tot 10. Vanaf 8 jaar lukt het de meeste kinderen met hulp van de ouders om deze numerieke schaal te hanteren. Daarbij moet 10 worden benoemd als 'de ergst denkbare pijn', om te voorkomen dat alle 'erge' pijnen een 10 krijgen. Het begrip 'gemiddelde pijn op een dag' is niet goed hanteerbaar; het is beter om het kind een cijfer te laten geven aan de ergste pijn van die dag en te laten aangeven hoe lang die duurde ('pijn 7, duur 2 uur'). Als cijfers niet lukken, kan ook een setje van drie of vijf woorden ('een beetje, matig, behoorlijk wat, erg, supererg') worden gebruikt.

Het doel van de registratie bepaalt de indeling van de pijnlijst. Als u diagnostiek nastreeft, laat u de ernst met een cijfer weergeven. Zo heeft Roosje (◘ tabel 18.3) op 3 april mogelijk migraine; de overige dagen lijkt het eerder spanningshoofdpijn te zijn. Voor het beloop is een andere hoofdpijnregistratie nodig. Een notering met trefwoorden als 'migraine' en 'gewoon' is voldoende. Registratie van de beperking in functioneren is dan belangrijker dan de ernst van de pijn. De pijnlijst moet dus maatwerk zijn. De dokter stelt de kolommen en de koppen voor, afhankelijk van het doel van de registratie.

Vervolg casus

Roosje en haar ouders realiseren zich nu pas dat Roosje twee soorten hoofdpijn heeft. Ze herkennen steeds meer verschillen, zoals de soort pijn, erger met gewoon bewegen, of juist afnemend als ze wat gaat doen. Niet willen eten hoort bij de ene hoofdpijn, maar niet bij de andere. De ene hoofdpijn is onvoorspelbaar, de erge hoofdpijn volgt een vast patroon. Die is daardoor beter te verdragen, ook al voelt Roosje zich dan veel zieker.

18.6 Evaluatie

Bij de evaluatie gaat het vooral om stereotiepe patronen, aanvalsgewijs optreden, duur, ernst, functioneren tijdens een hoofdpijnaanval, misselijkheid en braken en of het kind 's nachts wakker wordt van de pijn.

18.6.1 Patroon en duur

Migraine verloopt in aanvallen, met een duidelijk begin en eind. Migraine is pas zeker migraine als de aanvallen een paar keer op dezelfde manier zijn verlopen. Daarom is de eerste migraineaanval diagnostisch zo moeilijk te interpreteren, zeker als het gaat om migraine met aura of uitval. Migraineaanvallen duren bij kinderen tussen 2 en 72 uur, maar meestal minder dan 12 uur en wat langer bij oudere kinderen. Spanningshoofdpijn heeft een wisselende duur.

18.6.2 Ernst

Migraine heeft een ernstscore van 6-9, spanningshoofdpijn van 2-5. Hoofdpijn door overconsumptie van medicijnen zit daartussenin, ernstscore 5-8, en heeft enkele migrainekenmerken. Ter vergelijking kan dienen dat patiënten met clusterhoofdpijn meestal 8-10 scoren. Bij dagelijks optredende combinatiehoofdpijn kan op deze manier met een pijnregistratie precies worden gezien wat het gewone pijnniveau is – bijvoorbeeld gemiddeld ongeveer 4 – en op welke dagen het in feite migraineaanvallen zijn – pieken met een ernstscore van 6 tot 9.

18.6.3 Functioneren

Het kenmerk van migraine is dat kinderen zich stilletjes terugtrekken, op de bank of op hun kamer. Ze zien er pips uit, ze zijn niet lekker. Vaak vallen ze in slaap en na een paar uur worden ze wakker zonder pijn. Van volwassenen hoor je dit merkwaardige fenomeen ook. Het gewone bewegen geeft al meer pijn en een gevoel van ziek zijn. Kinderen met spanningshoofdpijn kun je afleiden, tot activiteit aanzetten, en de pijn vermindert. Ze zien er niet pips uit. Bij de kleintjes is dit de beste manier om onderscheid te maken tussen de vaak korte migraineaanvallen en de dikwijls even vluchtige spanningshoofdpijn.

18.6.4 Misselijkheid, braken

Geen eetlust hebben is wat anders dan misselijk zijn. Misselijkheid hoort bij migraine, soms leidend tot braken. Een kind met episodische spanningshoofdpijn heeft geen trek in eten, maar wel in iets lekkers. Als zelfs dat wordt afgewezen, wijst dat op migraine. Bij chronische (dagelijkse) hoofdpijn, zeker als die wordt veroorzaakt door overmatig medicatiegebruik, discrimineert misselijkheid niet meer. Misselijkheid sluit dus de diagnose spanningshoofdpijn niet uit, maar braken wel. Overigens sluit de afwezigheid van misselijkheid of braken de diagnose migraine niet uit.

18.6.5 's Nachts wakker van de hoofdpijn

Nachtelijke pijn is een scherp criterium. Een kind dat wakker wordt van de hoofdpijn, heeft vrijwel altijd migraine. Het komt bij kinderen echter minder vaak voor dan bij volwassenen.

18.6.6 Niet-discriminerende symptomen

Fotofobie, fonofobie, eenzijdige hoofdpijn en bonkende pijn zijn officiële diagnostische criteria. Kinderen kunnen dat echter niet zo duidelijk onderscheiden. Vraag liever naar wat het kind feitelijk doet als het hoofdpijn heeft. Fotofobie en fonofobie kunnen allebei afzonderlijk (niet samen) passen bij gewone hoofdpijn. Zelfs bij volwassenen is eenzijdigheid van de hoofdpijn een zwak kenmerk. Bij kinderen is dat helemaal weinig waard, net als de beschrijving van de aard van de pijn.

> **Vervolg casus**
>
> De migraine van Roosje wordt gekenmerkt door stereotiepe aanvallen, die steeds beter herkend worden. De ernst van de hoofdpijn kan Roosje moeilijk aangeven, maar de ouders kunnen altijd aan haar gezicht en haar gedrag zien dat het mis is. Een aanval duurt twee tot vier uur. Als slapen lukt, is het na een uurtje over. Kookgeuren en vooral parfum vindt ze tijdens een migraineaanval erg onaangenaam. Lichtschuw is ze niet, maar geluidsschuw wel. Over misselijkheid kan ze moeilijk iets zeggen. Ze is beroerd, ze wil dan niet eten.

18.7 Diagnose

Het samen voorkomen van twee of meer hoofdpijnsoorten is eerder regel dan uitzondering.

18.7.1 Migraine

Bij migraine gaat het om stereotiepe aanvallen van matig ernstige tot ernstige hoofdpijn die 2 tot 72 uur duurt, meestal 2-12 uur. Bij heel jonge kinderen komen migraineaanvallen van één uur voor, bij oudere kinderen worden de aanvallen langer. Het kind kan er 's nachts van wakker worden. Gewoon bewegen doet pijn. Het gaat liever niet naar school of komt naar huis. Je kunt het aan het kind zien. Dit zijn de kernsymptomen. De overige symptomen versterken de diagnose: het kind voelt zich ziek, is misselijk of vermijdt schel licht en hard geluid. Net als bij volwassenen komen migrainebeelden voor die net één kenmerk missen om het officieel migraine te mogen noemen. Voor de behandeling maakt dat geen verschil. Tijdens zo'n aanval kan ook overgevoeligheid voor gewone geuren – osmofobie – of allodynie van de huid voorkomen, pijnlijkheid bij gewoon aanraken of haren kammen. Zeker bij kinderen is enige zintuiglijke overgevoeligheid kenmerkend, zoals wagenziekte, ook buiten de aanval.

18.7.2 Spanningshoofdpijn

Spanningshoofdpijn heeft een niet-voorspelbaar beloop en duur. Het is geringe tot matige hoofdpijn die een half uur tot een paar dagen duurt, maar nooit 's nachts begint. Bewegen is wellicht onaangenaam, maar het helpt wel om toch wat te gaan doen of afleiding te zoeken, zoals fietsen of klusjes doen. Het kind is niet misselijk. Het heeft hoogstens geen trek in eten.

18.7.3 Chronisch dagelijkse hoofdpijn

Zonder overmatig medicatiegebruik
Zonder overmatig medicatiegebruik heeft chronische spanningshoofdpijn dezelfde kenmerken als episodische gewone hoofdpijn. Kenmerken van somatisering bij het kind of in het gezin vertroebelen het beeld.

Met overmatig medicatiegebruik
De helft van de kinderen met dagelijkse hoofdpijn gebruikt vaker dan drie dagen van de week pijnstillers, dus meer dan de helft van de dagen. Dan krijgt de chronisch dagelijkse hoofdpijn steeds meer migrainekenmerken. De ernst van de hoofdpijn neemt toe, score 5-7, en het kind krijgt meer last met gewoon bewegen. Het dagelijks functioneren gaat slechter maar het kind gaat wel naar school, al presteert het minder. Het ziet er ook pips uit. Misselijkheid kan voorkomen, maar braken niet. Geleidelijk kunnen dan zintuiglijke overgevoeligheden als fotofobie en fonofobie ontstaan.

18.7.4 Hoofdpijn door refractieprobleem

Refractieproblemen kunnen geringe hoofdpijnklachten geven. De hoofdpijn komt pas in de loop van de dag op en is de volgende ochtend weer over. Het probleem komt zelden voor.

18.7.5 Hoofdpijn door te veel cafeïne

Hoofdpijn door te veel cafeïne is zeldzaam, maar kan voorkomen bij pubers en adolescenten die meer dan anderhalve liter cola per dag drinken. De hoofdpijn is matig van ernst en aspecifiek van karakter.

18.7.6 Acute hoofdpijn

Elke acute hoofdpijn die het kind voor het eerst ervaart, is alarmerend tot u de anamnese heeft afgenomen en het kind heeft gezien. Heftige beelden met ziek zijn en braken kunnen een eerste migraineaanval van het kind zijn. Als het klinische beeld afwijkt van het bekende migrainepatroon, moet onderliggende cerebrale pathologie worden uitgesloten.

18.7.7 Secundaire hoofdpijn

Hoofdpijn als enige symptoom van onderliggend cerebraal lijden is extreem zeldzaam (◘ tabel 18.1). Bij kleine kinderen wordt geïsoleerde achterhoofdpijn als alarmsymptoom gezien, omdat deze zo zeldzaam is. In de loop van maanden ontwikkelen zich dan naast de hoofdpijn symptomen van een hersenstoornis, zoals hemisyndromen, tempo- en bewustzijnsveranderingen, coördinatiestoornissen en schrijfstoornissen. Ook oprechte ongerustheid van de ouders is een alarmsymptoom, als zij u precies kunnen uitleggen wat hun onrust voedt. Meestal kunnen ze dat heel goed en gaat het om subtiele gedragsveranderingen bij hun kind. Dit is wat anders dan verwoording van hun eigen angsten. Voor volwassenen met hersentumoren geldt dat hoofdpijn als enige klacht wel voorkomt, maar dat zich dan binnen zes maanden neurologische stoornissen openbaren. Een hersentumor als oorzaak van de hoofdpijn kan dus uitgesloten worden geacht als de hoofdpijn langer dan een half jaar onveranderd bestaat. Dit sluit de combinatie van hoofdpijn en een asymptomatische hersentumor natuurlijk niet uit.

18.8 Wanneer verwijzen

Verwijzen voor neurologisch onderzoek kan bij nieuwe hoofdpijn zinvol zijn als de vragen van de ouders daarmee kunnen worden beantwoord. Als de huisarts verwijst ter geruststelling, moet dat ook zo in de verwijsbrief staan. Een veranderend hoofdpijnpatroon is een goede reden voor verwijzing, evenals atypische beelden en bijkomende symptomen. Computertomografie (CT) aanvragen in eigen beheer is af te raden. Een neuroloog kan beter geruststellen dan een radioloog.

> **Vervolg casus**
>
> De ouders van Roosje waren al naar de opticien geweest. De visus was goed. Ook hadden ze allerlei dieetbeperkingen ingevoerd. Roosje vraagt of ze weer cola mag. Dat mag van u, maar niet meer dan een of twee glazen per dag. Roosje kijkt u vergenoegd aan. U zegt dat hoofdpijn niet wordt veroorzaakt door verkeerd eten of drinken. Echt ongerust over een eventuele bedreigende ziekte in het hoofd waren de ouders niet. Ze vragen niet om neurologisch onderzoek. Een beetje bloedonderzoek zouden ze toch wel prettig vinden.

18.9 Behandeling

Bij kinderen is precieze diagnostiek in feite de behandeling. Uitleg, adviezen en geruststelling zijn beter dan een recept. Daarvoor moet de feitelijke vraag wel duidelijk zijn. De richtlijnen voor volwassenen gelden globaal ook voor kinderen. Bij episodische gewone hoofdpijn kunnen kind en ouders worden gerustgesteld. Het advies is eerder het bieden van afleiding of bezigheid dan van rust. Pijnstillers mogen, maar paracetamol bij elke pijn is niet de manier om kinderen te leren omgaan met pijn. Met gewone hoofdpijn moet je juist wel naar de sporttraining gaan; daar gaat die van over.

Bij de aanvalsbehandeling van migraine is het advies het kind met rust te laten en de noodzaak daarvan ook uit te leggen aan de leerkrachten. De aanval duurt kort, zodat medicatie meestal niet zinvol is. Bij migraine kan het kind beter niet gaan sporten. Slapen helpt merkwaardig genoeg goed. Gewone pijnstillers en anti-emetica zijn werkzaam. Bij kinderen vanaf 12 jaar kunnen triptanen worden voorgeschreven. Sumatriptan is het beste onderzocht; de neusspray is dan de eerste keus. Als de diagnose vaststaat, kan ook de huisarts de neusspray voorschrijven. Van de andere triptanen is in ieder geval onderzoek gedaan bij kinderen met rizatriptan en zolmitriptan. Bij jongere kinderen zijn ze echter niet zo vaak nodig, omdat de aanvallen zo kort duren.

Leesadvies

Bij de profylactische behandeling van migraine moet eerst de slaaphygiëne worden bekeken. Regelmatige bedtijden en niet te veel uitslapen zijn bewezen effectief bij migraine. Bètablokkers kunnen worden voorgeschreven bij twee of meer aanvallen per maand. Propranolol is dan een vertrouwde keus. Er is geen vaste dosering; soms is een lage dosering effectief, soms een hoge dosering. De dosering kan in stappen van twee weken worden opgehoogd. Vaak wordt propranolol te laag gedoseerd. Alle andere profylactica kunnen beter door de specialist worden voorgeschreven.

De aanpak van chronische hoofdpijn, dagelijks of niet, is meer een diagnostisch probleem. Overdosering van medicatie kan worden aangepakt. Als uit de dagboekregistratie blijkt dat er ook migraineaanvallen doorheen spelen, dan kan ook daarvoor een gerichte aanpak worden gegeven. Diagnostiek en behandeling van chronische hoofdpijn bij kinderen met disfunctioneren vergt vaak een multidisciplinaire benadering.

18.10 Vervolgbeleid

Spanningshoofdpijn moet niet worden vervolgd; de medische bemoeienis moet juist worden afgesloten. Bij migraine is enige vorm van controle verstandig, omdat juist deze patiënten de neiging hebben de klachten te laten voortduren. Verzuim van school, sport en spel door de hoofdpijn is een goede reden om de kinderen wat langer te vervolgen.

> **Vervolg casus**
>
> Roosje weet goed om te gaan met de migraineaanvallen. Over de gewone spanningshoofdpijn heeft ze het nooit meer gehad. De frequentie van de migraine neemt af tot een paar keer per jaar, maar de duur neemt toe. Rond de eerste menstruatie neemt de frequentie weer toe tot twee keer per maand. Ze houdt een spreekbeurt over migraine in de brugklas. Ze start met sumatriptan neusspray, die vaak wel, maar soms niet helpt. Voorlopig vindt ze het goed zo. Ze weet dat er meer medicijnen te proberen zijn, maar ze verkiest het om de migraine een beetje te bagatelliseren. U ziet haar alleen af en toe voor een herhaalrecept, vier doses per drie maanden.

18.11 Conclusie

Kinderhoofdpijn is in veel opzichten gelijk aan hoofdpijn bij volwassenen. De hoofdpijn duurt vaak korter en is meestal minder heftig. Medicatie is zelden nodig, uitleg en advies des te meer. Belangrijk is dat de huisarts het chronisch worden van deze pijn ziet ontstaan en kan bijsturen.

Leesadvies

Silberstein SD, Lipton RB, Goadsby PJ, Ferrari MD. Hoofdpijn in de klinische praktijk. Houten: Prelum; 2005.

Website
▶ www.hoofdpijnpatienten.nl

Voedingsproblemen

C.M.F. Kneepkens

19.1	**Inleiding – 220**	
19.2	**Voedingstoestand – 220**	
19.3	**Slikproblemen – 221**	
19.3.1	Anamnese en lichamelijk onderzoek – 221	
19.3.2	Differentiaaldiagnose – 221	
19.3.3	Diagnose en behandeling – 222	
19.4	**Regurgitatie en gastro-oesofageale refluxziekte – 222**	
19.4.1	Regurgitatie – 223	
19.4.2	Anamnese en lichamelijk onderzoek – 223	
19.4.3	Differentiaaldiagnose – 223	
19.4.4	Aanvullend onderzoek – 224	
19.4.5	Therapie – 224	
19.4.6	Complicaties en prognose – 225	
19.5	**Voedselallergie – 226**	
19.5.1	Anamnese en lichamelijk onderzoek – 226	
19.5.2	Differentiaaldiagnose – 226	
19.5.3	Diagnose – 227	
19.5.4	Preventie – 229	
19.5.5	Prognose – 229	
19.6	**Pathologische voedselweigering – 230**	
19.6.1	Anamnese en lichamelijk onderzoek – 230	
19.6.2	Differentiaaldiagnose – 230	
19.6.3	Aanvullend onderzoek – 231	
19.6.4	Therapie – 231	
19.6.5	Complicaties en prognose – 232	
19.7	**Anorexia nervosa – 232**	
19.7.1	Anamnese en lichamelijk onderzoek – 232	
19.7.2	Diagnostiek en behandeling – 232	
19.7.3	Complicaties en prognose – 233	
	Leesadvies – 233	

19.1 Inleiding

Kinderen eten van nature voldoende om in hun behoeften te voorzien. Door te weinig of te veel eten kunnen gezondheidsproblemen ontstaan. De oorzaken zijn zeer uiteenlopend, van slik- en passageproblemen tot organische en psychische stoornissen. Verstoring van het normale eetpatroon kan leiden tot een van twee uitersten: anorexie en overgewicht. In dit hoofdstuk worden enkele vaak bij kinderen voorkomende oorzaken nader behandeld: slikproblemen, gastro-oesofageale reflux en voedselallergie (waarbij de voedingsproblemen deel uitmaken van een veel uitgebreider symptomencomplex), pathologische voedselweigering en anorexia nervosa.

Bij anorexie blijft de voedselinname van het kind onder de behoefte, gecorrigeerd voor geslacht, leeftijd, gezondheidstoestand en activiteitsniveau. Onvoldoende eten en gemakkelijk braken komen relatief vaak voor als uiting van ernstige onderliggende ziekte. Als de anorexie geen duidelijke oorzaak heeft en een tijdelijk karakter, zoals een virusinfectie, moet ze daarom worden opgevat als alarmsymptoom. De ernst van de situatie wordt mede bepaald door de veranderingen in de voedingstoestand van het kind, de aanwezigheid van andere alarmsymptomen en de duur van de voedingsproblemen. Andere alarmsymptomen zijn bijvoorbeeld onbegrepen koorts, bloedverlies, malaise, schoolverzuim, stilstand van de ontwikkeling en psychische veranderingen.

Het omgekeerde, een te grote voedselinname voor de behoefte, leidt tot overgewicht en obesitas. Er zijn maar weinig organische oorzaken voor obesitas, zoals hypothyreoïdie en het prader-willisyndroom. Meestal ontstaat deze door een energie-inname die de behoeften overschrijdt. Obesitas wordt behandeld in hoofdstuk 17.

> **Casus**
>
> Op uw spreekuur verschijnt een moeder met haar dochter Daphne, 2 maanden oud. Het meisje huilt avond aan avond, vaak uren achtereen. Bovendien spuugt ze na elke voeding. De hoeveelheden wisselen, maar volgens de moeder spuugt ze ook wel eens de hele voeding weer uit. Een groot deel van de dag ruikt ze zuur. De ontlasting is normaal. De moeder is inmiddels wanhopig. U vraagt naar de voeding van Daphne. De moeder heeft twee weken borstvoeding gegeven, maar door het huilen had ze de indruk gekregen dat ze niet genoeg voeding had. Ze was eerst overgegaan op standaardkunstvoeding, maar had inmiddels al AR-voeding, voeding voor hongerige kinderen en HA-voeding geprobeerd, alles zonder resultaat. Er moet wat gebeuren!
>
> U ziet een gezond ogende, goed doorvoede zuigeling. De lengte-SDS is 0, de gewichts-SDS +1. Het algemeen lichamelijk onderzoek levert geen afwijkingen op; de huid is gaaf, de buik soepel. Tijdens het onderzoek geeft Daphne een paar keer forse mondjes terug. U vraagt naar de voeding. De hoeveelheid die de moeder geeft, komt overeen met 170 ml/kg per dag.

19.2 Voedingstoestand

Voor een adequate beoordeling van groei en voedingstoestand van kinderen moet men gebruikmaken van groeicurven. Bepalend voor de voedingstoestand van een kind zijn in de eerste plaats lengte en gewicht. Als regel kan men stellen dat bij chronische ondervoeding de lengte achterblijft bij de predictie (afbuigende groeicurve) en het gewicht-naar-lengte relatief normaal blijft, terwijl bij acute ondervoeding een normale (niet-afbuigende) lengte wordt gevonden met een afbuigend of dalend gewicht. In paragraaf 3.3 wordt speciale aandacht besteed aan de plaats van de groeicurven.

Overvoeding kenmerkt zich vanzelfsprekend door een gewicht dat te hoog is voor de lengte. De populairste maat daarvoor is de body-mass index (BMI), gedefinieerd als het gewicht (in kg) gedeeld door het kwadraat van de lengte (in m). Bij volwassenen wordt een BMI-grens gehanteerd van 25 voor overgewicht en van 30 voor obesitas. Kinderen hebben een andere lichaamsbouw, daarom is bij hen correctie voor de leeftijd nodig (zie ◘ tabel 17.1). De BMI kan ook worden gebruikt voor het vaststellen van ondervoeding en ernstige ondervoeding, waarvoor bij volwassenen BMI-grenzen gelden van respectievelijk 18,5 en 17.

19.3 Slikproblemen

Het slikproces wordt onderverdeeld in een orale, een faryngeale en een oesofageale fase. Voor een goed verloop van het slikproces zijn een normale anatomie en een goede coördinatie tussen de verschillende fasen noodzakelijk. In het bijzonder bij zuigelingen luistert de coördinatie tussen zuigen, slikken en ademhalen zeer nauw. Slikproblemen uiten zich als apneus en bradycardieën (vooral gezien bij premature pasgeborenen), onvoldoende voedselinname en aspiratie. Afwijkingen van het normale slikmechanisme kunnen het gevolg zijn van neuromusculaire aandoeningen, lokale ontstekingen, obstructies en aangeboren afwijkingen van de anatomie. Problemen met de voedselinname kunnen niet alleen hun oorzaak vinden in slikproblemen in engere zin (dysfagie) maar ook in passageproblemen in de slokdarm.

19.3.1 Anamnese en lichamelijk onderzoek

Slikstoornissen kunnen zich uiten als voedselweigering of slecht drinken, bemoeilijkt slikken, kwijlen, spugen, het terugkomen van voeding door de neus of zich frequent verslikken. Dysfagie veroorzaakt vaak klachten van regurgitatie en aspiratie, gevolgd door hoesten. Bellen blazen direct na de geboorte, door stase van speeksel, past bij slokdarmatresie; kwijlen na de zuigelingenleeftijd kan worden veroorzaakt door een corpus alienum in de slokdarm. Bij matig ernstige of langzaam progressieve aandoeningen kan groeivertraging op de voorgrond staan. De anamnese gaat ook in op de aard van de problemen en het moment van ontstaan.

Bij jonge zuigelingen met slikproblemen kunnen aangezichtsafwijkingen en afwijkingen in mond- en keelholte worden gevonden die wijzen op syndromale pathologie. Inspectie van het kind tijdens de voeding geeft vaak veel informatie: bij slikproblemen kunnen kokhalsneigingen, spugen tijdens de voeding en verslikken worden gezien. Ook de tonus van het kind en vooral de houding van het hoofd tijdens de voeding zijn van belang; slikken is moeilijk als de nek in hyperextensie wordt gehouden.

19.3.2 Differentiaaldiagnose

Bij pasgeborenen is orale candidiasis ('spruw') de meest voorkomende oorzaak van slikproblemen. Behandeling met orale antimycotica heeft meestal snel effect; candidiasis zonder klachten behoeft geen behandeling. Aangeboren orofaciale afwijkingen kunnen een fysieke belemmering vormen bij het drinken, zoals cheilognathopalatoschisis, of aspiratie veroorzaken, zoals laryngoschisis. Cerebrale aanlegstoornissen, zoals microcefalie en agenesie van het corpus callosum, kunnen leiden tot een verkeerde afwerking van de slikactie, onvoldoende zuigkracht of aspiratie. Andere gastro-intestinale oorzaken zijn op deze leeftijd betrekkelijk zeldzaam. Bij (congenitale) slokdarmstenose ontstaan de klachten op het moment dat vast voedsel (bijvoeding) wordt geïntroduceerd. Als anamnese en gericht lichamelijk onderzoek geen aanwijzingen geven voor aangeboren afwijkingen, moet worden gedacht aan voedselallergie en aan gastro-oesofageale reflux met of zonder refluxoesofagitis.

Bij oudere kinderen worden slikproblemen meestal veroorzaakt door een mond- of een keelinfectie, zoals herpesstomatitis, acute bacteriële tonsillitis of (zelden) een retrofaryngeaal abces; passageproblemen worden vaker veroorzaakt door chronische processen in de slokdarm, zoals refluxoesofagitis, maar daarbij moet ook worden gedacht aan het inslikken van een corpus alienum. Een apart probleem vormen de voedingsproblemen secundair aan langdurige sondevoeding, bijvoorbeeld vanwege een aangeboren hartafwijking.

19.3.3 Diagnose en behandeling

Bij aangeboren afwijkingen, chronische pathologie en slikstoornissen die interfereren met de groei zijn specialistische evaluatie en begeleiding nodig. Slikvideo-opnamen en manometrie kunnen het slikmechanisme gedetailleerd in beeld brengen. Slokdarm-maagfoto's geven inzicht in maaglediging en eventuele passageproblemen in slokdarm of duodenum. Endoscopie kan nodig zijn om oesofagitis uit te sluiten. Slikproblemen vereisen vaak intensieve logopedische begeleiding en eventueel het gebruik van aangepaste hulpmiddelen, zoals de lange 'schapenspeen' bij cheilognathopalatoschisis.

19.4 Regurgitatie en gastro-oesofageale refluxziekte

De terugvloed van maaginhoud naar de slokdarm (reflux) wordt normaliter voorkomen door de onderste slokdarmsfincter, het intra-abdominale slokdarmsegment en de slokdarmmotiliteit, samen het antirefluxmechanisme genoemd. Gastro-oesofageale reflux treedt op als de druk in de onderste slokdarmsfincter wegvalt, een op zichzelf normaal fenomeen dat wordt uitgelokt door distensie van de maagfundus. Bij zuigelingen gaat dit vaak gepaard met spugen zonder dat het interfereert met het welzijn van het kind; men spreekt dan van regurgitatie. Er is pas sprake van refluxziekte als de reflux de gezondheid van het kind aantast, wat zich bijvoorbeeld kan uiten door het optreden van refluxoesofagitis, luchtwegproblemen of groeiachterstand.

De oorzaak van gastro-oesofageale refluxziekte is gelegen in een falend antirefluxmechanisme, hetzij doordat de cardia boven het diafragma ligt (hernia hiatus oesophagei), hetzij door een constant lage druk in de onderste slokdarmsfincter, maar meestal door toename van het aantal met reflux samengaande spontane sfincterrelaxaties. Ook de slokdarmklaring speelt hierbij een rol: matige klaring veroorzaakt een grotere kans op oesofagitis. Het centrale probleem van refluxziekte bij kinderen is dan ook de verstoorde gastro-oesofageale motiliteit en niet het maagzuur.

Spugen kan ook secundair voorkomen aan andere (vooral acute) pathologie, zoals in het beginstadium van acute gastro-enteritis. Voedselallergie neemt hierbij een speciale plaats in. Het lokale ontstekingsproces kan de gastro-intestinale motiliteit verstoren, wat zich kan uiten in vertraagde maaglediging en gastro-oesofageale reflux.

19.4.1 Regurgitatie

Presentatie van regurgitatie

Bij zuigelingen is het intra-abdominale slokdarmsegment nog onvoldoende ontwikkeld. Andere factoren die het optreden van reflux bij zuigelingen bevorderen, zijn het liggende leven, de relatief volumineuze, vloeibare voedingen en verhoging van de intra-abdominale druk bij huilen, hoesten en persen. De meeste zuigelingen geven gemakkelijk mondjes voeding terug. Regurgitatie is dus een normaal fenomeen bij gezonde zuigelingen, zeker in het eerste uur na de voeding. Regurgitatie onderscheidt zich van gastro-oesofageale refluxziekte doordat deze laatste de gezondheid van het kind aantast. Het onderscheid is echter glijdend en daardoor soms moeilijk te maken. Regurgitatie vermindert spontaan in de loop van het eerste levensjaar, als het antirefluxmechanisme zich verder ontwikkelt, de voedingen relatief minder volumineus worden en het kind minder tijd liggend doorbrengt.

Therapie van regurgitatie

Regurgitatie is een onschuldig probleem, dat echter veel ongerustheid kan doen ontstaan. Zowel het tonen van te veel bezorgdheid als het bagatelliseren van de klachten moet worden vermeden. Meestal zijn goede uitleg en geruststelling van de ouders voldoende. Eventueel worden tevens voedings- en houdingsadviezen gegeven, al staat van de meeste adviezen de effectiviteit niet goed vast. Overvoeding moet worden vermeden en de voeding kan meer gespreid over de dag worden toegediend, om overvulling van de maag te vermijden. Na de voeding wordt het kind gedurende een half uur rechtop gehouden. Medicatie is niet geïndiceerd. Als het kind kunstmatige zuigelingenvoeding krijgt, kan deze worden omgezet in een antiregurgitatie (AR-) voeding. Deze bevat een verdikkingsmiddel, johannesbroodpitmeel of rijstamylopectine, dat de regurgitatie bemoeilijkt. Het gebruik van johannesbroodpitmeel als toevoeging voorafgaand aan en tijdens de borstvoeding is waarschijnlijk niet effectief.

19.4.2 Anamnese en lichamelijk onderzoek

De symptomen van gastro-oesofageale refluxziekte zijn uiteenlopend (◘ tabel 19.1). Een deel van de klachten houdt verband met het spugen zelf, een deel met de blootstelling van het slokdarmepitheel aan maagzuur. Bij het lichamelijk onderzoek wordt aandacht besteed aan de thorax- en buikorganen en aan de groei. De aanwezigheid van constitutioneel eczeem maakt voedselallergie als oorzaak van het spugen waarschijnlijker.

19.4.3 Differentiaaldiagnose

De differentiaaldiagnose hangt af van de presenterende klachten. Spugen kan in de eerste twee tot drie levensmaanden ook worden veroorzaakt door pylorushypertrofie. Verder is het het eerste symptoom van acute gastro-enteritis en komt het secundair voor bij een groot aantal aandoeningen. Luchtwegproblemen kunnen worden veroorzaakt door astma en andere pulmonale problemen. Voedselallergie kan zowel reflux als luchtwegproblemen en groeivertraging veroorzaken. Volgens sommige onderzoekers wordt een derde tot misschien wel de helft van de gevallen van refluxziekte bij zuigelingen veroorzaakt door koemelkallergie.

Hoewel niet alle kinderen met refluxziekte spugen, worden onrust na de voeding en (ontroostbaar) huilen zonder begeleidend spugen nooit veroorzaakt door refluxziekte; de vaak

Tabel 19.1 Manifestaties van gastro-oesofageale refluxziekte.

kinderen tot 1 jaar	kinderen 1-18 jaar
– regurgitatie, spugen – gewichtsverlies, groeivertraging – voedselweigering – irritabiliteit – recidiverende apneus – *apparent life-threatening events* (ALTE) – dystonie (sandifersyndroom) – oesofagitis, slokdarmstenose – recidiverende pneumonie – anemie	– spugen – gewichtsverlies, groeivertraging – rumineren – voedselweigering – hematemese – dysfagie, odynofagie – zuurbranden, pijn op de borst – stridor, heesheid – hoesten – piepende ademhaling – sandifersyndroom – oesofagitis, slokdarmstenose – barrettslokdarm – laryngitis, faryngitis – recidiverende pneumonie – anemie – tanderosie

gestelde diagnose 'occulte reflux' berust niet op enige objectieve waarneming. Eerder moet men bij deze klachten denken aan obstipatie, hoewel ze soms ook door koemelkallergie kunnen ontstaan.

19.4.4 Aanvullend onderzoek

Verder onderzoek is vaak niet nodig. Een kind dat spuugt en daarvan klachten heeft, heeft gastro-oesofageale refluxziekte, onafhankelijk van de uitslag van aanvullend onderzoek. Alleen als aan de diagnose wordt getwijfeld (bij atypische symptomen, zoals astma) of als de verdere therapiekeuze ervan afhangt, is aanvullend refluxonderzoek zinvol. Ook bij kinderen die in het tweede levensjaar nog steeds spugen, is verder onderzoek aangewezen. Daarvoor moet het kind worden verwezen naar een kinderarts of een kinderarts maag-darm-leverziekten. In aanmerking komen 24 uurs-pH-meting in de slokdarm, eventueel aangevuld met impedantiemeting, oesofagogastroduodenoscopie en bij jonge zuigelingen slokdarm-maagfoto's. Alle hebben ze hun voor- en nadelen. Het kan lastig zijn een sluitende diagnose te verkrijgen; de reactie op therapie moet dan uitsluitsel geven.

19.4.5 Therapie

Algemeen
Bij spugende zuigelingen zonder andere klachten of symptomen zijn de eerste stappen geruststelling, uitleg en betere spreiding en zo nodig normalisering van de voeding. Verder wordt het kind na de voeding gedurende een halfuur rechtop gehouden. Als deze maatregelen onvoldoende zijn (wat bij refluxziekte meestal het geval is), kan eerst nog het effect van voedingsverdikking worden uitgeprobeerd (zie paragraaf 19.4.1) alvorens medicatie wordt voorgeschreven.

Medicatie

Zijn algemene adviezen en aanpassing van de voeding onvoldoende, dan zou eigenlijk eerst prokinetische therapie in aanmerking komen, ter correctie van de verstoorde motiliteit. Er zijn echter geen effectieve prokinetica (meer) op de markt. Cisapride, waarvan de werkzaamheid het beste vaststond, is vanwege potentieel ernstige bijwerkingen (zeldzame, maar potentieel fatale hartritmestoornissen) niet meer verkrijgbaar; meestal wordt gekozen voor domperidon (3-4 dd 0,3 mg/kg), waarvan de werkzaamheid niet vaststaat. Ook domperidon heeft vervelende bijwerkingen (vooral dystonie) en als het binnen twee tot drie weken niet tot duidelijke verbetering leidt, kan het beter worden gestaakt.

Aanvullend kan zuurremmende medicatie worden gegeven in de vorm van een H2-blokker (ranitidine, 4-8 mg/kg per dag in twee keer) of een protonpompremmer (omeprazol, 1 dd 5-10 mg). Deze middelen hebben echter geen effect op het spugen zelf. Bovendien kan zuurremming het voedingsverdikkende effect van AR-voedingen tenietdoen, zodat die combinatie moet worden vermeden. Zuurremmende medicatie is verder niet geïndiceerd bij kinderen met onrust of ontroostbaar huilen; van deze behandeling is nooit enig effect aangetoond.

Geen plaats voor houdingstherapie

Vaak wordt het hoofdeinde van de wieg hoger gezet, omdat verondersteld wordt dat daarmee de reflux wordt verminderd. Hoewel deze maatregel bij oudere kinderen en volwassenen effectief kan zijn, blijkt ze bij zuigelingen eerder een averechts effect te hebben, mogelijk doordat daarbij de intra-abdominale druk toeneemt. Houdingstherapie vermindert de reflux alleen als het kind op de buik te slapen wordt gelegd. Dat laatste is uiteraard gecontra-indiceerd, omdat buikligging het risico van wiegendood doet toenemen.

Antirefluxoperatie

De refluxklachten nemen meestal voor of kort na de eerste verjaardag af. Het aantal kinderen dat wegens persisterende of levensbedreigende symptomen een antirefluxprocedure moet ondergaan, is klein. Bij deze – tegenwoordig meestal laparoscopisch uitgevoerde – ingreep wordt de hiatus verkleind en wordt een intra-abdominaal slokdarmsegment gecreëerd. De langetermijnresultaten zijn goed.

19.4.6 Complicaties en prognose

De belangrijkste complicaties van refluxziekte zijn (ijzergebreks)anemie, hematemese en melaena als gevolg van oesofagitis. Deze oesofagitis kan op den duur ook leiden tot passageproblemen door stenosevorming. Ook groeivertraging en luchtwegproblemen vormen belangrijke complicaties. Aspiratiepneumonie komt vooral bij geretardeerde kinderen vaak voor. Verder blijkt tot 30 procent van de kinderen met astma (ook) toegenomen zure reflux te hebben. Reflux kan in zeldzame gevallen leiden tot *acute life-threatening events* (ALTE), recidiverende apneu en zelfs wiegendood.

> **Vervolg casus**
>
> U legt uit dat, voor zover u kunt nagaan, Daphne een gezonde zuigeling is. Ontroostbaar huilen komt op deze leeftijd vaak voor en zal in de komende weken gaan afnemen. Het spugen beschouwt u als regurgitatie, eveneens onschuldig en voorbijgaand. Beide problemen kunnen echter enerzijds verergeren door de hoeveelheid voeding, die meer is dan

Daphne nodig heeft, en anderzijds door de ongerustheid van de moeder, die haar weerslag kan hebben op Daphnes huilgedrag. U stelt voor om de voeding terug te brengen tot 150 ml/kg, bij voorkeur toch een AR-voeding. U geeft verder houdingsadviezen en onderstreept het belang van rust en regelmaat.

Als u Daphne twee weken later terugziet, is de situatie echter niet veel veranderd. Ze is goed gegroeid, maar huilt evenveel en spuugt niet veel minder. Er is nu ook wat diarree. De huid is ruw, hier en daar ziet u wat eczeem. U vraagt naar de gezinsanamnese voor atopie. De moeder heeft als kind eczeem gehad en heeft nu last van hooikoorts. U overweegt dat het spugen en het huilen ook uitingen kunnen zijn van voedselallergie en adviseert de AR-voeding te vervangen door een voeding op basis van sterk gehydrolyseerd wei-eiwit. Voor de huid adviseert u een emolliens.

19.5 Voedselallergie

Voedselallergie wordt veroorzaakt door een afwijkende immunologische reactie op voedselbestanddelen. De aanleg voor voedselallergie is net als die voor door IgE-gemedieerde allergie in het algemeen (atopie) genetisch bepaald. Aan klinisch manifeste allergie gaat sensibilisatie vooraf: in dat stadium is wel allergeenspecifiek IgE aanwezig, maar leidt ingestie van het betreffende voedingsmiddel nog niet tot reacties. Naast deze type I-allergie (*immediate type allergy*) komen ook andere allergische reacties voor, met name van type IV (*delayed type allergy*).

In principe kunnen alle voedseleiwitten voedselallergie veroorzaken; de sterk allergene producten zijn koemelk, kippenei, vis, schaal- en schelpdieren, soja, pinda's en noten, tarwe, pitten en zaden (sesamzaad, maanzaad, zonnebloempitten en pijnboompitten). Koemelkallergie komt voor bij 3-5 procent van de zuigelingen, minder vaak bij borstgevoede zuigelingen. Bij zuigelingen komen verder allergie voor soja en kippenei voor, bij oudere kinderen daarnaast bijvoorbeeld pinda- en notenallergie.

19.5.1 Anamnese en lichamelijk onderzoek

Bij voedselallergie beperken de symptomen zich vaak niet tot het maag-darmkanaal (◘ tabel 19.2). In het bijzonder bij IgE-gemedieerde allergie kunnen ook huid- en luchtwegsymptomen voorkomen. Geen van deze symptomen is bewijzend of zelfs maar typisch voor voedselallergie. Ook de bevindingen bij lichamelijk onderzoek geven nooit uitsluitsel. Wel kunnen aanwijzingen worden gevonden voor een atopische constitutie, zoals constitutioneel eczeem, urticaria, piepen, (allergische) conjunctivitis en rinitis.

19.5.2 Differentiaaldiagnose

Reacties op voedsel kunnen veel oorzaken hebben, waaronder chemische en bacteriële contaminatie, koolhydraatmalabsorptie (lactasedeficiëntie) en coeliakie. Bij zuigelingen moet ook worden gedacht aan verkeerde voedingsgewoonten, zoals overvoeding, ondervoeding en te vroege introductie van bijvoeding. Constitutioneel eczeem wijst wel op atopie, maar slechts in 10 procent van de gevallen wordt een relatie gevonden met de voeding. Alleen bij zuigelingen

Tabel 19.2 Manifestaties van voedselallergie.

huidafwijkingen	vluchtig exantheem
	urticaria
	angio-oedeem
	constitutioneel eczeem
gastro-intestinaal	braken
	gastro-oesofageale reflux
	voedselweigering
	diarree
	obstipatie
	allergische colitis
luchtwegen	rinoconjunctivitis
	piepen, astma
	hoesten, bronchitis
algemeen	kolieken
	groeivertraging
	anemie
zeldzame symptomen	anafylactische shock
	slaapproblemen
	apparent life-threatening events (ALTE)

met matig ernstig tot ernstig eczeem dat niet reageert op lokale therapie met corticosteroïden, is verder onderzoek naar koemelkallergie gerechtvaardigd; zie hoofdstuk 14.

19.5.3 Diagnose

Aanvullend (laboratorium)onderzoek heeft slechts een zeer geringe plaats in de diagnostiek van voedselallergie. De enige manier om de diagnose met enige betrouwbaarheid te stellen, is door middel van eliminatie en belasting. Dit is ook van belang, omdat voortgezet gebruik van een voedingsmiddel ondanks de aanwezigheid van sensibilisatie in veel gevallen lijkt te leiden tot toenemende tolerantie voor dat voedingsmiddel, wat uitdoven van de allergie zou kunnen bevorderen.

Allergeenspecifiek IgE

De bepaling van allergeenspecifiek IgE dient om de aanwezigheid van tegen een bepaald voedingsmiddel gericht IgE aan te tonen. De betrouwbaarheid ervan is voor voedselallergenen onafhankelijk van de leeftijd, maar het nut ervan in de huisartsenpraktijk is verwaarloosbaar. Het enige wat er namelijk mee kan worden aangetoond, is of er sprake is van sensibilisatie voor een bepaald voedingsmiddel. Voor de huidpriktest, die in de tweede lijn vaak samen met de RAST wordt gedaan, geldt hetzelfde.

◘ Tabel 19.3 Dubbelblinde koemelkprovocatie.

tijdstip (min)	dosis (verum of placebo*, ml)	koemelkeiwit (verum, mg)
schema voor koemelkbelasting in de eerste lijn		
0	7,5	100
30	22,5	300
60	75	1000
90	restant fles**	1250-1700
90-210	2 uur observeren	–
schema voor koemelkbelasting in de tweede lijn		
0	0,075	1
20	0,225	3
40	0,75	10
60	2,25	30
90	7,75	100
120	22,5	300
150	75	1000
180	restant fles**	1250-3000
180-300	2 uur observeren	–

*Als basis wordt de eigen voeding van het kind gebruikt.
**Totale consumptie gelijk aan de normale flesvoeding per keer, tot 6 maanden 200-240 ml, boven 6 maanden 300 ml.

Voedselprovocatietests

De diagnose voedselallergie kan uitsluitend op klinische gronden worden gesteld, bij voorkeur door middel van een dubbelblinde placebogecontroleerde voedselprovocatie (DBPGVP). Als het verdachte voedingsmiddel uit de voeding wordt weggelaten (eliminatie), verdwijnen of verminderen de klinische verschijnselen. Na ongeveer vier weken moet dan een belastingstest worden uitgevoerd met de oorspronkelijke voeding. Deze open eliminatie-belastingstest is echter volgens de huidige inzichten alleen geschikt om voedselallergie uit te sluiten. De diagnose wordt bevestigd met een DBPGVP. Dubbelblinde provocaties met koemelk worden in de tweede en derde lijn op steeds meer plaatsen uitgevoerd; ook in de eerste lijn zijn deze tests in principe mogelijk. Bij deze test wordt de hoeveelheid voeding, dus ook koemelkeiwit, geleidelijk opgevoerd (◘ tabel 19.3). Symptomen ontstaan meestal tijdens de test of binnen twee uur erna, maar ook late reacties komen soms voor. De test is positief (bewijzend voor koemelkallergie) als de van het kind bekende symptomen terugkeren na de test met koemelkeiwit (verum), maar niet na de test met placebo. DBPGVP met andere voedingsmiddelen worden alleen op enkele plaatsen in de derde lijn verricht.

Therapie

Wanneer uit de eliminatie-belastingstest gebleken is dat er inderdaad sprake is van voedselallergie, wordt het betreffende bestanddeel, meestal koemelkeiwit, volledig uit de voeding geëlimineerd. Bij borstgevoede zuigelingen worden de voedingsmiddelen die koemelkeiwit en kippeneiwit bevatten, uit de voeding van de moeder weggelaten. Begeleiding door een diëtist is daarbij gewenst. Bij flesgevoede zuigelingen wordt de voeding op koemelkbasis vervangen door kunstvoeding op basis van sterk gehydrolyseerd caseïne of wei-eiwit. Soja-eiwit is even allergeen als koemelkeiwit en geeft dezelfde symptomen; bij zo'n 10 procent van de koemelkallergische kinderen ontstaat ook allergie voor soja. Zuigelingenvoeding op basis van soja-eiwit komt daarom pas in aanmerking na de eerste verjaardag. Partieel gehydrolyseerd eiwit bevat nog rest-allergeniciteit en is dan ook uitdrukkelijk alleen bedoeld voor de preventie van allergie (zie paragraaf 19.5.4). Bijvoeding wordt op de gebruikelijke manier geïntroduceerd, waarbij geen uitzondering hoeft te worden gemaakt voor sterk allergene producten.

19.5.4 Preventie

Voor alle zuigelingen geldt dat exclusief borstvoeding gedurende zes maanden de voorkeur verdient, dat de moeder niet moet roken tijdens de zwangerschap en dat na de geboorte de omgeving van het kind rookvrij moet blijven. Dit geldt nog nadrukkelijker voor kinderen met een verhoogd risico op atopie (gedefinieerd als bewezen allergie in het gezin, dus bij ouders, broers of zusjes). De moeder moet daarbij géén dieet volgen: dat leidt niet tot aantoonbare reductie van de kans op allergie en heeft wel duidelijke nadelen. Als bij verhoogd risico de borstvoeding vóór de leeftijd van 6 maanden wordt gestaakt, wordt deze eventueel vervangen door een partieel hydrolysaat, hoewel de effectiviteit daarvan niet vaststaat. De bijvoeding wordt vanaf de leeftijd van 4 maanden op de normale wijze geïntroduceerd. Er is geen reden voor adviezen betreffende sanering, huisdieren of crèchebezoek zolang er geen aangetoonde allergie bestaat.

19.5.5 Prognose

Complicaties
Het ten onrechte stellen van de diagnose voedselallergie kan leiden tot onnodige en ongewenste beperking van de voeding van het kind en zelfs tot onvolwaardige voeding, met consequenties voor groei, ontwikkeling en sociale ontplooiing. Ook vanwege de kans op ongewenste reacties op voeding is zorgvuldige diagnosestelling van belang. Onterechte eliminatie bij aangetoonde sensibilisatie (zonder aangetoonde allergie) kan bovendien een averechts effect hebben doordat het in een later stadium ernstige allergische reacties kan uitlokken. Continue blootstelling kan dus juist tolerantie induceren (eenzelfde mechanisme speelt vaak bij inhalatieallergie: zolang bijvoorbeeld een kind met astma en sensibilisatie voor hond regelmatig contact heeft met honden, blijven de klachten beperkt, maar als het huisdier is 'weggedaan', kan hernieuwd contact met een hond een astma-aanval uitlokken). Sommige voedselallergieën, zoals pinda-allergie, kunnen gepaard gaan met ernstige klachten en zelfs anafylactische reacties. In zo'n geval kan men ertoe overgaan om een epinefrineauto-injector voor te schrijven.

Remissie
Koemelkallergie blijft langer bestaan dan vaak wordt aangenomen. Tegen de eerste verjaardag is bij 56 procent en op de leeftijd van 5 jaar bij rond 95 procent van de kinderen tolerantie voor koemelk ontstaan. De allergische predispositie blijft echter aanwezig en op 7-jarige leeftijd heeft een derde van deze kinderen (nog) constitutioneel eczeem en eveneens een derde astma of een allergie voor andere voedingsstoffen dan koemelk. Koemelkallergie is op zichzelf echter geen risicofactor voor andere allergische ziekten.

> **Vervolg casus**
>
> Een week na deze voedingswijziging hebt u telefonisch contact met de moeder. Het spugen is nu duidelijk minder en de ontlasting is verbeterd. Daphne blijft veel huilen, maar uw verzekering dat wat dat betreft het ergste achter de rug is, heeft wel wat rust gebracht in het gezin. De huid blijft onrustig, maar het eczeem neemt niet toe. Al met al is de moeder tevreden. U spreekt af dat drie weken later een belastingstest zal worden uitgevoerd met de AR-voeding. Daarbij neemt het spugen fors toe; Daphne gaat weer meer huilen en bovendien treedt er periorale roodheid op. U concludeert dat er waarschijnlijk sprake is van koemelkallergie en verwijst haar voor DBPGVP ter bevestiging van de diagnose.

19.6 Pathologische voedselweigering

Vrijwel alle peuters en kleuters maken een periode door van toenemende selectiviteit bij het eten en sterk variërende voedselinname, door de ouders geïnterpreteerd als 'slecht eten'. Naast de zich ontwikkelende smaak speelt hierbij de zich eveneens ontwikkelende eigen wil een rol. 'Ik ben twee en ik zeg nee.' Desondanks blijven groei en ontwikkeling goed verlopen. Van deze peuteranorexie moeten de ouders zich zo min mogelijk aantrekken. Opdrachten als 'bord leegeten' werken averechts.

Pathologische voedselweigering is, anders dan peuteranorexie, een ernstige eetstoornis die nadelige gevolgen kan hebben voor groei en ontwikkeling. Hierbij treedt als gevolg van verkeerde conditionering sterk vermijdingsgedrag op bij het zien of in de mond nemen van voedsel. Een vervelende sensatie (pijn, slikproblemen, misselijkheid) tijdens eten heeft het kind ertoe gebracht die sensatie te ontwijken, ook al is daarvoor geen reden meer. Pathologische voedselweigering komt vaak voor bij kinderen met medische problematiek in het eerste levensjaar. Ook opvoedingsproblemen die hun oorsprong vinden in peuteranorexie kunnen soms pathologische voedselweigering veroorzaken.

19.6.1 Anamnese en lichamelijk onderzoek

De symptomen beginnen vaak rond de vijfde maand, als de voeding gevarieerder wordt en de ontwikkeling van de mondfunctie een kritische periode doormaakt. Doordat overgevoeligheid van het mondslijmvlies is ontstaan voor tactiele prikkels, ontaarden pogingen om het kind toch voldoende te laten eten in een eetstrijd die door het kind wordt gewonnen. Van belang is de vroege medische voorgeschiedenis, met de nadruk op voedingsinterventies vanwege vermoede intolerantie (eliminatie) of onvoldoende inname (sondevoeding). Vaak blijken de ouders ook 'moeilijke eters' te zijn geweest. Anders dan bij peuteranorexie zijn de kinderen bij pathologische voedselweigering meestal (veel) te licht en soms ook achtergebleven in lengtegroei, wat blijkt uit de groeicurve. Het verdere lichamelijke onderzoek levert (afgezien van mogelijke pre-existente pathologie) geen afwijkingen op.

19.6.2 Differentiaaldiagnose

Pathologische voedselweigering moet uiteraard worden onderscheiden van gewone peuteranorexie. Voedingsproblemen en groeiachterstand kunnen ook worden veroorzaakt door onder

Tabel 19.4	Adviezen bij peuteranorexie.
tijdens maaltijden	Er wordt alleen aan tafel gegeten.
	Zorg voor een gezellige sfeer aan tafel.
	Zorg voor een rustige omgeving.
	Zorg voor gevarieerde maaltijden.
	Schep niet te veel op.
	Prijs het kind voor wat het eet (hoe weinig ook).
	Vermijd strijd over het eten.
tussen de maaltijden	Geef geen energierijke tussendoortjes.
	Geef drinken niet in een flesje, maar in een tuitbeker.
	Beperk de hoeveelheid drinken tot 800-1000 ml per dag.
	Geef liever thee of water dan vruchtensap of limonade.

meer chronische infecties, gastro-oesofageale refluxziekte, oesofagitis, coeliakie en voedselallergie.

19.6.3 Aanvullend onderzoek

Oriënterend onderzoek van bloed en urine kan aanwijzingen geven voor infecties, (ijzergebreks)anemie, coeliakie en lever- en nieraandoeningen. Verder specialistisch onderzoek kan nodig zijn om bijvoorbeeld voedselallergie en gastro-oesofageale reflux uit te sluiten.

19.6.4 Therapie

Bestaan de problemen nog maar kort en is de groei van het kind nog ongestoord, dan kan het voldoende zijn om de ouders voorlichting over gezonde voeding te geven en pedagogische adviezen (tabel 19.4). Soms is logopedische begeleiding voldoende. Bij pathologische voedselweigering is behandeling door een gespecialiseerd team nodig, verbonden aan een ziekenhuis of een medisch kinderdagverblijf. Bij kinderen die door langdurige sondevoeding een ervaringsachterstand hebben opgelopen, wordt de therapie gericht op het verminderen van afweer en aversie en het herstellen van het hongergevoel. Voortzetting van de sondevoeding kan nodig zijn om de voedingstoestand van het kind te verbeteren. De behandeling van pathologische voedselweigering moet plaatsvinden in een gespecialiseerd centrum. Tot de leeftijd van ongeveer 2 jaar kan succes worden geboekt met zogenoemde klinische hongerprovocatie, waarbij in de kliniek onder gecontroleerde omstandigheden het voedselaanbod via de voedingssonde wordt geminimaliseerd, terwijl gelijktijdig orale voeding wordt aangeboden. Bij oudere kinderen kan alleen succes worden geboekt met langdurige en arbeidsintensieve begeleiding door een multidisciplinair team.

19.6.5 Complicaties en prognose

De continue eetstrijd kan ontwrichtend werken op het gezin. Als gevolg van de langdurig onvoldoende voedselinname kunnen een groeiachterstand en een ontwikkelingsachterstand ontstaan. Op den duur verbetert of normaliseert het eetgedrag van het kind meestal, maar veel kinderen met pathologische voedselweigering in de voorgeschiedenis zijn op latere leeftijd nog moeilijke eters.

19.7 Anorexia nervosa

Anorexia nervosa onderscheidt zich niet alleen van pathologische voedselweigering door het verschil in leeftijd, maar ook door de (psychische) achtergronden van de aandoening. Anorexia nervosa moet worden onderscheiden van andere oorzaken van slecht eten bij adolescenten, zoals 'lijnen' en diverse psychische en lichamelijke aandoeningen. De belangrijkste organische oorzaken van slecht eten en gewichtsverlies zijn de ziekte van Crohn en slokdarmpassageproblemen (door slokdarmstenose bij langdurige reflux of door eosinofiele oesofagitis, een 'nieuw' en mogelijk niet zeldzaam ziektebeeld).

Anorexia nervosa is een psychiatrische aandoening, zich kenmerkend door bewust geïnduceerd gewichtsverlies tot minder dan 85 procent van het ideale lichaamsgewicht, grote angst voor gewichtstoename, een gestoord lichaamsbeeld en (bij vrouwen) amenorroe. Boulimia nervosa is een vergelijkbaar ziektebeeld, waarbij vreetbuien vooropstaan, gecombineerd met onvoldoende controle over het eetgedrag en preoccupatie met gewicht en postuur. Verder probeert de patiënt met boulimie het effect van de vreetbuien teniet te doen door braken, laxantiagebruik, vasten en geforceerd energieverbruik. Deze aandoeningen komen overwegend voor bij meisjes en jonge vrouwen.

19.7.1 Anamnese en lichamelijk onderzoek

Aard en omvang van de eetproblemen worden zo goed mogelijk in kaart gebracht. Aan het kind wordt gevraagd waarom het niet eet en of het zichzelf te dik vindt. Als het kind zichzelf te dik vindt terwijl het gewicht voor de lengte binnen de norm valt, pleit dat tegen een organische oorzaak. Als het kind zegt wel te willen eten maar niet te kunnen, moet eerst aan organische oorzaken worden gedacht. Verder is een goede voedingsanamnese nodig, eventueel met behulp van een voedseldagboek. De kinderen zijn vaak overmatig actief en gebruiken soms laxeer- of braakmiddelen om 'op gewicht' te blijven. Verder is het menstruatiepatroon van belang.

De ernstige ondervoeding bij anorexia nervosa leidt tot een veel te laag gewicht voor de lengte, maar op den duur ook tot achterblijvende lengtegroei. Lichaamstemperatuur en bloeddruk zijn vaak laag en ook bradycardie en hartritmestoornissen kunnen aanwezig zijn. Er kan enkeloedeem bestaan.

19.7.2 Diagnostiek en behandeling

Bij verdenking van anorexia nervosa is verwijzing voor specialistisch onderzoek nodig. Omdat meestal eerst organische oorzaken moeten worden uitgesloten, verdient primaire verwijzing naar een kinderarts de voorkeur. De behandeling is multidisciplinair; naast de (kinder)arts zit er een psycholoog of psychiater in het team en een diëtist die ervaring heeft met anorexia nervosa. De psychiatrische behandeling bestaat uit psychotherapie, vaak aangevuld met antidepressiva. Vrijwel altijd is klinische behandeling nodig. Meestal is gedurende enige tijd sondevoeding nodig.

19.7.3 Complicaties en prognose

De kinderen hebben vaak een sterk gestoord milieu intérieur. In de realimentatiefase kunnen zich complicaties voordoen als acute maagdilatatie, pancreatitis, oedeem, zinkdeficiëntie en hartritmestoornissen door hypofosfatemie. Gemiddeld neemt volledig herstel zes jaar in beslag; bij 10-30 procent wordt dat zelfs niet gehaald. De langetermijnprognose van anorexia nervosa is matig en de mortaliteit is hoog.

Leesadvies

Blokpoel RG, Broos N, de Jong-van den Berg LT, de Vries TW. Waarde omeprazol bij huilende zuigelingen beperkt. Ned Tijdschr Geneeskd. 2010;154:A1850.

Carroll AE, Garrison MM, Christakis DA. A systematic review of norpharmacological and nonsurgical therapies for gastroesophageal reflux in infants. Arch Pediatr Adolesc Med. 2002;156:109-13.

Kindermann A, Kneepkens CMF. Voedings- en eetproblemen bij jonge kinderen. Praktische Pediatrie. 2010;4:174-9.

Kneepkens CMF, Meijer Y. Clinical practice. Diagnosis and treatment of cow's milk allergy. Eur J Pediatr. 2009;168:891-6.

Kneepkens CMF, Brand PLP. Clinical practice. The role of breastfeeding in allergy prevention. Eur J Pediatr. 2010;169:911-7.

Kneepkens CMF. De goed gedijende zuigeling die spuugt. Praktische Pediatrie. 2009;3:100-5.

Kneepkens CMF, Mearin Manrique LM, George EK, Bouman DE. Maag-, darm- en leverziekten bij kinderen. Houten: Bohn Stafleu Van Loghum; 2003.

Rome ES, Ammerman S, Rosen DS, Keller RJ, Lock J, Mammel KA, et al. Children and adolescents with eating disorders: the state of the art. Pediatrics. 2003;111:e98-108.

Acute gastro-enteritis

C.M.F. Kneepkens en J.H. Hoekstra

20.1 Inleiding – 237

20.2 Fysiologie – 237

20.3 Pathofysiologie – 238
20.3.1 Dehydratie – 238
20.3.2 Braken – 238
20.3.3 Diarree – 238
20.3.4 Koorts – 238
20.3.5 Rol van de leeftijd – 239

20.4 Ernst van de dehydratie – 239

20.5 Incidentie – 239

20.6 Pathogenen – 239
20.6.1 Rotavirus – 239
20.6.2 Adenovirus – 240
20.6.3 Astrovirus – 240
20.6.4 Epidemische gastro-enteritis – 241
20.6.5 Bacteriële en parasitaire verwekkers – 241

20.7 Anamnese – 241

20.8 Lichamelijk onderzoek – 242

20.9 Differentiaaldiagnose – 242
20.9.1 Para-infectieuze diarree – 242
20.9.2 Acute buik – 243
20.9.3 Diabetes en nierziekten – 243

20.10 Aanvullend onderzoek – 244

20.11 Therapie – 244
20.11.1 Oralerehydratieoplossing – 244
20.11.2 In de praktijk – 246

20.11.3	Geen medicatie – 247	
20.11.4	Borstvoeding – 247	

20.12 Complicaties en prognose – 247

20.13 Beleid van de huisarts – 247

Leesadvies – 248

20.1 Inleiding

Acute gastro-enteritis wordt veroorzaakt door virale, bacteriële of protozoaire pathogenen, die functionele of structurele beschadiging van het darmslijmvlies veroorzaken. Dit is een veelvoorkomend probleem op de kinderleeftijd, vooral bij zuigelingen en peuters. Door braken en diarree kunnen aanzienlijke verliezen van water en elektrolyten optreden, met verlies van extracellulair lichaamsvolume en het risico van dehydratie (uitdroging). Dehydratie kan betrekkelijk snel optreden. Jonge kinderen hebben een verhoogd risico op deze levensbedreigende complicatie.

In bijna alle gevallen is het mogelijk om (dreigende) dehydratie te behandelen met oralerehydratietherapie. Ook in beschadigd darmslijmvlies blijkt het glucose-natriumtransport grotendeels intact te zijn. Toediening van oralerehydratieoplossing (ORS), een suiker-elektrolytmengsel met een goed gedefinieerde samenstelling, resulteert in vochtabsorptie en normalisering van het extracellulaire volume. Gerichte therapie is niet nodig; de pathogenen worden meestal zonder verder ingrijpen door het lichaam geëlimineerd.

20.2 Fysiologie

Handhaving en bescherming van het extracellulaire vochtvolume is een van de belangrijkste regulatieprocessen in het lichaam. Bij de geboorte bestaat 80 procent van het lichaamsgewicht uit water. Dit percentage daalt gedurende de kinderjaren tot de volwassen waarde van 60. Het intracellulaire volume blijft relatief constant op 40 procent van het lichaamsgewicht. Bij jonge kinderen is het extracellulaire volume, inclusief het plasmavolume, dus relatief groot. Dit extracellulaire volume is in dynamisch evenwicht met de omgeving, waarmee het in contact staat via huid, longen en nieren. Reductie van extracellulair volume resulteert in een snelle hemodynamische reactie met een toename van de hartfrequentie en de perifere vaatweerstand en een afname van veneuze capaciteit. Daarnaast ontstaat dorst en daalt de water- en natriumuitscheiding via de nieren.

> **Casus**
>
> U wordt 's avonds gebeld door de vader van Simon, een 6 maanden oude zuigeling die u alleen kent vanwege een korte periode van neonatale hyperbilirubinemie. Sinds een dag is Simon aan het spugen en gedurende de dag heeft hij ook een paar keer waterdunne ontlasting geproduceerd, zonder bloed of slijm. De voorafgaande dagen was hij wat verkouden.
>
> Simon krijgt nog uitsluitend borstvoeding. Hij heeft die dag redelijk goed gedronken, maar spuugde steeds vlak na de voeding. Hoeveel hij nog plast, kan de vader niet zeggen; elke luier zit vooral vol met dunne poep.
>
> Omdat de vader zich erg ongerust maakt, laat u het kind naar de praktijk komen. Simon is alert en de turgor is goed, maar hij huilt zonder tranen en de fontanel is ingezonken. De luier is droog. Het gewicht is 7.500 g; twee weken eerder woog hij op het consultatiebureau 7.720 g. Tijdens het onderzoek spuugt hij een keer flink.

20.3 Pathofysiologie

20.3.1 Dehydratie

Bij infectieuze diarree treden twee belangrijke verstoringen op van de normale darmfysiologie: toegenomen secretie van elektrolyten en water in de dunne darm en verminderde opname ervan in zowel dunne als dikke darm. Veel pathogene verwekkers produceren enterotoxinen, die de elektrolytsecretie van de enterocyten acuut doen toenemen en de regulerende paracellulaire processen in het paracriene, immunologische en neuro-endocriene systeem van de dunne darm verstoren. Beschadiging van het epitheel door pathogenen veroorzaakt verstoring van de absorptieprocessen in de enterocyten. Het beschikbare absorberend darmoppervlak neemt af. In het colon kunnen niet-opgenomen nutriënten door hun osmotische werking de diarree versterken. Bovendien leidt de versnelde darmpassagetijd bij diarree tot verdere reductie van de absorptie.

De dehydratie bij gastro-enteritis ontstaat dus doordat de totale verliezen aan water en elektrolyten de opname ervan overtreffen. Er bestaat altijd een deficit van beide bestanddelen, al kan de onderlinge verhouding van de verliezen van water en elektrolyten wisselen. Vaak is de dehydratie proportioneel: isotone dehydratie. Als de waterverliezen groter zijn dan de zoutverliezen, treedt hypertone dehydratie op (serumnatrium > 150 mmol/l). Dit kan ook gebeuren als bij ernstige dehydratie vocht wordt ingenomen met een hoog zoutgehalte. Hypotone dehydratie (serumnatrium < 125 mmol/l) wordt vooral gezien als de verliezen worden gecompenseerd met vloeistoffen met een laag zoutgehalte.

20.3.2 Braken

Braken komt veel voor bij jonge kinderen. Meestal worden de vochtverliezen hierbij sterk overschat. Een deel van wat er aan voeding of vocht is ingenomen, passeert snel de pylorus en niet de gehele maaginhoud wordt uitgebraakt. Meer dan het braken zelf zijn het de door het braken ingegeven maatregelen die de dehydratie versterken. De misselijkheid van het kind en de angst om het braken uit te lokken resulteren vaak in onterechte beperking van de vochttoediening.

20.3.3 Diarree

Frequente diarree kan wel aanzienlijke verliezen geven. Bij een acute gastro-enteritis van virale oorsprong kunnen de dagelijkse waterverliezen oplopen tot een liter per m^2 lichaamsoppervlak. De maag-darmpassage verloopt veel sneller dan normaal. Als het ter compensatie aangeboden vocht een hoog suikergehalte heeft, kan de diarree naast een secretoire ook een osmotische component krijgen, met extra verlies van water en elektrolyten.

20.3.4 Koorts

Naast de hiervoor genoemde factoren speelt de lichaamstemperatuur een rol bij het risico op dehydratie. Hoge koorts veroorzaakt aanzienlijke toename van het *insensible loss* via huid en longen. Bij dehydratie als gevolg van acute gastro-enteritis blijken dan ook vaak meerdere factoren een rol te spelen.

20.3.5 Rol van de leeftijd

Bij jonge kinderen is het lichaamsoppervlak in relatieve zin veel groter dan bij oudere kinderen en volwassenen. De hoeveelheid vocht die via urine, feces en huid verloren gaat, bedraagt bij een jongvolwassene ongeveer 40 ml/kg per dag, bij een jonge zuigeling tot 100 ml/kg per dag. Dit betekent dat een volwassene dagelijks 4 procent van zijn totale gewicht moet aanvullen en een zuigeling 10 procent. De nieren van zuigelingen en kleuters zijn bovendien minder goed in staat om zeer geconcentreerde urine te produceren. Bij verminderde inname of toegenomen verliezen komen jonge kinderen dan ook veel eerder in de problemen.

20.4 Ernst van de dehydratie

Bij het bepalen van de ernst van dehydratie worden drie stadia onderscheiden: minimale of geen dehydratie (vochttekort minder dan 3 procent), milde tot matige dehydratie (3-8 procent) en ernstige dehydratie (meer dan 8 procent). In de dagelijkse praktijk wordt de (acute) daling van het lichaamsgewicht als maat gehanteerd. Met kan hierbij een recent gewicht hanteren of, retrospectief, het gewicht na herstel. Klinisch waarneembare symptomen ontstaan geleidelijk vanaf 3 procent vochttekort. Deze symptomen hebben echter een vrij slechte voorspellende waarde met betrekking tot de ernst van de dehydratie. Hierdoor is het bij presentatie vaak moeilijk een onderscheid te maken tussen milde en matige dehydratie.

20.5 Incidentie

Ook in geïndustrialiseerde landen overlijden nog steeds kinderen door uitdroging, meestal doordat ouders of artsen de presenterende symptomen niet goed onderkennen. In Nederlandse ziekenhuizen is (beginnende) uitdroging door gastro-enteritis nog steeds een belangrijke opname-indicatie. Bij 0-4-jarigen gaat het om 10 procent van het totale aantal opnamen. Virale verwekkers vormen hierbij de grote meerderheid. Vaak is er sprake van kleine epidemieën; kruisinfecties treden bij jonge kinderen zeer snel op. Dagverblijven voor jonge kinderen spelen een belangrijke rol bij de verspreiding van virussen. Bacteriële verwekkers worden steeds zeldzamer, zeker in ons land; in Europa neemt de incidentie af van oost naar west en van zuid naar noord. Een uitzondering daarop is *Clostridium difficile*, waarvan de rol bij acute diarree juist lijkt toe te nemen.

20.6 Pathogenen

20.6.1 Rotavirus

Rotavirussen van groep A zijn verreweg de belangrijkste verwekkers van ernstige gastro-enteritis bij jonge kinderen. De meeste rotavirusinfecties treden op tussen 3 en 15 maanden, maar ook in het tweede levensjaar is de morbiditeit nog aanzienlijk. Gedurende de eerste twee tot drie levensmaanden lijken zuigelingen veel minder vatbaar te zijn. Dit komt waarschijnlijk door de beschermende werking van transplacentair verworven specifieke antilichamen. Verscheidene studies hebben bovendien aangetoond dat borstvoeding beschermt tegen rotavirusinfectie. Na de leeftijd van 3 jaar worden geïnfecteerde kinderen zelden ernstig ziek, al kunnen milde infecties tot op volwassen leeftijd plaatsvinden. Rotavirusinfecties bij volwassenen worden meestal veroorzaakt door besmetting door een geïnfecteerd jong kind. Men schat dat rotavirusinfecties bij ongeveer een derde van de ouders milde gastro-intestinale klachten veroorzaken. Ook bij kinderen verlopen veel infecties overigens mild of symptoomloos. In Noord-Europa treden ze vooral op tijdens de koude wintermaanden.

Primaire infecties bij jonge kinderen veroorzaken aanvankelijk meestal kortstondig braken en koorts, gevolgd door diarree. Soms worden ook symptomen van de bovenste luchtwegen gezien, met neusverkoudheid en hoesten. Kinderen maken in de loop van de tijd vaak verscheidene infecties door met verschillende stammen. Na de eerste infectie verlopen deze meestal steeds milder. Rotavirus wordt in hoge concentratie in de feces teruggevonden. Transmissie van het virus geschiedt langs feco-orale weg. De incubatietijd is een tot drie dagen. Ook bij dieren komen rotavirusinfecties voor, maar dat betreft andere stammen; infectie van dier naar mens is nog nooit beschreven.

20.6.2 Adenovirus

Adenovirusinfecties van het maag-darmkanaal worden veroorzaakt door de serotypen 40 en 41. De enterale adenovirussen zijn na rotavirus de belangrijkste virale verwekkers van gastro-enteritis. Net als bij rotavirus kan de infectie asymptomatisch verlopen. In tegenstelling tot rotavirus is er geen duidelijke seizoensvoorkeur. De incubatietijd bedraagt acht tot tien dagen en is daarmee aanmerkelijk langer dan bij een rotavirusinfectie. De overdracht van mens tot mens verloopt langs feco-orale weg. Er zijn bij de humane adenovirussen geen aanwijzingen voor andere gastheren.

De gemiddelde duur van de diarree is ook langer dan bij rotavirus. De ziekteduur bedraagt gemiddeld vijf tot twaalf dagen. Meestal gaat de diarree vooraf aan het braken. Er is slechts een lichte temperatuurverhoging. Respiratoire symptomen worden zelden gezien. Ernstige dehydratie komt bij adenovirusinfecties minder vaak voor. Deze klinische verschijnselen maken een onderscheid mogelijk met rotavirusinfecties, waarbij in de eerste fase meestal braken, hoge koorts en dehydratie optreden.

20.6.3 Astrovirus

Astrovirus is de derde belangrijke verwekker van gastro-enteritis bij kinderen. Astrovirusinfecties worden gevonden bij 2,5-10 procent van de jonge kinderen met diarree. Dit lijkt te gelden voor zowel eerstelijns- als ziekenhuispopulaties.

De klinische presentatie van astrovirusinfecties vertoont overeenkomsten met die van rotavirusinfecties. De incidentie is seizoensafhankelijk, met een piek in de maanden februari en maart. De gemiddelde leeftijd bij presentatie is ongeveer 12 maanden. Er worden vaak co-infecties met rotavirus gevonden. Bij een pure astrovirusinfectie staan waterdunne ontlasting en braken op de voorgrond. De infecties verlopen milder dan die met rotavirus. De duur van diarree en braken is korter, de koorts is lager en er zijn naar verhouding minder kinderen met dehydratie. Astrovirus is ook verantwoordelijk voor geïsoleerde epidemieën van acute diarree, zowel bij kinderen als in verzorgingshuizen bij ouderen.

20.6.4 Epidemische gastro-enteritis

Epidemieën met acute virale gastro-enteritis komen in ons land vooral in de wintermaanden voor. Ze worden vooral veroorzaakt door humane enterale calicivirussen. Tot deze groep behoren de norovirussen. De virussen zijn zeer besmettelijk en relatief stabiel buiten de gastheer. Besmetting vindt dan ook niet alleen via de feco-orale route plaats, maar ook via met braaksel besmette voorwerpen. Er zijn verscheidene epidemieën beschreven die werden veroorzaakt door besmet water of besmet voedsel.

Bij epidemische gastro-enteritis treedt na een korte (15-50 uur) incubatietijd misselijkheid op, gevolgd door hevig braken, hoofdpijn en waterdunne diarree. De omvang van de besmetting is vaak groot, wat kan leiden tot bijvoorbeeld sluiting van een hele verpleegafdeling. Vaak zijn er gelijktijdig veel volwassenen met diarree. In de meeste gevallen duurt de ziekte circa twee dagen. Bij besmetting via voedingsmiddelen blijkt soms een bij de voedselbereiding betrokken persoon het virus uit te scheiden. Deze hoeft zelf geen klachten te hebben. Er zijn zowel pre- als postsymptomatische verspreiders.

20.6.5 Bacteriële en parasitaire verwekkers

Op de kinderleeftijd is dehydratie ten gevolge van bacteriële verwekkers zeldzaam geworden. De belangrijkste verwekkers zijn *Campylobacter jejuni* en *Salmonella* spp. Deze kunnen bijvoorbeeld worden gekweekt uit de feces van jonge kinderen met bloedige diarree in aansluiting op een periode van verminderde hygiëne (reis naar tropische landen, kamperen en dergelijke). *Clostridium difficile*, van oudsher de veroorzaker van pseudomembraneuze colitis na antibioticagebruik, wordt tegenwoordig steeds vaker verantwoordelijk gehouden voor 'gewone' diarree, vooral bij kinderen met (iatrogene) verminderde afweer.

Net als bij de meeste bacteriële darminfecties staan bij acute infectie met de parasiet *Giardia lamblia* klachten van buikpijn en matige diarree op de voorgrond, zonder dat daarbij dehydratie optreedt.

20.7 Anamnese

Allereerst moet worden nagegaan of er veranderingen zijn opgetreden in de algemene toestand. Is het kind stil, slaperig of suf geworden? Wat is de inname geweest van voeding en vocht? Is er veel dorst? Hoe ziet de ontlasting eruit? Is er een schatting te maken van het vochtverlies aan de hand van de hoeveelheid feces en de defecatiefrequentie? Hoe is de diurese? Is de urine in een luier te onderscheiden van waterdunne ontlasting? Huilt het kind met tranen; klinkt het schor? Hoe is het temperatuurbeloop? Zijn er in de omgeving kinderen met vergelijkbare klachten?

Gedehydreerde kinderen hebben vaak dezelfde kenmerken. Ze zijn meestal jong, hebben ernstige diarree (> 8 maal in de voorafgaande 24 uur), braken vaak (> 2 maal in dezelfde periode) en hebben al enkele uren geen vocht aangeboden gekregen. De kans op dehydratie is verder verhoogd onder de leeftijd van 6 maanden, bij een medische voorgeschiedenis, zoals prematuriteit of chronische ziekte, bij bloed in de ontlasting en persisterend braken, wanneer anamnestisch bij dehydratie passende symptomen worden gemeld en als er onvoldoende klinische verbetering wordt gezien na enkele uren oralerehydratietherapie.

20.8 Lichamelijk onderzoek

Bij de meeste kinderen met gastro-enteritis is de hydratietoestand goed; extra inname van vocht compenseert de toegenomen verliezen. Ze hebben geen afwijkingen bij lichamelijk onderzoek. Bij dehydratie vindt men vaak abnormaal gedrag (prikkelbaar of suf), diepe ademhaling (ter compensatie van acidose), verminderde huidturgor, droge slijmvliezen en verminderde perifere perfusie. Dit laatste symptoom wordt als betrouwbaarste teken van dehydratie beschouwd. Het wordt gemeten aan de hand van de capillairevullingstijd. Door een lichte druk op de nagel uit te oefenen ontstaat een bleke zone in het nagelbed, die normaal na loslaten snel verdwijnt. Een vullingstijd van minder dan 1,5 sec pleit tegen ernstige dehydratie. De huidturgor wordt bepaald door een huidplooi van de buik op te nemen en weer los te laten. Normaliter verstrijkt de plooi direct. De huidturgor is alleen afwijkend bij ernstige dehydratie. Bij jonge kinderen zijn diepliggende ogen een sterke aanwijzing voor dehydratie. Soms kan objectivering daarvan moeilijk zijn, maar bij navragen hebben ouders er meestal wel een duidelijke mening over.

Minder specifiek voor dehydratie zijn duur van de anurie, ingezonken fontanel, polsfrequentie en bloeddruk. Bij een gewichtsverlies van meer dan 8-9 procent spreekt men van ernstige dehydratie. Een ernstig uitgedroogd kind wil vaak niet meer drinken en vertoont tekenen van circulatoire insufficiëntie (shock). Aan de hand van de symptomen kan een schatting worden gemaakt van de omvang van de vochtverliezen (◻ tabel 20.1). De mate van dehydratie is vaak pas achteraf goed in procenten uit te drukken, aan de hand van het gewicht na rehydratie.

> **Vervolg casus**
>
> Braken gevolgd door diarree: het lijdt geen twijfel dat Simon een acute gastro-enteritis heeft. Voedselallergie presenteert zich zelden zo acuut; bovendien heeft er geen recente voedingswisseling plaatsgevonden. Voor een parenterale infectie is het beeld te heftig. Het ontbreken van bloed bij de ontlasting en van ziekte in de omgeving en de voorafgaande verkoudheid sluiten een bacteriële oorzaak – a priori al onwaarschijnlijk – vrijwel uit. Hier is sprake van een virale gastro-enteritis, vermoedelijk veroorzaakt door rotavirus.

20.9 Differentiaaldiagnose

Dehydratie wordt meestal veroorzaakt door acute gastro-enteritis. Er zijn echter enkele ernstige met dehydratie of diarree gepaard gaande ziekten die met gastro-enteritis kunnen worden verward en waarbij een geheel andere aanpak aangewezen is. Ook koemelkallergie kan differentiaaldiagnostische problemen geven, al verloopt het ziekteproces daarbij minder acuut.

20.9.1 Para-infectieuze diarree

Ernstige bacteriële infecties zoals sepsis, meningitis en pyelonefritis kunnen bij een zuigeling braken en dunne ontlasting veroorzaken. Over het algemeen staan hierbij uiteraard de sympto-

Tabel 20.1	Beoordeling ernst van dehydratie.
verlies	klinische verschijnselen (in volgorde van ernst)
< 3 procent	geen symptomen, alleen dorst
3-8 procent	droge slijmvliezen
	diepliggende ogen
	huilen zonder tranen
	verminderde turgor
	sufheid of irritabiliteit
	acidotisch ademen
> 8 procent	als boven, plus:
	– verminderde perifere perfusie
	– vertraagde capillairevullingstijd
	– snelle pols
	– shock

men van de primaire infectie op de voorgrond, maar dit is niet altijd evident. Bij elke zuigeling met braken en diarree moet een volledig lichamelijk onderzoek worden uitgevoerd.

20.9.2 Acute buik

Op klinische gronden is de diagnose appendicitis acuta bij jonge kinderen moeilijk te stellen; de diagnose wordt vaak relatief laat in het ziektebeloop gesteld. Braken en buikpijn worden nogal eens gevolgd door 'diarree'. De diagnose infectieuze gastro-enteritis ligt dan voor de hand, zeker bij een onvolledig uitgevoerde anamnese. In de dagen hierna moeten de hoge koorts, de algemene symptomen van ziekte, de pijnlijke weerstand in de onderbuik en de afwijkingen bij laboratoriumonderzoek (uitgesproken leukocytose, sterk verhoogd CRP) twijfel doen ontstaan. Als bij revisie wordt geconstateerd dat er nauwelijks sprake is geweest van diarree maar veeleer van kleine hoeveelheden slijmerige ontlasting, geproduceerd door prikkeling van het proximale colon, kan inmiddels al een appendiculair infiltraat zijn ontstaan.

20.9.3 Diabetes en nierziekten

De presentatie van diabetes mellitus bij peuters en kleuters is nogal eens aspecifiek en de symptomen worden laat herkend. De eerste klachten zijn vaak buikpijn, braken, versterkte ademhaling en dehydratie. Als de polyurie over het hoofd wordt gezien of wordt verward met waterdunne ontlasting in een luier, kan ten onrechte de diagnose gastro-enteritis worden gesteld. Dehydratie die niet duidelijk gepaard gaat met braken en (waterdunne) diarree, moet doen denken aan geheel andere pathologie. Bij (centrale of nefrogene) diabetes insipidus en bij glomerulaire en tubulaire nierfunctiestoornissen kan een banale gastro-enteritis al snel tot sterke ontsporing leiden. Bij een goed afgenomen anamnese blijkt dan dat er een veel langere voorgeschiedenis is met veel drinken, slechte groei en perioden met onverklaarde (dehydratie) koorts.

20.10 Aanvullend onderzoek

Bloedonderzoek is alleen aangewezen bij naar het ziekenhuis verwezen kinderen met matige tot ernstige dehydratie. Bloedonderzoek heeft geen nut bij kinderen die niet of slechts licht gedehydreerd zijn. In de eerste lijn levert aanvullend onderzoek geen bijdrage aan diagnose en behandeling. Anamnese en lichamelijk onderzoek bepalen de therapeutische aanpak en de noodzaak van verwijzing. Alleen bij verdenking van andere pathologie, zoals diabetes mellitus, kan oriënterend aanvullend onderzoek zinvol zijn. Voor het fecesonderzoek bij (chronische) diarree wordt verwezen naar hoofdstuk 8.

> **Vervolg casus**
>
> U zet beide gewichten uit op de groeicurve voor mannelijke zuigelingen en maakt de volgende overwegingen. Normaal gesproken zou Simon in deze twee weken ongeveer 250 g moeten zijn gegroeid, maar hij is 220 g afgevallen. Dat betekent dat hij ongeveer 6 procent gewichtsverlies heeft, dus matig gedehydreerd is. Ook verder zijn er geen redenen om hem op dit moment te verwijzen; hij kan in principe thuis worden behandeld met ORS. Er is mogelijk één probleem: het spugen. U was gewend in zo'n geval domperidon voor te schrijven, maar hebt inmiddels begrepen dat daartegen bezwaar bestaat.
> U besluit een proefvoeding te geven met ORS. Simon drinkt 40 ml. Hij wil nog wel meer, maar u bent bang dat te veel vocht ineens het spugen kan induceren. Simon spuugt niet. U spreekt daarom met de ouders af dat zij de komende uren kleine hoeveelheden ORS tegelijk geven tot een totaal van 80 ml per uur (10 ml/kg), bijvoorbeeld 40 ml per keer. De borstvoeding moet worden voortgezet. Het is niet erg als Simon blijft spugen; eventueel kan de ORS-toediening nog meer worden gespreid. U bestelt hem terug voor de volgende ochtend.
> De volgende dag ziet Simon er beter uit. Hij heeft nog maar weinig gespuugd. De ontlasting is nog steeds waterdun, maar hij heeft goed geplast. Het gewicht is nu 7,7 kg. U verandert het beleid in volledig borstvoeding, aangevuld met 80 ml ORS per waterdunne luier. Drie dagen later is hij geheel hersteld.

20.11 Therapie

Gastro-enteritis is een zelfbeperkende ziekte en behoeft geen behandeling. Braken is vooral een probleem in de beginfase van de ziekte; de duur van de diarree is langs medicamenteuze of andere weg slechts minimaal te beïnvloeden. De therapie, samengevat in ◘ tabel 20.2, concentreert zich bij acute gastro-enteritis dan ook op de preventie en behandeling van dehydratie.

20.11.1 Oralerehydratieoplossing

De belangrijkste aandachtspunten bij de behandeling van acute gastro-enteritis zijn bestrijding van dehydratie, gevolgd door handhaving van een goede hydratietoestand en vlotte realimen-

Tabel 20.2 Samenvatting behandeling (dreigende) dehydratie door gastro-enteritis.

mate van dehydratie	behandeling
(nog) geen dehydratie	doorgaan met voeding zoals tevoren werd gegeven
	na elke waterdunne ontlasting 10 ml ORS/kg lichaamsgewicht aanbieden
	als het kind dit niet drinkt, betekent dat meestal dat het bij ontbreken van dehydratie geen dorst heeft
lichte tot matige dehydratie: rehydratiefase	de voeding wordt gestopt
	orale rehydratie met ORS in drie tot vier (maximaal zes) uur
	de ORS wordt meermalen per uur in kleine porties aangeboden
	als de ORS niet wordt gedronken, valt de dehydratie meestal mee
	per uur wordt 10-20 ml/kg ORS toegediend
	alvorens de rehydratiefase wordt afgesloten, moet goede klinische beoordeling plaatsvinden
	de patiënt wordt zo nodig verwezen naar een kinderarts voor evaluatie. In het ziekenhuis kan de ORS eventueel per neus-maagsonde worden toegediend (bij persisterend braken continu)
lichte tot matige dehydratie: na rehydratie	nadat de rehydratiefase succesvol is afgesloten, is het beleid verder gelijk aan dat bij niet-gedehydreerde kinderen
	de oorspronkelijke voeding wordt weer gegeven zonder beperkingen (realimentatie)
	bij elke waterdunne ontlasting wordt 10 ml/kg ORS aangeboden
borstvoeding: een uitzondering	dehydratie bij borstvoeding komt zelden voor
	borstgevoede kinderen hebben geen voedingspauze nodig
	het kind wordt vaker aangelegd en krijgt daarnaast in de eerste vier uur per uur 10-20 ml/kg ORS aangeboden
ernstige dehydratie	bij verdenking van ernstige dehydratie moet het kind direct worden verwezen naar het ziekenhuis
	vaak is (tevens) intraveneuze behandeling nodig
	in elk geval wordt ORS aangeboden tot een goede intraveneuze toegangsweg is verkregen

tatie. De Europese kinderartsen maag-darm-leverziekten hebben deze richtlijnen aangescherpt tot de 'negen zuilen van goede behandeling' (tabel 20.3). Voor optimale behandeling met ORS moet een hypo-osmolaire oplossing worden gebruikt met een laag glucosegehalte en een natriumgehalte van 60 mmol/l. Een dergelijke oplossing blijkt voor Europese kinderen betere compensatie te bieden voor de elektrolytverliezen in de ontlasting, minder kans te geven op osmotische diarree door glucoseverlies en te leiden tot een kortere diarreeduur dan WHO-ORS. Deze laatste oplossing werd in de derde wereld ontwikkeld voor de behandeling van uitdroging

Tabel 20.3 De Nine Pillars of Good Treatment bij acute gastro-enteritis (bron: ESPGHAN).

I	Gebruik ORS voor rehydratie
II	Gebruik een hypotone vorm van ORS (Na+ 60 mmol/l, glucose 74-111 mmol/l).
III	Zorg voor snelle rehydratie (in 3-4 uur).
IV	Start na rehydratie voor snelle realimentatie met normale (ook vaste) voeding.
V	Gebruik geen bijzondere (melk)voedingen.
VI	Gebruik geen verdunde melkvoedingen.
VII	Laat de borstvoeding steeds voortzetten.
VIII	Bied ORS aan bij voortduren van (waterige) diarree.
IX	Geef geen (onnodige) medicatie.

ten gevolge van andere verwekkers (met name *Vibrio cholerae*). ORS mag niet worden gezoet of gemengd met voeding of limonade, omdat daarmee het effect van de specifieke samenstelling ervan wordt tenietgedaan.

Orale rehydratie moet bij milde tot matige dehydratie snel (liefst binnen 4 uur) plaatsvinden. Aansluitend kan de oorspronkelijke voeding worden hervat. Er bestaat geen indicatie voor het routinematig voorschrijven van bijzondere voedingen, zoals lactosearme of koemelkvrije zuigelingenvoeding. Moedermelk heeft immunologische voordelen, onder meer omdat die antilichamen bevat tegen specifieke verwekkers. Borstvoeding wordt bij gastro-enteritis over het algemeen goed verdragen en moet gedurende de gehele behandelperiode (ook in de rehydratiefase) worden voortgezet. Als het kind is gerehydreerd, is de diarree vaak nog niet over. Naast de voeding wordt daarom bij elke waterdunne ontlasting ORS aangeboden in een dosering van 10 ml/kg.

20.11.2 In de praktijk

In 2001 werd de naleving van bovengenoemde aanbevelingen door huisartsen en kinderartsen onderzocht in Nederland en een groot aantal Europese landen. In Nederland bleek over het algemeen de juiste ORS te worden voorgeschreven. De duur van de rehydratiefase, de fase waarin uitsluitend ORS wordt gebruikt, is meestal echter veel te lang. Veel kinderen moeten onnodig lang 'vasten'. Bovendien wordt de realimentatie vaak te voorzichtig begonnen, met verdunde voeding in opklimmende concentratie. Dit beleid is een afspiegeling van het verouderde concept van 'carentie' of 'darmrust'. Volgens de huidige opvattingen hebben gezonde kinderen baat bij snelle realimentatie, en draagt deze bovendien bij tot behoud van de voedingstoestand en sneller herstel. Diarree is een normale manifestatie van de darminfectie; ORS is uitsluitend bedoeld om de ermee gepaard gaande uitdroging tegen te gaan. Het voedingsbeleid beïnvloedt de duur van de diarree niet. De ouders moeten goed worden geïnformeerd over het doel van de behandeling en het te verwachten beloop.

Anderzijds bleek dat de meeste artsen verzuimen om in de realimentatiefase ORS aan te bieden bij aanhoudende waterdunne ontlasting. Dit zou tot nieuwe dehydratie kunnen leiden, wat in de praktijk overigens maar zelden voorkomt.

20.11.3 Geen medicatie

Versnelling van de darmpassage is een natuurlijk mechanisme van het lichaam om pathogene micro-organismen kwijt te raken. Bij jonge kinderen is er geen plaats voor medicamenteuze therapie. Anti-emetica, zoals domperidon, gaan nogal eens gepaard met bijwerkingen, vooral extrapiramidale verschijnselen als dystonie, maar ook blaasretentie. Antidiarrhoica als loperamide kunnen ileus veroorzaken. Adsorberende stoffen hebben alleen een cosmetisch effect en voorkomen dehydratie niet. Antibiotica verstoren de darmflora en kunnen daardoor de duur van de diarree juist verlengen. Probiotica hebben wel enig effect: ze kunnen de diarreeperiode marginaal verkorten, maar het is de vraag of dat de toepassing ervan rechtvaardigt. In Nederland is het medicatiegebruik bij acute gastro-enteritis gelukkig laag.

20.11.4 Borstvoeding

Gastro-enteritis treedt niet vaak op bij borstgevoede zuigelingen. Ook dehydratie komt in deze groep minder frequent voor. De borstvoeding kan worden gecontinueerd zonder rehydratieperiode. Naast de borstvoeding wordt ORS (10 ml/kg) aangeboden na elke waterdunne ontlasting. Immunologische factoren in de moedermelk dragen bij tot een snel herstel.

20.12 Complicaties en prognose

Na adequate orale rehydratie knappen de kinderen snel op. De diarree neemt meestal snel af en is na enkele dagen over. Van een ongecompliceerd verlopen gastro-enteritis zijn geen late complicaties te verwachten. Als wordt verzuimd om snel terug te keren naar de oorspronkelijke voeding, onafhankelijk van het defecatiepatroon, bestaat echter het risico van persisterende diarree. Dit probleem is besproken in hoofdstuk 8.

Bij hypertone dehydratie kan te snelle daling van het serumnatriumgehalte convulsies en hersenoedeem veroorzaken, met een grote kans op hersenschade. Dit wordt vooral gezien bij intraveneuze rehydratie met hypotone oplossingen. Oralerehydratietherapie is wat dat betreft veel veiliger, omdat het serumnatriumgehalte daarbij geleidelijker daalt. Na intraveneuze rehydratie treedt bovendien vaak vertraging op bij de hervatting van het normale voedingsschema, met onnodig gewichtsverlies tot gevolg. Andere complicaties van intraveneuze behandeling zijn elektrolytverstoringen, extravasatie van infuusvloeistof en flebitis. Het is bij ernstige dehydratie daarom verstandig om na herstel van de circulatie de verdere rehydratie en nabehandeling te doen plaatsvinden met ORS.

In Nederland overlijden nog steeds kinderen ten gevolge van uitdroging. De introductie van ORS heeft dit niet veranderd. Dit wordt deels veroorzaakt door het soms verraderlijk snelle beloop van de aandoening, maar ook onvoldoende kennis van de principes van orale rehydratie en het gebruik van ongeschikte (meestal zelf bereide) hypertone oplossingen spelen daarbij een rol.

20.13 Beleid van de huisarts

De meeste kinderen met acute gastro-enteritis kunnen uitstekend worden behandeld in de huisartsenpraktijk. Zeker bij oudere kinderen kan men meestal volstaan met adviezen over de inname van voldoende vocht (water, thee, bouillon, aanmaaklimonade) zonder verdere voedingsbeperkingen. Bij jongere kinderen moet goed op tekenen van (dreigende) dehydratie worden gelet en moet tijdig worden begonnen met ORS. Als de huisarts ORS voorschrijft, moet hij daarbij goede uitleg geven over het gebruik ervan (verdunning, frequentie, hoeveelheid, duur), over het doorgaan met borstvoeding en over het tijdig (binnen 4, uiterlijk 6 uur) herstarten van de normale voeding. Bij voortgaande dunne ontlasting wordt extra ORS gegeven. Medicatie is niet geïndiceerd.

Directe verwijzing naar kinderarts of spoedeisende hulp is nodig bij kinderen met ernstige dehydratie, dus met 8 procent of meer gewichtsverlies, bij hoge koorts, bij dreigende shock en bij verminderd bewustzijn. Verder moet verwijzing worden overwogen als de initiële behandeling onvoldoende aanslaat, bijvoorbeeld doordat het kind blijft spugen, of als wordt getwijfeld aan de diagnose acute gastro-enteritis.

Leesadvies

Duggan C, Nurko S. Feeding the gut: the scientific basis for continued enteral nutrition during acute diarrhea. J Pediatr. 1997;131:801-8.

Guarino A, Albano F, Ashkenazi S, Gendrel D, Hoekstra JH, Shamir R, et al.; European Society for Paediatric Gastroenterology, Hepatology, and Nutrition; European Society for Paediatric Infectious Diseases. European Society for Paediatric Gastroenterology, Hepatology, and Nutrition/European Society for Paediatric Infectious Diseases evidence-based guidelines for the management of acute gastroenteritis in children in Europe. J Pediatr Gastroenterol Nutr. 2008;46 Suppl 2:S81-122.

Hoekstra JH. Acute gastroenteritis in industrialized countries: compliance with guidelines for treatment. J Pediatr Gastroenterol Nutr. 2001;33(Suppl 1):S31-5.

Pelleboer RAA, Hoekstra JH. Gastro-enteritis. Praktische Pediatrie. 2008;2:179-82.

Sulkers EJ. Geen plaats voor anti-emetica bij kinderen met acute gastro-enteritis. Ned Tijdschr Geneeskd. 2005;149:1437.

Taminiau JAJM, Bosman DK. Acute gastro-enteritis. In: Kneepkens CMF, Taminiau JAJM, Polman HA (red). Werkboek kindergastro-enterologie. 2e druk. Amsterdam: VU Uitgeverij; 2002, 200-9.

Deel III Spoedeisende problemen

Hoofdstuk 21   Meningitis en sepsis – 251

Hoofdstuk 22   Bewustzijnsstoornissen – 261

Hoofdstuk 23   Acute benauwdheid – 269

Meningitis en sepsis

S.D. Sie en A.M. van Furth

21.1	**Meningitis – 252**	
21.1.1	Epidemiologie – 252	
21.1.2	Anamnese – 253	
21.1.3	Lichamelijk onderzoek – 253	
21.1.4	Diagnostiek – 254	
21.1.5	Behandeling – 254	
21.1.6	Complicaties – 255	
21.1.7	Verwijzing – 255	
21.1.8	Conclusie – 255	
21.2	**Sepsis – 256**	
21.2.1	Inleiding – 256	
21.2.2	Pathofysiologie – 256	
21.2.3	Symptomen – 257	
21.2.4	Diagnostiek – 257	
21.2.5	Behandeling – 258	
21.2.6	Verwijzing – 258	
21.2.7	Complicaties – 258	
21.3	**Conclusie – 258**	
	Leesadvies – 259	

21.1 Meningitis

> **Casus**
>
> Een jongen van 5 maanden komt op het spreekuur omdat hij sinds twee dagen minder drinkt en sinds een dag hoge koorts heeft tot 40°C. De ouders vertellen dat hij het niet prettig vindt om aangeraakt te worden en de hele dag klaaglijk aan het huilen is. Bij lichamelijk onderzoek ziet u een geprikkelde zuigeling die zijn hoofd naar achteren houdt. Hij heeft een middenoorontsteking rechts en enkele wegdrukbare rode vlekjes op billen en benen. U stuurt het kind naar de kinderarts met als werkdiagnose meningitis. De kinderarts bevestigt de otitis media en doet een lumbale punctie om meningitis uit te sluiten. Er is geen celverhoging in de liquor. Onder de werkdiagnose otitis media acuta wordt gestart met amoxicilline per os, waarop het kind goed opknapt.

Meningitis wordt gedefinieerd als een ontsteking van de vliezen die het centrale zenuwstelsel (hersenen en ruggenmerg) omvatten. In de volksmond staat hersenvliesontsteking ook bekend als nekkramp. Oorzaak en verwekkers zijn afhankelijk van de leeftijd. Bij pasgeborenen tot 1 maand gaat het vooral om bacteriële verwekkers afkomstig uit darmwand of vagina van de moeder, zoals *Escherichia coli*, groep B-streptokokken en *Listeria monocytogenes*. Een belangrijke virale verwekker in deze leeftijdscategorie is het herpessimplexvirus. Risicofactoren voor deze infecties zijn langdurig gebroken vliezen en contact met iemand met een koortslip vlak na de geboorte. Belangrijke verwekkers van bacteriële meningitis bij kinderen ouder dan 1 maand zijn *Neisseria meningitidis* (meningokokken), *Streptococcus pneumoniae* (pneumokokken) en *Haemophilus influenzae* type B (Hib). Virale meningitis wordt vaak veroorzaakt door enterovirussen. De micro-organismen kunnen de meningen zowel hematogeen bereiken als direct vanuit het middenoor. Ook traumata als een schedelbasisfractuur kunnen aan meningitis voorafgaan. Meningitis kan zeer ernstig verlopen en leiden tot blijvende neurologische schade en zelfs overlijden. Door tijdige herkenning en behandeling kan schade worden voorkomen.

21.1.1 Epidemiologie

De incidentie van bacteriële meningitis is de laatste tien jaar gehalveerd, met de sterkste daling bij kinderen onder de 5 jaar. Meningitis kan op alle leeftijden optreden; de frequentie varieert mede met de verwekker. Meningokokkeninfecties treden vooral op bij kinderen jonger dan 5 jaar en bij adolescenten tussen 15 en 19 jaar en vooral in de wintermaanden. In Nederland komen infecties met meningokokken type B het meest voor. De toename in incidentie van infecties met type C in 2002 vormde aanleiding voor de vaccinatiecampagne van dat najaar. Vaccinatie tegen meningokokken type C is nu standaard opgenomen in het Rijksvaccinatieprogramma (RVP). Invasieve pneumokokkeninfecties worden in het bijzonder gezien bij kinderen jonger dan 1 jaar. Sinds de invoering van de Hib-vaccinatie in 1993 en vaccinatie met het heptavalente pneumokokkenvaccin in 2006 is de prevalentie van meningitis door deze verwekkers sterk gedaald. Pneumokokkenziekte door niet-vaccintypen vertoont echter een toename. Sinds 2011 is een decavalent pneumokokkenvaccin opgenomen in het RVP (zie verder hoofdstuk 5).

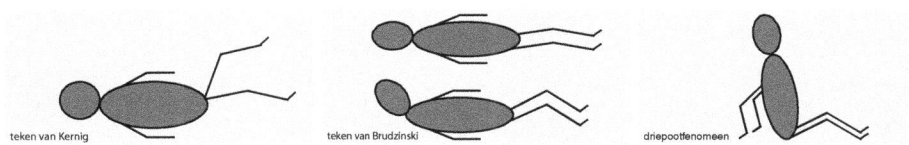

▣ **Figuur 21.1** Teken bij meningitis.

21.1.2 Anamnese

De huisarts ziet regelmatig kinderen met koorts, ziek zijn en vlekjes. Hoewel meestal virale infecties de oorzaak zijn, zijn de ouders vaak bezorgd over de mogelijkheid van hersenvliesontsteking. Het is niet altijd even gemakkelijk om deze vraag te beantwoorden, omdat de symptomen van een 'gewone' infectie kunnen overlappen met die van ernstige meningitis. Zeker omdat meningitis snel progressief kan verlopen, hoeft een kind bij de eerste presentatie nog niet heel ziek te zijn. Vooral bij kinderen jonger dan 1 jaar zijn de klachten vaak aspecifiek. Algemeen ziek zijn, koorts of ondertemperatuur, suf zijn of geprikkeld reageren, voedingsproblemen, kreunen en luierpijn kunnen zowel optreden bij virale infecties en otitis media als bij meningitis. Bij oudere kinderen en adolescenten gaat de koorts vaker gepaard met klachten van hoofdpijn, braken en sufheid en minder vaak met convulsies. Andere anamnestische gegevens zijn oorpijn, keelpijn en voorafgaand trauma. Het beloop in de tijd kan een belangrijk gegeven zijn. Als een kind al drie dagen koorts heeft en niet zieker wordt, wijst dat eerder op een minder ernstige infectie dan wanneer het pas een dag koorts heeft en elk uur zieker wordt. Ook sufheid en spugen zijn alarmsignalen.

21.1.3 Lichamelijk onderzoek

Zelfs bij zorgvuldig onderzoek kan differentiatie tussen acute ernstige ziekte en onschuldige infecties lastig zijn. Men let op de algemene ziekteverschijnselen, zoals koorts of ondertemperatuur, bewustzijn, circulatie, ademhaling (tachypneu) en hartslag (tachycardie). Als meningokokkenmeningitis gepaard gaat met sepsis, zijn op de huid vaak petechiën en purpura zichtbaar. Tekenen van verhoogde intracraniële druk zijn hoofdpijn en braken; tekenen van meningeale prikkeling zijn prikkelbaarheid en nekstijfheid. Bij pasgeborenen en kinderen jonger dan 1 jaar ontbreekt nekstijfheid meestal als symptoom van meningitis. Juist bij hen is het dan ook belangrijk om atypische verschijnselen als prikkelbaarheid, ondertemperatuur, voedingsproblemen en kleurverandering te registreren. De bomberende fontanel komt minder vaak voor. Bij oudere kinderen en adolescenten wordt de klassieke nekstijfheid wel vaak gezien, maar het is meestal een laat symptoom. Nekstijfheid kan soms alleen worden vastgesteld door er gericht naar te zoeken. Bij de manoeuvre van Kernig leidt strekken van de benen bij een 90° geflecteerde heup tot pijn of weerstand, bij het teken van Brudzinski veroorzaakt flexie van de nek het optrekken van de benen. Het driepootfenomeen houdt in dat het kind alleen rechtop kan zitten als het zichzelf ondersteunt met beide armen achter de rug (▣ figuur 21.1).

Nekstijfheid is niet voorbehouden aan meningitis, maar kan ook voorkomen bij otitis media acuta, lymfadenopathie en mastoïditis. Onderzoek van het KNO-gebied is dan ook essentieel. Dit wordt ook geïllustreerd door de jongen uit de casus: op basis van de klinische verschijnselen alleen kan de diagnose meningitis niet worden verworpen. Liquoronderzoek kan dan uitsluitsel geven. ▣ Tabel 21.1 geeft een overzicht van de symptomen van meningitis.

◘ Tabel 21.1   Symptomen van meningitis en sepsis.

meningitis	sepsis
– koorts of ondertemperatuur – hoofdpijn – braken – voedingsproblemen – sufheid, prikkelbaarheid – meningeale prikkeling, luierpijn – convulsies	– koorts of ondertemperatuur – koude rillingen – tachycardie – tachypneu – hypotensie – slechte circulatie (koude acra, verlengde capillaire vullingstijd) – oligurie – stollingsstoornissen – petechiën of purpura – agitatie, angst, sufheid – snel progressief beloop

21.1.4 Diagnostiek

Als de huisarts een kind verdenkt van meningitis, moet hij het onverwijld insturen voor verdere diagnostiek. In de tweede lijn wordt de diagnose meningitis gesteld op basis van een lumbale punctie. Contra-indicaties daarvoor zijn onder andere intracraniële drukverhoging en ernstige trombocytopenie, vanwege het gevaar van complicaties als inklemming en bloedingen. De liquor wordt beoordeeld op de volgende punten.

- Aspect: normale liquor is meestal helder. Door de aanwezigheid van bacteriën, ontstekingscellen en eiwit kan de liquor troebel worden.
- Celgetal: Een verhoogd leukocytengetal (> 30/3 of 10/mm^3) in de liquor duidt meestal op een infectie. Bij 70 procent van de patiënten met bacteriële meningitis is het celgetal > 1000/mm^3.
- Glucose: De liquor-serumratio is normaal 0,6. Een verlaagde ratio (verlaagd liquorglucose) kan passen bij bacteriële meningitis.
- Eiwit: Ook een verhoogde eiwitconcentratie in de liquor kan passen bij bacteriële meningitis.
- Grampreparaat en kweek: Van de liquor wordt een grampreparaat gemaakt, waarin gezocht wordt naar ontstekingscellen en bacteriën. De definitieve diagnose wordt gesteld aan de hand van virale en bacteriële kweken. In 20 procent van de gevallen wordt niettemin geen micro-organisme gekweekt.

Naast liquoronderzoek wordt algemeen bloedonderzoek gedaan (volledig bloedbeeld, CRP). Bovendien wordt, voordat met antibiotische behandeling wordt begonnen, een bloedkweek ingezet. Op indicatie worden kweken van keel en urine afgenomen. Beeldvorming (computertomografie) is geïndiceerd bij focale neurologische verschijnselen en bij verminderd bewustzijn.

21.1.5 Behandeling

De keuze van het antibioticum is afhankelijk van het micro-organisme. Aangezien het altijd enkele dagen duurt voordat de kweken bekend zijn, wordt bij opname van de patiënt in het ziekenhuis direct na afname van bloed en liquor voor kweek gestart met de intraveneuze toediening van breedspectrumantibiotica. Tegelijk wordt gestart met dexamethason gedurende 4 dagen, wat een preventief effect heeft op late complicaties als gehoorverlies. Zo nodig wordt ondersteunende therapie gegeven in de vorm van beademing, shockbestrijding, elektrolytsuppletie en anti-epileptica. Bij pasgeborenen verdacht van herpesmeningo-encefalitis moet naast de antibiotica aciclovir worden gegeven. Bij het bekend worden van de kweek wordt de medicatie aangepast aan verwekker en resistentiepatroon. De totale duur van de antibiotische behandeling varieert van zeven (meningokokken) tot tien dagen (pneumokokken).

Bij meningokokkenmeningitis wordt geadviseerd om binnen twee dagen na de eerste ziektedag van de patiënt aan de gezinsleden profylactisch rifampicine te geven (> 12 jaar 2 maal daags 600 mg, < 12 jaar 20 mg/kg in 2 doses, gedurende 2 dagen). Aan zwangeren wordt eenmalig 2 g ceftriaxon intramusculair gegeven.

21.1.6 Complicaties

Meningitis kent zowel korte- als langetermijncomplicaties. In de beginfase kunnen respiratoire insufficiëntie en shock optreden. Convulsies moeten worden bestreden met anti-epileptica. Andere complicaties zijn hersenabcessen en empyeem, en – vooral bij pasgeborenen – hydrocefalie. Op de lange termijn ontstaat bij ongeveer 10 procent van de meningitispatiënten doofheid, vooral na pneumokokkenmeningitis. Tot de late complicaties van meningitis behoren verder gedrags- en leerproblemen en psychomotorische onrust. De mortaliteit bedraagt 4-10 procent.

21.1.7 Verwijzing

Als bij een ziek kind vanwege hoge koorts, sufheid, meningeale prikkeling of petechiën aan meningitis wordt gedacht, is onmiddellijke verwijzing naar een ziekenhuis geïndiceerd, opdat zo spoedig mogelijk aanvullend onderzoek kan worden verricht en antibiotische behandeling kan worden gestart.

21.1.8 Conclusie

Meningitis kan ernstige gevolgen hebben, zowel op korte als op lange termijn. Tijdige herkenning is niet altijd even gemakkelijk, maar wel van groot belang omdat prognose en omvang van de complicaties afhangen van de snelheid waarmee de diagnostiek wordt afgerond en de behandeling wordt gestart. Voor de huisarts betekent dit dat hij alert moet zijn op alarmsignalen als slechte algemene toestand, snel progressief beloop, sufheid, verschijnselen van meningeale prikkeling en petechiën. Bij kinderen jonger dan 1 jaar moet verwijzing al bij de geringste twijfel plaatsvinden, omdat meningitis zich bij hen met aspecifieke symptomen kan presenteren.

21.2 Sepsis

> **Casus**
>
> Op het spreekuur komt een meisje van 2 jaar met een blanco voorgeschiedenis. Zij heeft sinds één dag koorts. De ouders vertellen dat ze, sinds ze twee dagen geleden gevallen is, niet meer op haar linkerbeen wil staan. Vandaag is ze duidelijk zieker. Ze reageert nauwelijks en vanochtend lag ze grauw in bed. Bij lichamelijk onderzoek ziet u een ziek meisje met koorts. Ze heeft een snelle ademhaling (60/min) en een snelle pols. Haar handen en voeten zijn koud. De linkerheup lijkt dik, rood, warm en pijnlijk. U stuurt haar in naar de SEH onder verdenking van septische artritis. Uit de bloedkweek en de puskweek uit het heupgewricht wordt *Staphylococcus aureus* geïsoleerd. Het meisje herstelt snel na intraveneuze vulling en intraveneuze behandeling met antibiotica.

21.2.1 Inleiding

Sepsis is een ernstig ziektebeeld dat verantwoordelijk is voor ongeveer 7 procent van de mortaliteit op de kinderleeftijd. Vroege herkenning en behandeling verbeteren de prognose. Sepsis is een klinisch syndroom gekarakteriseerd door een systemische ontstekingsreactie van het lichaam op een infectie. Afhankelijk van het klinische beeld spreekt men van *systemic inflammatory response syndrome* (SIRS), sepsis of septische shock (◘ tabel 21.2).

21.2.2 Pathofysiologie

Infecties van diverse organen kunnen gepaard gaan met sepsis, zoals septische artritis, pyelonefritis en meningitis. Als bacteriën in de bloedbaan terechtkomen, veroorzaakt het vrijkomen van bacterieel materiaal, bijvoorbeeld endotoxinen bij meningokokkensepsis, een lokale ontstekingsreactie. Via de activering van endotheelcellen worden leukocyten naar de infectiehaard gedirigeerd. Veranderingen in structuur en functie van het endotheel veroorzaken vasodilatatie en verhoogde permeabiliteit van de vaatwand. Macrofagen ter plaatse van de ontsteking produceren cytokinen en andere ontstekingsmediatoren. Normaal gesproken worden de bacteriën opgeruimd, gevolgd door weefselherstel. Als dit niet lukt, volgt een systemische ontstekingsreactie. Deze ontstekingsreactie leidt tot afgifte van cytokinen, zowel pro-inflammatoire als tumornecrosefactor, interleukine (IL-)1 en IL-6, als anti-inflammatoire, zoals IL-10. Daarnaast treedt stollingsactivering op, met als gevolg massaal verbruik van stollingsfactoren en diffuse intravasale stolling. De laatste jaren zijn de inzichten in de pathogenese veranderd: naast hyperinflammatie, gerelateerd aan orgaanfalen, lijkt ook immunosuppressie een bijdrage te leveren aan door sepsis veroorzaakte morbiditeit en mortaliteit.

Belangrijke verwekkers zijn bij kinderen pneumokokken en meningokokken, en verder *Escherichia coli*, *Staphylococcus aureus* en *Salmonella typhi*. Bij pasgeborenen gaat het vaak om groep B-streptokokken en gramnegatieve bacteriën. Kinderen met afweerstoornissen (pasgeborenen, kinderen met neutropenie, tijdens immunosuppressieve therapie, met bepaalde hemoglobinopathieën, zoals sikkelcelziekte, en na splenectomie) hebben een verhoogd sepsisrisico.

Tabel 21.2	Definities van sepsis en septische shock.	
SIRS	ten minste twee van de volgende vier kenmerken, waarbij ten minste een van de twee eerstgenoemde aanwezig moet zijn:	
	– te hoge of te lage lichaamstemperatuur (> 38,5°C of < 35,0 °C)	
	– leukocytopenie of leukocytose	
	– tachycardie (> 2 SD voor de leeftijd)	
	– tachypneu (> 2 SD voor de leeftijd) of respiratoire insufficiëntie	
sepsis	SIRS met vermoedelijke of bewezen infectie	
ernstige sepsis	sepsis met een van de volgende kenmerken:	
	– cardiovasculair falen	
	– acuut respiratoir distresssyndroom	
	– disfunctie van twee of meer andere organen (nieren, zenuwstelsel, lever, stolling)	
septische shock	ernstige sepsis met cardiovasculair falen	

21.2.3 Symptomen

Sepsis kenmerkt zich door algemene infectiesymptomen, zoals koorts of ondertemperatuur, koude rillingen, tachycardie, vertraagde capillaire refill en tachypneu (tabel 21.1). Het klinische beeld is afhankelijk van de fase waarin de patiënt wordt gepresenteerd. In de vroege fase van sepsis zijn de acra warm als gevolg van vasodilatatie, in latere fasen zijn ze juist koud. Er kunnen huidafwijkingen zichtbaar zijn: petechiën, purpura en necrose. Sepsis tast het bewustzijn aan; angst, verwardheid en agitatie kunnen worden gevolgd door sufheid en coma. De door capillaire lekkage en vasodilatatie veroorzaakte ondervulling van het vaatstelsel leidt tot tachycardie, wijde polsdruk en in een later stadium hypotensie en shock. De ontstekingsfactoren kunnen myocardschade en myocarddisfunctie veroorzaken. Acute tubulusnecrose, veroorzaakt door een combinatie van hypotensie, renale vasoconstrictie en directe schade door ontstekingsfactoren, kan leiden tot nierfalen met oligurie of anurie. Uiteindelijk treedt multiorgaanfalen op met leverfunctiestoornissen, neurologische uitvalsverschijnselen en overlijden. Het ziektebeeld kan in enkele uren progressief verlopen.

21.2.4 Diagnostiek

Het is van essentieel belang om de oorzaak van sepsis te achterhalen. Kweken van bloed, liquor en urine worden afgenomen en ingezet voor bacteriologisch onderzoek. Indien er sprake is van een duidelijk focus, zoals bij artritis, worden ook hiervan kweken afgenomen. Het bloedonderzoek omvat de bepaling van een volledig bloedbeeld met differentiatie, CRP, elektrolyten, nierfunctie, leverenzymen, stolling en bloedgasanalyse.

21.2.5 Behandeling

Direct na afname van de kweken wordt intraveneuze therapie gestart met breedspectrumantibiotica. Als de verwekker bekend is, wordt het antibioticabeleid aangepast aan het gevoeligheidspatroon. De verdere behandeling is voornamelijk ondersteunend. De vitale parameters hartslag, ademhaling, zuurstofsaturatie en bloeddruk worden intensief gecontroleerd. Beademing of zuurstoftoediening kan nodig zijn. Elektrolytstoornissen en metabole acidose moeten worden gecorrigeerd. Shock wordt bestreden met vaatvulling en zo nodig met inotropica. Dialyse is geïndiceerd bij ernstig nierfalen.

Recentelijk heeft veel onderzoek plaatsgevonden naar andere vormen van behandeling, zoals de toediening van anti-endotoxinecomponenten, anti-inflammatoire stoffen, middelen die het immuunsysteem stimuleren en anticoagulantia. Het gebruik van geactiveerd proteïne C zou vooral de mortaliteit als gevolg van meningokokkensepsis gunstig beïnvloeden. Het verhoogt echter ook het risico op intracraniële bloedingen. Deze behandeling is het experimentele stadium dan ook nog niet ontstegen.

21.2.6 Verwijzing

Omdat het ziektebeloop snel progressief is, moet – net als bij meningitis – het kind bij verdenking op sepsis (hoge koorts, tachycardie, tachypneu, slechte circulatie) altijd onmiddellijk worden verwezen naar een ziekenhuis. Bij respiratoire insufficiëntie of hemodynamische instabiliteit kan het beter direct worden verwezen naar een kinderintensivecarecentrum.

21.2.7 Complicaties

In de acute fase van sepsis kunnen respiratoire insufficiëntie en multiorgaanfalen ontstaan. De orgaanschade kan blijvend zijn. Als gevolg van de stollingsstoornissen kan necrose van de extremiteiten optreden, waardoor amputatie soms onvermijdelijk is. De huidafwijkingen kunnen littekens achterlaten. De mortaliteit van meningokokkensepsis is 20-50 procent. Over het algemeen wordt de mortaliteit bepaald door de primaire oorzaak van de sepsis en complicerende factoren als multiorgaanfalen en shock. Ook diffuse intravasale stolling is een prognostisch ongunstige factor. Vroegtijdige herkenning van sepsis is van belang om blijvende orgaanschade en mortaliteit zo veel mogelijk te beperken.

21.3 Conclusie

Septische artritis, pyelonefritis, meningitis en andere ernstige infecties kunnen gepaard gaan met sepsis. Dit is een ernstige en potentieel levensbedreigende situatie, waarbij snel en adequaat handelen essentieel is. Aan sepsis moet worden gedacht bij elke patiënt met algemene infectiesymptomen als koorts, tachycardie en tachypneu, maar vooral bij insufficiënte circulatie, hypotensie, oligurie, bewustzijnsstoornissen en huidafwijkingen als petechiën en purpura. Ook gedragsveranderingen, zoals agitatie, angst en sufheid, kunnen tekenen zijn van sepsis. Snelle verwijzing naar een ziekenhuis kan de prognose gunstig beïnvloeden.

Leesadvies

Annane D, Bellissant E, Cavaillon JM. Septic shock. Lancet. 2005;365:63-78.
Chávez-Bueno S, McCracken GH. Bacterial meningitis in children. Pediatr Clin North Am. 2005;52:795-810.
Flier M van der, Hazelzet JA, Hartwig NG. Sepsis, septische shock en toxischeshocksyndroom. In: Furth AM van, Hartwig NG, Wolfs TFW (red). Werkboek infectieziekten bij kinderen. Amsterdam: VU Uitgeverij; 2008, 73-83.
Furth AM van. Centraal zenuwstelsel. In: Furth AM van, Hartwig NG, Wolfs TFW (red). Werkboek infectieziekten bij kinderen. Amsterdam: VU Uitgeverij; 2008, 93-98.
Hartwig NG, Furth AM van, Kuijpers TW, Vries E de. Nekstijfheid. In: Infectieziekten bij kinderen. Houten: Bohn Stafleu van Loghum; 2003, 22-7.
Hotchkiss RS, Karl IE. The pathophysiology and treatment of sepsis. N Engl J Med. 2003;348:138-50.
Wiersing WJ, Poll T van der. Sepsis: nieuwe inzichten in de pathogenese en behandeling. Ned Tijdschr Geneeskd. 2010;154:A1130.
Yogev R, Guzman-Cottrill J. Bacterial meningitis in children: critical review of current concepts. Drugs. 2005;65:1097-112.

Bewustzijnsstoornissen

D. Broere

22.1 Inleiding – 262

22.2 Definitie en differentiatie – 262
22.2.1 Oorzaken van bewustzijnsstoornissen – 262
22.2.2 Differentiatie tussen epileptische en niet-epileptische aanvallen – 263

22.3 Epidemiologie – 264

22.4 Klachten en specifieke syndromen – 264
22.4.1 Breath-holding spells – 264
22.4.2 Reflexsyncope – 264
22.4.3 Hartritmestoornissen – 265
22.4.4 Voedingsstuipjes – 265
22.4.5 Gerelateerd aan het slaap-waakritme – 265
22.4.6 Hyperventilatiesyndroom – 265
22.4.7 Hyperekplexie – 266
22.4.8 Psychogene pseudo-epileptische aanvallen – 266

22.5 Diagnostiek – 266

22.6 Behandeling – 266

22.7 Verwijzing – 267

22.8 Voorlichting – 267

Leesadvies – 267

22.1 Inleiding

Het is vaak ingewikkeld om bij een kind met bewustzijnsstoornissen de aanvallen precies te beschrijven en de oorzaak vast te stellen. Het eerste onderscheid dat moet worden gemaakt, is dat tussen epileptische en niet-epileptische aanvallen. De oorzaken van bewustzijnsstoornissen bij kinderen kunnen globaal worden onderverdeeld in metabole, cardiale, respiratoire, autonome, neurologische en psychiatrische oorzaken. Net als epileptische worden niet-epileptische aanvallen van bewustzijnsstoornissen onderverdeeld in de prodromale fase, de bewustzijnsdaling zelf en de klachten en verschijnselen na de bewustzijnsstoornis. De evaluatie hiervan, gecombineerd met ooggetuigenverslagen en eventueel aanvullend onderzoek, kan naar de juiste diagnose leiden.

Naast tamelijk frequent voorkomende oorzaken als *breath-holding spells*, cardiovagale syncope, psychogene aanvallen, cardiale ritmestoornissen en met de slaap-waakovergang samenhangende stoornissen kunnen metabole verstoringen zoals hypoglykemie bewustzijnsstoornissen uitlokken. Deze laatste worden hier niet verder besproken.

Casus

Anna, een 1-jarig meisje, bezoekt met haar moeder de huisarts. Anna raakt regelmatig weg, meestal na een ruzie met haar twee jaar oudere broer. Tijdens de ruzie schreeuwt Anna, daarna begint ze hard te huilen. Enkele seconden daarna stopt het huilen en raakt Anna weg. Bij de wegraking is Anna rood en later paars en zijn er kortdurend schokjes in de armen en benen. Kort daarna is Anna weer helemaal helder en is de ruzie beslecht. Moeder komt met dit verhaal op het spreekuur. Ze geeft aan elke keer erg te schrikken van deze aanvallen, die alleen maar erger lijken te worden.

Gezien het kenmerkende verhaal stelt u de diagnose breath-holding spells. U geeft uitleg en stelt de moeder gerust. Tevens geeft u enkele orthopedagogische adviezen. U spreekt af dat Anna en haar moeder op korte termijn nog een keer langs komen om te bespreken hoe het gaat. De aanvallen nemen snel af.

22.2 Definitie en differentiatie

Er is veel onduidelijkheid over wat nu precies moet worden verstaan onder 'wegraking' of 'syncope'. De European Society of Cardiology verkiest de term *transient loss of consciousness* (TLOC), gedefinieerd als bewustzijnsverlies dat spontaan overgaat, kort duurt en niet wordt veroorzaakt door schedel-hersentrauma. Het is niet gemakkelijk om erachter te komen wat er bij een meestal kortdurende paroxismale bewustzijnsstoornis aan de hand is. Op grond van prodromale verschijnselen en de beschrijving van de wegraking zelf en de periode direct erna kan een differentiaaldiagnose worden opgesteld. In combinatie met de waarnemingen van ooggetuigen, lichamelijk onderzoek en aanvullend onderzoek levert dat in ongeveer de helft van de gevallen de diagnose op.

22.2.1 Oorzaken van bewustzijnsstoornissen

◘ Tabel 22.1 geeft een overzicht van de oorzaken van bewustzijnsverlies bij kinderen. Bij niet door epilepsie veroorzaakte bewustzijnsdalingen kan een aantal pathofysiologische mecha-

Tabel 22.1 Indeling van oorzaken van bewustzijnsstoornissen bij kinderen.

epilepsie	gegeneraliseerde tonisch-klonische en atone aanvallen
	complexe partiële aanvallen
syncope	passagère-stoornis van de autonome regulatie van de circulatie (vasovagale collaps)
	falen autonome regulatie door intoxicatie (bètablokkers, psychofarmaca)
	secundair aan metabole verstoring (diabetes mellitus)
cardiale en vasculaire oorzaken	ritmestoornissen
	obstructieve cardiomyopathie
	aortastenose
	subclavian steal syndrome
metabole stoornissen	hypoglykemie
	hyponatriëmie
	hyperammoniëmie
	andere metabole ontregelingen
psychogene oorzaken	psychogene pseudo-epileptische aanvallen
	hyperventilatie
slaap-waakgerelateerde stoornissen	narcolepsie
	inslaapmyoklonieën
voedinggerelateerde oorzaken	voedingsstuipjes
respiratoir	breath-holding spells
onbekende etiologie	

nismen een rol spelen. Er kan een tekort aan circulerend bloedvolume bestaan, het autonome zenuwstelsel kan tekortschieten bij het op peil houden van de bloeddruk, het hart kan onvoldoende pompfunctie opbrengen of er treedt een paradoxale vasovagale reactie op (reflexsyncope) die een plotselinge circulatievermindering veroorzaakt.

22.2.2 Differentiatie tussen epileptische en niet-epileptische aanvallen

Het onderscheid tussen epileptische en niet-epileptische bewustzijnsstoornissen is soms moeilijk te maken. Bij een vasovagale syncope treden meestal prodromale verschijnselen op, zoals een licht gevoel in het hoofd, zwarte vlekken voor de ogen, palpitaties en heftig transpireren. Het kind wordt bleek en slap en zakt in elkaar. Soms kunnen enkele (asymmetrische) schokken zichtbaar zijn. Enkele seconden na de syncope wordt het kind weer wakker; het is dan niet verward of onrustig. Syncope ten gevolge van een cardiale oorzaak treedt frequenter op bij inspanning. Als epilepsie of hartritmestoornissen de oorzaak zijn, ontbreken de prodromale verschijnselen meestal. De belangrijkste factoren die voor een epileptische oorzaak pleiten, zijn een laterale tongbeet (bij tonisch-klonische aanvallen), relatief langdurig bewustzijnsverlies, cyanose en verwardheid. Autonome verschijnselen passen beter bij een vasovagale reactie.

De differentiatie kan erg moeilijk zijn. Zelfs ervaren kinderneurologen kunnen tot verschillende conclusies komen op grond van dezelfde gegevens. Soms moet een definitief oordeel worden uitgesteld.

22.3 Epidemiologie

Ongeveer 1,2 procent van de presentaties op de SEH, schedel-hersenletsel uitgesloten, vindt plaats vanwege een bewustzijnsstoornis. Ruim 25 procent van de patiënten had een syncope en ongeveer 40 procent epilepsie; bij 35 procent was de diagnose nog onduidelijk. De incidentie van syncope in de algemene bevolking is 6 procent.

22.4 Klachten en specifieke syndromen

De prodromale verschijnselen van syncope bestaan uit een licht gevoel in het hoofd, verminderde visus, vlekken voor de ogen, de indruk dat beelden, geluiden en gebeurtenissen zich op een afstand afspelen, een vreemd gevoel in de maagstreek, heftig transpireren en geeuwen. Bij het daaropvolgende bewustzijnsverlies valt de persoon, meestal met een slappe spierspanning (hypotoon) en bleek, soms echter stijf (hypertoon). Spierschokken, meestal asynchroon en kortdurend, worden gezien bij 15-35 procent van de syncopes. De syncope kan worden uitgelokt door autonome activering (zweten, bleekheid, misselijkheid, palpitaties), inspanning en pijn. Er kan ook een relatie zijn met mictie, voeding en ademhaling. Men onderscheidt een aantal specifieke niet-epileptische bewustzijnsstoornissen op de kinderleeftijd. De belangrijkste worden hier besproken.

22.4.1 Breath-holding spells

Breath-holding spells komen voor bij ongeveer 5 procent van de kinderen tussen 6 maanden en 6 jaar. Na een onprettige ervaring, bijvoorbeeld angst, pijn of frustratie, begint het kind te huilen. Vervolgens stopt het huilen plotseling tijdens de uitademingsfase en wordt het kind cyanotisch met kortdurend bewustzijnsverlies. Het zakt slap in elkaar of verstijft en kan wat schokjes vertonen.

Het betreft een onschuldig verschijnsel dat spontaan overgaat.

22.4.2 Reflexsyncope

Een reflexsyncope treedt op enkele seconden na een onverwachte pijnprikkel, vaak na een val op het hoofd. Er is meestal geen voorafgaand huilen. Het kind raakt snel bewusteloos en ziet grauwbleek; er treedt een korte verstijving op, soms zelfs opisthotonus. Het bewustzijn herstelt snel en spontaan. Tijdens de aanval is er een korte asystolie. Er zijn geen specifieke therapeutische mogelijkheden.

22.4.3 Hartritmestoornissen

Hartritmestoornissen vormen een zeldzame oorzaak van bewustzijnsdalingen bij kinderen. Bij klachten als snelle vermoeidheid bij relatief milde inspanning en inspanningsgebonden wegrakingen en bij voorkomen ervan in de familie moet het verlengde-QT-syndroom worden uitgesloten. De oorzaak daarvan is een mutatie in het SCN5A-gen, dat codeert voor een natriumkanaal. De klinische verschijnselen bestaan uit aanvalsgewijze, inspanningsgebonden vertigo en plotselinge wegrakingen, meestal bij emoties, soms echter in rust of slaap. Er is een associatie met wiegendood. De therapie bestaat uit bètablokkers of een pacemaker. Bij vermoeden van een cardiale origine is kindercardiologische analyse nodig.

22.4.4 Voedingsstuipjes

Voedingsstuipjes komen voor tot de leeftijd van 24 maanden. De kinderen worden tijdens het drinken plotseling slap of stijf, de ogen draaien naar boven weg, het kind stopt even met ademen en er kunnen kortdurende onwillekeurige bewegingen zijn. Het onderscheid met epilepsie is gebaseerd op anamnese en observatie. Voedingsstuipjes zijn in principe onschuldig; men kan volstaan met geruststelling.

22.4.5 Gerelateerd aan het slaap-waakritme

Inslaapmyoklonieën
Dit zijn onwillekeurige, schokkerige bewegingen, vooral bij het begin van de slaap. Ze komen voornamelijk voor bij pasgeborenen en zuigelingen, maar ook bij jongvolwassenen. Het betreft hier een fysiologisch verschijnsel.

Nachtmerries
Nachtmerries komen bij kinderen frequent voor. Ze ontstaan tijdens diepe slaap, meestal tussen een en drie uur 's nachts. De kinderen worden gillend wakker, transpireren hevig, hebben grote pupillen en zijn moeilijk wekbaar. Geruststelling is de belangrijkste maatregel; soms is tijdelijke toediening van slaapmedicatie nuttig.

Narcolepsie
Narcolepsie berust waarschijnlijk op een genetische afwijking. De aandoening is zeldzaam bij kinderen. Patiënten met narcolepsie hebben geen controle over moment en plaats van in slaap vallen. Kenmerkend zijn de verhoogde slaperigheid overdag, plotselinge verstijving (kataplexie), slaapparalyse en hypnagoge hallucinaties. De behandeling is gericht op slaaphygiëne, eventueel ondersteund door methylfenidaat, modafinil of amitriptyline.

22.4.6 Hyperventilatiesyndroom

Hyperventilatie is bij volwassenen een veelvoorkomend verschijnsel. Over de frequentie bij kinderen is weinig bekend, maar in de puberteit wordt het nogal eens gezien. Hyperventilatie kan acuut optreden bij een spannende gebeurtenis, zoals doktersbezoek, maar kan ook meer chronisch zijn. Door het (onwillekeurig) te snel en te diep ademen wordt koolstofdioxide versneld uitgescheiden, met respiratoire alkalose als gevolg. Dit veroorzaakt tintelingen in de vingers en rond de mond, een stijf gevoel in de tong en in de borstkas en hartkloppingen. Soms kan het kind het bewustzijn verliezen; ook kan er een tonische fase optreden. De behandeling bestaat uit gedragstherapie en ademhalingsoefeningen.

22.4.7 Hyperekplexie

Hyperekplexie of *startle response* is een versterkte schrikreactie op onverwachte prikkels, zoals bij aanraken, licht of geluid. Het lichaam verstijft plotseling en ondanks een helder bewustzijn lijkt het kind minder goed bereikbaar. Het betreft hier een zeldzame autosomaal dominante aandoening. De symptomen treden het meest uitgesproken op in de neonatale fase; met het rijpen van het centrale zenuwstelsel nemen de verschijnselen meestal geleidelijk af. De therapie bestaat uit anxiolytica, soms in combinatie met benzodiazepinen.

22.4.8 Psychogene pseudo-epileptische aanvallen

Psychogene pseudo-epileptische aanvallen (PPEA) berusten op emotionele ontregeling. De aanvallen zijn erg variabel, van heftige emotionele uitingen met wisselende, asynchrone, wilde bewegingen, tot aanvallen waarbij het bewustzijn geleidelijk daalt, als bij een 'stervende zwaan'. Het stellen van de diagnose kan moeilijk zijn; videobeelden en eventueel aanvalsregistratie met langdurige eeg-monitoring kunnen uitkomst bieden. Vaak ligt er een psychiatrisch ziektebeeld aan ten grondslag, bijvoorbeeld een angststoornis, een paniekstoornis, een posttraumatische stressstoornis of herbeleving van incestervaringen. De behandeling van PPEA richt zich op de onderliggende aandoening en bestaat onder meer uit psychotherapie, medicatie en pedagogische begeleiding. Ongeveer 80 procent van de kinderen is binnen drie jaar aanvalsvrij.

22.5 Diagnostiek

Bij de diagnostiek van bewustzijnsstoornissen is de (hetero)anamnese het belangrijkste. Afhankelijk van de bevindingen kan de kinderneuroloog aanvullend onderzoek verrichten:
- lichamelijk onderzoek, bloeddrukmeting links en rechts aan armen en benen, staand en liggend;
- ecg, video-opnamen;
- bij onverklaarde, door inspanning uitgelokte syncope: holterregistratie, echocardiografie, langdurige pacemakerregistratie;
- bij onverklaarde syncope zonder cardiale oorzaak: head-up tilttest ('kieptafelmanoeuvre'), waarmee onder andere autonome reacties kunnen worden uitgelokt;
- als differentiatie met epilepsie niet lukt: eeg met en zonder slaapdeprivatie;
- inspanningstest met gelijktijdige registratie van ecg en eeg;
- nader vasculair of beeldvormend onderzoek.

22.6 Behandeling

De behandeling is afhankelijk van de diagnose. Bij recidiverende syncope is het niet-medicamenteuze beleid gericht op het vermijden van uitlokkende factoren en situaties. Verbetering kan ook worden bereikt door het uithoudingsvermogen te verbeteren en de zout- en vochtinname te verhogen. Wat betreft medicamenteuze therapie kan men kiezen uit uiteenlopende middelen, zoals anxiolytica, atenolol, paroxetine, fludrocortison en enalapril.

22.7 Verwijzing

Wanneer uit de anamnese geen duidelijkheid over de diagnose kan worden gedestilleerd en de ouders niet kunnen worden gerustgesteld, is nader overleg of verwijzing te overwegen. Verwijzing kan plaatsvinden naar kinderarts of (kinder)neuroloog en eventueel naar kindercardioloog of kinderendocrinoloog. Verwijzing naar een gespecialiseerd centrum voor nadere evaluatie van de autonome functies is bij kinderen zelden zinvol.

22.8 Voorlichting

De analyse van paroxismale verschijnselen als bewustzijnsstoornissen is vaak moeilijk. Met een zeer nauwkeurige (hetero)anamnese, video-opnamen en eventueel aanvullend onderzoek kan meestal een oorzaak worden gevonden. Therapie, voorlichting en (meestal) geruststelling worden gegeven op geleide van de definitieve diagnose. Een deel van de aanvallen blijft onverklaard, wat voor onrust in het gezin kan zorgen. De huisarts heeft een belangrijke rol bij diagnostiek en begeleiding. Bij breath-holding spells, vasovagale collaps, hyperventilatie en andere relatief goedaardige oorzaken van bewustzijnsstoornissen kunnen geruststelling en adviezen medicalisering en verwijzing naar de tweede lijn voorkomen. Bij twijfel en onzekerheid kan de patiënt worden verwezen.

Leesadvies

Brouwer OF. Niet-epileptische aanvallen. In: Syllabus Biemond Cursus Kinderneurologie. Nederlandse Vereniging voor Neurologie; 2000, 17-24.
Dijk JG van. Wegrakingen. In: Syllabus Biemond Cursus Aanval of toeval? Nederlandse Vereniging voor Neurologie; 2005, 5-17.
Peters ACB. Aanvallen: differentiaaldiagnostische overwegingen. In: Arts WFM, Peters ACB (red). Behandelingsstrategieën bij kinderepilepsie. Houten: Bohn Stafleu Van Loghum; 2000, 1-7.
Stroink H, Donselaar CA van, Geerts AT, Peeters AC, Brouwer OF, Arts WF. The accuracy of the diagnosis of paroxysmal events in children. Neurology. 2003;60:979-82.
Wieling W, Ganzeboom KS, Grundmeijer HG, Wilde AA, Dijk JG van. Initiële diagnostische strategie bij wegrakingen: het belang van de anamnese. Ned Tijdschr Geneeskd. 2003;147:849-54.

Acute benauwdheid

J.C. van Nierop, W.M.C. van Aalderen en A.B. Sprikkelman

23.1	Inleiding – 270	
23.2	Epidemiologie – 270	
23.3	Klinische presentatie – 270	
23.4	Anamnese – 271	
23.5	Lichamelijk onderzoek – 271	
23.6	Differentiaaldiagnose – 271	
23.6.1	Laryngitis subglottica – 272	
23.6.2	Epiglottitis – 272	
23.6.3	Retrofaryngeaal abces – 273	
23.6.4	Peritonsillair abces – 273	
23.6.5	Corpora aliena in de luchtwegen – 273	
23.6.6	Corpora aliena in de slokdarm – 274	
23.6.7	Angioneurotisch oedeem – 274	
23.6.8	Spasmodische kroep – 274	
23.6.9	Acute astma-aanval – 275	
23.6.10	Ademhalingsregulatiestoornis – 275	
23.6.11	Pneumothorax – 276	
23.6.12	Trauma – 276	

Leesadvies – 276

23.1 Inleiding

Bij een kind dat acuut benauwd is, moet men zich snel een indruk vormen van de ernst van de benauwdheid, de mate van progressie en de dreiging van respiratoire insufficiëntie. Een (bijna) totale luchtwegafsluiting kenmerkt zich doordat het kind niet kan praten of hoesten en heftige ademhalingsbewegingen maakt of kokhalst. De resulterende hypoxie leidt tot bleekheid of cyanose en daling van het bewustzijn. Een ander teken van respiratoire insufficiëntie zijn verminderde ademhalingsbewegingen of juist een heel snelle ademhaling. De slechte kleur en de sufheid van het kind maken in zo'n geval voldoende duidelijk dat er ernstige hypoxie bestaat; pulsoximetrie is dan overbodig en vertraagt alleen de noodzakelijke acute interventie.

Bij hypoxie en bij dreigende respiratoire insufficiëntie wordt zuurstof gegeven en worden maatregelen genomen om het kind snel door te sturen naar de SEH. Bij matig ernstige en ernstige pseudokroep kan behandeling met corticosteroïden worden gegeven. Als er een sterke verdenking bestaat van een corpus alienum in de luchtwegen, kan de heimlichmanoeuvre worden toegepast. Tijdens de eerste evaluatie is het van belang om zelf rustig te blijven. Een onrustige omgeving en angst bij omstanders kunnen bij het kind angst en huilen opwekken, wat zeker bij jonge kinderen kan leiden tot een toename van de luchtwegobstructie. Zo mogelijk moet diagnostiek achterwege blijven. Bloedafname leidt tot opwinding en röntgenonderzoek is vrijwel nooit nodig.

23.2 Epidemiologie

Acute benauwdheid bij kinderen wordt in de huisartsenpraktijk frequent gezien. Exacte cijfers ontbreken, deels door variabele definities van acute benauwdheid. Naast astma is laryngitis subglottica (pseudokroep, valse kroep) met 20-40 per 1000 kinderen de meest voorkomende oorzaak.

> **Casus**
>
> Alexander, 1,5 jaar oud, gaat een uur nadat hij is gaan slapen flink hoesten. Als zijn ouders naar hem gaan kijken, blijkt hij ook erg benauwd. Zijn temperatuur is 39,8°C. De ouders bellen de huisarts voor advies. Alexander is die dag wat hangerig geweest en heeft een loopneus. Omdat ook gesproken wordt over een hoorbare ademhaling die verergert, besluit de huisarts dat hij het kind wil zien. Het eerste wat opvalt, is dat er sprake is van inspiratoire stridor en een ruwe blafhoest. Er is geen cyanose of onrust. Bij auscultatie van de longen wordt een voortgeleide inspiratoire stridor zonder expiratoire bijgeruisen gehoord. Omdat er ook anamnestisch geen aanwijzingen zijn voor andere pathologie, concludeert de huisarts dat er sprake is van laryngitis subglottica.

23.3 Klinische presentatie

Omdat de luchtwegen bij jonge kinderen smaller zijn dan bij volwassenen, raken ze eerder geobstrueerd of vernauwd, met acute, eventueel zelfs levensbedreigende benauwdheid tot gevolg. Benauwdheid kan zich op verschillende manieren presenteren: met stridor (in- en expiratoir), tachypneu, intrekkingen, neusvleugelen, piepen, hoesten of heesheid, maar ook met een (chronisch) verstopte neus. Bij oudere kinderen kunnen problemen als hyperventilatie en stembanddisfunctie ook een gevoel van benauwdheid veroorzaken.

23.4 Anamnese

Het is van belang te weten hoe acuut de benauwdheid is begonnen en wat eraan is voorafgegaan. Plotseling ontstaan van kokhalzen, stridor en hoesten is verdacht voor aspiratie van een corpus alienum of een allergische reactie in het mond-keelgebied. Bij minder heftige, in enkele uren ontstane klachten, zeker als daarbij ook koorts bestaat, is een luchtweginfectie veel waarschijnlijker. De mate van ziek zijn en de snelheid waarmee de benauwdheid ontstaat, geven bovendien een indicatie van de mogelijkheid van een virale of bacteriële infectie. Bij infecties van de lagere luchtwegen komen koorts en benauwdheid meestal in een aantal dagen op. Als het kind voorafgaand aan de klachten een zeer hete vloeistof heeft gedronken of bij een brand betrokken was, is een thermotrauma waarschijnlijk.

Naast de snelheid waarmee de benauwdheid is ontstaan, is van belang of er bijkomende symptomen zijn als koorts, hoesten en heesheid, of het kind medicijnen heeft gekregen, welke dat waren en hoe de reactie erop was, of het kind een corpus alienum kan hebben geaspireerd en of het bekend was met een allergische aandoening.

23.5 Lichamelijk onderzoek

Bij een gedeeltelijke luchtwegobstructie moet het kind moeite doen om adem te halen. Dit uit zich in intrekkingen, neusvleugelen en het gebruik van de hulpademhalingsspieren. Er kan stridor hoorbaar zijn. Inspiratoire stridor duidt op vernauwing van de buiten de thoraxholte gelegen luchtwegen: het supraglottische gebied (nasofarynx, epiglottis, larynx, epiglottische plooien en valse stembanden), de glottis en het subglottische gebied. Het supraglottische gebied bevat geen kraakbeen, maar spieren en bindweefsel. Glottis en subglottis bevatten ook kraakbenige structuren; het gebied onder de stembanden bevat veel losmazig bindweefsel dat snel kan zwellen, zoals bij pseudokroep. Bij expiratoire stridor bevindt de obstructie zich in de intrathoracale luchtwegen (trachea en hoofdbronchi). Ernstige luchtwegvernauwingen kunnen een gecombineerde inspiratoire en expiratoire stridor veroorzaken. Als wordt gelet op adem- en hartfrequentie, temperatuur, heesheid, speekselvloed en respiratoire symptomen als stridor (inspiratoir of expiratoir), (blaf)hoest, dyspneu (gebruik van hulpademhalingsspieren, intrekkingen, neusvleugelen) en de auscultatieve bevindingen, kan meestal de oorzaak van de acute benauwdheid worden vastgesteld.

23.6 Differentiaaldiagnose

◘ Tabel 23.1 geeft een overzicht van aandoeningen die kunnen leiden tot acute benauwdheid bij kinderen. De huisarts ziet als oorzaken van acute benauwdheid naast astma vooral infecties, zoals pseudokroep, laryngotracheobronchitis, tonsillitis en abcessen in het KNO-gebied. Verder kan hij te maken krijgen met corpora aliena in luchtwegen en slokdarm en met angioneurotisch oedeem. De belangrijkste oorzaken worden hierna behandeld.

Tabel 23.1 Differentiaaldiagnose van acute benauwdheid.

Infectieus:
- laryngitis subglottica
- epiglottitis
- laryngotracheobronchitis
- retrofaryngeaal abces
- peritonsillair abces
- tonsillitis

Niet-infectieus:
- aspiratie corpus alienum
- corpus alienum in slokdarm
- quinckeoedeem
- spasmodische kroep
- astma
- hyperventilatiesyndroom
- stembanddisfunctie
- pneumothorax
- trauma of verbranding

23.6.1 Laryngitis subglottica

De meest voorkomende oorzaak van acute benauwdheid bij kinderen onder de leeftijd van 6 jaar is pseudokroep, meestal veroorzaakt door het para-influenzavirus. Ondanks een in de loop van de dag oplopende lichaamstemperatuur is het kind meestal maar matig ziek. Heesheid en hoest komen frequent voor. In de voornacht ontstaat een inspiratoire stridor, gepaard gaande met een 'zeehondenhoest'. De stridor kan progressief zijn. Bij kinderen met astmatische aanleg kan over de longen een verlengd piepend exspirium te horen zijn.

In de meeste gevallen is geen behandeling nodig. Er is geen bewijs voor de effectiviteit van het klassieke 'stomen'. Het belangrijkste is dat het benauwde kind rustig wordt. Daarvoor is een rustige omgeving nodig; ook voorlezen op schoot kan bijvoorbeeld effectief zijn. De behandeling bestaat uit de toediening van corticosteroïden. De werking daarvan berust op vermindering van het oedeem van het larynxslijmvlies. Zowel (eenmalige) inhalatietherapie met budesonide als (eenmalige) orale of intramusculaire toediening van dexamethason is effectief. Het effect treedt pas na enkele uren op. Deze behandeling kan ook goed worden toegepast in de huisartsenpraktijk.

Dexamethason wordt gegeven in een dosering van 0,2 mg/kg oraal of intramusculair. Het effect van prednison is minder goed onderzocht, maar gezien het verschil in sterkte zou de dosering daarvan 1,5 mg/kg moeten zijn. De verneveling van budesonide in een dosering van 2.000 μg heeft goed effect. Het kan worden toegediend met een vernevelaar, waarbij de stroomsnelheid laag wordt gehouden om grote druppeltjes te krijgen die hoog in de luchtwegen neerslaan, of als dosisaerosol, waarbij om dezelfde reden geen voorzetkamer wordt gebruikt.

Bij ernstige stridor is ook de verneveling van epinefrine effectief. Het effect berust op constrictie van de precapillaire arteriolen in het slijmvlies, waardoor oedeemvermindering optreedt. De werking treedt in na dertig minuten en houdt een à twee uur aan. Deze behandeling kan in de kliniek worden toegepast als aanvulling op de corticosteroïdtherapie. Omdat er geen reboundeffect optreedt, kan epinefrine bij ernstige benauwdheid bij herhaling worden toegediend, bijvoorbeeld elke dertig tot zestig minuten. De dosering is 0,5 ml epinefrine 1 : 1000 per kg per keer, met een maximum van 5 ml. Bij stridor die meer dan een paar dagen duurt, moet worden gezocht naar onderliggende pathologie, zoals aangeboren afwijkingen in het larynxgebied.

23.6.2 Epiglottitis

Epiglottitis wordt veroorzaakt door *Haemophilus influenzae* type B en is sinds de Hib-vaccinatie dan ook zeldzaam geworden. Door snelle zwelling van de epiglottis ontstaat een zeer snel optredende benauwdheid. Het kind maakt een zieke indruk en heeft hoge koorts. Omdat slikken niet lukt, gaat het kwijlen. Het zit bij voorkeur rechtop en haalt voorzichtig adem. Inspectie van de keel moet achterwege blijven. Snelle interventie in een ziekenhuis is geïndiceerd.

23.6.3 Retrofaryngeaal abces

Retrofaryngeale abcessen komen vooral voor bij kinderen van 2-4 jaar. Het is een complicatie van de in deze levensfase veelvoorkomende virale luchtweginfecties met secundaire bacteriële infiltratie. Het belangrijkste symptoom is kwijlen als gevolg van de ernstige slikklachten; alleen bij forse zwelling treedt stridor op. Het kind heeft vaak koorts en wil de nek niet bewegen. Soms kan het bij de KNO-inspectie de mond niet opendoen. Een dwarse halsfoto kan de diagnose bevestigen, maar CT levert betere informatie. Abcessen worden vrijwel altijd veroorzaakt door *Streptococcus pyogenes* van groep A of *Staphylococcus aureus*; verder door *H. influenzae* en anaeroben. Verdenking van retrofaryngeaal abces vraagt om verwijzing naar een kinderarts. De behandeling bestaat uit amoxicilline-clavulaanzuur, 200 mg/kg per dag intraveneus en na normalisering van de temperatuur 10 mg/kg per dag oraal, gedurende in totaal veertien dagen. Chirurgische interventie is geïndiceerd bij zeer grote abcessen en als de intraveneuze therapie niet aanslaat.

23.6.4 Peritonsillair abces

Peritonsillaire abcessen zijn bij kinderen relatief zeldzaam. Ze leiden zelden tot acute benauwdheid. Hevige keelpijn, moeite met slikken en nekpijn staan voorop. Het openen van de mond gaat soms moeilijk. Vaak is er een zwelling zichtbaar in de kaakhoek en zijn er opgezwollen lymfeklieren in de hals. Voor de diagnose is meestal geen röntgenonderzoek nodig; eventueel kan een laterale halsfoto worden gemaakt. De verwekkers zijn dezelfde als bij retrofaryngeale abcessen. Bij kinderen onder de 6 jaar is behandeling met pijnstilling en antibiotica meestal voldoende. Bij oudere kinderen en als de antibiotische behandeling niet aanslaat, wordt incisie met drainage of tonsillectomie *à chaud* verricht.

23.6.5 Corpora aliena in de luchtwegen

Aspiratie van een vreemd lichaam komt vooral veel voor bij kinderen tussen 12 maanden en 3 jaar oud. Dit wordt direct gevolgd door heftig hoesten en forse benauwdheid. Meestal betreft het verslikking in voedsel of uit nieuwsgierigheid in de mond gestopte kleine voorwerpen. De meeste corpora aliena worden weer opgehoest, maar ongeveer 2 procent blijft steken in de luchtwegen. Als het hoesten overgaat, betekent dat nog niet dat de luchtwegen weer vrij zijn. Berucht is de zogenoemde stille periode, het gevolg van adaptatie van de luchtwegreceptoren aan de prikkel. Na een aantal dagen ontstaat ter plekke een bacteriële infectie en gaat het kind opnieuw hoesten.

Bij lichamelijk onderzoek let men op een links-rechtsverschil bij auscultatie. Wanneer het voorwerp zich juist op de carina bevindt, kan dat variëren. Het voorwerp bevindt zich aan de kant met verminderd ademgeruis. Als reactie op de prikkel in de grote luchtwegen kan over beide luchtvelden een verlengd piepend exspirium worden gehoord, dat niet reageert op bronchusverwijders.

Bij een acute heftige benauwdheid die zeer waarschijnlijk berust op een vreemd lichaam in de luchtwegen, adviseert de American Heart Association de volgende onmiddellijk toe te passen handelwijze. Kinderen jonger dan 1 jaar legt men op de buik op schoot met het hoofd naar beneden, waarna men flink op de rug van de zuigeling slaat; vervolgens legt men het kind op de rug en drukt vijfmaal stevig op de borstkas. Bij oudere kinderen wordt de heimlichmanoeuvre toegepast. Deze bestaat eruit dat men achter het kind gaat staan en vijfmaal met beide handen harde, stotende bewegingen op de borstkas uitoefent. Stootbewegingen op de buik zouden even effectief zijn. Dat moet men echter nooit doen bij kinderen jonger dan 1 jaar, omdat dat tot leverbeschadiging kan leiden. Bij twijfel over de (persisterende) aanwezigheid van een vreemd lichaam in de luchtwegen verwijst de huisarts het kind naar de tweede lijn voor starre bronchoscopie.

23.6.6 Corpora aliena in de slokdarm

Een corpus alienum in de slokdarm dat blijft steken in de bovenste slokdarmsfincter of zich ter hoogte van de carina bevindt, kan ook acute benauwdheid veroorzaken. Andere symptomen zijn kokhalzen, kwijlen, pijn bij slikken en piepende ademhaling. Als niet duidelijk is in welke tractus het voorwerp zich bevindt, worden foto's gemaakt van nek, borstkas en buik in twee richtingen. Bij niet-radio-opake voorwerpen (30 procent) kan CT geïndiceerd zijn. Corpora aliena die in de slokdarm blijven steken, moeten endoscopisch worden verwijderd.

23.6.7 Angioneurotisch oedeem

Allergische reacties, meestal op voedsel, kunnen zowel gegeneraliseerd als lokaal in retrofarynx en larynx oedeem veroorzaken. Men spreekt van quinckeoedeem of angioneurotisch oedeem. Vooral pinda is berucht. Ook na een wespen- of bijensteek kan angioneurotisch oedeem ontstaan. De benauwdheid gaat gepaard met een inspiratoire stridor. Vaak is er zwelling van de lippen en van het mondslijmvlies, soms vertoont de huid erytheem of urticaria. In ernstige gevallen kan de reactie uitmonden in hypotensie en zelfs shock.
  Directe behandeling is essentieel. De eerste behandeling bestaat uit intramusculaire toediening van epinefrine. Als de ouders een auto-injector hebben, kan die worden gebruikt. De arts gebruikt epinefrine 1 : 1000 in een dosering van 0,25-0,50 ml, eventueel na 15 minuten te herhalen. Daarnaast kan een antihistaminicum worden toegediend; voor parenterale toediening is alleen clemastine beschikbaar. Kinderen van 1-12 jaar geeft men 2 maal daags 0,0125 mg/kg intramusculair of intraveneus, kinderen boven 12 jaar 2 maal daags 1 mg. Als het beeld ernstig of snel progressief is, geeft men dexamethason 0,2 mg/kg intramusculair of intraveneus of prednisolon 1-2 mg/kg intraveneus iedere zes uur. De patiënt moet snel worden verwezen naar de tweede lijn voor bewaking en eventuele interventie.

23.6.8 Spasmodische kroep

Bij spasmodische kroep krijgen de kinderen recidiverende aanvallen van inspiratoire stridor als gevolg van een inhalatieallergie. Vaak is er een aangeboren anatomische afwijking in het larynxgebied. Meestal verloopt dit ziektebeeld niet ernstig en volstaat de behandeling die ook bij pseudokroep wordt gegeven.

23.6.9 Acute astma-aanval

Astma wordt in de huisartsenpraktijk frequent gezien. Ongeveer 10 procent van de kinderen heeft astma. Een acute astma-aanval is een exacerbatie van astma, meestal bij een patiënt die daarmee al bekend is, soms als eerste manifestatie van astma. Uitlokkende factoren zijn virale luchtweginfecties, expositie aan inhalatieallergenen en expositie aan aspecifieke prikkels als sigarettenrook, mist, lichamelijke inspanning en stress. Meestal speelt er een combinatie van uitlokkende factoren. Uiteraard kunnen ook kinderen met astma een acute benauwdheidsaanval krijgen door andere oorzaken.

Bij lichamelijk onderzoek wordt een piepend, verlengd exspirium gehoord over beide longen, al of niet met rhonchi door slijmvorming. Bij een ernstige astma-aanval, waarbij nog maar beperkt lucht in de luchtwegen komt, kan het ademgeruis juist bijna wegvallen (*silent chest*).

De behandeling bestaat uit de directe toediening van een bèta-2-sympathicomimeticum per inhalatie. Via een voorzetkamer geeft men salbutamol als dosisaerosol, 100 µg per puf. Deze methode is even effectief als toediening met een jetvernevelaar. Elke puf moet apart worden geïnhaleerd; meestal zijn twee tot vier pufs voldoende, zo nodig kan men per keer tot tien pufs geven. Dit mag na 30-60 minuten worden herhaald, maar daarna doet men er wel verstandig aan om het kind naar de kinderarts door te sturen voor verdere behandeling en diagnostiek. Volgens de consensusrichtlijn *Astmabehandeling bij kinderen* is het niet zinvol om een anticholinergicum aan de behandeling toe te voegen. Er is thans echter voldoende bewijs dat bij astma-aanvallen die onvoldoende reageren op de inhalatie van bèta-2-sympathicomimetica, toevoeging van het anticholinergicum ipratropiumbromide een gunstig effect heeft. Ook bij bronchorroe kan een anticholinergicum zinvol zijn. Men geeft bijvoorbeeld zes- tot achtmaal daags 40-80 µg. Als de initiële behandeling met bèta-2-sympathicomimetica onvoldoende aanslaat wordt een korte prednisonkuur gegeven: 2 mg/kg per dag in twee doses met een maximum van 40 mg per dag, gedurende vijf dagen.

In aansluiting op de acute behandeling moet aandacht worden gegeven aan de preventie van toekomstige exacerbaties. Uitlokkende factoren, zoals roken, moeten zo veel mogelijk worden vermeden en verder worden afspraken gemaakt over de medicatie in een vroeg stadium van een exacerbatie. Bij frequente exacerbaties moet men zich ook afvragen of de onderhoudsbehandeling op de juiste wijze wordt gebruikt of moet worden uitgebreid. Zie verder hoofdstuk 28.

23.6.10 Ademhalingsregulatiestoornis

Vooral bij adolescenten komen ademhalingsregulatiestoornissen als hyperventilatie en stembanddisfunctie voor. Het hyperventilatiesyndroom is behandeld in hoofdstuk 22. Stembanddisfunctie komt meer voor bij meisjes dan bij jongens. Het beeld kenmerkt zich door persisterende inspiratoire stridor maar wordt ook vaak aangezien voor astma. Normaal gaan de stembanden open bij de in- en uitademing en sluiten ze bij slikken, praten en hoesten. Bij stembanddisfunctie gaan de stembanden onvoldoende open bij de inademing, terwijl ze zich bij het begin van de uitademing goed openen. De inspiratoire stridor is niet aanwezig in slaap en verdwijnt in sommige gevallen als er niet op de patiënt wordt gelet.

Longfunctieonderzoek is meestal normaal, maar soms ziet men tijdens een aanval een flow-volumecurve die past bij extrathoracale luchtwegobstructie, met een 'badkuippatroon' tijdens de inspiratie. Verder kunnen tijdens flexibele laryngoscopie de paradoxale bewegingen van de stembanden worden gezien. Meestal is de aandoening psychogeen: depressie, posttraumatische stress, stoornissen in de persoonlijkheidsstructuur en seksueel misbruik worden als onderliggende pathologie genoemd. Naast de psychologische behandeling is logopedie nodig. Recidieven komen echter frequent voor.

23.6.11 Pneumothorax

Pneumothorax is bij kinderen een zeldzame oorzaak van acute benauwdheid. Naast de benauwdheid wordt meestal plotselinge stekende pijn op de borst aangegeven. Als de longlaesie als ventiel werkt, kan de luchtophoping in de pleuraholte zo ver toenemen dat de niet-aangedane zijde en het hart in de verdrukking komen (spanningspneumothorax). De aandoening komt het meest voor bij lange, magere adolescenten, bij jongens meer dan bij meisjes. Er is meestal geen onderliggend lijden, maar pneumothorax kan ook het gevolg zijn van een thoraxtrauma. Recidieven komen voor.

Bij lichamelijk onderzoek vindt men aan de aangedane zijde hypersonore percussie en een verminderd of opgeheven ademgeruis. De thoraxfoto bevestigt de diagnose. Behandeling moet plaatsvinden door kinderarts of longarts. Kleine luchtophopingen kunnen spontaan recidiveren; een grote spanningspneumothorax moet worden gedraineerd. Bij resorberen worden de pleurabladen aaneen gekleefd.

23.6.12 Trauma

Een stomp of penetrerend trauma kan door oedeem of bloeding aanleiding geven tot acute benauwdheid. Beschadiging van larynx en trachea kan leiden tot dyspneu, een veranderd stemgeluid en subcutaan emfyseem. Trauma van de epiglottis kan zwelling geven met luchtwegafsluiting. Bij ernstige benauwdheid bestaat de behandeling uit spoedige intubatie.

Door het drinken van te hete vloeistoffen kan oedeem optreden van vooral de epiglottis, met ademhalingsproblemen als gevolg. Schade onder het niveau van de stembanden kan optreden bij het inademen van hete lucht bij een brand. Dan zijn ook verbrandingen in het gelaat en weggeschroeid haar zichtbaar. Inhalatietherapie met dexamethason als dosisaerosol (5 pufjes à 0,125 mg, gevolgd door 2 pufjes elke 5-10 minuten) kan initiële verlichting geven; doorverwijzing naar een ziekenhuis is altijd nodig.

Leesadvies

Brand PLP, Rottier BL. Kinderlongziekten. Houten: Bohn Stafleu Van Loghum; 2004.

Deel IV Veelvoorkomende ziekten bij kinderen

Hoofdstuk 24 Diabetes – 279

Hoofdstuk 25 Cystische fibrose – 287

Hoofdstuk 26 Coeliakie – 301

Hoofdstuk 27 Epilepsie – 313

Hoofdstuk 28 Astma – 327

Diabetes

G.E.H.M. Rutten

24.1 Inleiding – 280

24.2 Epidemiologie – 280

24.3 Klachten – 280

24.4 Diagnostiek – 281

24.5 Behandeling – 281
24.5.1 De eerste fase – 281
24.5.2 Na de eerste fase – 282
24.5.3 De invloed van de leeftijd – 283

24.6 Beloop – 284

24.7 Complicaties – 285

24.8 Voorlichting en preventie – 286

Leesadvies – 286

24.1 Inleiding

Wanneer bij een kind diabetes wordt ontdekt, gaat het in negen van de tien gevallen om diabetes mellitus type 1 (vroeger vaak insulineafhankelijke diabetes mellitus genoemd). De oorzaak van type 1-diabetes is de vernietiging van de insulineproducerende bètacellen van de pancreas, vaak als gevolg van een auto-immuunreactie. Deze wordt op gang gebracht door nog slechts ten dele opgehelderde omgevingsfactoren, waaronder virale infecties en voedingsmiddelen. Juist in de fase waarin de ziekte manifest wordt, kunnen hoge antistoftiters tegen bètacelantigenen in het bloed worden aangetroffen. In een later stadium dalen de titers. Type 1-diabetes zelf is niet erfelijk, maar de vatbaarheid voor de ziekte wel. Een kind met een vader of moeder met type 1-diabetes heeft een kans van ongeveer 2 procent om op de leeftijd van 10 jaar ook diabetes type 1 te krijgen.

Type 2-diabetes komt in toenemende mate op kinderleeftijd voor, vooral bij overgewicht, maar exacte cijfers daarover ontbreken. Van de monogenetische variant daarvan, *maturity onset diabetes of the young* (MODY), zijn inmiddels zeven typen ontdekt. Ongeveer 5 procent van alle mensen met diabetes blijkt MODY te hebben. Ten slotte kan diabetes voorkomen in het kader van een syndroom (cushingsyndroom, acromegalie), bij cystische fibrose (zie hoofdstuk 25) en als complicatie van de behandeling van een andere ziekte, vooral bij behandeling met glucocorticoïden.

24.2 Epidemiologie

De *Tweede Nationale Studie naar ziekten en verrichtingen in de huisartspraktijk* geeft inzicht in de mate waarin de huisarts in Nederland bij een kind de diagnose diabetes stelt. In twee jaar tijd stelden 104 huisartsen in een populatie van bijna 80.000 kinderen van 0-17 jaar (zie hoofdstuk 1) bij zeventien kinderen de diagnose diabetes. Dit leidt tot de in ◘ tabel 24.1 weergegeven eenjaarsincidenties per 1000 ingeschreven kinderen, onderscheiden naar leeftijd en geslacht. De tabel laat zien dat de huisarts diabetes even vaak bij jongens als bij meisjes vaststelt. De incidentie van type 1-diabetes verdubbelt elke 25 jaar en het aantal jonge kinderen dat diabetes krijgt, neemt sterk toe. Een recente schatting noemt voor Europa een prevalentie van 3 kinderen met type 1-diabetes per 1000 kinderen op de leeftijd van 15 jaar. In Nederland hebben volgens de recentste schatting (2006) in totaal 6000 kinderen type 1-diabetes, onder wie circa 400 kinderen jonger dan 4 jaar.

24.3 Klachten

Terwijl type 2-diabetes vaak symptoomloos begint en er meestal pas symptomen ontstaan bij hoge bloedglucosewaarden, manifesteert type 1-diabetes zich meestal abrupt met polyurie, polydipsie, vermagering en matige tot extreme vermoeidheid. Dit kan al snel leiden tot tekenen van ernstige dehydratie, kussmaulademhaling en hevige buikpijn, wijzend op een dreigend ketoacidotisch coma. Prikkelbaarheid wordt bij kleine kinderen meestal pas in retrospectief verklaard door een zich ontwikkelende hyperglykemie. Omdat de huisarts maar zelden te maken krijgt met een kind waarbij type 1-diabetes ontstaat, worden de klachten niet altijd als zodanig herkend. Veel plassen wordt soms geïnterpreteerd als vaak plassen, zodat de diagnostiek wordt gericht op een urineweginfectie. Kussmaulademhaling wordt soms geduid als een astma-aanval of als pseudokroep. Door metabole acidose veroorzaakte buikpijn kan

Tabel 24.1 Eenjaarsincidentie van type 1-diabetes (per 1000 kinderen).		
	jongens	meisjes
< 1 jaar	–	–
1-4 jaar	0,3	0,2
5-9 jaar	0,2	0,1
10-14 jaar	0,2	0,4
15-17 jaar	0,3	0,2
totaal	0,2	0,2

worden geïnterpreteerd als suggestief voor appendicitis. Omdat hyperglykemie vooral bij jonge kinderen binnen enkele dagen of zelfs uren kan uitmonden in een levensbedreigende ketoacidose, is het van groot belang dat de huisarts deze valkuilen probeert te vermijden. Nycturie bij een kind dat tevoren 's nachts zindelijk was, moet altijd aanleiding zijn tot bepaling van de bloedglucosespiegel. Hetzelfde geldt voor luiers die veel natter zijn dan de verzorgers gewend waren.

Bij een onderzoek in de jaren 2000-2003 onder 350 Nederlandse kinderen met nieuw ontdekte diabetes bleek dat de duur van de klachten samenhing met de leeftijd: hoe jonger het kind, des te sneller de klachten ontstonden. Maar liefst 65 procent van de kinderen had bij opname een ketoacidose.

24.4 Diagnostiek

De huisarts vervult bij de diagnosestelling en verwijzing een centrale rol. Voor kinderen gelden dezelfde diagnostische criteria als voor volwassenen. Bij kinderen met klachten veroorzaakt door hyperglykemie is dus één enkele meting van een willekeurige bloedglucosewaarde boven 11,1 mmol/l of een nuchtere waarde boven 7,0 mmol/l voldoende voor het stellen van de diagnose; bepaling van HbA1c is niet nodig. Wanneer de huisarts de diagnose diabetes heeft bevestigd – en dat kan in de praktijk snel dankzij de mobiele geijkte bloedglucosemeter – dan moet het kind nog dezelfde dag in het ziekenhuis worden gezien, ook al zijn er nog nauwelijks klachten. Het criterium is de glucosewaarde; lichte ketonurie zonder hyperglykemie kan ook voorkomen bij gastro-enteritis en na lang vasten, bijvoorbeeld na de relatief lange nachtpauze van een jong kind. In de huidige praktijk komt deze valkuil niet vaak voor, omdat er nauwelijks of geen 'harde indicatie' is voor het bepalen van ketonurie door de huisarts.

De diagnostiek van de kinderarts wordt voor een groot deel bepaald door de ernst van de klachten. Vooral de autoantistoftiter is relevant voor de kans op type 1-diabetes.

24.5 Behandeling

24.5.1 De eerste fase

Bij aankomst in het ziekenhuis bepaalt de kinderarts op grond van klachten, lichamelijk onderzoek, aanvullend onderzoek, leeftijd en sociaal-economisch milieu of het kind moet worden opgenomen. Ook de lokale ervaring speelt een rol; sommige kinderartsen geven de voorkeur aan poliklinische instelling op insuline. Opname is natuurlijk altijd nodig wanneer naast de instelling op insuline de behandeling van ketoacidose en dehydratie alle aandacht vraagt. De inhoud van de zorg voor kinderen met type 1-diabetes en hun ouders wordt gebaseerd op de richtlijnen van de Nederlandse Vereniging voor Kindergeneeskunde en op die van de International Society for Pediatric and Adolescent Diabetes (ISPAD).

In de dagen na de instelling op insulinetherapie is actieve betrokkenheid van de huisarts bij ouders en kind gewenst. De meeste ouders zijn totaal verrast als hun kind een ziekte met levenslange consequenties blijkt te hebben. Angst voor de korte termijn en zorgen voor de verdere toekomst strijden om voorrang; vragen zijn er te veel om op te noemen. Een luisterend oor en oprecht meeleven zijn dan de waardevolle instrumenten van de huisarts. In deze fase speelt de rol van de huisarts bij de diagnostiek mee: is de diagnosestelling optimaal verlopen, of is de toestand van het kind verslechterd in de fase waarin de huisarts de diagnose nog niet had gesteld?

24.5.2 Na de eerste fase

Na de eerste periode van behandeling volgt bij ongeveer de helft van de patiënten een periode waarin de insulinebehoefte lager is door tijdelijke verbetering van de bètacelfunctie en de insulinegevoeligheid. We spreken van de 'honeymoon-periode', een remissiefase waarin het resterende insulineproducerende vermogen van de pancreas wordt aangesproken. Deze periode duurt hoogstens enkele maanden, bij jongere kinderen vaak korter. Niet alleen de ouders en het kind, ook de huisarts moet beseffen dat deze fase tijdelijk is.

De volgende fase in de behandeling is gericht op zelfcontrole en zelfregulatie, gesteund door 24 uurs telefonische bereikbaarheid van het ziekenhuis. De diabetesverpleegkundige speelt daarbij een essentiële rol. Er moet een balans worden gevonden tussen enerzijds de variabele lichamelijke activiteit en de voedselinname en anderzijds de daarvoor benodigde hoeveelheid toe te dienen insuline. Vakanties, feestjes, ziekteperioden en andere bijzondere omstandigheden maken dat niet gemakkelijk. Het evenwicht kan worden verstoord door groei, stress en ook het ouder worden van het kind. Al vanaf de leeftijd van 12-13 jaar moet informatie over alcohol en diabetes worden opgenomen in het educatieprogramma. Alcohol en drugs leveren risico's op voor het inschatten van de eigen bloedglucosewaarden. Vanaf de vroege puberteit moeten alcohol- en drugsgebruik daarom op gezette tijden onderwerp van gesprek zijn, liefst ook bij de huisarts.

Insuline werkt bij kinderen niet altijd zoals we verwachten: kortwerkende insulines kunnen bij jonge kinderen het effect hebben van middellang werkende en menginsulines kunnen per dag verschillen wat betreft opname en werkingsduur. Insulinetherapie bestaat bij kinderen meestal uit driemaal daags een injectie rond de maaltijd en eenmaal daags een injectie met (middel)langwerkend insuline. De laatste jaren heeft pomptherapie, continue subcutane insuline-infusie, een steeds groter aandeel in de behandeling gekregen. Pomptherapie is in principe geïndiceerd als met behulp van intensieve insulinetherapie geen goede regulatie wordt bereikt. De behandeling stelt echter hoge eisen aan de patiënt en het behandelend team. Omdat er meestal verbetering van de glucoseregulering mee wordt bereikt, met minder hypoglykemieën, neemt ook de kwaliteit van leven toe. Er zijn maar weinig kinderen die een eenmaal begonnen pomptherapie weer staken.

Casus

Thomas, geboren in 1995, hebt u in de eerste jaren van zijn leven nauwelijks op het spreekuur gezien. Op een vrijdagmorgen in 2000 komt de moeder met hem langs omdat hij na een aantal dagen van slapte en veel drinken plotseling heel erg suf is. U vindt hem gedehydreerd en verminderd alert en overweegt de diagnose diabetes mellitus type 1. U realiseert zich dat het geen zin heeft om eerst zelf diagnostiek in te zetten. Gezien het klinische beeld is snelle verwijzing noodzakelijk. Thomas blijkt inderdaad type 1-diabetes te hebben; hij herstelt snel en verlaat al na drie dagen het ziekenhuis. Gelukkig heeft hij nuchtere, intelligente ouders, die snel in staat blijken op een goede manier met de ziekte van Thomas om te gaan. De controles vinden in het ziekenhuis plaats.

In 2002 meldt de kinderarts dat Thomas geleerd heeft om zelf te spuiten; hij is dan nauwelijks 7 jaar. Zijn HbA1c is 8,5 procent. In 2004 volgt het bericht, dat hij van twee naar dagelijks vier injecties is overgegaan: eenmaal langwerkend (basaal) naast driemaal kortwerkend insuline. Als huisarts bent u Thomas eigenlijk uit het oog verloren, maar als de moeder een keer op het spreekuur komt, informeert u hoe het gaat. Dat consult loopt uit, want het blijkt allemaal lang niet gemakkelijk te verlopen met de diabetes van Thomas. In 2005 en opnieuw in 2007 stuurt de kinderarts bericht dat Thomas opgenomen is geweest met ontregeling. Enkele maanden na de laatste opname volgt de instelling op continue subcutane insulinetoediening. De kinderarts stuurt een beknopte samenvatting mee van de startinstelling en enkele gebruiksadviezen. Die worden zorgvuldig bij het dossier van Thomas bewaard.

Zowel in 2006 als 2007 schrijft de oogarts dat er geen sprake is van retinopathie. Het is de eerste correspondentie die wijst op aandacht voor complicaties, aandacht die levenslang nodig blijft. Pas in de zomer van 2008 verschijnt Thomas weer eens zelf op het spreekuur, met een alsmaar niet genezende schaafwond op zijn linkerknie, een langdurige verkoudheid en de mededeling dat zijn diabetes ontregeld is. Voor het eerst krijgt u zijn insulinepomp te zien, en Thomas is maar al te graag bereid de werking ervan te demonstreren. Hij krijgt een kuur amoxicilline en zal zich melden als het niet binnen enkele dagen beter gaat. Gelukkig ziet u hem niet snel weer terug.

In 2008 staat in zijn dossier onder bericht kinderarts: 'Thomas en zijn ouders zijn erg blij met de insulinepomp. Ook op school functioneert hij beter. Het HbA1c is ongeveer 7 procent, netjes voor een jongen van deze leeftijd.' Na oktober 2009 is hij niet meer op de praktijk geweest. Eind 2010 volgt bericht over een opname omdat hij zich, zo meldt de kinderarts, na de griepvaccinatie een tijd niet lekker voelde en vaak moest braken. Met ORS knapte hij goed op. Uit de correspondentie blijkt verder dat hij tot in 2012 geen tekenen van retinopathie of microalbuminurie vertoont. De meest recente brief in 2012 meldt: 'Doet het redelijk. Blijft wat nonchalant. Lengte 1,80 m, gewicht 70 kg. Dit jaar eindexamen. HbA1c's schommelen tussen 7,5 procent en 8,0 procent.'

Samengevat: een overigens gezond kind met diabetes uit een stabiel en gezond gezin, nu in de puberteit. Slechts enkele keren werd u direct of indirect met de diabetes geconfronteerd. De aandacht daarvoor werd zichtbaar gewaardeerd.

24.5.3 De invloed van de leeftijd

De behandeling van diabetes bij kinderen wordt sterk gekleurd door de leeftijd van het kind. Hoe staat het met de injecties als een kind naar de crèche gaat? Als hij voor het eerst naar school gaat? Wie geeft de injectie als beide ouders tegelijk weg zijn? Wanneer kan een kind zelf gaan spuiten? Wanneer zelf gaan meten? Al deze vragen komen aan de orde in gesprekken met het diabetesteam.

Berucht is in dit verband de puberteit. De normale puberteit gaat gepaard met insulineresistentie. Met of zonder diabetes heeft een puber veel meer insuline nodig, een gevolg van de normale groeihormoonfysiologie. Maar tegelijkertijd maakt menige puber een fase door waarin het verwerven van vrijheid prevaleert boven het opvolgen van de instructies van het diabetesteam. Over het algemeen zijn adolescenten slechter ingesteld dan oudere personen met type 1-diabetes, terwijl juist in de puberteit vaak de basis voor vaatschade wordt gelegd. Anderzijds leidt continue nadruk op scherpe glucoseregulering niet alleen tot meer hypoglykemieën, maar ook tot aantoonbaar meer psychische problemen bij tieners. Diabetes is door de onverwachte hypoglykemieën en plotselinge ontregelingen een forse belasting voor gezin en tiener. Wat kan de huisarts bij een tiener met diabetes doen? Vaak heeft de adolescent genoeg van de als betuttelend ervaren bemoeienis van het kinderdiabetesteam. Het kinderdiabetesteam maakt de zelfstandigheid bespreekbaar en benadert het kind steeds meer als zelfstandig handelend persoon: het begin van de transitiefase. Ieder behandelteam hoort te beschikken over een aan alle eisen beantwoordend transitieprotocol. In aanvulling daarop moet er een plan van aanpak bestaan voor als de adolescent wegblijft van de controles in het ziekenhuis. Daartoe kunnen behoren een huisbezoek door de diabetesverpleegkundige en afspraken met huisarts, apotheker en internist. Uit Nederlands onderzoek in het vorige decennium bleek dat 5-25 procent van de tieners die zonder verdere afspraak naar de interne kliniek worden verwezen, daar nooit een afspraak maakt. De adolescent probeert de insuline dan via de huisartsenpraktijk te bestellen. De huisarts kan dan een beperkte hoeveelheid insuline voorschrijven en de patiënt uitnodigen om het 'waarom' en 'hoe nu verder' eens rustig te bespreken. Uiteraard gaat een adolescent niet alle adviezen opvolgen, maar belangstelling tonen en de helpende hand uitsteken kunnen in deze fase belangrijk zijn, zeker als de thuissituatie zwak is.

Ongeveer 3-5 procent van de kinderen met diabetes heeft extra zorg nodig ondanks adequate psychosociale, multidisciplinaire en preventieve zorg. Bij hen gaat de diabetes vaak gepaard met gedragsproblemen en psychische stoornissen. Geringe draagkracht van de ouders en een ontwrichte gezinsstructuur kunnen daarvan zowel de oorzaak als het gevolg zijn. De noodzakelijke ondersteuning bij de zelfzorg van het kind ontbreekt dan, de glucoseregulatie is vaak gedurende langere tijd slecht en er zijn acute ontregelingen met ziekenhuisopname. Momenteel worden initiatieven genomen om voorzieningen te scheppen waarin deze specifieke doelgroep tijdelijk interdisciplinair kan worden behandeld. Doel van deze behandeling is om het dagelijkse leven met diabetes met de daarbij horende therapieverplichtingen weer in de thuissituatie te laten plaatsvinden, met behoud van de kwaliteit van leven. Als dat niet mogelijk blijkt te zijn, moet worden toegewerkt naar verblijf in een omgeving die het kind de noodzakelijke steun en zorg kan bieden.

24.6 Beloop

Bij de 104 huisartsenpraktijken die deelnamen aan de *Nationale Studie* kwamen op jaarbasis 73 kinderen met diabetes een of meer keren vanwege de diabetes in contact met de huisartsenpraktijk: bijna 1 per 1000 ingeschreven kinderen per jaar, jongens even vaak als meisjes (◘ tabel 24.2). Waarvoor komen zij in contact met hun huisarts? Ze kunnen net als alle andere kinderen andere ziekten oplopen. Er is geen reden om die te wijten aan een verminderde weer-

Tabel 24.2 Diabetes en de huisarts: eenjaarsprevalentie per 1000 kinderen.

	jongens	meisjes
< 1 jaar	–	0,5
1-4 jaar	1,2	0,6
5-9 jaar	0,9	2,3
10-14 jaar	3,2	1,3
15-17 jaar	2,6	1,4
totaal	1,0	0,9

stand. Wel wordt jaarlijkse griepvaccinatie aangeraden, omdat iedere koortsende ziekte verstoring geeft van het toch al kwetsbare evenwicht tussen voedselinname en insulinebehoefte.

Koorts geeft insulineresistentie. Als vuistregel kan gelden dat de hoeveelheid insuline bij koorts met 10 procent moet worden verhoogd, tenzij de koolhydraatopname ernstig belemmerd is. Daarbij zijn bloedglucosebepalingen om de drie à vier uur onmisbaar. Bij braken met koorts moet de huisarts op zijn hoede zijn voor het ontstaan van ketoacidose. Gelukkig komt ketoacidose door betere begeleiding en zorg steeds minder voor. Diabetische ketoacidose berust op een absoluut tekort aan insuline. Braken en diarree zonder koorts leiden tot minder beschikbaarheid van koolhydraten. De hoeveelheid insuline moet dan worden verlaagd. Voldoende vochtinname is zeer belangrijk. Normaal gesproken kan een goed getraind gezin de bloedglucoseregulering goed in de hand houden, al dan niet met telefonische hulp van het diabetesteam in het ziekenhuis. De rol van de huisarts ligt vooral in het tijdig opsporen en adequaat behandelen van infecties en het klinisch evalueren van dreigende ontregeling (hydratie, mate van alertheid, kussmauladem haling). Wanneer een kind met hypoglykemie weigert te slikken, convulsies heeft of niet aanspreekbaar of comateus is, is subcutane toediening van glucagon het laatste middel dat de ouders tot hun beschikking hebben. Ze krijgen vaak het advies om de hulp van de huisarts in te roepen wanneer glucagon moet worden toegediend. Deze kan intraveneus glucose toedienen om de hypoglykemie te couperen.

24.7 Complicaties

De met chronische hyperglykemie samenhangende microvasculaire complicaties nemen toe naarmate de diabetes langer duurt. Sinds de Diabetes Control and Complications Trial uit het begin van de jaren negentig staat vast dat een scherpe bloedglucoseregulering vooral de ernst van retinopathie, neuropathie en nefropathie in gunstige zin beïnvloedt. Volgens de meest recente richtlijnen moet voor elke leeftijdsgroep worden gestreefd naar een HbA1c van 58 mmol/mol of lager.

Gedurende de eerste twee decennia geven microvasculaire complicaties nog geen klachten. Toch voeren de kinderartsen protocollair complicatieonderzoek uit vanaf de puberteit of vanaf vijf jaar na het vaststellen van de diabetes. Na gemiddeld zes jaar diabetes kan al bij 40 procent van de tieners een vroeg stadium van retinopathie worden gevonden en microalbuminurie, als eerste stadium van nefropathie, bij 10-20 procent. Om complicaties te voorkomen, de zorgconsumptie te reduceren en de kwaliteit van leven te verhogen, wordt zelfzorg gestimuleerd. Bloedglucosemeters en bloedglucosestrips zijn daarvoor erg belangrijk. Continue glucosemeting met een glucosesensor geeft een nauwkeurig beeld van het verloop van de bloedglucosewaarden. Hiermee worden de kinderen en hun ouders in staat gesteld de behandeling te optimaliseren: hypoglykemieën nemen in aantal af en naast een goed HbA1c kan deze technologie afname van de variabiliteit van de bloedglucosewaarden bevorderen, met aantoonbare verbetering van de kwaliteit van leven. Deze nieuwe ontwikkeling kan worden gekoppeld aan de insulinepomp, waarbij de informatie van de glucosesensor stapsgewijs geïntegreerd wordt in een systeem van automatische gecontroleerde insulinetoediening. Het gebruik van de sensor wordt nu nog alleen vergoed voor mensen met diabetes type 1 die aan een aantal specifieke criteria voldoen.

Kinderen met type 1-diabetes hebben een grotere kans op andere auto-immuunaandoeningen. Coeliakie komt bij 5-10 procent en hypothyreoïdie bij 3-8 procent van de kinderen voor.

Als acute complicatie van de behandeling is vooral hypoglykemie berucht. Vooral de perceptie van de hypoglykemie door het kind (en zijn ouders) en de ermee gepaard gaande angst kunnen, als gevolg van pogingen om lage bloedglucosewaarden te vermijden, de glucoseregulatie negatief beïnvloeden. Herhaalde hypoglykemieën kunnen leiden tot verminderde symptoomwaarneming (*hypo-unawareness*), waardoor een vicieuze cirkel kan ontstaan. Het optreden van hypoglykemieën heeft op korte en lange termijn een negatieve invloed op de cognitieve prestaties. Het behandelteam moet kind en ouders regelmatig uitleggen hoe, met behoud van goede metabole regulatie, hypoglykemieën zo veel mogelijk kunnen worden voorkomen. Daarbij moet pomptherapie worden overwogen. Er worden in Nederland ongeveer 110-150 ernstige hypoglykemieën gezien per 100 patiëntjaren. Ongeveer 30 procent daarvan wordt gecompliceerd door een coma. Hoe dat ligt bij kinderen, is niet bekend.

24.8 Voorlichting en preventie

Veel van de in dit hoofdstuk besproken aspecten van behandeling en begeleiding krijgen het kind en de ouders te horen van de leden van het diabetesteam, via de buitengewoon actieve patiëntenvereniging (Diabetes Vereniging Nederland) en via het internet. Bij problemen nemen zij wellicht contact op met de huisarts. Vanwege de relatie met kind en verzorgers is kennis van de in dit hoofdstuk besproken aspecten van diabetes dan ook vereist voor een goed gesprek. Daarbij hoort ook de wetenschap dat met het goed opvolgen van de instructies van het diabetesteam het risico op ontregelingen en langetermijncomplicaties kan worden verkleind.

Leesadvies

Aanstoot HJ, Bruining GJ. Diabetes bij kinderen. In: Heine RJ, Tack CJ (red). Handboek diabetes mellitus. 3e druk. Utrecht: De Tijdstroom; 2004, 105-12.

Aanstoot HJ, Veeze HJ, Bruining GJ. Tieners en diabetes: van kinderarts naar internist. In: Heine RJ, Tack CJ (red). Handboek diabetes mellitus. 3e druk. Utrecht: De Tijdstroom; 2004, 113-9.

Beaufort C De, Swift P. Support for young people with diabetes. Reducing psychological distress may improve metabolic control. Br Med J. 2006;333:55-6.

Daneman D. Type 1-diabetes. Lancet. 2006;367:847-58.

Linden MW van der, Suijlekom-Smit LWA van, Schellevis FG, Wouden JC van der. Tweede Nationale Studie naar ziekten en verrichtingen in de huisartspraktijk: het kind in de huisartspraktijk. Utrecht: NIVEL; 2005.

Nederlandse Diabetes Federatie. NDF Zorgstandaard. Addendum diabetes type 1, deel 2 Kinderen en adolescenten. Amersfoort: NDF; 2012.

Cystische fibrose

C.K. van der Ent

25.1 **Inleiding – 288**

25.2 **Epidemiologie – 289**
25.2.1 Prevalentie – 289
25.2.2 Genetica – 289

25.3 **Pathologie – 290**
25.3.1 Luchtwegen – 290
25.3.2 Pancreas – 291
25.3.3 Overige exocriene organen – 291

25.4 **Klinische verschijnselen – 291**
25.4.1 Zouthuishouding – 292
25.4.2 Luchtwegen – 292
25.4.3 Maag-darmkanaal – 292
25.4.4 Lever – 293
25.4.5 Diabetes mellitus – 293
25.4.6 KNO-problemen – 293

25.5 **Diagnostiek en screening – 293**
25.5.1 Screening – 293
25.5.2 Diagnostiek – 294

25.6 **Behandeling – 294**
25.6.1 Luchtwegen – 294
25.6.2 Voeding en suppleties – 296
25.6.3 Lever – 297
25.6.4 Sociale begeleiding – 297

25.7 **Multidisciplinaire behandeling en rol van de huisarts – 298**
25.7.1 Multidisciplinaire behandeling – 298
25.7.2 De rol van de huisarts – 298

Leesadvies – 299

25.1 Inleiding

Cystische fibrose (CF), vroeger ook wel pancreasfibrose of mucoviscidose genoemd, is een van de meest voorkomende erfelijke stofwisselingsziekten bij het blanke ras. In 1938 beschreef patholoog Charlotte Andersen als een van de eersten fibrosering van de pancreas met cystevorming (*cystic fibrosis of the pancreas*), waarmee zij dit ziektebeeld kon afgrenzen van coeliakie. Later bleek CF niet alleen een aandoening van de pancreas te zijn, maar een stoornis van alle exocriene klieren in het lichaam. De afvoergangen raken verstopt door taai ingedikt slijm. De oorzaak hiervan is toe te schrijven aan mutaties in het CF-gen. Dit codeert voor een transporteiwit (*cystic fibrosis transmembrane conductance regulator*, CFTR), dat functioneert als een chloridekanaal en zich bevindt in de celmembraan van epitheelcellen. Bij CF is het chloridekanaal verminderd aanwezig of verminderd doorgankelijk, waardoor het secreet van de exocriene klieren te weinig chloride en water bevat en het slijm dik en taai is. Ernstige functiestoornissen van de aangedane organen zijn het gevolg; deze komen vooral aan het licht in de luchtwegen (chronische infecties), het maag-darmkanaal en de pancreas (verteringsstoornissen), de voortplantingsorganen (verminderde fertiliteit, steriliteit) en in mindere mate de neus (neuspoliepen), het endocriene gedeelte van de pancreas (diabetes mellitus) en de lever (cholestase en focale cirrose) (◘ figuur 25.1). Ook de zweetklieren zijn afhankelijk van normaal functionerende chloridekanalen. Bij CF wordt de overmaat aan normaal geproduceerd chloride in het zweet niet teruggeresorbeerd en smaakt het zweet erg zout.

Het inzicht in het ziektebeeld is de afgelopen decennia aanzienlijk toegenomen, waardoor de behandeling sterk is verbeterd en de levensverwachting aanmerkelijk gestegen. Sinds 1 mei 2011 is CF toegevoegd aan het nationale hielprikscreeningsprogramma. Bij kinderen geboren na deze datum is de diagnose CF dus al kort na de geboorte bekend en hoeft de diagnose bij later ontstane problemen niet meer te worden overwogen.

> **Casus**
>
> Samir is 13 jaar oud. Hij is het eerste kind van gezonde ouders, die geen familie van elkaar zijn; zij zijn van Turkse afkomst maar in Nederland opgegroeid. U hebt Samir de afgelopen jaren al verschillende malen op uw spreekuur gezien. Meestal had Samir last van hoesten, waarbij u verschijnselen van bronchitis vond. U hebt hem diverse malen goed kunnen helpen met een kuurtje antibiotica. Ook heeft hij wel eens een tijdje inhalatiemedicatie gehad omdat u astma niet uitgesloten achtte. Vorig jaar hebt u een keer een pneumonie gediagnosticeerd waarvoor hij tweemaal achtereen een kuur antibiotica heeft gebruikt. De ouders vertellen nu dat Samir de laatste weken weer veel hoestklachten heeft. De hoest is productief en gaat ook 's nachts door. Het is hun opgevallen dat hij de laatste maanden wat is afgevallen, terwijl hij toch een prima eetlust heeft. Samir zelf geeft aan dat hij tegenwoordig wel vier of vijf keer per dag dunne, stinkende ontlasting heeft.
>
> Samir ziet er wat mager uit, hij heeft een wat diepe voor-achterwaartse thoraxdiameter, maar verder vindt u bij het lichamelijk onderzoek geen afwijkingen. Bij het doornemen van de familieanamnese blijkt dat in het gezin van Samirs oma van vaderszijde twee kinderen op de leeftijd van 2 en 4 jaar zijn overleden aan een onbekende ziekte; zij waren altijd aan het hoesten. Opa van moederszijde heeft een broertje verloren in het eerste levensjaar omdat hij niet wilde groeien. De huisarts denkt gezien de familiegeschiedenis aan cystische fibrose en verwijst Samir naar de kinderarts voor nadere diagnostiek.

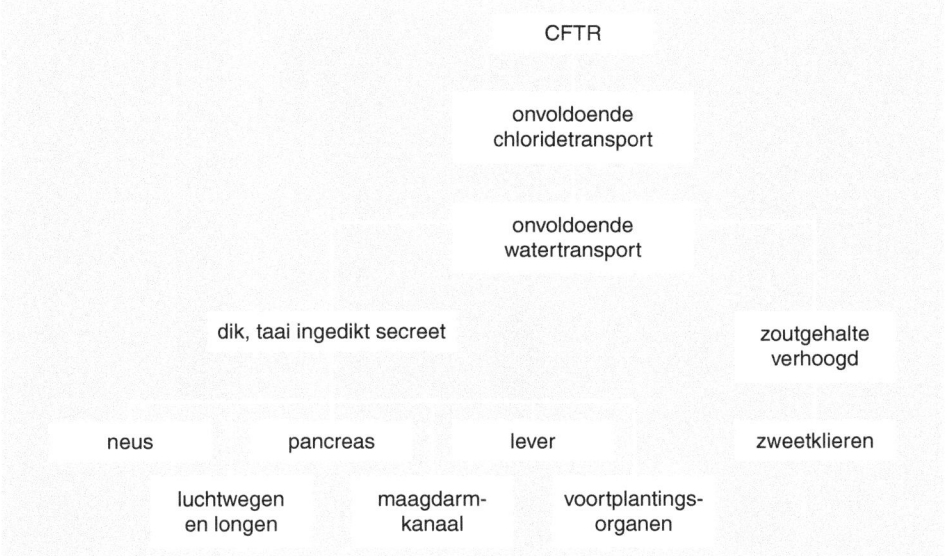

Figuur 25.1 Pathofysiologie van CF.

25.2 Epidemiologie

25.2.1 Prevalentie

CF komt vooral voor bij het blanke ras. In Nederland lijdt ongeveer 1 op de 4.750 pasgeborenen aan CF. Een op de dertig Nederlanders is drager van een afwijkend CF-gen. De aandoening erft autosomaal recessief over. Dit houdt in dat beide ouders drager zijn van een mutatie in het CF-gen, terwijl ze zelf de ziekte niet hebben. Bij elke (volgende) zwangerschap in dat gezin is de kans een op vier dat een kind met CF wordt geboren. Naar schatting zijn er momenteel in Nederland circa 1300 patiënten met CF. De prevalentie is in de noordelijke provincies lager dan in de zuidwestelijke kustprovincies. De mediane overlevingsduur bedraagt momenteel 37 jaar; 50 procent van het totale aantal patiënten heeft de volwassen leeftijd bereikt. Het is te verwachten dat in het komende decennium de overlevingsduur en daarmee het aantal volwassenen met CF verder stijgt.

25.2.2 Genetica

Het CF-gen is gelegen op de lange arm van chromosoom 7. In 1989 werd de exacte configuratie ontdekt. Sindsdien zijn meer dan 1500 mutaties beschreven, waarvan een honderdtal klinisch relevant is. Er zijn ernstige mutaties, waarbij de functie van het chloridekanaal volledig afwezig is, en milde mutaties, als gevolg waarvan het chloridetransport is verminderd. Patiënten met exocriene pancreasinsufficiëntie hebben zonder uitzondering ernstige mutaties; patiënten met milde mutaties zijn vaak pancreassufficiënt. Voor de luchtwegproblematiek is een dergelijke relatie tussen ernst van het ziektebeeld en type mutatie minder duidelijk; omgevingsfactoren

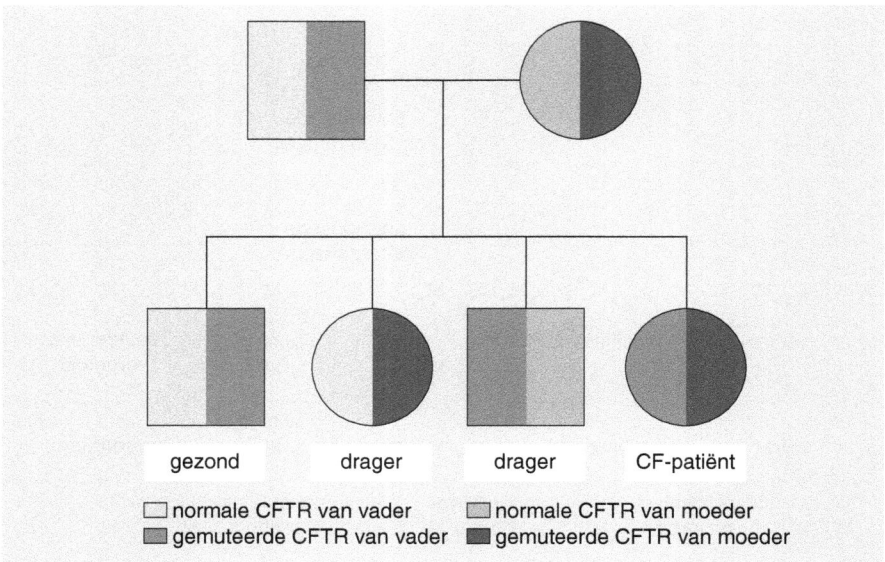

Figuur 25.2 Autosomaal-recessieve erfelijkheid bij CF.

en modificerende genen spelen ook een rol. Het fenotype van de ziekte is dus niet noodzakelijkerwijs af te leiden uit het genotype van de patiënt.

De bekendste afwijking in het CF-gen is de δF508-mutatie. Hierbij bestaat een deletie van fenylalanine op positie 508 van het gen. Ongeveer 75 procent van de blanke patiënten in Nederland heeft deze mutatie, circa 60 procent in homozygote en circa 15 procent in heterozygote vorm (dus in combinatie met een andere mutatie). De prevalentie van de δF508-mutatie onder de dragers in de autochtone bevolking bedraagt 40-50 procent. Vrijwel steeds kan via DNA-mutatieanalyse worden bepaald welke mutaties aanwezig zijn. Bij 2 procent van de patiënten is één mutatie aantoonbaar en de andere met de nu beschikbare methoden (nog) niet. Voor prenatale diagnostiek en erfelijkheidsadvisering (*genetic counseling*) bij familieleden – ouders, broers en zusters, ooms en tantes en hun partners – is het DNA-patroon van de indexpatiënt van belang. DNA-diagnostiek en erfelijkheidsadvisering vinden in Nederland plaats in de klinisch-genetische centra van de UMC's en enkele grote ziekenhuizen.

25.3 Pathologie

25.3.1 Luchtwegen

In de lagere luchtwegen leidt het ingedikte secreet tot obstructie; bovendien vormt het een ideale voedingsbodem voor diverse soorten bacteriën, in de eerste levensjaren meestal *Staphylococcus aureus* en *Haemophilus influenzae*, later vaak *Pseudomonas aeruginosa*. Van de patiënten ouder dan 15 jaar is 60 procent chronisch geïnfecteerd met *P. aeruginosa*. Infecties beschadigen het luchtwegepitheel, wat uitgebreide ontsteking veroorzaakt met neutrofiele granulocyten in een centrale rol. Bovendien is *P. aeruginosa* in staat zelf slijm te maken en zich hierin in te kapselen. Deze biofilm onderhoudt mede het ontstekingsproces. De hierdoor ontstane vicieuze cirkel leidt uiteindelijk tot bronchiëctasie.

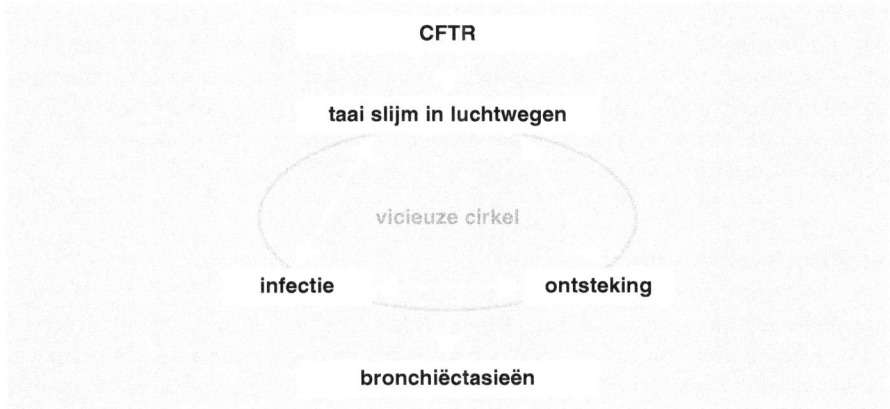

Figuur 25.3 Pathofysiologie van CF in de luchtwegen.

25.3.2 Pancreas

Exocriene functie. Het ingedikte pancreassecreet obstrueert de afvoergangen, waardoor lipase (voor vetsplitsing) en trypsine en chymotrypsine (voor eiwitvertering) de darm niet kunnen bereiken. Bij 85-90 procent van de CF-patiënten gaat het exocriene deel van de pancreas al voor de geboorte door autodigestie te gronde en wordt het vervangen door bindweefsel. Het gebrek aan verteringsenzymen leidt tot exocriene pancreasinsufficiëntie. Ook de bicarbonaatsecretie van de pancreas valt weg, waardoor de zure maaginhoud in het duodenum minder snel wordt geneutraliseerd. Pancreasenzymen, die optimaal werken in een omgeving met neutrale pH, zijn daardoor minder actief.

Endocriene functie. Aan CF gerelateerde diabetes mellitus (CFRD) ontstaat doordat het fibroseringsproces op den duur ook de eilandjes van Langerhans te gronde richt. De insulineproductie gaat dan tekortschieten. Door de stijgende levensverwachting neemt het aantal patiënten met CFRD aanzienlijk toe; ten minste 25-30 procent van alle CF-patiënten krijgt CFRD, de meesten na hun 20e jaar. Ook insulineresistentie kan een rol spelen bij het ontstaan van de diabetes.

25.3.3 Overige exocriene organen

In de lever kan taai secreet verstopping van de galgangen veroorzaken, leidend tot focale fibrose en biliaire cirrose. Bij jongens is het vas deferens geobstrueerd en atrofieert de epididymis, terwijl bij meisjes het cervixslijm verdikt en taai is. Mannen met CF zijn dan ook vrijwel allemaal steriel; bij vrouwen is de fertiliteit verminderd. De zweetklieren zijn histologisch niet afwijkend. De slijmkliertjes in de neus zijn vrijwel altijd verstopt. Neuspoliepen treden gemakkelijk op, ook in de bijholten.

25.4 Klinische verschijnselen

Bij de meeste patiënten ontstaan in het eerste levensjaar achterblijvende groei, vettige, stinkende ontlasting en luchtwegproblemen. De variatie aan beginsymptomen is groot, wat mede wordt veroorzaakt door de variatie in genmutaties. Bij de ene patiënt staan luchtwegproblemen voorop, bij de andere verteringsstoornissen; vaak komen ze ook in combinatie voor. Een late diagnose kan het gevolg zijn van lichte ziekteverschijnselen, maar ook van late herkenning. CF is een multiorgaanaandoening met variabele expressie. In deze paragraaf worden de klinische verschijnselen per orgaan besproken. Door de hielprikscreening wordt de diagnose overigens in toenemende mate gesteld voordat zich klinische verschijnselen voordoen.

25.4.1 Zouthuishouding

Een eerste belangrijk symptoom bij zuigelingen is het zout smaken van de huid, wat kan opvallen bij het knuffelen van het kind. De oorzaak is het verhoogde zoutgehalte van het zweet. De ouders delen dit soms spontaan mee. Hiervan is de chloridebepaling in zweet (zweettest) afgeleid als diagnostische test.

25.4.2 Luchtwegen

Bij de geboorte zijn de luchtwegen vaak nog volledig normaal. Al spoedig raken de kleine luchtwegen echter aangetast. De gevolgen van CF manifesteren zich bij zuigelingen het eerst met een wat bolle thorax, tachypneu en hardnekkige prikkelhoest, of meer acuut met een bronchiolitisachtig beeld dat niet wil verdwijnen. Later raakt het taaie slijm met bacteriën geïnfecteerd en wordt de hoest productief. Ernst en frequentie van de infecties nemen geleidelijk toe. Het chronische hoesten is zeer vermoeiend; tijdens exacerbaties neemt de eetlust vaak af. Het continue ontstekingsproces leidt, zeker bij chronische kolonisatie met *P. aeruginosa*, tot achteruitgang van conditie en longfunctie. Uiteindelijk raken de longen zodanig beschadigd dat respiratoire insufficiëntie optreedt en zuurstoftherapie noodzakelijk wordt.

25.4.3 Maag-darmkanaal

Bij ongeveer 15 procent van de Nederlandse pasgeborenen met CF is meconiumileus het eerste symptoom, meestal gelokaliseerd in het distale ileum. De klinische verschijnselen zijn een sterk opgezette buik, gallig braken en in ernstige gevallen shock. Uitblijven van de eerste meconiumlozing is reden voor spoedige verwijzing naar kinderarts of kinderchirurg voor behandeling en verdere diagnostiek. Bij de overige patiënten komt de ziekte meestal in de loop van het eerste levensjaar tot uiting als gevolg van vet- en eiwitmalabsorptie. Groeiachterstand is vaak het eerste symptoom. De kinderen produceren grote hoeveelheden stinkende en vettige ontlasting. Ze zijn aanvankelijk vaak hongerig, maar blijven door het energieverlies met de feces mager en klein. De buik raakt opgezet door gasvorming. Een belangrijk symptoom is verhoogde bloedingsneiging als gevolg van vitamine K-tekort.

Ook later kan zich nog obstructie in het maag-darmkanaal voordoen, meestal gelokaliseerd in het distale ileum. Dit beeld staat bekend als distaal intestinaal obstructiesyndroom (DIOS) en kenmerkt zich in eerste instantie door buikpijn en een palpabele fecesmassa rechtsonder in de buik. Bij langer bestaande obstructie kan ileus optreden.

Ongeveer 15 procent van de CF-patiënten heeft geen pancreasinsufficiëntie en dus geen malabsorptie. Bij deze 'pancreassufficiënte' kinderen is de groei normaal; meestal zijn het dan de luchtwegproblemen die de weg wijzen naar de diagnose.

25.4.4 Lever

Leverfunctiestoornissen en klinisch relevante cholestase (met geconjugeerde hyperbilirubinemie) treden op bij 30 procent van de CF-patiënten; bij een deel van hen ontstaat in de loop van de tijd ernstige levercirrose met portale hypertensie en slokdarmvarices. In zeldzame gevallen kan op den duur leverfalen optreden; levertransplantatie is dan de enige therapeutische optie.

25.4.5 Diabetes mellitus

Aan CFRD moet worden gedacht als ondanks optimale behandeling de groei stagneert. De klassieke symptomen van hongergevoel, vermagering en polyurie zijn meestal afwezig. CFRD leidt vrijwel nooit tot een ketoacidotisch coma; het klinische patroon verschilt dan ook van dat van diabetes mellitus type 1 of 2. Bij patiënten met CFRD verloopt de achteruitgang van de algemene conditie en de longfunctie sneller; vroegtijdige herkenning en behandeling ervan zijn dus van groot belang. Om deze reden wordt bij kinderen vanaf 10 jaar ten minste eenmaal per jaar de nuchtere en postprandiale bloedglucoseconcentratie gecontroleerd.

25.4.6 KNO-problemen

Van alle patiënten krijgt 40 tot 50 procent vroeg of laat last van chronische neusverstopping door taai secreet in de slijmkliertjes van neus en neusbijholten. Bij sommigen ontstaan neuspoliepen. Bij uitzondering kan dit de eerste uiting zijn van CF. Bij een kind met recidiverende neuspoliepen moet dan ook altijd CF-diagnostiek worden verricht.

25.5 Diagnostiek en screening

25.5.1 Screening

Het is van groot belang dat de diagnose CF op zo jong mogelijke leeftijd wordt gesteld. De ziekte heeft immers ernstige, vaak irreversibele gevolgen voor allerlei orgaanfuncties. Levensverwachting en kwaliteit van leven worden door een vroege diagnose gunstig beïnvloed. Bij een door screening vroeg gestelde diagnose verbeteren vooral lengtegroei en voedingstoestand. Er zijn verder geringe positieve effecten aantoonbaar op de longfunctie en de frequentie van ziekenhuisopnamen. Deze gegevens vormden in 2011 een sterk argument om in Nederland, net als in de meeste westerse landen, neonatale CF-screening in te voeren. Daartoe worden bij de hielprikscreening op de zesde levensdag het immunoreactief trypsine (IRT) en het pancreasgeassocieerde proteïne (PAP) gemeten. Deze stoffen komen bij het fibroseringsproces van de pancreas tijdens de zwangerschap vrij in het bloed. Als de concentraties van IRT en PAP verhoogd zijn, wordt in hetzelfde monster DNA-mutatieanalyse verricht van de meest voorkomende mutaties. Sensitiviteit en specificiteit van deze screeningsmethode zijn zeer hoog; fout-positieve en fout-negatieve uitslagen zijn zeldzaam.

De screening wordt uitgevoerd door het RIVM. Bij een positieve hielprikscreening vraagt het RIVM de huisarts om de ouders op de hoogte te stellen en de patiënt met spoed te verwijzen naar een CF-centrum. Welk centrum dat is, hangt af van de postcode van het ouderlijk adres.

25.5.2 Diagnostiek

Bij kinderen die vóór 1 mei 2011 zijn geboren, moet de diagnose CF worden vermoed op basis van de klinische symptomen. De indicaties voor CF-diagnostiek met zweettest of DNA-mutatieanalyse zijn:
- groeistoornis;
- vetmalabsorptie;
- chronisch hoesten;
- hardnekkig bronchiolitisachtig beeld;
- broertje of zusje met CF;
- recidiverende neuspoliepen;
- recidiverende anusprolaps.

In 75 procent van de gevallen waarbij CF zich presenteert met de klassieke symptomen gestoorde groei, vetmalabsorptie en luchtwegproblemen, wordt de diagnose tijdens de eerste levensjaren vermoed. Bevestiging gebeurt vervolgens met een kwantitatieve zweettest, waarbij zowel het natriumgehalte als het chloridegehalte van het opgevangen zweet wordt bepaald. De zweettest is bewijzend voor CF als de concentraties van chloride en natrium > 60 mmol/kg zweet zijn; bij waarden tussen 30 en 60 mmol/kg is de uitslag dubieus. In twijfelgevallen kan DNA-mutatieanalyse uitkomst bieden. In milde gevallen, vaak bij volwassen patiënten, kan de zweettest negatief zijn en wordt direct DNA-mutatieanalyse verricht. Bij blijvende twijfel kan elektrofysiologisch onderzoek uitsluitsel geven; daarbij wordt de doorgankelijkheid van chloridekanalen in rectumslijmvlies of neusepitheel gemeten. Dit is ook de volgorde die de European Cystic Fibrosis Society bij de diagnostiek adviseert.

25.6 Behandeling

De behandeling van CF is nog steeds vooral symptomatisch. De laatste jaren zijn echter grote vorderingen gemaakt bij het ontwikkelen van een oorzakelijke behandeling. Voor verschillende genmutaties zijn inmiddels medicamenten ontwikkeld die de productie van het CFTR-eiwit kunnen verbeteren en de functie versterken. Hoewel deze middelen nog slechts beperkt beschikbaar zijn, is de verwachting dat voor veel patiënten in het komende decennium behandeling beschikbaar komt met medicamenten die het basisdefect (deels) kunnen corrigeren. Het is te verwachten dat daarmee de prognose van CF-patiënten aanzienlijk verbetert.

De basisbehandeling van CF bestaat enerzijds het uit voorkomen en bestrijden van chronische luchtwegproblemen (infectie en ontsteking) en anderzijds uit een adequate voedselinname en aanpak van de exocriene pancreasinsufficiëntie. Wanneer niet aan beide aspecten tegelijkertijd voldoende aandacht wordt besteed, valt het netto-effect van de behandeling tegen. Door de chronische longproblematiek hebben de patiënten een hoger rustmetabolisme dan normaal en dus ook een grotere energiebehoefte. Als de voedselinname tekortschiet (slechte eetlust bij chronische luchtweginfecties) en gewichts- en lengtetoename onvoldoende zijn, zijn de kinderen gevoeliger voor nieuwe luchtweginfecties.

25.6.1 Luchtwegen

Het doel van de behandeling is het voorkomen van progressieve beschadiging van luchtwegen en longen. Fysiotherapie en antibiotica zijn de belangrijkste behandelingsvormen, aangevuld met slijmoplossende middelen en eventueel anti-inflammatoire therapie. Het Rijksvaccinatieprogramma wordt normaal uitgevoerd, aangevuld met jaarlijkse influenzavaccinatie. In het eindstadium van respiratoire insufficiëntie is longtransplantatie nog een behandelingsmogelijkheid.

Fysiotherapie
Fysiotherapie wordt toegepast in de vorm van houdingsdrainage en de *active cycle of breathing technique* (ACBT). De patiënten wordt geleerd zelf hun sputum te mobiliseren door middel van ademtechnieken, waarbij 'huffen' (hoesten met open glottis) minstens zo effectief en veel minder vermoeiend blijkt te zijn dan hoesten. De meeste patiënten passen de oefeningen zelfstandig een- of tweemaal per dag toe; dit duurt een kwartier tot twintig minuten per sessie. De fysiotherapeut zorgt voor regelmatige controle en bijstelling van de ademtechniek. Ook lichamelijke inspanning is een zeer effectief onderdeel van de therapie. Niet alleen wordt het vastzittende sputum daardoor gemakkelijker geklaard uit de luchtwegen, ook bevordert inspanning de algemene spierontwikkeling, inclusief die van de ademspieren. Mits medisch verantwoord, is elke vorm van sportbeoefening voor alle CF-patiënten ten zeerste aan te bevelen.

Slijmoplossende middelen
Bij sputumproductie kan het zinvol zijn om voorafgaande aan de fysiotherapie te vernevelen met middelen die het taaie sputum kunnen oplossen (hypertoon zout en rhDNase). Hypertoon zout (NaCl 7,0 procent) heeft een slijmoplossend effect en heeft een bewezen gunstig effect op de ontwikkeling van de longfunctie op lange termijn. rhDNase is een slijmoplosser die alleen geïndiceerd is bij patiënten met CF. Als sputum geïnfecteerd raakt, komen neutrofiele granulocyten in groten getale naar het lumen van de luchtwegen ter bestrijding van de bacteriën. Hierbij gaan de cellen kapot en komt DNA vrij, dat het taaie sputum nog viskeuzer maakt. rhDNase breekt het vrijgekomen DNA af, waardoor de viscositeit vermindert. Het sputum wordt dus vloeibaarder en komt gemakkelijker los met hoesten of huffen.

Antibiotica
Bacteriële luchtweginfecties vereisen behandeling met antibiotica, in principe in orale vorm. Omdat de klaring ervan bij CF versneld is, moeten ze hoog worden gedoseerd. Kuren duren minstens tien tot veertien dagen, afhankelijk van de conditie van de patiënt en het type bacterie in het sputum. Bij onvoldoende resultaat moeten de antibiotica intraveneus worden toegediend. Zolang het alleen kolonisatie betreft met *Staphylococcus aureus* en *Haemophilus influenzae*, zijn orale antibiotische kuren meestal afdoende. Bij frequente recidieven blijken patiënten vaak goed te reageren op profylaxe met co-trimoxazol. De eerste infectie met *Pseudomonas aeruginosa* moet agressief worden bestreden; als het lukt om deze bacterie te elimineren, kunnen ontsteking en luchtwegbeschadiging worden voorkomen. Alle patiënten met chronische infectie door *P. aeruginosa* komen in principe in aanmerking voor verneveling met inhalatieantibiotica, zoals tobramycine en colistine. Ook onderhoudsbehandeling met het macrolideantibioticum azitromycine is bij chronisch geïnfecteerde patiënten geïndiceerd, omdat dat middel de door de mucoïde stammen van *P. aeruginosa* gevormde biofilm bestrijdt.

Strikte onderlinge segregatie van CF-patiënten kan (kruis)besmetting met agressieve en multiresistente pseudomonasstammen voorkomen. Het is een ingrijpende maatregel met consequenties voor de sociale contacten van CF-patiënten, maar hij staat tegenwoordig in alle internationale richtlijnen. Ook in de Nederlandse CF-centra worden patiënten gescheiden van elkaar verpleegd en gezien op de polikliniek.

Als frequent intraveneuze antibiotikakuren nodig zijn, kunnen de patiënten of hun ouders leren om de kuren thuis te geven, zodat school, werk en sociaal leven zo min mogelijk worden onderbroken. De behandelend specialist blijft dan uiteraard wel de eindverantwoordelijkheid voor de behandeling dragen.

Anti-inflammatoire middelen
Nu duidelijk is dat neutrofiele ontstekingsactiviteit een belangrijke rol speelt bij de luchtwegbeschadiging, wordt gezocht naar andere anti-inflammatoire middelen dan corticosteroïden. Prednison in een dosering van 1 mg/kg per 48 uur heeft een duidelijk effect, maar het middel heeft op de lange termijn te veel bijwerkingen. Van inhalatiecorticosteroïden is de effectiviteit bij CF nooit bewezen. Ibuprofen en daarvan afgeleide middelen lijken bij een beperkte groep patiënten enig effect te hebben.

Longtransplantatie
Chronische infecties en ontsteking geven op den duur ernstige longbeschadiging met achteruitgaande longfunctie en toenemende invaliditeit van de patiënt. De actieradius neemt af en meestal zijn op zeker moment chronische zuurstoftoediening en neuskapbeademing nodig. Longtransplantatie is dan nog een mogelijke behandeling. De eenjaarsoverleving na dubbelzijdige longtransplantatie bedraagt 75-80 procent, zowel bij volwassenen als bij kinderen; de vijfjaarsoverleving is ongeveer 55-60 procent. Door een groot tekort aan donoren zijn de wachttijden lang. Na longtransplantatie moet de patiënt blijvend immunosuppressiva gebruiken. Na succesvolle transplantatie zijn de longen vrij van CF-verschijnselen; de patiënt houdt echter wel symptomen van CF in alle andere aangedane organen. Er worden jaarlijks tien tot vijftien longtransplantaties uitgevoerd bij CF-patiënten.

25.6.2 Voeding en suppleties

Energie
De voedingstoestand beïnvloedt de longconditie en de levensprognose. Een goede voedingstoestand kan worden bereikt met een normaal samengesteld voedselpakket, op basis van de door de Gezondheidsraad opgestelde voedingsnormen per leeftijdsgroep. Om het gewenste vetgehalte van 35-40 energieprocenten te halen, moeten meestal volle zuivelproducten worden gebruikt. Verhoogde ademarbeid, malabsorptie en frequente luchtweginfecties maken het echter vaak nodig de energie-inname te verhogen tot 120-150 procent van de dagelijks aanbevolen hoeveelheden. Eventueel wordt de normale voeding aangevuld met supplementen in de vorm van dieetproducten en dieetpreparaten. Bij onvoldoende effect van deze maatregelen kan worden overgegaan op (aanvullende) sondevoeding.

Pancreasenzymen
De substitutie van pancreasenzymen is de hoeksteen van de behandeling van de malabsorptie. De enzymen worden aangeboden in de vorm van *enteric coated* microbolletjes, die pas in een neutraal milieu, dus voorbij de maag, uiteenvallen. Zo kan men bij de meeste patiënten een vetabsorptiecoëfficiënt van meer dan 85 procent bereiken, waar 95 procent de ondergrens van normaal is. Eventueel wordt een protonpompremmer aan de enzymsubstitutie toegevoegd. Deze onderdrukt de maagzuursecretie, waardoor in het duodenum sneller een neutrale pH wordt bereikt en de enzymen beter werken. Pancreasenzymen moeten worden gebruikt bij alle voedingsmiddelen die vet of eiwit bevatten; iets meer dan de helft van de dosis wordt vóór de maaltijd toegediend, de rest halverwege. De dosis wordt bepaald aan de hand van de indivi-

duele behoeften, maar een dagdosering van meer dan 10.000 E lipase per kg lichaamsgewicht (maximaal 250.000-300.000 E) is niet zinvol en mogelijk zelfs gevaarlijk.

Bij zuigelingen wordt het enzympreparaat niet met de flesvoeding gemengd, maar met een lepeltje gegeven tussen het voeden door, in licht zure voeding zoals vruchtensap, aanmaaklimonade of vruchtenmoes.

Vitaminen en mineralen

Ook als het voedingspakket adequaat is samengesteld, moeten vanwege de altijd aanwezige steatorroe extra vetoplosbare vitaminen (A, D, E en K) worden gegeven. Als druppelpreparaat worden de waterige oplossingen gebruikt. Tekorten aan wateroplosbare vitaminen doen zich vrijwel nooit voor. Tekorten aan natrium en chloride kunnen ontstaan door overmatig transpireren bij extreem warm weer of zeer intensieve sportbeoefening. Dan moet extra zout worden toegediend, bij het eten of in de vorm van capsules.

25.6.3 Lever

Bij patiënten met leverfunctiestoornissen en beginnende levercirrose wordt ursodeoxycholzuur voorgeschreven in een dagdosering van 20-30 mg/kg (maximaal 900 mg). Dit heeft een gunstig effect op de aminotransferasespiegels in het bloed, maar het is nog steeds niet duidelijk of hiermee de progressie van de levercirrose daadwerkelijk wordt vertraagd.

25.6.4 Sociale begeleiding

De constant aanwezige ziekteverschijnselen, de intensieve behandeling en de beperkte levensprognose hebben consequenties voor de psychische en sociale ontwikkeling van het kind. In eerste instantie verloopt de psychische ontwikkeling niet anders dan bij gezonde kinderen, maar op latere leeftijd zorgt de geleidelijke achteruitgang van de fysieke mogelijkheden voor beperkingen in de sociale sfeer. Voor sommigen geldt dat het achterblijven in lengtegroei, het lage gewicht en de verlate puberteit de verzelfstandiging bemoeilijken. Tijdens de basisschoolperiode hoeft de schooleducatie meestal niet te worden aangepast. De meeste CF-patiënten gaan naar een reguliere middelbare school, maar bij een aantal van hen moet, afhankelijk van hun fysieke conditie, het programma worden aangepast. Soms is speciaal onderwijs nodig. Het zoeken naar verdere studiemogelijkheden en beroepsopleidingen vereist veel begeleiding. Voor veel patiënten is een volledige werkkring niet te realiseren door de beperkte fysieke conditie en de grote tijdsinvestering die het intensieve behandelingspatroon vergt. Ondanks deze handicaps blijkt uit onderzoek dat de kwaliteit van leven vaak hoog is.

> **Vervolg casus**
>
> Inmiddels is het drie maanden later. De kinderarts heeft recent bericht gestuurd dat het veel moeite kostte om de diagnose CF bij Samir te stellen, hoewel de symptomen wel zeer verdacht waren. Samir is voor verdere behandeling verwezen naar het CF-centrum in de regio. Behandeling met pancreasenzymen werd al spoedig na de verwijzing gestart. De zweetproef mislukte eerst tweemaal, DNA-mutatieanalyse leverde één bij CF horende mutatie op; naar de andere mutatie wordt nog gezocht. De combinatie van klinische verschijnselen, familieanamnese en één mutatie hebben de doorslag gegeven om (voorlopig)

de diagnose CF te stellen. Samir krijgt pancreasenzymen bij elke voeding, vitamine AD in waterige oplossing en vitamine E. Het ontlastingspatroon is duidelijk verbeterd.

Samir komt nu op het spreekuur van de huisarts omdat hij weer aan het hoesten is. Vier dagen geleden is hij gaan snotteren en nu hoest hij al twee dagen flink, soms zo erg dat hij ervan spuugt. De huisarts constateert een goede voedingstoestand. Samir ziet er verder goed uit, de temperatuur is 37,6 °C. Er is een mucopurulente rinitis; over de longen zijn verspreid enkele voortgeleide rhonchi te horen. Normaalgesproken zou de huisarts in deze situatie moeder hebben gerustgesteld, maar gezien de diagnose CF belt hij met de kinderarts in het CF-centrum voor nader advies. Deze verzoekt Samir even langs het centrum te laten komen voor een longfunctietest en een sputumkweek. Uiteindelijk wordt besloten om een kuur te geven met amoxicilline-clavulaanzuur, 50 mg/kg per dag gedurende veertien dagen.

25.7 Multidisciplinaire behandeling en rol van de huisarts

25.7.1 Multidisciplinaire behandeling

De klinische symptomen zijn bij CF zeer gevarieerd en veel orgaansystemen zijn bij het ziekteproces betrokken. Voor optimale behandeling en zorg is dan ook een multidisciplinaire benadering in een gespecialiseerd CF-centrum nodig. Dit blijkt levensprognose en kwaliteit van leven duidelijk positief te beïnvloeden. Alle patiënten met CF moeten minstens viermaal per jaar worden gezien door het CF-team, bestaande uit (kinder)longarts, kinderarts maag-darm-leverziekten of MDL-arts, (kinder)fysiotherapeut, (kinder)diëtist, maatschappelijk werker en gespecialiseerd verpleegkundige, waarbij andere specialisten gemakkelijk te consulteren moeten zijn. Voor kinderen is de kinderlongarts de coördinator van de behandeling, voor volwassenen ligt deze taak bij de longarts; luchtwegproblematiek staat immers bijna altijd op de voorgrond.

25.7.2 De rol van de huisarts

CF is een dusdanig veelomvattende ziekte dat de patiënten vrijwel altijd primair door specialisten in het ziekenhuis en het multidisciplinaire team worden behandeld en begeleid. Toch houdt de huisarts op verschillende gebieden een belangrijke signalerende taak, waarin samenwerking met het multidisciplinaire team gestalte krijgt:
- adequate voorlichting en verwijzing binnen 24 uur van kinderen met een positieve uitslag van de hielprikscreening;
- herkennen van symptomen, gevolgd door tijdige en adequate verwijzing in de voor ouders of verzorgers zeer onzekere periode van de eerste symptomen;
- eventueel advisering en beoordeling van de patiënt bij acute respiratoire exacerbaties en acute maag-darmproblemen, in samenwerking met de hoofdbehandelaar;
- jaarlijkse influenzavaccinatie;
- hulp bij thuiszorg;
- aandacht voor gezinsproblematiek, bijvoorbeeld als (overmatige) zorg voor het CF-kind leidt tot onvoldoende aandacht voor de andere opgroeiende kinderen in het gezin;

– basisvoorlichting aan de familieleden van CF-patiënten over de genetische aspecten van erfelijke aandoeningen in het algemeen en CF in het bijzonder (vrijwel altijd gevolgd door gerichte verwijzing naar een klinisch-genetisch centrum).

Leesadvies

Borowitz D, Robinson KA, Rosenfeld M, Davis SD, Sabadosa KA, Spear SL, et al. Cystic Fibrosis Foundation evidence-based guidelines for management of infants with cystic fibrosis. J Pediatr. 2009;155:S73-93.

Elborn JS, Hodson M, Bertram C. Implementation of European standards of care for cystic fibrosis – control and treatment of infection. J Cyst Fibros. 2009;8:211-7.

Ent CK van der, Heijerman HGM, Noordhoek-van der Staaij JJ, J.J. van Croonenborg, H.C. van de Steeg, W.M.C. van Aalderen, et al. Richtlijn diagnostiek en behandeling cystic fibrosis. Utrecht: CBO; 2007. ▶ http://www.cbo.nl/Downloads/466/rl_CF_2007.pdf.

Flume PA, Mogayzel PJ Jr, Robinson KA, Goss CH, Rosenblatt RL, Kuhn RJ, et al. Clinical Practice Guidelines for Pulmonary Therapies Committee. Cystic fibrosis pulmonary guidelines: treatment of pulmonary exacerbations. Am J Respir Crit Care Med. 2009;180:802-8.

Flume PA, Robinson KA, O'Sullivan BP, Finder JD, Vender RL, Willey-Courand DB, et al; Clinical Practice Guidelines for Pulmonary Therapies Committee. Cystic fibrosis pulmonary guidelines: airway clearance therapies. Respir Care. 2009;54:522-37.

Coeliakie

R.A.M.J. Damoiseaux en C.M.F. Kneepkens

26.1 Inleiding – 302

26.2 Pathofysiologie – 302

26.3 Epidemiologie – 303

26.4 Klachten – 304

26.5 Diagnostiek – 304
26.5.1 Serologie – 304
26.5.2 DNA-onderzoek – 306
26.5.3 Dunnedarmbiopsie – 306
26.5.4 Diagnostisch algoritme – 307
26.5.5 Diagnostiek bij de huisarts – 307

26.6 Behandeling – 309

26.7 Verwijzing – 309

26.8 Complicaties – 310

26.9 Voorlichting en preventie – 310

Leesadvies – 310

26.1 Inleiding

De Nederlandse kinderarts Dicke ontdekte in de Tweede Wereldoorlog dat coeliakie, een zeldzaam ziektebeeld van malabsorptie en groeivertraging bij jonge kinderen, gerelateerd was met de inname van tarwe, een waarneming die leidde tot de ontdekking van gluten als oorzakelijk voedingsmiddel. Sindsdien is de kennis over ethiologie, pathofysiologie, presentatie en behandeling van coeliakie exponentieel toegenomen. Zo is duidelijk geworden dat de aandoening de darm als weliswaar belangrijkste, maar niet enige doelorgaan heeft, en dat vlokatrofie niet altijd op de voorgrond staat. In 2011 heeft de ESPGHAN, de Europese vereniging van kinderartsen MDL, het ziektebeeld dan ook opnieuw gedefinieerd: coeliakie is een immuungemedieerde ziekte die wordt uitgelokt door gluten en verwante prolaminen bij personen met een genetisch bepaalde gevoeligheid en zich kenmerkt door de aanwezigheid van een uiteenlopende combinatie van glutenafhankelijke klinische verschijnselen, coeliakiespecifieke antistoffen, de aanwezigheid van HLA-haplotype DQ2 of DQ8 en enteropathie.

De met coeliakie samenhangende prolaminen zijn de glutamine- en prolinerijke opslageiwitten van taxonomisch nauw verwante graansoorten als tarwe en spelt (gliadine), gerst (hordeïne) en rogge (secaline), maar niet die van maïs (zeïne) of rijst. Haverprolamine (avenine) neemt een tussenpositie in: hoewel coeliakiepatiënten haver over het algemeen goed verdragen, is het risico van contaminatie van in Nederland verkrijgbare haverproducten met andere granen groot.

> **Casus 1**
>
> Drie jaar geleden, toen Anja 1,5 jaar oud was, werd bij haar broer coeliakie vastgesteld. Zijzelf had geen klachten, maar op verzoek van de ouders werd in het kader van familiescreening ook bij haar serologisch onderzoek naar coeliakie verricht, dat negatief bleek te zijn. Nu bezoekt ze de huisarts met sinds een paar weken bestaande klachten van diarree en pijn bij plassen. De huisarts ziet een gezond ogend meisje met normale lengte; lichamelijk onderzoek levert geen bijzonderheden op. Een antibioticakuur heeft geen succes. Fecesonderzoek levert geen pathogene micro-organismen of parasieten op. De klachten persisteren; de ontlasting is dun en volumineus en Anja klaagt regelmatig over buikpijn. Als zij ook perianale jeuk meldt, doet de huisarts een perineale plaktest en vindt *Enterobius vermicularis*. Behandeling met mebendazol is echter niet effectief.

26.2 Pathofysiologie

Bij coeliakie speelt het immuunsysteem een cruciale rol, maar op een ongebruikelijke wijze. De aandoening heeft evenzeer kenmerken van een allergie als van een auto-immuunziekte. T-helperlymfocyten veroorzaken door de uitscheiding van cytokinen de voor coeliakie typische darmschade en zetten B-lymfocyten aan tot de productie van antistoffen. De T-helpercellen moeten hiertoe eerst worden geactiveerd in een proces dat antigeenpresentatie wordt genoemd. De antigenen, bij coeliakie vooral gliadinefragmenten, worden met behulp van speciale receptoren (HLA-moleculen) op het oppervlak van antigeenpresenterende cellen ter herkenning aangeboden aan de T-helpercellen. HLA-moleculen zijn in de populatie zeer polymorf. Alleen individuen met de HLA-varianten DQ2 (meer precies: DQ2.5) en in mindere mate DQ8 kunnen coeliakie krijgen.

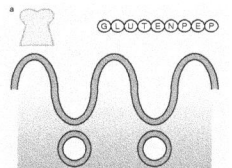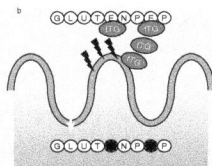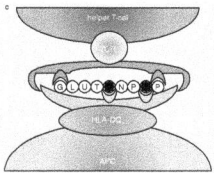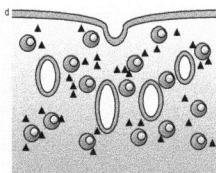

Figuur 26.1 Het achterliggende mechanisme bij coeliakie. Graanproducten worden in de tractus digestivus afgebroken. Hierbij komen glutenpeptiden vrij in het darmlumen (a). De glutamineresiduen in de glutenpeptiden kunnen vervolgens worden omgezet in glutaminezuurresiduen (b). Dit gebeurt door het enzym transglutaminase type 2, dat vrijkomt bij kleine weefselbeschadigingen, zoals virale infecties. De gemodificeerde glutenpeptiden passen door de verandering goed in de met coeliakie geassocieerde HLA-klasse-2-moleculen (HLA-DQ2 en -DQ8). Dit stelt antigeenpresenterende cellen (APC) in staat de peptiden aan te bieden aan het immuunsysteem, vooral aan T-helpercellen die het antigeen, samen met het HLA-klasse-2-molecuul, door middel van hun T-celreceptor (TCR) herkennen (c). De geactiveerde T-helpercellen produceren ten slotte allerlei cytokinen die zorgen voor de karakteristieke darmpathologie: vlokatrofie en crypthyperplasie (d).

Voor goede binding aan HLA-DQ2 moet het gliadinefragment ten minste twee glutaminezuurresiduen bevatten. Gluten bevat echter geen glutaminezuur, maar alleen het verwante glutamine, dat juist overvloedig aanwezig is. Het blijkt nu dat glutamine door het enzym transglutaminase type 2 (TG2) wordt omgezet in glutaminezuur. TG2 is in vrijwel alle cellen aanwezig en wordt actief bij weefselbeschadiging. **Figuur 26.1** geeft een kort overzicht van de gebeurtenissen. In voedsel aanwezig gluten wordt in maag en duodenum verteerd tot peptidefragmenten. Anders dan andere peptiden uit de voeding kunnen deze slecht verder worden gehydrolyseerd tot di- en tripeptiden en aminozuren, zodat er grotere fragmenten overblijven die door antigeenpresenterende cellen worden opgepikt. Dit is een normaal onderdeel van het proces van tolerantievorming voor voedseleiwitten, maar bij coeliakie leidt dit tot celactivering door binding aan HLA-DQ2, gevolgd door weefselbeschadiging en activering van TG2, waarbij de TG2-activiteit leidt tot sterkere binding aan HLA-DQ2 en grotere afweeractiviteit. Dit resulteert uiteindelijk enerzijds in T-celgemedieerde vlokatrofie en anderzijds in antistofvorming tegen gliadine-TG2-complexen. De antistofvorming is dus een epifenomeen, maar dankzij deze antistoffen beschikken we over een zeer geschikte diagnostische bepaling voor onderzoek naar coeliakie.

26.3 Epidemiologie

Coeliakie werd vroeger beschouwd als een zeldzame aandoening, maar nu de beschikbaarheid van serologische tests populatieonderzoek mogelijk heeft gemaakt, blijkt de prevalentie in de westerse landen 1 op 100 à 300 te zijn. In een Nederlands onderzoek werd bij kinderen van 2-4 jaar een prevalentie van 1 op 200 gevonden. In bepaalde deelpopulaties, zoals familieleden van patiënten met coeliakie, kinderen met auto-immuunziekten zoals diabetes mellitus type 1 en auto-immuunthyreoïdie, en kinderen met downsyndroom, turnersyndroom of williamssyndroom, blijkt de prevalentie zelfs tussen 5 en 10 procent te zijn. Hoewel door middel van screening opgespoorde personen vaak geen klinisch manifeste coeliakie hebben, blijken vaak wel minder opvallende manifestaties van de ziekte aanwezig te zijn, zoals suboptimale lengtegroei, verminderd uithoudingsvermogen, ijzergebreksanemie en verminderde botdichtheid. Hoewel er tegenwoordig veel actiever naar coeliakie wordt gezocht en er betrouwbare serologische tests beschikbaar zijn, ligt de prevalentie van gediagnosticeerde coeliakie met ongeveer 1 : 1000 kinderen overigens nog steeds aanzienlijk lager.

Er bestaat een relatie tussen tijdstip en wijze van glutenintroductie in de zuigelingenvoeding en het ontstaan van coeliakie. Te vroege of juist te late introductie van gluten in de zuigelingenvoeding bij kinderen met een verhoogd risico op coeliakie (vóór 4 maanden of ná 6 maanden), lijkt de kans op het ontstaan van coeliakie te vergroten. Daarentegen lijkt de geleidelijke introductie van gluten tussen vier en zes maanden, in een periode dat het kind nog borstvoeding krijgt, juist beschermend te werken. Overigens is coeliakie geen kinderziekte. Hoewel de diagnose vaak wordt gesteld in de eerste vijf levensjaren, gebeurt dat in toenemende mate ook in de jaren erna; er is een tweede piek in de leeftijdscategorie 20-40 jaar.

26.4 Klachten

De vlokatrofie betreft bij coeliakie vooral het duodenum en het proximale jejunum. Dit resulteert in de malabsorptie van ijzer, foliumzuur, calcium en op den duur ook vet en vetoplosbare vitaminen. De klassieke presentatie bij kinderen kenmerkt zich door groeiachterstand, steatorroe, een bolle buik met platte billen en dysforie. Tegenwoordig wordt de diagnose echter vooral gesteld bij kinderen met atypische en minder uitgesproken klachten, zoals braken, anorexie, buikpijn, obstipatie, groeiachterstand en therapieresistente anemie. De meeste coeliakiepatiënten hebben geen diarree. Coeliakie is een systeemziekte; zeldzame manifestaties zijn cardiomyopathie, perifere neuropathie, ataxie en epilepsie. Ook bij aften op het mondslijmvlies en onverklaarde aantasting van het tandglazuur moet aan coeliakie worden gedacht. Dermatitis herpetiformis, een glutengevoelige huidaandoening, wordt wel 'coeliakie van de huid' genoemd. ◘ Tabel 26.1 geeft een overzicht van de symptomen die bij coeliakie kunnen worden gevonden.

26.5 Diagnostiek

26.5.1 Serologie

Bij kinderen met coeliakie zijn tijdens actieve ziekte circulerende (auto)antilichamen aantoonbaar, onder andere IgA-antistoffen tegen endomysium (EmA) en TG2 (TG2A) en IgG-antistoffen tegen gedeamineerde gliadinepeptiden (DGPA). De prominente rol van antistoffen van het IgA-isotype past bij het feit dat coeliakie vooral een ziekte van de slijmvliezen is. Omdat bij coeliakiepatiënten de prevalentie van selectieve IgA-deficiëntie zestien maal verhoogd is (ongeveer 1 op 50 in plaats van 1 op 800), kunnen EmA en TG2A fout-negatief zijn. Daarom moet standaard ook het totale serum-IgA worden bepaald. Bij IgA-deficiëntie zijn DGPA wel aanwezig. Bovendien kunnen IgG-EmA en IgG-TG2A worden bepaald, maar deze tests zijn minder specifiek.

De bepalingen van IgA- en IgG-antistoffen tegen gliadine (AGA) zijn indertijd als eerste beschikbaar gekomen. Deze zijn echter relatief weinig sensitief en specifiek; de bepaling wordt tegenwoordig als obsoleet beschouwd. De EmA combineert een hoge sensitiviteit (92-100 procent) met een hoge specificiteit (97-100 procent). De ontdekking dat het in de EmA-bepaling herkende antigeen tTG betreft, heeft de ontwikkeling van een kwantitatieve ELISA voor tTGA mogelijk gemaakt (sensitiviteit 95-100 procent; specificiteit 98-100 procent). De betrouwbaarheid van de uitslag varieert echter met de kwaliteit van de test, die sterk uiteen kan lopen. Alleen gevalideerde TG2A-tests laten een betrouwbare interpretatie toe.

Bij de serologische diagnostiek van coeliakie wordt tegenwoordig in eerste instantie de test op TG2A gedaan, eventueel gevolgd door die op EmA. Afhankelijk van de resultaten wordt

26.5 · Diagnostiek

Tabel 26.1 Klinische bevindingen bij kinderen met coeliakie.

symptomen		frequentie*
algemeen	groeivertraging	48-89%
	gewichtsverlies	44-60%
	te klein	19%
	chronische vermoeidheid	7%
bloed	ijzergebreksanemie	12%
	andere vormen van anemie	3-19%
	leverenzymstijging	5%
maag-darmstelsel	anorexie	26-35%
	afteuze stomatitis	
	braken	26-33%
	buikpijn	11-21%
	opgezette buik	28-36%
	winderigheid	5%
	chronische diarree	12-60%
	obstipatie	4-12%
	onregelmatige defecatie	4-12%
skelet en spierstelsel	aantasting tandglazuur	
	rachitis	
	osteoporose	
	pathologische fracturen	
	osteoartropathie	
	spieratrofie	
	verminderde spierkracht	
	tetanie	
zenuwstelsel	perifere neuropathie	
	epilepsie	
hormonaal	secundaire hyperparathyreoïdie	
	vertraagde puberteitsontwikkeling	
huid	dermatitis herpetiformis	
	alopecia areata	

* Percentages afkomstig uit ESPGHAN-richtlijn (gebaseerd op publicaties van na 2000).

het onderzoek aangevuld met de HLA-DQ-bepaling of een dunnedarmbiopsie (zie algoritme paragraaf 26.5.4). Dit onderzoek moet gebeuren voordat het kind met een glutenvrij dieet is begonnen.

26.5.2 DNA-onderzoek

Er zijn inmiddels tientallen genen bekend die de aanleg voor coeliakie mede bepalen. Daarvan is tot nu toe alleen die van de HLA-genen op chromosoom 6 goed genoeg gedefinieerd om klinisch bruikbaar te zijn. Van de patiënten met bewezen coeliakie is ongeveer 95 procent heterozygoot of homozygoot voor HLA-DQ2.5, terwijl de meeste anderen positief zijn voor HLA-DQ8 en soms voor HLA-DQ2.2. De afwezigheid van DQ2 en DQ8 sluit coeliakie dus vrijwel uit. Het omgekeerde geldt echter niet, aangezien DQ2 en DQ8 voorkomen bij ongeveer 40 procent van de Nederlandse bevolking. De bepaling van DQ2 en DQ8 is dus alleen zinvol om vast te stellen of iemand coeliakie kan hebben of krijgen, niet om de aanwezigheid van coeliakie vast te stellen. DQ-bepaling kan worden ingezet voor het afronden van de diagnostiek bij de beperkte groep patiënten bij wie de dunnedarmbiopsie achterwege kan blijven (zie paragraaf 26.5.4) en verder als eerste screening bij patiënten met een verhoogd coeliakierisico op grond van de familieanamnese, de aanwezigheid van een andere auto-immuunziekte of van een geassocieerd syndroom. Als bij deze laatste groepen geen DQ2 of DQ8 wordt gevonden, kan verdere follow-up achterwege blijven. HLA-typering kan uiteraard ook worden verricht onder glutenvrij dieet.

> **Casus 2**
>
> Boris, een jongen van 7 jaar, komt bij de huisarts vanwege een periode van algehele malaise met buikpijn en diarree. De huisarts doet in het kader van de differentiaaldiagnose van buikpijn en diarree onderzoek naar coeliakie. De coeliakieserologie (TG2A) blijkt positief te zijn, met een stijging tot driemaal de bovengrens van normaal. De huisarts interpreteert dit als indicatief voor coeliakie en adviseert een glutenvrij dieet. De klachten van Boris zijn echter niet zodanig dat de ouders een dergelijke belastende behandeling gerechtvaardigd vinden; zij dringen aan op verdere diagnostiek. Nu wordt ook de EmA-serologie bepaald, die negatief blijkt te zijn, terwijl uit het fecesonderzoek *Dientamoeba fragilis* komt. Na behandeling van de diëntamoebiasis zijn de klachten over. De diagnose coeliakie wordt verworpen.

26.5.3 Dunnedarmbiopsie

De sluitsteen van de coeliakiediagnostiek is de dunnedarmbiopsie. Deze moet worden verricht voordat met een dieet is begonnen. De biopten worden bij kinderen genomen tijdens een gastroduodenoscopie onder algehele anesthesie. De belasting van dit onderzoek voor het kind, mits uitgevoerd door een ervaren kinderarts maag-darm-leverziekten, is betrekkelijk gering, zeker afgezet tegen de belasting van een ten onrechte voorgeschreven glutenvrij dieet. Daar komt bij dat de diagnose alleen kan worden gesteld bij een patiënt die glutenbevattende voeding gebruikt. Als de diagnose niet in eerste instantie betrouwbaar is vastgesteld, is gedurende ten minste drie maanden terugkeer naar glutenbevattende voeding nodig, gevolgd door

26.5 · Diagnostiek

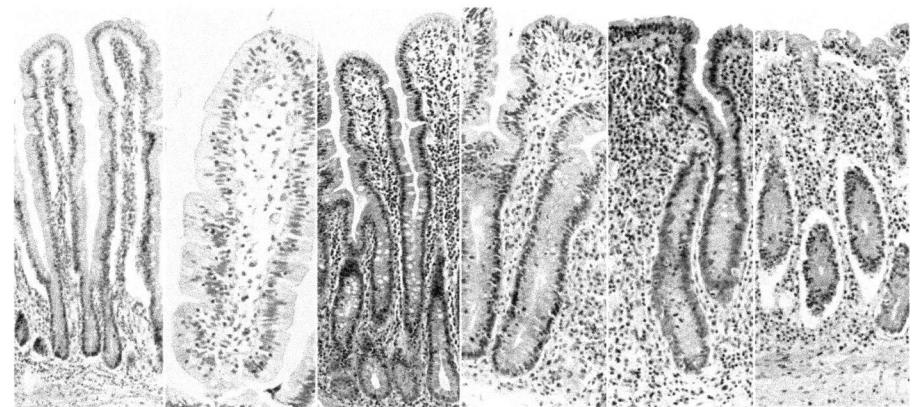

Figuur 26.2 Histologisch onderzoek van dunnedarmbiopten: de indeling volgens Marsh. Van links naar rechts: type 0: normaal slijmvlies, normale vlok-cryptenverhouding; type I (infiltratief): toename van intra-epitheliale lymfocyten; type II (hyperplastisch): normale vlokken, maar hyperplastische crypten; type III (destructief): partiële (IIIa), subtotale (IIIb) of totale (IIIc) vlokatrofie met compensatoire crypthyperplasie.

een serologisch onderzoek en eventueel een dunnedarmbiopsie. Het risico van een terugval in gezondheid maakt dit voor kind en ouders niet aantrekkelijk.

Bij het histologisch onderzoek van de biopten worden deze gescoord volgens de indeling van Marsh. Als (partiële of totale) vlokatrofie wordt vastgesteld in combinatie met crypthyperplasie en een toegenomen concentratie intra-epitheliale lymfocyten (Marsh IIIA-C) (figuur 26.2), staat de diagnose coeliakie vast. Dit geldt ook voor kinderen jonger dan 2 jaar. In de in 2011 gepresenteerde Europese richtlijnen wordt aangegeven dat de dunnedarmbiopsie niet voor alle kinderen meer noodzakelijk is; onder strikt gedefinieerde voorwaarden kan deze bij sommige kinderen achterwege blijven. Zie paragraaf 26.5.4.

26.5.4 Diagnostisch algoritme

In 2011 heeft de ESPGHAN nieuwe richtlijnen gepresenteerd voor de diagnostiek van coeliakie. Hierin hebben antilichamen en HLA-typering een prominentere plaats gekregen. De dunnedarmbiopsie blijft nodig bij alle kinderen bij wie vanwege de uitkomst van screening aan coeliakie wordt gedacht, bij alle kinderen met niet-typische klachten, zoals buikpijn, en bij kinderen met dubieuze serologie of niet-passende HLA-typering. Alleen als een kind met klachten die typisch zijn voor coeliakie, een sterk positieve TG2A heeft (> 10 keer de bovengrens van normaal), plus een positieve EmA, plus een passende HLA-typering, dan mag de biopsie achterwege blijven. De diagnose moet dan wel worden bevestigd door de follow-up, met verdwijnen van de klachten en de positieve serologie. Figuur 26.3 geeft het stroomschema weer.

26.5.5 Diagnostiek bij de huisarts

Bij verdenking van coeliakie kan de huisarts de bepaling van IgA-TG2A aanvragen, aangevuld met bepaling van het totale serum-IgA. Uitgaande van een sensitiviteit van 97 procent en een specificiteit van 98 procent voor de test en een prevalentie van coeliakie van 0,5 procent, is de

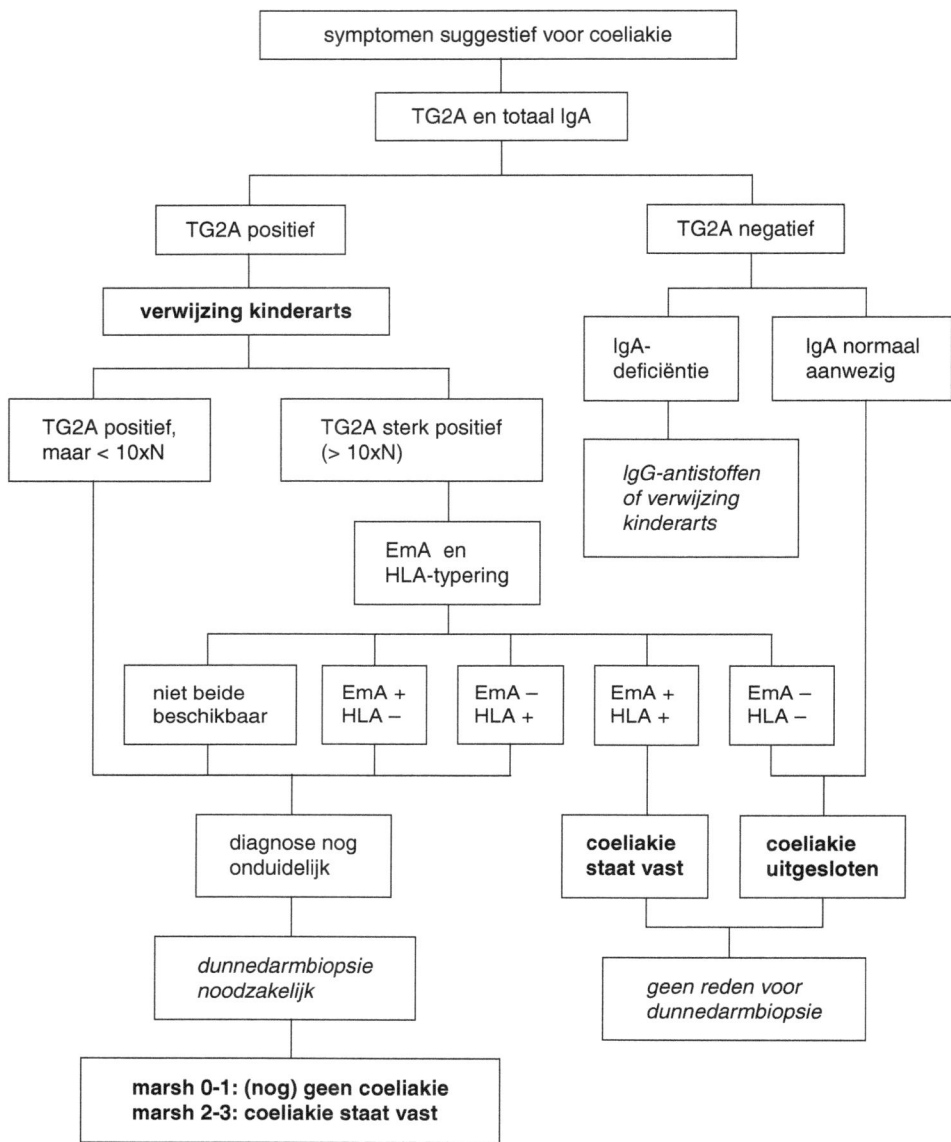

□ Figuur 26.3   Algoritme voor de diagnostiek van coeliakie.

positief voorspellende waarde van deze tests 19,6 procent en de negatief voorspellende waarde 100 procent. Bij een positieve familieanamnese, waarbij de prevalentie oploopt tot 10 procent, zijn deze waarden respectievelijk 85 en 99,7 procent. Bij een positieve testuitslag moet het kind naar de kinderarts of kinderarts maag-darm-leverziekten worden verwezen voor verdere diagnostiek (□ figuur 26.3). Bij patiënten met klachten in de huisartsenpraktijk is een coeliakieprevalentie gevonden van 3 procent. Daarvan uitgaande, en van een positief voorspellende waarde van de serologische test van 60 procent, worden slechts vier van de tien kinderen ten onrechte verwezen. Bij negatieve serologie zonder IgA-deficiëntie kan met voldoende zekerheid worden gesteld dat er geen sprake is van coeliakie en hoeft er in die richting geen verder onderzoek plaats te vinden.

> **Vervolg casus 1**
>
> In het telefoongesprek waarin Anja's moeder het echec van de mebendazoltherapie meedeelt, maakt zij de opmerking: 'Coeliakie kan het ook niet zijn, want daar is ze al op getest'. De huisarts realiseert zich nu dat zo'n test drie jaar geleden heeft plaatsgevonden en besluit de coeliakieserologie te herhalen. De test op TG2A is nu positief. Anja wordt verwezen naar de kinderarts MDL, die bij gastroduodenoscopie totale vlokatrofie vaststelt met cryptehyperplasie en toename van intra-epitheliale lymfocyten (Marsh 3c), waarmee de diagnose coeliakie vaststaat. Anja wordt net als haar broer op glutenvrije voeding gezet en knapt binnen een week op.

26.6 Behandeling

De enige effectieve behandeling van coeliakie bestaat uit een levenslang vol te houden strikt glutenvrij dieet. Gluten komt niet alleen voor in brood en andere tarweproducten, rogge en gerst, maar ook in talloze andere (industrieel bereide) voedingsmiddelen; zelfs producten als lijm, schoolbordkrijt en tandpasta kunnen gluten bevatten. Bij de bereiding van het eten thuis moet contaminatie van de glutenvrije maaltijd met gluten worden voorkomen. In de praktijk betekent dit bijvoorbeeld dat er in de keuken een 'glutenvrije hoek' moet worden gemaakt, met een aparte broodplank en aparte messen. Ook uit eten gaan wordt veel moeilijker, al zijn er steeds meer restaurants die bereid en in staat zijn met alle eisen van de glutenvrije maaltijdbereiding rekening te houden. De ingewikkeldheid van het glutenvrije dieet en het feit dat de fabrikanten van industrieel bereide voedingsmiddelen regelmatig om economische redenen van eiwitbron wisselen, maakt goede begeleiding noodzakelijk. Een verwijzing naar een met het glutenvrije dieet vertrouwde diëtist is dan ook aangewezen, terwijl ook het lidmaatschap van de patiëntenvereniging sterk is aan te raden.

Na aanvang van het glutenvrije dieet knappen de kinderen met coeliakie snel op. Klinische verbetering is binnen enkele weken te verwachten en normalisering van de biochemische parameters (anemie, ijzergebrek, foliumzuurgebrek) treedt binnen enkele maanden op, maar het kan een tot anderhalf jaar duren voor de antistoftiters negatief geworden zijn. Als klinische en serologische verbetering uitblijven, moet om te beginnen het dieet worden gecontroleerd. Verder moet bijvoorbeeld worden gedacht aan de mogelijkheid van obstipatie; het glutenvrije dieet is vaak relatief vezelarm. Ten slotte kan het nodig zijn om de dunnedarmbiopsie te herhalen of de diagnose te heroverwegen.

26.7 Verwijzing

Elk kind dat op grond van positieve TG2A of persisterende klachten wordt verdacht van coeliakie, moet worden verwezen naar een kinderarts voor verdere diagnostiek volgens het schema in ◘ figuur 26.3 en zo nodig gastroduodenoscopie met dunnedarmbiopsie. De kinderarts kan verder aanvullende diagnostiek doen naar deficiënties, start de behandeling en zorgt voor verwijzing naar een in coeliakie gespecialiseerde diëtist. Als het kind is opgeknapt, kan controle in principe ook bij de huisarts plaatsvinden. Goede begeleiding vereist jaarlijks lichamelijk onderzoek met bepaling van lengte en gewicht, reconstructie van de groeicurve en oriënterend laboratoriumonderzoek met ten minste controle van het hemoglobinegehalte, de ijzerstatus en de serologie (TG2A en EmA). Recidiverende klachten zijn vaak terug te voeren op voedingsfouten. Vooral adolescenten hebben moeite om zich aan het strenge dieet te houden.

26.8 Complicaties

Complicaties treden alleen op als de ziekte niet op tijd wordt onderkend. Bij een patiënt met uitgesproken malabsorptie kan forse ondervoeding ontstaan met voedingsdeficiënties en groeiachterstand. Op den duur ontstaat osteoporose. Bij onbehandelde coeliakie is verder het risico dat zich lymfoproliferatieve ziekten van de dunne darm (*enteropathy associated T-cell lymphoma*) voordoen, met een factor 5 toegenomen, al blijven ze in absolute zin dus zeldzaam.

Glutenvrije voeding leidt tot volledig herstel, ook van de lengtegroei. Alleen kinderen bij wie de diagnose te laat in de (overigens vaak vertraagde) puberteit is gesteld, lopen blijvende groeiachterstand op. Anders dan bij volwassenen reageert de osteoporose bij kinderen steeds volledig op het glutenvrije dieet. Coeliakie is een levenslange ziekte; de glutengevoeligheid blijft bestaan, zodat het dieet in principe levenslang moet worden volgehouden.

26.9 Voorlichting en preventie

Gezien de prevalentie van klinisch herkende coeliakie, momenteel ongeveer 1 op 1000, hebben de meeste huisartsen weinig gelegenheid om ervaring op te bouwen met de begeleiding van patiënten met coeliakie. Contact met een gespecialiseerde diëtist is nodig, terwijl veel ouders ook prijs stellen op begeleiding door een kinderarts met ervaring met deze aandoening. Verder is veel deskundigheid beschikbaar bij de Nederlandse Coeliakie Vereniging; lidmaatschap daarvan is sterk aan te raden. Patiënten en hulpverleners kunnen voor informatie terecht bij de websites van de Coeliakievereniging (► www.glutenvrij.nl) en het Diëtisteninformatienetwerk Coeliakie (► www.dinc-online.nl). Een overzicht van in Nederland verkrijgbare glutenvrije producten is te vinden op ► www.livaad.nl.

De belangrijkste preventieve maatregelen zijn alertheid op de mogelijkheid van coeliakie en het tijdig stellen van de diagnose. De huisarts kan hieraan een belangrijke bijdrage leveren. Hierbij past ook het screenen van eerstegraadsfamilieleden. Hoewel er uiteraard geen coeliakie kan ontstaan zolang gluten niet in de voeding is geïntroduceerd, is het niet zinvol en mogelijk zelfs onverstandig om bij zuigelingen de introductie van gluten in de voeding te lang uit te stellen. Epidemiologische data maken het waarschijnlijk dat de introductie van gluten het best geleidelijk kan plaatsvinden tussen 4 en 6 maanden en terwijl het kind nog borstvoeding krijgt. Prospectief onderzoek moet dit nog bevestigen.

Leesadvies

Damoiseaux JGMC, Damoiseaux RAMJ. Coeliakiediagnostiek bij de huisarts. Huisarts Wet. 2005;48:24-7.
Husby S, Koletzko S, Korponay-Szabó IR, Mearin ML, Phillips A, Shamir R, et al. ESPGHAN guidelines for the diagnosis of coeliac disease in children and adolescents. An evidence-based approach. J Pediatr Gastroenterol Nutr. 2011 (DOI: 10.1097/MPG.0b013e31821a23d0).

Leesadvies

Kneepkens CMF, Blomberg BME von. Clinical practice. Coeliac disease. Eur J Pediatr. 2012;Mar 16. [Epub ahead of print].
Mearin ML, Catassi C, Brousse N, Brand R, Collin P, Fabiani E, et al. European multi-centre study on coeliac disease and non-Hodgkin lymphoma. Eur J Gastroenterol Hepatol. 2006;18(2):187-94.
Nederlandse Vereniging van Maag-Darm-Leverartsen. Richtlijn coeliakie en dermatitis herpetiformis. Utrecht: CBO; 2008. ► www.cbo.nl/thema/Richtlijnen/Overzicht-richtlijnen/Gastro-intestinale-aandoeningen/
Norris JM, Barriga K, Hoffenberg EJ, Taki I, Miao D, Haas JE, et al. Risk of celiac disease autoimmunity and timing of gluten introduction in the diet of infants at increased risk of disease. JAMA. 2005;293:2343-51.
Schweizer JJ, Blomberg BME von, Bueno de Mesquita HB, Mearin ML. Prevalentie van gediagnosticeerde en ongediagnosticeerde coeliakie in Nederland. Ned Tijdschr Geneeskd. 2005;149:821-5.

Epilepsie

D. Broere

27.1 Inleiding – 314

27.2 Definitie – 314

27.3 Anamnese en lichamelijk onderzoek – 316

27.4 Epidemiologie – 316

27.5 Classificatie – 317
27.5.1 Neonatale epilepsie – 317
27.5.2 Epilepsie in de eerste levensjaren – 320
27.5.3 Epilepsie bij oudere kinderen – 320

27.6 Aanvullend onderzoek – 322
27.6.1 Elektro-encefalografie – 322
27.6.2 Andere beeldvormende technieken – 322

27.7 Behandeling – 322
27.7.1 Aanvalsbehandeling – 323
27.7.2 Onderhoudsbehandeling – 323
27.7.3 Status epilepticus – 323
27.7.4 Epilepsiechirurgie – 324
27.7.5 Ketogeen dieet – 324
27.7.6 Nervusvagusstimulatie – 324

27.8 Complicaties – 324

27.9 Verwijzing en samenwerking – 325

27.10 Voorlichting en preventie – 325

Leesadvies – 325

27.1 Inleiding

De incidentie van epilepsie is het hoogst bij kinderen in het eerste levensjaar. In de zich ontwikkelende kinderhersenen zijn verschillende stoornissen en afwijkingen mogelijk die tot specifieke epilepsiesyndromen kunnen leiden. Het blijkt erg ingewikkeld om een voor verschillende disciplines bruikbare onderverdeling van epileptische aanvallen te maken. Voor een goede classificatie van epilepsie moeten aanvalskenmerken, beginleeftijd, bijkomende factoren, genetische gegevens en afwijkingen bij het neurologisch onderzoek bekend zijn. In dit hoofdstuk wordt een globaal overzicht gegeven van de diagnostische en therapeutische kenmerken van epilepsie.

> **Casus**
>
> Tim, 7 jaar oud, bezoekt de polikliniek kinderneurologie op verzoek van de huisarts vanwege korte bewustzijnsveranderingen en enige achteruitgang in zijn schoolprestaties. Zijn moeder is hierop aangesproken door de schooljuffrouw. Tim maakt op school regelmatig een afwezige, onbereikbare indruk. Soms knippert hij met zijn ogen en zakt zijn hoofd naar beneden. Dit duurt nooit langer dan vijftien seconden; daarna gaat hij gewoon door met zijn werkopdracht. De schoolprestaties zijn iets verslechterd. Door dat gesprek had Tims moeder zich pas gerealiseerd dat dergelijke episoden ook thuis regelmatig optreden, tijdens eten of spelen. Soms lijkt hij bijna te struikelen, maar hij valt eigenlijk nooit.
> Het kinderneurologische onderzoek is normaal. Bij het hyperventileren in de spreekkamer krijgt Tim een korte periode van bewustzijnsverandering. Het eeg toont reeksen van 3 Hz-piek-golfcomplexen. Dit past bij absences. Onder behandeling met ethymal wordt Tim aanvalsvrij en verbeteren de schoolprestaties.

27.2 Definitie

De klassieke Nederlandse term voor epilepsie is 'vallende ziekte', maar bij een groot deel van de epileptische aanvallen valt de patiënt niet. Het is een neurologische aandoening met een paroxismaal karakter. Het bewustzijn is meestal, maar niet altijd, kortdurend veranderd. Kinderepilepsie verschilt van volwassen epilepsie door de hogere incidentie en door het bestaan van een aantal specifieke kinderepilepsiesyndromen. Op de kinderleeftijd groeit het zenuwweefsel snel en is de hersenschors gevoeliger voor interne en externe invloeden.

Epilepsieaanvallen worden gedefinieerd als plotselinge, focale of gegeneraliseerde, abnormale excessieve ontladingen in de hersenschors. Deze ontladingen kunnen afhankelijk van de plaats in de hersenen leiden tot uiteenlopende klinische verschijnselen, waaronder bewustzijnsveranderingen, stoornissen in motoriek en sensibiliteit, autonome veranderingen, psychische symptomen en combinaties daarvan (◘ tabel 27.1). Naast de vorm kan ook de frequentie van de aanvallen sterk variëren. Men onderscheidt de aanval zelf (ictale fase) en de aanvalsvrije periode (interictale fase). De Wereldgezondheidsorganisatie spreekt van epilepsie bij meer dan twee epileptische aanvallen zonder duidelijke oorzaak in één jaar.

Epilepsie is een verzamelnaam, een stigma, en zegt weinig over prognose en mogelijke oorzaak. Een epileptische aanval is een symptoom van tijdelijk disfunctionerende hersenen en in het bijzonder de hersenschors. Iedereen heeft een specifieke drempel waarbij de hersenen overprikkeld kunnen raken en een partiële of gegeneraliseerde ontlading kunnen vertonen.

◘ Tabel 27.1 Verschijnselen bij de specifieke aanvalstypen.

I partiële aanvallen

A eenvoudige partiële aanvallen (helder bewustzijn)

met motorische verschijnselen	– *Jacksonian march* – draaibeweging, houdingsverandering – vocalisatie, *speech arrest*
met sensorische verschijnselen (tintelingen, lichtflitsen)	– visueel – auditief – reukhallucinaties – smaakhallucinaties – duizeligheid
met autonome verschijnselen	– epigastrisch – bleekheid – transpireren – blozen – kippenvel – pupilverwijding – hartritmeveranderingen – verstoring ademhalingsfrequentie – apneus
met verstoring van de hogere corticale functies	– dysfasie – déjà-vu-ervaring – cognitief (droomstatus) – affectief (angst, agressie) – illusie (macroscopie, microscopie (Alice-in-Wonderlandsyndroom)) – gestructureerde hallucinaties

B complex-partiële aanvallen

als eenvoudige partiële aanvallen, maar met bewustzijnsveranderingen	– zonder automatismen – met automatismen

II gegeneraliseerde aanvallen

– absences
– myoklonische aanvallen
– klonische aanvallen
– tonische aanvallen
– tonisch-klonische aanvallen
– atone aanvallen

De epilepsiedrempel is onder andere afhankelijk van genetische aanleg, leeftijd en onderliggende ziekten. Verworven hersenbeschadigingen (contusiehaard, bloeding, tumor, intoxicatie, metabole ontregeling), aanlegstoornissen (gyreringsstoornissen, stofwisselingsstoornissen) en genetisch bepaalde overgevoeligheid kunnen epilepsie uitlokken.

De diagnose epilepsie is beladen en het stellen ervan heeft verstrekkende gevolgen voor kind en gezin. Een onjuiste diagnose moet zo goed mogelijk worden vermeden. Er is dan ook geen plaats voor proefbehandeling met anti-epileptica als empirisch bewijs voor de epileptische genese van de verschijnselen.

Tabel 27.2 Overzicht van de classificatie van epilepsieaanvallen.*

partiële aanvallen	gegeneraliseerde aanvallen
– eenvoudige partiële aanval – motorische verschijnselen – somatosensorische of specieel-sensorische verschijnselen – autonome verschijnselen – hogerefunctieverschijnselen, psychische verschijnselen – complex-partiële aanval – partieel overgaand in gegeneraliseerd	– absences – myoklonische aanvallen – klonische aanvallen – tonische aanvallen – tonisch-klonische aanvallen – atone of valaanvallen – niet-geclassificeerde aanvallen

* Een aanvalstype kan overgaan in een ander aanvalstype.

27.3 Anamnese en lichamelijk onderzoek

Het stellen van de diagnose epilepsie is soms moeilijk en vergt nauwkeurige beschrijving en ordening van de verschijnselen (zie ◘ tabel 27.2). Het benoemen van bepaalde paroxismen als epilepsie heeft grote consequenties voor kind en gezin. In de spreekkamer is het grootste probleem dat het gaat om een voorbijgaand verschijnsel met wisselende frequentie. De aanvallen zijn meestal kortdurend en zijn niet goed waargenomen. Bij het kind bestaat amnesie en de belangrijkste informatie moet komen van ouders of omstanders. Een eerste epileptische aanval die door nietsvermoedende ouders wordt meegemaakt, veroorzaakt bij hen enorme schrik en angst. Nauwkeurige beschrijving van de verschijnselen is in deze emotionele fase vaak moeilijk. Niettemin is het van groot belang een zo nauwkeurig mogelijk beeld van de aanvallen te krijgen. De aanvullende vragen richten zich op mogelijk uitlokkende factoren, zoals slaaponthouding, voorafgaande temperatuursverhoging, uitlokken van de aanval door stroboscopisch licht, lachaanvallen, eerdere koortsconvulsies, zintuiglijke waarnemingen voorafgaand aan de aanval (geur of geluid), een familieanamnese voor epilepsie en de neurologische ontwikkeling.

Als de epileptische genese van de aanvallen onduidelijk blijft, kan men bij frequenter voorkomende aanvallen de ouders vragen om een videoregistratie van de aanval te maken. Bij het bekijken van de video let men op bewustzijnsveranderingen, automatismen, houdingen, huidskleur, arm- en beenbewegingen, symmetrie van spierschokken, tonusveranderingen, angst, geluid, oogbewegingen en andere opvallende verschijnselen.

Lichamelijk en neurologisch onderzoek zijn meestal normaal. Epilepsie kan echter onderdeel zijn van een syndroom. Bij het onderzoek wordt daarom vooral ook gelet op aanwijzingen voor een syndromale aandoening, zoals afwijkingen in hoofdvorm en grootte, gehemeltespleet, huidafwijkingen en orgaanafwijkingen. Daarnaast wordt gelet op het ontwikkelingsniveau.

27.4 Epidemiologie

De incidentie van epilepsie varieert per leeftijdscategorie. Bij kinderen van 0 tot 4 jaar is de incidentie 150-180 per 100.000 per jaar, met een piek in het eerste levensjaar. In de algemene bevolking is de incidentie 40-70 per 100.000 per jaar. De prevalentie is 0,5-1,0 procent. Bij meer dan 50 procent van de patiënten begint de epilepsie voor het achttiende jaar. Absences (12 procent) behoren met rolandische aanvallen tot de meest voorkomende vormen van epilepsie bij kinderen. De ernstige maligne epilepsiesyndromen zijn gelukkig (uiterst) zeldzaam. Vijf procent van de bevolking maakt ten minste eenmaal in het leven een insult door.

27.5 Classificatie

De classificatie van epilepsie is complex. Er wordt onderscheid gemaakt in aanvalstypen, epilepsieën en epilepsiesyndromen, op basis van bijvoorbeeld aanvalskarakteristieken, onderliggende oorzaak, het gebied in de hersenen van waaruit de aanval begint, leeftijd en eeg-kenmerken (zoals hypsaritmie bij salaamepilepsie). De International League Against Epilepsy (ILAE) werkt deze indeling regelmatig bij. De laatste jaren worden aanvullende gegevens gebruikt, bijvoorbeeld genetische, die de classificatie kunnen ondersteunen. Hierna volgt een beknopte bespreking van het classificatieprincipe. De ◘ tabellen 27.2 en 27.3 geven een overzicht van de Nederlandse classificatie.

Partiële aanvallen

Men spreekt van partiële aanvallen bij focale (lokalisatiegebonden) verschijnselen, bijvoorbeeld tijdelijk schokken van een hand of arm. Als ze persisteren, spreekt men van een partiële status epilepticus. Het bewustzijn van het kind kan daarbij normaal zijn. Men onderscheidt drie categorieën: eenvoudige partiële aanvallen, zonder verandering van het bewustzijn, complexe partiële aanvallen, gepaard gaand met een snelle of geleidelijke bewustzijnsverandering, en secundair gegeneraliseerde aanvallen.

Gegeneraliseerde aanvallen

Deze kan men onderscheiden in absences, myoklonische aanvallen, klonische aanvallen, tonische aanvallen, tonisch-klonische aanvallen en atone aanvallen. Tonische aanvallen worden gekenmerkt door extensie van romp en ledematen, waarbij meestal apneu en cyanose optreden en soms deviatie van de ogen. Klonische aanvallen zijn focale, multifocale of gegeneraliseerde, min of meer ritmische schokken met een frequentie van een tot drie per seconde. Naast de myoklonische aanvallen onderscheidt men ook de subtiele convulsies: geïsoleerde abnormale oogbewegingen, oogknipperen, zuig- en smakbewegingen, ritmische bewegingen van armen of benen, kort tonisch aanspannen van een arm of been, aanvalletjes met apneus of hyperpneu en vasomotorische symptomen.

Indeling naar oorzaak

De partiële en gegeneraliseerde aanvalstypen worden verder verdeeld naar mogelijke oorzaak. De epilepsiesyndromen worden onderverdeeld in idiopathisch (onbekend, mogelijk genetisch), symptomatisch (met aantoonbare hersenafwijking) en cryptogeen (vermoedelijk symptomatisch, maar zonder anatomisch substraat). Verder is onderscheid mogelijk naar typische leeftijd en naar behandelopties en prognose. Benigne kinderepilepsieën zijn bijvoorbeeld rolandische epilepsie, occipitale paroxismen, temporaalkwabepilepsie, absences en juveniele myoklonische epilepsie. Bij de prognostisch maligne, moeilijk te behandelen epilepsiesyndromen onderscheidt men ohtaharasyndroom, westsyndroom, lennox-gastautsyndroom, *severe myoclonic epilepsy in infancy* (dravetsyndroom), syndroom van elektrische status epilepticus tijdens slaap (ESES) en landau-kleffnersyndroom, epilepsia partialis continua en progressieve myoklonische epilepsie.

27.5.1 Neonatale epilepsie

In de eerste levensweken komen zowel goedaardige als kwaadaardige vormen van epilepsie voor. De belangrijkste oorzaken van neonatale convulsies zijn hypoxisch-ischemische encefalopathie, congenitale infecties, meningo-encefalitis en intracerebrale bloedingen (vooral bij prematuren). Verder kunnen hypertensieve encefalopathie, cerebrale traumata, aanlegstoor-

◘ **Tabel 27.3** Overzicht van de classificatie van epilepsiesyndromen.

1 lokalisatiegebonden vormen van epilepsie

1.1 idiopathisch

    1.1.a benigne kinderepilepsie met centrotemporale spikes

    1.1.b kinderepilepsie met occipitale paroxismen

    1.1.c Primaire leesepilepsie

1.2 symptomatisch

    1.2.a chronische progressieve epilepsia partialis continua (epilepsie van Kojewnikow)

    1.2.b syndromen gekarakteriseerd door specifieke aanvalsprovocatie

    1.2.c overige

1.3 waarschijnlijk symptomatisch (cryptogeen)

2 gegeneraliseerde vormen van epilepsie

2.1 idiopathisch (leeftijdsgebonden)

    2.1.a benigne neonatale familiaire convulsies

    2.1.b benigne neonatale convulsies

    2.1.c benigne myoklonische epilepsie in de vroege jeugd

    2.1.d kinderabsence-epilepsie

    2.1.e juveniele absence-epilepsie

    2.1.f juveniele myoklonische epilepsie

    2.1.g epilepsie met gegeneraliseerde tonisch-klonische insulten bij het ontwaken

    2.1.h andere vormen van gegeneraliseerde idiopathische epilepsie

    2.1.i epilepsie met aanvallen die op specifieke wijze worden geprovoceerd

2.2 waarschijnlijk symptomatisch (cryptogeen) en/of laat-symptomatisch

    2.2.a westsyndroom

    2.2.b lennox-gastautsyndroom

    2.2.c epilepsie met myoklonische-astatische aanvallen

    2.2.d epilepsie met myoklonische absences

2.3. symptomatisch

    2.3.a vroege myoklonische encefalopathie

    2.3.b vroege infantiele epileptische encefalopathie met *suppression bursts* (ohtaharasyndroom)

    2.3.c andere vormen van symptomatische gegeneraliseerde epilepsie

    2.3.d specifieke syndromen

3 epilepsie waarvan de gegeneraliseerde of lokalisatiegebonden aard niet bepaald is

3.1 met zowel gegeneraliseerde als focale aanvalstypen

    3.1.a neonatale aanvallen

    3.1.b ernstige myoklonische epilepsie in de vroege jeugd

Tabel 27.3 vervolg

   3.1.c epilepsie met continue spike waves tijdens de slow wave-slaap

   3.1.d verworven epileptische afasie (landau-kleffnersyndroom)

   3.1.e andere onbepaalde vormen van epilepsie

3.2 aanvalstypen niet te classificeren op grond van gegeneraliseerde of focale kenmerken (klinisch noch met behulp van het eeg)

4 speciale syndromen

4.1 situatiegebonden aanvallen

   4.1.a koortsconvulsies

   4.1.b aanvallen die uitsluitend optreden tijdens een acute metabole stoornis of intoxicatie

   4.1.c andere situatiegebonden aanvallen

4.2 geïsoleerde aanvallen of geïsoleerde status epilepticus

nissen, acute neurometabole stoornissen, congenitale stofwisselingsziekten, pyridoxineafhankelijkheid en bepaalde onttrekkingsverschijnselen convulsies veroorzaken. De prognose van neonatale convulsies wordt bepaald door het onderliggend lijden.

Goedaardige epilepsiesyndromen bij pasgeborenen

Benigne familiaire neonatale convulsies. De aanvallen beginnen meestal op de tweede levensdag. Ze bestaan uit kortdurende focale, soms gegeneraliseerde kloniëen of korte apneus, ze reageren op fenobarbital of chloralhydraat en ze verdwijnen meestal weer binnen enkele dagen tot weken. De overerving is autosomaal dominant; in sommige families ligt het gendefect op chromosoom 20q, in andere op chromosoom 8q. De genen blijken te coderen voor kaliumkanalen.

Benigne idiopathische neonatale convulsies, ook wel *fifth day fits* genoemd, zijn klonische aanvallen van een tot drie minuten die 24 uur kunnen blijven recidiveren. Medicamenteuze behandeling is meestal onnodig.

Kwaadaardige epilepsiesyndromen bij pasgeborenen

Aicardisyndroom (early myoclonic encephalopathy). Vroeg in de neonatale periode ontstaan langdurige, chaotische myoklonieën, gecombineerd met tonische aanvallen en complexe partiële aanvallen met voornamelijk motorische verschijnselen. Het interictale eeg toont een klassiek burst-suppressionpatroon, waarbij een periode met corticale ontlading wordt gevolgd door een periode met vrijwel ontbrekende corticale activiteit. De oorzaak is meestal een onderliggende ernstige metabole aandoening; de prognose is zeer slecht.

Ohtaharasyndroom (early infantile epileptic encephalopathy). Dit begint in de eerste levensmaanden met tonische aanvallen en een burst-suppressionpatroon op het eeg. Vaak bestaat er een ernstige cerebrale aanlegstoornis. De prognose is somber. Sommige kinderen overlijden in de eerste levensmaanden. Beide syndromen kunnen later overgaan in westsyndroom of lennox-gastautsyndroom.

27.5.2 Epilepsie in de eerste levensjaren

Goedaardige epilepsiesyndromen in de eerste levensjaren
Goedaardige infantiele convulsies. Rond de vierde tot zevende maand ontstaan geclusterde korte aanvallen, unilateraal beginnend en binnen enkele seconden secundair generaliserend. Het defect ligt op chromosoom 19q en er bestaat een relatie met familiaire hemiplegische migraine. Mogelijk zijn calciumkanalen bij de aanvallen betrokken. De prognose is gunstig.

Benigne myoklonische epilepsie van de zuigeling. Deze begint tussen 4 maanden en 3 jaar met enkele seconden durende myoklonieën, soms beperkt tot hoofdknikjes. Er zijn verscheidene families bekend met dit syndroom; mogelijk wordt het autosomaal recessief overgeërfd.

Febriele convulsies (koortsconvulsies). Deze reactie van het centrale zenuwstelsel op infectie begint tussen 3 maanden en 5 jaar. De convulsies treden op bij snelle stijging van de lichaamstemperatuur tot boven 38,5-39 °C. Het zijn kortdurende tonisch-klonische aanvallen. Op grond van duur, relatie met de koortspiek en recidiveren ervan worden 'typische koortsconvulsies', 'atypische koortsconvulsies' en 'convulsies bij koorts' onderscheiden. Een atypische koortsconvulsie duurt langer dan vijftien minuten, is in aanvang partieel of treedt vaker op tijdens dezelfde koortsperiode. Ongeveer 4 procent van alle kinderen maakt ooit een koortsconvulsie door; bij 3-5 procent van hen ontstaat uiteindelijk epilepsie. Bij atypische presentatie en bij meerdere aanvallen moet meningitis worden uitgesloten. Bij een typische koortsconvulsie is geen verder onderzoek nodig. Er is geen bewijs dat preventieve toediening van diazepam of paracetamol bij koorts of een onderhoudsbehandeling met anti-epileptica effectief is.

Generalised epilepsy with fibrile seizures plus (GEFS+) is een autosomaal dominante vorm van gegeneraliseerde epilepsie, waarbij vaak meer familieleden zijn aangedaan. De epileptische aanvallen zijn aanvankelijk vrijwel altijd gerelateerd met koortsconvulsies, maar beginnen vaak pas op oudere leeftijd. De uiteindelijke vorm van de epilepsie kan per familielid sterk verschillen. Er zijn verscheidene mutaties gevonden in de genen coderend voor natriumkanalen en calciumkanalen. Beloop en manifestatie kunnen erg wisselend zijn. Soms bestaat er een associatie met ernstige epilepsiesyndromen, zoals dravetsyndroom, en *intractable epilepsy of childhood*.

Benigne infantiele myoklonische epilepsie. Deze begint tussen 4 maanden en 4 jaar met korte myoklonische aanvallen. Tijdelijk is behandeling nodig; de prognose is gunstig.

Kwaadaardige epilepsiesyndromen in het eerste levensjaar
Westsyndroom (infantiele spasmen). Deze aandoening begint abrupt met bilaterale symmetrische contracties van romp, nek en extremiteiten. De aanvallen lijken op de mororeflex, met schrikachtig spreiden en buigen van armen, benen en hoofd ('salaamkrampen'). Het eeg toont het klassieke beeld van hypsaritmie, met chaotische, zeer hoog gevolteerde deltagolven en thèta-activiteit met multifocale pieken. Het neurologisch onderzoek kan bij aanvang normaal zijn. Na de eerste aanvallen stagneert de ontwikkeling. Het westsyndroom komt voor bij cerebrale misvormingen, corticale tubereuze sclerose, focale dysplasie van de hersenschors, ernstige hypoxisch-ischemische encefalopathie (asfyxie) en metabole aandoeningen; 5 procent is idiopathisch. De idiopathische vorm heeft de beste kans op genezing.

27.5.3 Epilepsie bij oudere kinderen

Goedaardige epilepsiesyndromen bij oudere kinderen
Absences. Dit zijn primair gegeneraliseerde aanvallen bestaande uit een abrupte, kortdurende (< 10 seconden) bewustzijnsonderbreking waarbij de kinderen niet bereikbaar zijn, een sta-

rende blik hebben, soms met wegdraaiende ogen, en kortdurende klonieën van oogleden of handen en automatismen (friemelgedrag) kunnen vertonen. Na de aanval pakt het kind zijn bezigheden direct weer op, alsof er niets is gebeurd. De eerste aanval treedt op tussen 4 en 14 jaar, vaak rond 7 jaar; de aanvallen stoppen meestal weer na enkele jaren. De behandeling bestaat uit ethosuximide en valproaat.

Hyperventilatie kan de aanvallen soms opwekken.

Benigne centrotemporale epilepsie (rolandische epilepsie). Dit is met 15-20 procent een van de frequentste vormen van kinderepilepsie. Het begin ligt tussen 2 en 14 jaar. De aanvallen treden meestal laat in de nacht of vroeg in de ochtend op. Ze bestaan uit 1-3 minuten durende focale motorische verschijnselen (schokken) in de bovenste lichaamshelft of het gezicht, vaak met keelgeluiden, slikbewegingen, hypersalivatie en spraakblokkade. Het bewustzijn blijft meestal helder. Soms treedt secundaire generalisatie op met een tonisch-klonische aanval of hemiconvulsie, gevolgd door tijdelijke postictale verlamming (toddverlamming). Het eeg is kenmerkend, met centrotemporale pieken en scherpe golven en een normaal achtergrondpatroon.

Juveniele myoklonische epilepsie (janzsyndroom). De aanvallen bestaan uit symmetrische, op een schrikreactie lijkende myoklonieën in hals, schouder, armen en gelaatsspieren. De aanvallen ontstaan meestal in de ochtend of aan het eind van de dag en kunnen worden opgewekt door slaaptekort. In sommige families is het gendefect gelokaliseerd op chromosoom 6p21.3. Bij behandeling heeft valproaat de voorkeur.

Kwaadaardige kinderepilepsiesyndromen

Lennox-gastautsyndroom. Dit syndroom treedt voor het eerst op tussen 1,5 en 8 jaar en bestaat uit zeer uiteenlopende aanvallen. Het opvallendst zijn de *drop attacks*; daarnaast kunnen tonische aanvallen optreden bij het in slaap vallen en status epilepticus. Het interictale eeg wordt gekenmerkt door langzame piekgolven. De ontwikkeling stagneert of er treedt regressie op. De behandeling bestaat uit valproaat, maar vaak is de epilepsie refractair. Het verloop is wisselend; meestal blijven de aanvallen jaren bestaan, soms verandert het aanvalstype en een enkele keer verdwijnt de epilepsie.

Dravetsyndroom (severe myoclonic epilepsy of infancy). Dit is een vroegkinderlijke ernstige epilepsie met langdurige gegeneraliseerde of unilaterale myoklonieën, aanvankelijk alleen bij koorts. Later komen de atypische absences met myoklonieën en de partiële complexe aanvallen ook buiten koortsperioden voor. De ontwikkeling stagneert of regresseert. Er is een de-novomutatie aangetoond in SCN1A, een gen dat codeert voor een subunit van het spanningsgevoelige natriumkanaal. De conventionele anti-epileptica zijn meestal weinig effectief. De voorkeursbehandeling bestaat uit valproaat, soms in combinatie met clobazam, levetiracetam of topiramaat.

Syndroom van elektrische status epilepticus tijdens slaap. Naast de epileptische aanvallen treden ook cognitieve veranderingen op, bestaande uit inprentingsstoornissen en motorische dyspraxie.

Landau-kleffnersyndroom. Dit syndroom gaat net als ESES gepaard met progressief verlies van de taal en eeg-afwijkingen tijdens de slaap. De diagnose wordt gesteld op een slaap-eeg; ruim 80 procent van de slaapactiviteit blijkt te worden gedomineerd door epileptische ontladingen. Meestal ontstaat het syndroom voor het zesde jaar en verdwijnt het na de puberteit. Er treedt taalagnosie op, waarbij het kind binnen enkele weken taalbegrip en taalexpressie geheel verliest en onverstaanbaar gaat spreken. Daarna ontstaan er meestal epileptische aanvallen. Na de puberteit verdwijnen de aanvallen meestal, maar de cognitieve stoornissen en de ernstige verbale achterstand herstellen slechts ten dele. De therapie bestaat uit valproaat, bij voorkeur gecombineerd met een benzodiazepine.

Progressieve myoklonische epilepsie. Deze wordt veroorzaakt door meestal progressieve neurodegeneratieve of neurometabole aandoeningen. Er treden gecombineerde myoklonische en tonisch-klonische aanvallen op, met daarnaast geleidelijke neurologische achteruitgang en ataxie. Veel progressieve neurologische aandoeningen kunnen progressieve myoklonische epilepsie veroorzaken. De therapie bestaat voornamelijk uit valproaat in combinatie met levetiracetam. Middelen als carbamazepine en propofol zijn gecontra-indiceerd.

27.6 Aanvullend onderzoek

Epilepsie is een klinische diagnose, gebaseerd op nauwkeurige beschrijving van de aanvallen. Het aanvullend onderzoek, zoals eeg, MRI en DNA-diagnostiek, geeft alleen ondersteunende informatie. Een normaal eeg sluit epilepsie niet uit; een afwijkend eeg is geen bewijs van epilepsie.

27.6.1 Elektro-encefalografie

Het eeg speelt niettemin een belangrijke rol in de diagnostiek. Als het kind tijdens de registratie toevallig een typische aanval doormaakt en de epileptische ontladingen op het eeg passen daarbij, dan staat de diagnose vast. Bij sterke klinische verdenking zonder dat het eeg uitsluitsel geeft, kan herhaling zinvol zijn, eventueel na slaapdeprivatie. Tegenwoordig kan de eeg-registratie eventueel ook ambulant plaatsvinden, vergelijkbaar met de holterregistratie bij verdenking van hartritmestoornissen. Het eeg kan de a-priorikans op epilepsie vergroten of verkleinen en een belangrijke rol spelen bij het voorspellen van recidieven. Verder kan het onderscheid maken tussen primair gegeneraliseerde en primair focale aanvallen. Bij sommige aandoeningen, zoals hypsaritmie bij het westsyndroom, 3 Hz-bisynchrone ontladingen bij absences en centrotemporale pieken bij rolandische epilepsie, zijn de interictale eeg-afwijkingen pathognomonisch.

27.6.2 Andere beeldvormende technieken

Naast MRI kunnen enkele geavanceerde technieken worden gebruikt voor de verdere evaluatie van epilepsie, zoals magneto-encefalografie, functionele MRI, positronemissietomografie (PT) en *single photon emission computed tomography* (SPECT). Met MRI kunnen structurele hersenafwijkingen worden opgespoord. De andere technieken vergemakkelijken de differentiatie tussen primair focale of multifocale en primair gegeneraliseerde aanvallen. Bij focale epilepsie die niet of onvoldoende reageert op combinatietherapie met anti-epileptica, is soms epilepsiechirurgie mogelijk. Met functionele MRI kunnen dan de operatieve mogelijkheden worden vastgesteld.

27.7 Behandeling

De behandeling van epilepsie bij kinderen is complex. Enerzijds wil men kind en gezin niet stigmatiseren en isoleren door medicatie en adviezen, geboden en verboden, anderzijds moeten kind, gezin en naaste omgeving (school) adequate informatie krijgen over het epilepsiesyndroom waaraan het kind lijdt en de prognose ervan. De essentie van de behandeling is aanvalspreventie. Daarbij moet een afweging worden gemaakt tussen ernst en frequentie van de aanvallen, bijkomende factoren en het te verwachten effect van de behandeling enerzijds en de potentiële bijwerkingen van langdurig anti-epilepticagebruik anderzijds.

De behandeling bestaat uit algemene maatregelen (rust, regelmaat en het voorkomen van uitlokkende factoren), instructie, informatie, medicatie, dieetadviezen (soms is een ketogeen dieet effectief) en in zeldzame gevallen epilepsiechirurgie of nervusvagusstimulatie. De medicamenteuze behandeling van epilepsie bestaat uit aanvalsbehandeling, onderhoudsbehandeling en de behandeling van status epilepticus.

27.7.1 Aanvalsbehandeling

Hoe een acute epilepsieaanval wordt behandeld, hangt af van de omstandigheden. Het doel is het voorkomen van verwondingen en het zo snel mogelijk couperen van de aanval. Hoe snel dat moet, is afhankelijk van het aanvalstype en de aanvalsduur. Tonisch-klonische aanvallen worden zo spoedig mogelijk gecoupeerd. Thuis en in de ambulance gebeurt dat met een benzodiazepine: diazepam als rectiole (0,5 mg/kg) of intraveneus of clonazepam in de wangzak. De patiënt wordt in stabiele zijligging geplaatst om aspiratie te voorkomen. Op de SEH wordt meestal clonazepam of midazolam intraveneus toegediend. Als bij een pasgeborene aan pyridoxineafhankelijke epilepsie wordt gedacht, wordt tijdens eeg-registratie pyridoxine gegeven. Bij een eerste epileptische aanval wordt meestal nog geen anti-epileptische behandeling gestart.

27.7.2 Onderhoudsbehandeling

Bij een lage aanvalsfrequentie en een niet-bedreigend aanvalstype kan eventueel in eerste instantie worden afgewacht. Bij de medicamenteuze behandeling streeft men zo veel mogelijk naar monotherapie in een zo laag mogelijke effectieve dosering. Er is weinig bekend over de optimale medicatiekeuze bij een bepaald type epilepsie. Idealiter heeft het kind geen last van medicatiebijwerkingen en functioneert het normaal. Als de aanvallen persisteren, verhoogt men eerst het middel tot de hoogste goedverdragen dosering.

Ongeveer 65-70 procent van de kinderen wordt met de initiële monotherapie aanvalsvrij. Is dat niet het geval, dan kan men een ander anti-epilepticum proberen. Het nieuwe middel wordt geleidelijk opgehoogd, terwijl het oude middel wordt uitgeslopen. Vindt men ook met het tweede middel geen effectieve dosering, dan kan een tweede [of derde?] en soms een derde [vierde?] anti-epilepticum worden toegevoegd. Hiervoor is goede kennis nodig van interacties tussen de middelen, de farmacokinetische kenmerken en bijwerkingen. Bij (onbegrepen) persisteren van de aanvallen kan het zinvol zijn om de bloedspiegels van de anti-epileptica te bepalen. De laatste jaren gaat men sneller over naar een combinatietherapie van meerdere anti-epileptica, omdat dat effectiever lijkt dan monotherapie. Er zijn recent maar enkele anti-epileptica aan het arsenaal van kinderarts en kinderneuroloog toegevoegd.

27.7.3 Status epilepticus

Van een status epilepticus spreekt men wanneer de aanval langer duurt dan dertig minuten en wanneer er twee of meer epileptische aanvallen optreden zonder dat de patiënt tussendoor herstelt en weer bijkomt. Status epilepticus is naast meningitis en subarachnoïdale bloeding een van de belangrijkste spoedeisende neurologische ziektebeelden. De (geprotocolleerde) behandeling richt zich op het bewaken van de vitale functies en de intraveneuze toediening van anti-epileptica. Het kan nodig zijn de medicatie zo hoog te doseren dat er gevaar bestaat voor respiratoire insufficiëntie. Dan kan tijdelijke intubatie of beademing nodig zijn. Bij refractaire aanvallen kan de patiënt onder eeg-controle in een iatrogeen coma worden gebracht. De medicatie kan dan worden opgehoogd tot een burst-suppressionbeeld verschijnt.

27.7.4 Epilepsiechirurgie

Chirurgische behandeling van epilepsie is alleen geïndiceerd bij refractaire epilepsie, dus als optimale medicamenteuze behandeling niet tot een aanvaardbare situatie leidt. De ingreep kan bestaan uit resectie van het epileptische focus en uit deconnectie, het verbreken van verbindingsbanen. Resectieneurochirurgie is alleen mogelijk bij focale (partiële) epilepsie. Voordat tot chirurgie wordt besloten, is langdurige video-eeg-registratie in een epilepsiecentrum nodig. Contra-indicaties zijn progressieve neurologische ziekten, ernstige psychiatrische aandoeningen en een focus die niet goed kan worden gelokaliseerd of in een essentieel hersengebied ligt. Bij deconnectieve chirurgie wordt het corpus callosum gekliefd, met als primaire doel het doen verminderen van de invaliderende valaanvallen.

27.7.5 Ketogeen dieet

Het ketogene dieet wordt gekenmerkt door een zeer hoog vetgehalte en lage gehalten aan koolhydraten en eiwitten. Hierdoor wordt het metabolisme gedwongen een groot deel van de energie te halen uit de lipolyse, wat met de aanmaak van ketonen gepaard gaat. De werking van het ketogene dieet is onduidelijk. Het lijkt vooral een gunstige invloed te hebben op de atone aanvallen bij het lennox-gastautsyndroom, die plotseling optreden en zeer invaliderend zijn.

27.7.6 Nervusvagusstimulatie

Deze behandeling wordt overwogen bij epilepsiepatiënten bij wie onvoldoende reductie van de aanvallen wordt bereikt door uitgebreide medicamenteuze combinatietherapie (refractaire epilepsie). Bij nervusvagusstimulatie wordt operatief een pacemaker (stimulator) bij het sleutelbeen onder de huid geplaatst, die via een elektrode wordt verbonden met de nervus vagus. De stimulator wordt zo ingesteld dat hij in een bepaalde situatie prikkels afgeeft of bij prodromale verschijnselen door de patiënt zelf wordt geactiveerd met een magneet. Bij 30 procent van de patiënten wordt een aanvalsreductie bereikt van 50 procent; een klein deel wordt aanvalsvrij. Medicatie blijft tijdens deze behandeling essentieel.

27.8 Complicaties

Tot de bijwerkingen van anti-epileptica behoren huidreacties, maag-darmklachten, gewichtstoename of gewichtsafname, vermoeidheid, leverfunctiestoornissen, bloedarmoede, trombocytopenie, evenwichtsstoornissen, dubbelzien, hoofdpijn en cognitieve veranderingen,

Leesadvies

zoals depressie, onrust en ontremming. De meeste bijwerkingen zijn dosisafhankelijk en productspecifiek. Sporadisch worden ernstige overgevoeligheidsreacties gezien, die levensbedreigend kunnen zijn. Gecompliceerde medicijninteracties kunnen invloed hebben op de cognitie van het kind. Het percentage patiënten met persisterende aanvallen is hoog, ongeveer 35 procent.

27.9 Verwijzing en samenwerking

Iedere arts met ervaring en interesse in kinderneurologie en epilepsie kan de diagnose epilepsie stellen. Voor de definitieve diagnose en de behandeling is kennis van classificatie, diagnostische valkuilen, medicatie en bijwerkingen noodzakelijk. Hiervoor moet het kind vrijwel altijd worden verwezen naar de tweede lijn. De meeste kinderen met epilepsie worden behandeld door kinderarts, (kinder)neuroloog of neonatoloog. Voor de optimale begeleiding van kind en gezin is goede samenwerking tussen huisarts en specialist van groot belang. Gedragsproblemen, aanpassingen thuis, voorlichting, schoolkeuzen en dergelijke kunnen vaak het best door de huisarts worden aangepakt. Medicatiewijzigingen worden bij voorkeur in overleg doorgevoerd.

27.10 Voorlichting en preventie

Goede informatie over de aard van de epilepsie en de prognose en optimale begeleiding door de huisarts en andere medewerkers uit de eerste lijn zijn voor kind en gezin essentieel. Soms is speciaal onderwijs nodig. Maatregelen als permanente opname in een epilepsie-instituut en hoofdbescherming bij atone aanvallen zijn zelden nodig. De patiëntenverenigingen en het Nationaal Epilepsie Fonds organiseren veel informatiebijeenkomsten.

Leesadvies

Arts WFM, Peters ACB. Behandelingsstrategieën bij kinderepilepsie. Houten: Bohn Stafleu Van Loghum; 2000.
Emde Boas W van, Huffelen AC van. Consensus Het EEG bij epilepsie. Nederlandse Vereniging voor Klinische Neurofysiologie; 1997 (▶ www.nvknf.nl).
Renier WO. Kinderepilepsie handboek. Een beknopte leidraad voor de praktijk. Utrecht: Academic Pharmaceutical Productions; 2003.
Werkgroep Richtlijnen Epilepsie. Richtlijnen diagnostiek en behandeling van epilepsie. Tweede versie. Nederlandse Vereniging voor epilepsie; 2005 (▶ www.neuromaas.nl/epilepsie.pdf).

Astma

P.J.E. Bindels

28.1 Inleiding – 328

28.2 Epidemiologie – 329

28.3 Pathofysiologie en etiologie – 330

28.4 Diagnostiek – 331
28.4.1 Anamnese – 331
28.4.2 Lichamelijk onderzoek – 331
28.4.3 Aanvullende diagnostiek – 333

28.5 Evaluatie – 333

28.6 Behandeling – 336
28.6.1 Doel van de behandeling – 336
28.6.2 Medicamenteuze behandeling – 336
28.6.3 Niet-medicamenteuze behandeling – 338

28.7 Voorlichting en begeleiding – 339

28.8 Prognose – 340

Leesadvies – 340

28.1 Inleiding

Hoestende, snotterende en piepende kinderen zijn voor de huisarts bijna dagelijkse kost. Hoesten is de meest frequente reden voor contact met de huisarts. In de meerderheid van de gevallen zal het contact zich tot één telefonisch advies, spreekuurbezoek of (soms) visite beperken. Tenslotte gaat het bijna altijd om een virale infectie van de luchtwegen met een sterk zelflimiterend karakter. Zelden is er meer nodig dan algemene en symptoomverminderende adviezen. Snotneuzen en hoesten horen bij de jonge leeftijd en gaan meestal vanzelf over. Anders wordt het wanneer het hoesten langer gaat duren en wanneer het piepen meer op de voorgrond komt of met acute benauwdheid gepaard gaat. Acute benauwdheid vraagt een directe alertheid en ingrijpen van de huisarts. In hoofdstuk 23 wordt daarop ingegaan.

Het lastige voor de huisarts is om tussen alle hoestende en piepende kinderen die het spreekuur bezoeken, die relatief kleine groep kinderen te detecteren bij wie mogelijk astma of andere chronische aandoeningen (zoals cystische fibrose; zie hoofdstuk 25) een rol spelen. Hoewel vroege signalering en behandeling astma niet kunnen voorkomen, zijn symptoomreductie, betere kwaliteit van leven, betere sportprestaties, minder schoolverzuim en mogelijk minder ernstig astma op latere leeftijd belangrijke redenen om alert te zijn op kinderen met een verhoogd astmarisico. Voorlichting en preventieve maatregelen zijn vooral gericht op de gunstige beïnvloeding van omgevingsfactoren en leefstijl, in de eerste plaats de preventie van (mee)roken.

Het diagnostische dilemma speelt vooral bij kinderen onder 6 jaar. Bij jonge kinderen is het klinische beeld vaak minder uitgesproken en zijn objectieve diagnostische tests niet voorhanden of nog niet uit te voeren, zoals longfunctieonderzoek. De huisarts moet dan genoegen nemen met de symptoomdiagnose astma. Vanaf de leeftijd van 6 jaar worden aan astma gerelateerde klachten meer uitgesproken en kan de diagnose met meer zekerheid worden gesteld.

Recidiverend hoesten en vooral piepen op jonge leeftijd is niet synoniem met astma. Uit een groot Amerikaans geboortecohortonderzoek is gebleken dat ruim een derde van kinderen voor het derde levensjaar een periode van piepen doormaakt en bijna de helft voor het zesde jaar. Van de piepers onder de 3 jaar bleek 60 procent klachtenvrij op 3-jarige leeftijd. Kinderen van rokende moeders maken vaker perioden met piepen door. Kinderen met persisterende klachten blijken vaker een moeder met astma of allergie te hebben en ook meer perioden met piepen op jonge leeftijd doorgemaakt te hebben. In ◘ figuur 28.1 is het beloop in de tijd weergegeven van voorbijgaand piepen en van persisterend piepen of de symptoomdiagnose astma.

Voor de huisartsenpraktijk kan de volgende basisregel worden aangehouden. Piepen is niet gelijk aan astma, maar de diagnose astma kan niet worden gesteld zonder dat de klacht piepen bij het kind aanwezig is. Piepen is het kernsymptoom van astma.

> **Casus**
>
> Moeder komt met de 3-jarige Bart op het spreekuur. Bart is al twee weken aan het hoesten, ook 's nachts hoort zij hem regelmatig. Hij heeft in het begin wat koorts gehad, maar dat is nu over. Hoestperioden heeft hij vaker doorgemaakt sinds hij naar de crèche gaat. Deze keer duurt het niet alleen langer, maar afgelopen nacht had moeder het idee dat Bart ook aan het piepen was. Bart drinkt goed, eet misschien wat minder, is overdag over het algemeen vrolijk maar lijkt wat sneller moe dan anders. Zij wil graag weten wat er aan de hand kan zijn.

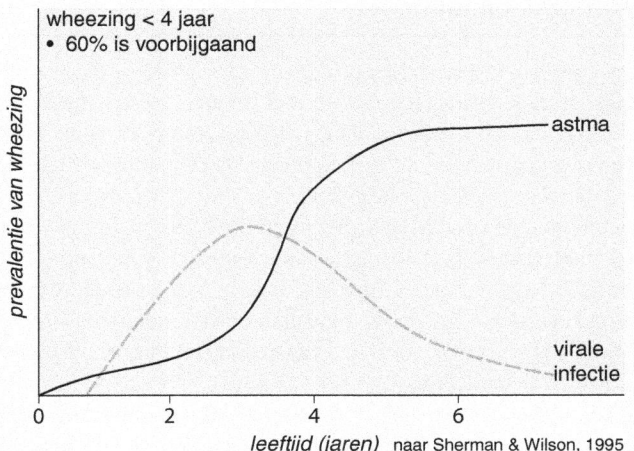

◘ Figuur 28.1 Beloop in de tijd van persisterend piepen (mogelijk astma) en tijdelijk piepen.

28.2 Epidemiologie

Bij maar liefst een op de tien contacten met de huisarts in de leeftijdsgroep 0-18 jaar gaat het om de klacht hoesten. Dit betekent dat een fulltime werkende huisarts gemiddeld vier keer per week wordt geraadpleegd voor een hoestend kind. De leeftijdsgroep tot 5 jaar laat de hoogste incidentie zien. In herfst en vroege winter (oktober-december) is hoesten meer dan tweemaal zo vaak reden voor contact met de huisarts als in de zomermaanden. Er zijn geen exacte cijfers over het aantal kinderen dat met de klacht piepen de huisarts raadpleegt.

In de algemene bevolking wordt de prevalentie van astma bij kinderen momenteel geschat op 5 tot 10 procent. De afgelopen decennia heeft een forse stijging in de prevalentie plaatsgevonden, al lijkt deze inmiddels haar hoogtepunt te hebben bereikt. Uit een vragenlijstonderzoek onder Nederlandse basisschoolkinderen bleek in de periode 1984/85 tot 1994/95 een stijging te zijn opgetreden van 2,8 procent naar 6,2 procent van de prevalentie van de door artsen gestelde diagnose astma. Ook de prevalentie van recent piepen en die van aanvallen van kortademigheid met piepen op de borst waren gestegen, respectievelijk van 10,6 naar 12,4 procent en van 5,3 naar 6,2 procent. Uit ander onderzoek komt naar voren dat soortgelijke stijgingen ook gelden voor allergische rinitis en constitutioneel eczeem. Een eensluidende verklaring daarvoor ontbreekt. Toegenomen kennis, betere herkenning van de symptomen en betere medicamenteuze mogelijkheden, maar ook woon- en leefomstandigheden zouden eraan kunnen hebben bijgedragen.

In de huisartsenpraktijk is astma de meest voorkomende chronische aandoening bij jonge kinderen. Uit de *Tweede Nationale Studie naar ziekten en verrichtingen in de huisartspraktijk* blijkt dat zowel de incidentie als de prevalentie van astma bij jongens bijna tweemaal zo hoog is als bij meisjes. In de puberteit verdwijnt dit verschil en daarna draait het zelfs om. Op volwassen leeftijd hebben meer vrouwen astma dan mannen en is bij hen vaker sprake van ernstig astma. Zeer waarschijnlijk spelen de kleinere luchtwegen bij jonge jongens en de hormonale status van vrouwen hierin een rol.

28.3 Pathofysiologie en etiologie

Astma heeft als belangrijkste kenmerk chronische ontsteking van de grote en kleine luchtwegen. Daardoor reageren de luchtwegen versterkt met bronchusobstructie op zowel specifieke (IgE-gemedieerd, allergisch) als niet-specifieke prikkels (kou, mist, rook, inspanning, virale infecties). Dit fenomeen van verhoogde gevoeligheid en bronchusobstructie wordt bronchiale hyperreactiviteit genoemd. Naast de bronchusobstructie spelen hypersecretie van slijm en oedeem van de luchtwegen een rol bij de hyperreactiviteit. Het is de basis voor de klinische verschijnselen die karakteristiek zijn voor astma: aanvalsgewijs optredende aanvallen van piepen en benauwdheid. In tegenstelling tot de obstructie bij volwassenen met COPD is die bij patiënten met astma reversibel. Tussen de aanvallen is de longfunctie doorgaans normaal. Daarmee wordt duidelijk dat het onderdrukken van het ontstekingsproces in de luchtwegen de hoeksteen is van de astmabehandeling.

Allergie speelt bij astma een belangrijke rol. Ongeveer 80 procent van de kinderen met bij astma passende klachten is allergisch, waarbij allergie voor inhalatieallergenen, in het bijzonder huisstofmijt, bovenaan staat. Astma en (allergische) rinitis komen vaak samen voor. Omdat wederzijdse beïnvloeding waarschijnlijk is, wordt in de richtlijnen in toenemende mate aandacht besteed aan gelijktijdige behandeling van beide aandoeningen.

De kans op astma is meer dan tweemaal zo groot bij kinderen van wie een van de ouders ook astma heeft. Astma heeft echter een complexe genetische achtergrond. Verschillende genen op verschillende chromosomen bepalen het genotype. De interactie tussen genotype en omgevingsfactoren bepaalt of en in welke mate de (klassieke) astmaklachten en astma-aanvallen (het fenotype) tot uiting komen. Naast sensibilisatie voor inhalatieallergenen speelt roken een belangrijke rol. Sigarettenrook heeft een nadelig effect op de longfunctie van het kind. Roken tijdens de zwangerschap door de moeder en na de geboorte door de ouders of verzorgers leidt tot meer luchtwegklachten bij kinderen in het algemeen en ernstiger luchtwegklachten bij kinderen met astma. Roken, ook blootstelling aan rook, moet ten stelligste worden afgeraden.

Of primaire preventie van astma mogelijk is, is nog onduidelijk. Beïnvloeding van het genetisch basisprofiel lijkt vooralsnog toekomstmuziek. Ingrijpen in de blootstelling aan omgevingsfactoren is wel mogelijk, maar heeft vooralsnog niet tot grote successen geleid. Uit een Cochrane-review is naar voren gekomen dat een allergeenvrij dieet tijdens de zwangerschap geen vermindering geeft van het risico van atopie bij het kind. Het geven van borstvoeding gedurende zes maanden (tot 4 maanden als enige voeding) wordt wel sterk aanbevolen, zeker wanneer het astmarisico verhoogd is (ten minste één eerstegraadsfamilielid met een allergische aandoening). Het lijkt het risico op het ontstaan van astma en eczeem te verkleinen. Een allergeenvrij dieet voor de moeder tijdens de lactatieperiode verkleint het risico op astma niet, evenmin als uitstel van de introductie van vast voedsel tot later dan na 4 maanden. De effectiviteit van saneringsmaatregelen voor de primaire preventie van astma is nog onderwerp van veel onderzoek. Saneringsmaatregelen als vorm van secundaire preventie, bij kinderen met een vastgestelde allergie of astma, zijn echter zinvol gebleken (zie verderop).

Duidelijk is dat de standaardvaccinaties van het Rijksvaccinatieprogramma het risico op het ontstaan van allergie en astma niet vergroten.

28.4 Diagnostiek

Het is niet eenvoudig om in het woud van hoestende kinderen de groep met een hoog risico voor astma te detecteren. Bij een eerste kortdurende (minder dan 1-2 weken) hoestperiode met kenmerken van een (bovenste)luchtweginfectie, al dan niet van virale herkomst, zal de huisarts terecht niet aan de diagnose astma denken. Pas bij recidiverende of langdurige hoestperioden bij een kind met piepende ademhaling of kortademigheid moet de huisarts de diagnose overwegen. In geval van een mogelijke (symptoom)diagnose astma bij het kind geven anamnese en lichamelijk onderzoek de informatie die de diagnose meer of minder waarschijnlijk maakt. Gezien de prevalentie is de voorafkans op astma bij kinderen 5-10 procent. Voor kinderen die het spreekuur van de huisarts bezoeken met langer dan een week bestaande hoestklachten, is de voorafkans al toegenomen tot ongeveer 25 procent. Deze rechtvaardigt echter nog geen intensief ingrijpen.

28.4.1 Anamnese

Bij de anamnese moet de huisarts op zoek gaan naar argumenten die de achterafkans op astma zodanig maken dat een op astma gericht beleid duidelijk noodzakelijk of gewenst is. De voorgeschiedenis en de familieanamnese zijn vaak al bekend aan het begin van het consult, doordat ze zijn vastgelegd of eenvoudig te vinden zijn in het elektronisch medisch dossier van kind of gezin. Aanwijzingen voor atopie of allergie bij het kind, een atopische aandoening als eczeem, allergie of astma bij een gezinslid en een oudere leeftijd (3 jaar of ouder) zijn belangrijk voor het ondersteunen van de (symptoom)diagnose astma. Ook de rookhistorie van het gezin (vooral de ouders) is al bekend; zo niet, dan moet die worden uitgevraagd.

Wat de huidige en eerdere luchtwegklachten bij het kind betreft, wordt vooral aandacht besteed aan ernst, duur en patroon van de luchtwegklachten en aan aanwijzingen voor allergie en bronchiale hyperreactiviteit. Daarbij moet worden nagegaan of het piepen alleen aanwezig is in aansluiting aan virale luchtweginfecties, of dat het ook getriggerd wordt door andere (nietvirale) prikkels. In het eerste geval verdwijnen de klachten meestal voor het zesde levensjaar. Kinderen die op multipele prikkels met piepklachten reageren, hebben een verhoogde kans op persisterende klachten en de diagnose astma op de leeftijd van 6 jaar.

In ◘ tabel 28.1 staat de anamnese in meer detail uitgewerkt. De gegevens in deze tabel zijn ontleend aan de standaard *Astma bij kinderen* van het Nederlands Huisartsen Genootschap (NHG).

28.4.2 Lichamelijk onderzoek

Als het vermoeden van een virale of bacteriële bovensteluchtweginfectie als verklaring van de klachten vooropstaat, worden neus, keel en oren onderzocht. Bij een eerste vermoeden van astma kijkt de huisarts bij het onderzoek gericht naar aanwijzingen voor een atopische constitutie (predilectieplaatsen voor constitutioneel eczeem; zie ook hoofdstuk 14) en voor allergische rinitis.

Bij vermoeden van infectie van de lagere luchtwegen of astma is auscultatie van de longen noodzakelijk. Een verlengd exspirium en expiratoir piepen kunnen duiden op hyperreactiviteit en daarmee op astma. Vooral links-rechtsverschillen, in het bijzonder eenzijdige rhonchi of op-

◘ Tabel 28.1 Anamnese bij vermoeden van astma bij jonge kinderen (ontleend aan de NHG-standaard Astma bij kinderen).

ernst, duur en patroon van de luchtwegklachten	duur van het hoesten, piepende ademhaling, kortademigheid in combinatie met piepen
	invloed van de klachten op het functioneren overdag, thuis en op school en 's nachts tijdens het slapen
	frequentie en duur van de klachtenepisoden (incidenteel, regelmatig, dagelijks) en duur van symptoomvrije intervallen
aanwijzingen voor allergie	klachten passend bij allergische rinitis (niezen, loopneus, jeuk in neus of ogen, (hardnekkig) verstopte neus (continu of intermitterend))
	optreden of verergeren van klachten in een vochtige of stoffige omgeving (huisstofmijt), in voorjaar of zomer (pollen van bomen, grassen, onkruiden), bij contact met dieren (katten, honden, knaagdieren, paarden) of door andere factoren
aanwijzingen voor bronchiale hyperreactiviteit	persisterende klachten na virale luchtweginfecties (piepen, kortademigheid en langdurig hoesten)
	klachten of verergering van klachten bij blootstelling aan koude lucht, mist, (tabaks)rook, luchtvervuiling, baklucht, verflucht, parfumluchtjes
	klachten van piepen, kortademigheid en hoesten tijdens of na lichamelijke inspanning
roken	door ouders, verzorgers, vriendjes of vriendinnetjes of anderen in de omgeving van het kind
	door het kind zelf
voorgeschiedenis	frequente luchtweginfecties of eerdere perioden met hoesten, piepen of 'bronchitis'
	atopische aandoeningen als constitutioneel eczeem en allergische rinitis
	eerder verricht allergie- of longfunctieonderzoek
	in het verleden gebruikte medicatie voor de luchtwegen en het effect daarvan
	genomen preventieve maatregelen en het effect daarvan
	perinatale gegevens zoals prematuriteit, laag geboortegewicht en postnatale beademing
	groeiachterstand nu of in het verleden
familie	aanwezigheid van luchtwegproblemen of atopische aandoeningen bij gezinsleden

geheven of verminderd ademgeruis bij een ziek of dyspnoïsch kind, zijn een sterke aanwijzing voor een infectie van de lagere luchtwegen (maar passen ook bij pneumothorax).

Als het kind kortademig is, schat de huisarts de ernst in door te letten op intrekkingen, gebruik van hulpademhalingsspieren, neusvleugelen en de aanwezigheid van cyanose. Bij vermoeden van een chronische aandoening (inclusief astma) wordt aandacht besteed aan lengtegroei en gewicht en aan de psychomotorische ontwikkeling.

> **Vervolg casus**
>
> De moeder vertelt dat zij en haar partner beiden roken. Tijdens de zwangerschap heeft zij niet gerookt, maar daarna is het weer misgegaan. Als de kinderen thuis zijn wordt, zo vertelt zij stellig, niet binnenshuis gerookt. Ze hebben geen huisdieren. Zelf heeft ze nooit astma gehad en ze is niet bekend met hooikoorts. Ook de vader van Bart en zijn oudere zus zijn niet bekend met astma. Bij onderzoek blijkt Bart niet kortademig. U vindt geen aanwijzingen voor eczeem. De moeder geeft aan dat hij vooral in het voorjaar klachten lijkt te hebben. Bij auscultatie hoort u een licht piepend exspirium. Er zijn geen rhonchi of links-rechtsverschillen.

28.4.3 Aanvullende diagnostiek

Röntgenonderzoek in de vorm van een thoraxfoto is bij de diagnostiek van astma niet zinvol. Alleen wanneer infectie van de lagere luchtwegen wordt vermoed, terwijl er een discrepantie bestaat tussen anamnese (ziek kind, fors hoesten) en lichamelijk onderzoek (geen afwijkingen bij auscultatie), kan een thoraxfoto nuttig zijn.

De plaats van de allergietest bij kinderen is de laatste jaren aan het veranderen. Werd voorheen gesteld dat deze test onder de 4 jaar niet zinvol was, recent onderzoek geeft aan dat ook bij jonge kinderen de test op inhalatieallergenen bruikbaar is om de kans op astma bij het kind te bevestigen (bij een positieve test) of te verkleinen (bij een negatieve test). Verder moeten allergietests worden verricht bij alle kinderen bij wie de diagnose astma op andere gronden (klinische beeld, longfunctie) zeker is, onafhankelijk van de leeftijd. Op basis van de uitslag van de test kan een gericht saneringsadvies worden gegeven.

Met de combinatietest voor allergeenspecifiek IgE wordt onderzocht of er IgE-antistoffen aanwezig zijn tegen de belangrijkste inhalatieallergenen (huisstofmijt, boompollen, gras- en kruidpollen en epidermale producten van kat, hond en paard). Als er andere huisdieren aanwezig zijn, zoals cavia's en hamsters, moet daarvoor apart een IgE-test worden aangevraagd. Bloedonderzoek naar voedselallergie is niet zinvol (en bovendien onbetrouwbaar). Slechts bij ongeveer 5 procent van de kinderen met astma komen astma en voedselallergie samen voor.

De piekstroommeter was van oudsher het longfunctieonderzoek voor de huisartsenpraktijk bij de diagnostiek en het monitoren van astma bij kinderen vanaf de leeftijd van 6 tot 7 jaar. De piekstroom wordt echter bepaald door de doorgankelijkheid van de grote luchtwegen, terwijl astma zich vooral afspeelt in de middelgrote en kleine luchtwegen. Longfunctieonderzoek (flow-volumecurve, expiratoire eensecondewaarde (FEV1) en functionele vitale capaciteit) is betrouwbaarder en heeft bij diagnostiek en monitoring van kinderen met astma inmiddels de plaats ingenomen van de piekstroommeting. De opkomst van de spirometrie in de huisartsenpraktijk en de goede toegankelijkheid van longfunctiefaciliteiten in ziekenhuizen en huisartsenlaboratoria maakt deze verandering ook haalbaar. In de huisartsenpraktijk wordt longfunctieonderzoek geadviseerd bij de diagnostiek van astma; het onderzoek is mogelijk vanaf 6- à 7-jarige leeftijd. In gespecialiseerde longfunctieafdelingen en afhankelijk van het kind kan soms al bij 4 tot 6 jaar betrouwbare spirometrie worden uitgevoerd.

28.5 Evaluatie

Het kernsymptoom van astma is piepen, door de huisarts vastgesteld of door de ouders tijdens het consult aannemelijk gemaakt. Het horen van expiratoir piepen tijdens de auscultatie is de

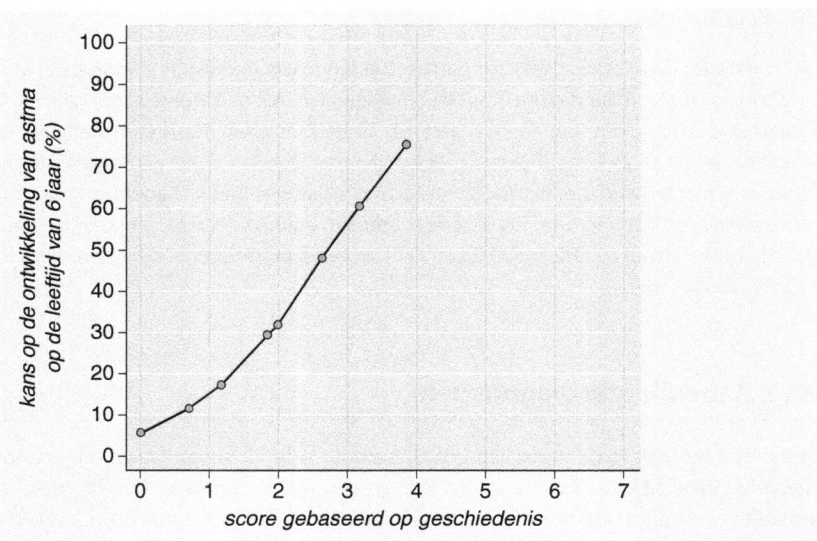

◘ **Figuur 28.2** Diagnostische index voor jonge kinderen, 1-4 jaar oud, die met persisterende hoestklachten bij de huisarts komen. Score gebaseerd op klinische gegevens (Eysink et al., 2005).

betrouwbaarste aanwijzing. Normale auscultatie van de longen sluit astma echter niet uit. Expliciet wordt gesteld dat (nachtelijke) hoestklachten zonder piepen of klachten van benauwdheid bij inspanning zonder piepen niet duiden op astma.

Bij kinderen jonger dan 6 jaar gaat de huisarts bij de bevindingen afkomstig uit anamnese en lichamelijk onderzoek, eventueel aangevuld met allergologisch onderzoek, op zoek naar aanwijzingen (astmabouwstenen) die de diagnose meer of minder waarschijnlijk maken. Belangrijke aanwijzingen zijn hyperreactiviteit, het recidiverende karakter van de klachten, aard en ernst van de klachten, aanwijzingen voor atopie bij het kind en aanwijzingen voor astma of atopie bij ouders, broers of zussen. Verder is van belang of het piepen uitsluitend gerelateerd is aan virale luchtweginfecties of ook optreedt na niet-virale prikkels. In het laatste geval is de kans op persisterende klachten en de diagnose astma duidelijk hoger. Hoe meer van deze bouwstenen aanwezig zijn, hoe groter de kans dat het jonge kind tot een hoogrisicogroep behoort en dat een op astma gericht beleid moet worden ingesteld.

Een enkele keer, als klachtenpatroon, lichamelijk onderzoek en familieanamnese voldoende specifiek zijn, kan de huisarts ook op deze leeftijd de diagnose allergisch astma al stellen. In alle andere gevallen is er sprake van de symptoomdiagnose astma. Een belangrijk deel van de kinderen in deze laatste groep heeft op latere leeftijd geen astmatische klachten meer.

Uit Nederlands onderzoek is gebleken dat bij kinderen in de jonge leeftijdsgroep 1-4 jaar die met langer dan vijf dagen bestaand hoesten het spreekuur van de huisarts bezoeken, de volgende vier variabelen de huisarts helpen bij het stellen van de (symptoom)diagnose astma: piepen bij het kind, hooikoorts bij de moeder, de leeftijd van het kind (1-2 jaar versus 3-4 jaar) en de aanwezigheid van specifiek IgE tegen inhalatieallergenen. De voorafkans op astma is ongeveer 25 procent. Met de eerste drie variabelen is de kans terug te brengen tot 6 procent of te verhogen tot 76 procent; aangevuld met een test op specifiek IgE wordt dat respectievelijk 1 procent en 95 procent. Met behulp van de anamnestische variabelen zijn twaalf klinische profielen samen te stellen (zestien als het laboratoriumonderzoek meedoet). Met (logistische) diagnostische predictiemodellen kan voor elk profiel de astmakans worden berekend (◘ figuur 28.2 en 28.3).

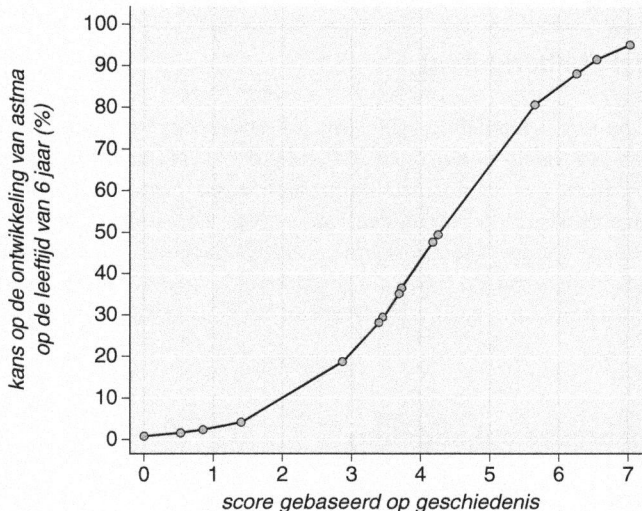

◘ **Figuur 28.3** Diagnostische index voor jonge kinderen, 1-4 jaar oud, die met persisterende hoestklachten bij de huisarts komen. Score gebaseerd op klinische gegevens en specifiek IgE (Eysink et al., 2005).

De score op de x-as wordt verkregen door punten toe te kennen aan de factoren: leeftijd 3-4 jaar 1 punt, 1-2 jaar 0 punten; hooikoorts bij moeder 1 punt; aanwezigheid van piepen 2 punten; positief specifiek IgE 3 punten. Met de eerste drie vragen wordt dus een maximale score van 4 gehaald (achterafkans 76 procent) (◘ figuur 28.2); inclusief de IgE-test wordt de score maximaal 7 punten (achterafkans 95 procent) (◘ figuur 28.3).

Bij kinderen van 6 jaar en ouder is de diagnose (allergisch) astma in de regel met zekerheid te stellen. Het optreden van kortademigheid en het recidiverend piepen zijn meer uitgesproken. De klachten worden daarbij uitgelokt door niet-allergische of allergische prikkels. De reversibiliteit van de bronchusobstructie is met behulp van spirometrie te bepalen. Het stellen van de diagnose astma wordt altijd gevolgd door een allergietest.

Vervolg casus

Anamnese en lichamelijk onderzoek bij de 3-jarige Bart leren u dat er geen atopie of astma in de familie voorkomt. Er doen zich wel regelmatig klachten voor (recidiverend karakter) en u hoort expiratoir piepen bij auscultatie. Daarmee komt u op 1 (leeftijd) plus 2 (piepen) is 3 punten. ◘ Figuur 28.2 laat zien dat de kans op het ontstaan van astma bij Bart nu ongeveer 58 procent is. U vindt dit nog onvoldoende om een astmabeleid in te stellen. In overleg met de moeder besluit u om bloedonderzoek uit te voeren. In ◘ figuur 28.3 is af te lezen hoe de uitslag daarvan u verder helpt bij het beleid. Als de test bij Bart positief is (3 punten), stijgt de kans op het ontstaan van astma naar 85 procent, wat ingrijpen op dit moment rechtvaardigt. Is de test negatief, dan wordt de kans 21 procent, wat een expectatief beleid rechtvaardigt. Bart blijkt een positieve test op huisstofmijtallergenen te hebben.

28.6 Behandeling

28.6.1 Doel van de behandeling

Het algemene doel van de behandeling van astma bij kinderen is vastgelegd in de internationale richtlijnen van het *Global Initiative for Asthma* (GINA). Dit doel kan als volgt worden omschreven: 'het bereiken van een normaal leefpatroon, zowel overdag als 's nachts, met een normaal inspanningsvermogen, het vermijden van ernstige astma-aanvallen en het bereiken van optimale longfunctie zonder of met zo weinig mogelijk klachten, al dan niet met medicatie in een zo laag mogelijke dosering en toedieningsfrequentie en met zo weinig mogelijk bijwerkingen'. Dit betekent dat het kind geen schoolverzuim heeft als gevolg van astma en normaal kan sporten.

28.6.2 Medicamenteuze behandeling

Toedieningsvorm
Bij het kiezen van de toedieningsvorm van medicamenteuze behandeling kan de volgende regel worden gehanteerd:
- 0 tot en met 3 jaar: dosisaerosol met voorzetkamer en gezichtsmasker;
- 4 tot en met 6 jaar: dosisaerosol met voorzetkamer en mondstuk;
- vanaf 7 jaar (soms wat eerder): droogpoederinhalator.

De inspiratiekracht van het kind bepaalt in hoeverre laatstgenoemde toedieningsvorm geschikt is.

Medicatiekeuze
De ernst van de astma en de leeftijd van het kind bepalen de keuze van het medicament. Momenteel vormen de volgende middelen voor de huisarts de hoekstenen van de astmabehandeling bij kinderen: kortwerkende bètamimetica als luchtwegverwijder en voor symptomatische behandeling, inhalatiecorticosteroïden als anti-inflammatoir middel en als onderhoudsbehandeling.

Er lijkt voor kinderen die uitsluitend in de huisartsenpraktijk behandeld en begeleid worden, vooralsnog geen plaats te zijn voor leukotrieenreceptorantagonisten (LTRA) en langwerkende bètamimetica. De meest waarschijnlijke plaats voor deze middelen is in stap 3 van het behandelplan (ernstig astma), als de respons op voldoende gedoseerde en adequaat gebruikte inhalatiemedicatie onvoldoende is. In deze fase is medebehandeling door de kinder(long)arts gewenst en moet het medicamenteuze beleid, inclusief het gebruik van andere medicatie, onderling worden afgestemd. Cromoglycaat heeft geen plaats meer bij de behandeling van astma.

Therapeutisch stappenplan
Bij het medicamenteuze stappenplan wordt onderscheid gemaakt tussen jonge kinderen met de symptoomdiagnose astma en oudere kinderen met de diagnose (allergisch) astma. In ◘ tabel 28.2 en 28.3 staan de te gebruiken doseringen per leeftijdsgroep vermeld voor zowel de kortwerkende bètamimetica als de inhalatiecorticosteroïden (ontleend aan de NHG-standaard *Astma bij kinderen*).

Bij kinderen onder de 6 jaar met de symptoomdiagnose astma wordt de keuze van behandeling sterk bepaald door de inschatting die de huisarts maakt van de kans dat zich astma

28.6 · Behandeling

Tabel 28.2 Therapiestap 1: Kortwerkende bèta-2-sympathicomimetica (conform NHG-standaard Astma bij kinderen).

	< 6 jr	> 6 jr
toedieningsvorm	dosisaerosolinhalatiekamer < 4 jaar: masker 4-6 jaar: mondstuk	poederinhalator*
salbutamol	100 µg, zo nodig tot 4 × daags 1-2 pufs	100-400 µg, zo nodig tot 4 × daags 1 inhalatie
terbutaline		250-500 µg, zo nodig tot 4 × daags 1 inhalatie
fenoterol		200 µg, zo nodig tot 4 × daags 1 inhalatie

* Bij sommige inhalatoren gelden lagere doseringen; raadpleeg het *Farmacotherapeutisch Kompas*.

Tabel 28.3 Therapiestap 2: Inhalatiecorticosteroïden (conform de NHG-standaard Astma bij kinderen).

	< 4 jr	> 4 jr en < 6 jr	> 6 jr
toedieningsvorm	dosisaerosol inhalatiekamer met kapje	dosisaerosol inhalatiekamer met mondstuk	poederinhalator* of autohaler
beclometason	100 µg 2 × daags 2 pufs	100 µg 2 × daags 2 pufs	200 µg 2 × daags 1 inh
Budesonide	200 µg 2 × daags 1 puf	200 µg 2 × daags 1 puf	200 µg 2 × daags 1 inh
Fluticason	50 µg 2 × daags 2 pufs	125 µg 2 × daags 1 puf	100 µg 2 × daags 1 inh
beclometason extra fijn	50-100 µg 2 × daags 1 puf	100 µg 2 × daags 1 puf	100 µg 2 × daags 1 puf via autohaler

* Bij sommige inhalatoren gelden lagere doseringen; raadpleeg het *Farmacotherapeutisch Kompas*.

ontwikkelt. Hoe hoger deze kans, hoe sneller behandeling met inhalatiecorticosteroïden in aanmerking komt. Bij andere klinische presentaties bepaalt het aantal aanwezige astmabouwstenen hoe hoog de huisarts de kans op astma inschat en dus in hoeverre behandeling en sanering meer of minder ingrijpend worden aangepakt. Van belang daarbij zijn recidiverende luchtwegklachten met piepen (ook los van virale luchtweginfecties), leeftijd waarop de klachten aanvingen, hyperreactiviteit, atopie bij het kind, atopie of astma bij ouders, broers of zussen, aanwezigheid van specifiek IgE tegen inhalatieallergenen, goede eerdere respons op astmamedicatie.

Therapiestap 1. Bij klachten van piepen zonder recidiverend (astma)patroon is de eerste stap het voorschrijven van een bètamimeticum. Elke behandeling bij jonge kinderen moet worden gezien als een proefbehandeling. Het is noodzakelijk om het kind te laten terugkomen op het spreekuur om het effect vast te stellen. Als de klachten over zijn, kan een expectatief beleid worden gevolgd. Ook kinderen met recidiverend piepen op jonge leeftijd, die op latere leeftijd geen klachten meer hebben, kunnen baat hebben bij een symptomatische behandeling met een luchtwegverwijder.

Therapiestap 2. Bij een recidiverend patroon en als de kans op astma groot wordt verondersteld, wordt gestart met een inhalatiecorticosteroïd gedurende vier tot zes weken. Inhalatiecorticosteroïden zijn bij kinderen effectieve en veilige middelen. Ook bij langdurig gebruik is de kans op systemische bijwerkingen zoals blijvende groeiremming, botontkalking en bijniersuppressie verwaarloosbaar. Dit geldt zeker voor de doseringen die de huisarts normaliter gebruikt.

Bij kinderen vanaf 6 jaar is de ernst van de astma beter in te schatten en bepaalt die soort en dosering van de medicamenten. Men onderscheidt:

- *Intermitterende astma.* Deze vorm kenmerkt zich door veel klachtenvrije dagen en nachten. Symptomatische behandeling met een luchtwegverwijder volstaat (therapiestap 1). Deze wordt op niet meer dan een tot twee dagen per week gebruikt of alleen ter preventie van piepen bij inspanning (maar ook dan geldt: niet vaker dan 1-2 dagen per week);
- *Persisterende astma.* De klachten treden vaker op dan twee dagen of nachten per week. Onderhoudsbehandeling met corticosteroïden is geïndiceerd (therapiestap 2);
- *Ernstige persisterende astma.* Ondanks optimale dosering van inhalatiecorticosteroïden, optimaal gebruik (met goede techniek) van de inhalatiemedicatie en adequaat doorgevoerde saneringsmaatregelen blijft het kind klachten houden. Verwijzing en medebehandeling door de kinder(long)arts zijn noodzakelijk (therapiestap 3).

Bij onvoldoende respons op de therapie moet de huisarts de diagnose heroverwegen. Alvorens bij een zekere diagnose astma over te gaan op een volgende therapiestap, moeten therapietrouw en inhalatietechniek worden gecontroleerd en zo nodig verbeterd. Bij diagnostische dilemma's of onvoldoende respons op therapie bij adequaat gebruik wordt het kind verwezen naar de kinder(long)arts.

Een kind met intermitterende astma, dat dus alleen een of twee dagen per week een luchtwegverwijder nodig heeft (therapiestap 1), wordt eens per drie tot zes maanden door de huisarts gezien, waarbij deze uitdrukkelijk aangeeft dat bij frequenter gebruik van de luchtwegverwijder een eerder bezoek aan het spreekuur nodig is. Bij persisterend astma en dus gebruik van inhalatiecorticosteroïden (therapiestap 2 en 3) is zeker in de beginfase frequente controle noodzakelijk. Een kind dat voor het eerst start met inhalatiecorticosteroïden, wordt elke twee tot vier weken beoordeeld ter evaluatie van het effect. Bij goede respons kan de controlefrequentie naar eens per drie maanden. Eerstelijnsonderzoek naar de gronden waarop de huisarts kan besluiten de dosering te verminderen of zelfs te stoppen, is niet voorhanden. Een klinische inschatting door de huisarts, gebaseerd op de huidige symptomen, de ziektegeschiedenis van het kind en de gezinssituatie, kan een rol spelen bij dit besluit. In ◘ figuur 28.4 wordt het te verwachten effect van behandeling met inhalatiecorticosteroïden op de verschillende uitingsvormen van astma weergegeven. Duidelijk is dat het enige weken tot maanden vergt alvorens het effect optimaal is. Bij een waarschijnlijke diagnose astma moet daarom niet te snel worden afgebouwd.

Voor de behandeling van een aanval van acuut ernstig astma bij kinderen wordt verwezen naar hoofdstuk 23.

28.6.3 Niet-medicamenteuze behandeling

De essentie van de niet-medicamenteuze behandeling is het vermijden van prikkels die een belangrijke rol spelen bij het onderhouden en uitlokken van aan astma gerelateerde klachten. Roken door de ouders moet het eerste aandachtspunt zijn, en bij adolescenten het zelf roken

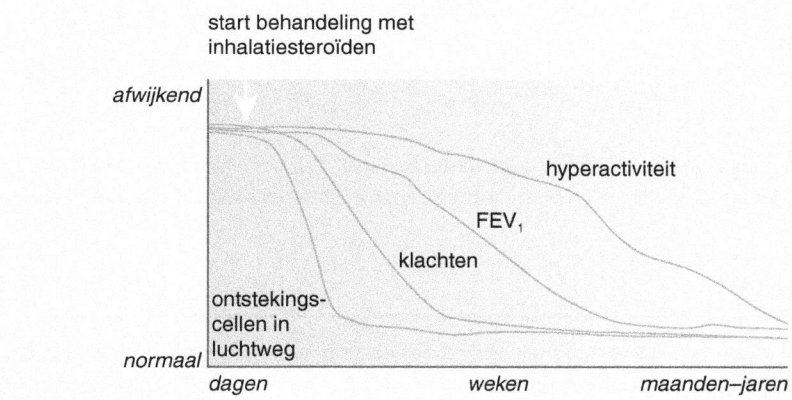

◘ **Figuur 28.4** Verbetering van verschillende uitingsvormen van astma tijdens behandeling met inhalatiesteroïden. Verbetering van ontsteking en klachten treedt op binnen enkele dagen en is maximaal na enkele weken. Verbetering van de longfunctie (FEV1) is in een aantal weken maximaal, terwijl verbetering van de hyperreactiviteit pas begint na enkele weken en vervolgens gedurende vele maanden tot jaren kan aanhouden.

of willen starten met roken. Bij adolescenten kan ook de beroepskeuze een rol spelen bij de adviezen. Over de rol van influenzavaccinatie bij kinderen met astma bestaat onduidelijkheid. Uit Nederlands onderzoek uitgevoerd in de huisartsenpraktijk is gebleken dat vaccinatie de frequentie van exacerbaties niet vermindert.

Alleen wanneer met bloedonderzoek sensibilisatie is aangetoond, is saneren zinvol. Bij allergie voor kat, hond of knaagdier is verwijdering van het dier sterk aan te raden, hoe moeilijk dit ook bij kind en ouders kan liggen. Bij aangetoonde huisstofmijtallergie zijn saneringsmaatregelen alleen zinvol wanneer die zich niet beperken tot het gebruik van allergeenwerende matrassen en kussenslopen. Om ook daadwerkelijk symptoomvermindering bij het kind te bereiken, is een uitgebreider pakket aan maatregelen nodig: vochtbestrijding, gladde vloerbedekking, aangepast schoonmaken en stofzuigen. Ten slotte moeten aspecifieke prikkels die tot bronchusobstructie bij het kind leiden worden vermeden, zoals luchtjes en de overgang van kou naar warmte.

28.7 Voorlichting en begeleiding

Voorlichting en begeleiding van kinderen met astma en hun ouders zijn essentieel. Ontbreken deze, dan heeft het instellen op medicamenteuze therapie of uitleg over niet-medicamenteuze therapie geen zin of ten hoogste een gering effect. In toenemende mate kunnen de voorlichting en zeker de begeleiding bij niet-medicamenteuze adviezen in de huisartsenpraktijk door de praktijkondersteuner worden gegeven. Aandacht moet worden besteed aan:
- de aard van het ziektebeeld, uitlokkende factoren en klachtenpatroon;
- het verschil tussen onderhoudsbehandeling en symptomatische of aanvalsbehandeling;
- inhalatie-instructie, die regelmatig herhaald en geoefend moet worden;
- roken of beter niet-roken; het huis dient een rookvrije zone te zijn;
- saneringsmaatregelen (zie ook bij niet-medicamenteuze behandeling);

- beroepskeuze; bepaalde beroepen, zoals kapper, bakker, dierenverzorger en dierenarts moeten worden ontraden;
- de wijze waarop ouders en kind met de astma omgaan en de bespreekbaarheid ervan in het gezin.

Het NHG heeft diverse patiëntenbrieven over astma bij kinderen. Deze kunnen een belangrijke ondersteuning zijn bij voorlichting en begeleiding voor zowel huisarts als praktijkondersteuner.

28.8 Prognose

Een deel van de kinderen bij wie op jonge leeftijd de diagnose allergisch astma is gesteld, kan tijdens of na de puberteit de onderhoudsmedicatie staken. Op latere leeftijd krijgt een deel van hen toch weer klachten. Uit geboortecohortonderzoek is gebleken dat, afhankelijk van de gebruikte definitie, 22 procent (geen symptomen, geen medicatie, normale longfunctie, geen hyperreactiviteit) tot 52 procent (geen symptomen, geen medicatie) van de kinderen in remissie gaat. De kans op persisteren van astma of op terugkeer ervan op latere leeftijd is groter bij ernstige astma op jonge leeftijd, bij later begin van de astma (> 2 jaar) en bij verminderde longfunctie en hyperreactiviteit. Verder persisteren de klachten bij meisjes vaker. Dat roken de belangrijkste te vermijden factor is, is evident. Voorlichting door de huisarts aan kind en ouders over de prognose en de invloed daarop van roken is van groot belang.

Het Nederlands Astma Fonds, binnenkort omgedoopt tot Longfonds, heeft nuttige voorlichtingsbrochures over astma, saneringsmaatregelen en veel andere zaken aangaande astma. De website van het astmafonds is zeer informatief voor patiënten en het wordt aangeraden patiënten en hun ouders hierop te wijzen (▶ www.astmafonds.nl).

Leesadvies

Bindels PJE, Van der Wouden JC, Ponsioen BP, Brand PLP, Salomé PL, Van Hensbergen W, et al. NHG-Standaard Astma bij kinderen (tweede herziening). Huisarts Wet. 2006;49(11):557-72.

Brand PLP, Rottier BL. Kinderlongziekten. Serie Praktische kindergeneeskunde. Houten: Bohn Stafleu van Loghum; 2002.

Eysink PED, Riet G ter, Aalberse RC, Aalderen WMC van, Roos CM, Zee JS van der, et al. Accuracy of specific IgE in the prediction of asthma: development of a scoring formula for general practice. Br J Gen Pract. 2005;55:125-31.

Gotzsche PC, Johansen HK, Schmidt LM, Burr ML. House dust mite control measures for asthma. Cochrane Database Syst Rev. 2004;(4):CD001187.

Martinez FD, Wright AL, Taussig LM, Holberg CJ, Halonen M, Morgan WJ, Group Health Medical Associates. Asthma and wheezing in the first six years of life. N Eng J Med. 1995;332:133-8.

Deel V Interdisciplinaire samenwerking

Hoofdstuk 29 Huisarts en jeugdgezondheidszorg – 343

Hoofdstuk 30 Huisarts, Bureau Jeugdzorg en vertrouwensarts – 353

Hoofdstuk 31 Huisarts en kinderarts – 365

Huisarts en jeugdgezondheidszorg

C. Wensing

29.1 Inleiding – 344

29.2 Landelijk basispakket jeugdgezondheidszorg – 344
29.2.1 Maatwerkproducten – 344
29.2.2 Nieuwe ontwikkelingen – 347

29.3 Samenwerking tussen huisarts en JGZ – 348
29.3.1 Huisarts en vaccinatie – 349
29.3.2 Huisarts en hielprikscreening – 349
29.3.3 De huisarts als consultatiebureau-arts – 352

Leesadvies – 352

29.1 Inleiding

Kinderen maken in hun eerste levensjaren een indrukwekkende ontwikkeling door, die allesbepalend is voor hun verdere leven. De Jeugdgezondheidszorg (JGZ) kan een belangrijke bijdrage leveren aan gezondheid en welzijn van de kinderen en hun ouders. De JGZ heeft voornamelijk een preventieve rol. Bij problemen of afwijkingen worden kind en ouders zo nodig verwezen naar de juiste instantie. Omdat ieder kind in Nederland recht heeft op een gezonde ontwikkeling, onafhankelijk van de financiële of verzorgende mogelijkheden van de ouders, is er een landelijk basispakket jeugdgezondheidszorg ontwikkeld voor alle kinderen in Nederland. Aan de uitvoering van dit pakket werken jeugdartsen, verpleegkundig specialisten, jeugdverpleegkundigen en doktersassistenten mee. Soms zijn nog andere deskundigen (logopedist, psycholoog, pedagoog, lactatiekundige, diëtist) in dienst of worden deze 'ingehuurd'. In het kader van de stelselherziening en de komst van de Centra voor Jeugd en Gezin (CJG) vinden de komende jaren veel veranderingen plaats in de zorg voor de jeugd.

29.2 Landelijk basispakket jeugdgezondheidszorg

Het basistakenpakket van de JGZ bestaat uit een uniform deel, dat voor heel Nederland gelijk is (◘ tabel 29.1), en een maatwerkdeel met een aantal vaste 'producten' waaruit een gemeente kan kiezen. Hiernaast worden extra 'producten' aangeboden. Dit zijn op kinderen gerichte (preventieve) activiteiten, die vaak ontstaan naar aanleiding van een verzoek uit de omgeving of te maken hebben met wetenschappelijke of sociale ontwikkelingen in de maatschappij. Het basispakket bestaat uit zes productgroepen, die onlosmakelijk met elkaar zijn verbonden:

- monitoring en signalering;
- inschatten van de zorgbehoefte;
- screening en vaccinaties;
- voorlichting, advies, instructie en begeleiding;
- beïnvloeden van gezondheidsbedreigingen;
- zorgsysteem, netwerken, overleg en samenwerking.

De gemeenten hebben de regie over de JGZ. De JGZ-medewerkers kunnen niet zelf het basistakenpakket bepalen. De organisatie die de JGZ uitvoert (instelling voor thuiszorg of GGD), biedt aan de gemeenten het uniforme pakket aan en de mogelijkheden voor maatwerk. Het uniforme pakket is vooral evidence-based (◘ tabel 29.1). Men werkt volgens de landelijke JGZ-richtlijnen en de protocollen van de organisatie. Daarnaast kan, als de ouders dat wensen, anticiperende voorlichting worden gegeven. Voor sommige zaken is het geven van voorlichting verplicht. Deze vallen onder de *Wet op de geneeskundige behandelingsovereenkomst*, de WGBO. Voorlichting over vaccinaties is bijvoorbeeld verplicht; dat valt onder het uniforme pakket. Het begeleiden van een groep ouders die 'babymassage' wil leren, is niet verplicht. Het is ook niet evidence-based, maar kan een maatwerkproduct zijn, omdat het (theoretisch) een positieve invloed kan hebben op de ouder-kindrelatie.

29.2.1 Maatwerkproducten

Maatwerkproducten hebben vooral betrekking op netwerken. Hieronder vallen overlegsituaties over probleemkinderen op de basisschool, deelname aan platforms waar kinderen worden

29.2 · Landelijk basispakket jeugdgezondheidszorg

Tabel 29.1 Contactmomenten van het uniforme deel van het basispakket.

leeftijd	contactmoment (uitvoerder)*	producten en taken die in ieder geval moeten
4-7 dagen	huisbezoek	hielprik (PKU, CHT, AGS, CF, sikkelcelziekte, overige stofwisselingsziekten)
		perceptief gehoorverlies
2 weken	huisbezoek (VPK)	sociaal milieu, inschatten verhouding draagkracht-draaglast, voorlichting, bepaling risico
4 weken	consult (arts)	controle aangeboren en erfelijke afwijkingen, groei,
		uitdiepen medische anamnese, autorisatie maken voor RVP
8 weken	consult (VPK)	RVP: DKTP-Hib-HepB, Pneu
		groei
3 maanden	consult (arts)	RVP: DKTP-HIb-HepB, Pneu
		groei en ontwikkeling
4 maanden	consult (VPK)	RVP: DKTP-HIb-HepB, Pneu
		groei
6 maanden	consult (arts)	groei en ontwikkeling
7,5 maand	consult (VPK)	functies specifiek: voeding en mondgedrag
		ontwikkeling specifiek: motoriek en spraak-taal
9 maanden	consult (arts)	groei en ontwikkeling
		vroegtijdige onderkenning visusstoornissen (VOV)
11 maanden	consult (VPK)	RVP: DKTP-HIb-HepB, Pneu
		groei
14 maanden	consult (arts)	RVP: BMR, menC
		groei en ontwikkeling
		afsluiten zuigelingenperiode, inschatten zorgbehoefte
18 maanden	consult (VPK)	functies specifiek: opvoedingsvragen,
		pedagogische observatie en anticiperende voorlichting
2 jaar	consult (arts)	groei en ontwikkeling: spraak, taal
		functies specifiek: opvoedingsvragen
3 jaar	consult (VPK)	ontwikkelingsonderzoek specifiek: spraak, taal
		functies specifiek: opvoedingsvragen,
		pedagogische observatie, opsporing visuele stoornissen
3,9 jaar	consult (arts)	RVP: DKTP
		groei, bepalen ontvangen zorg, opsporing visuele stoornissen
5 jaar	screening (arts of logopedist)	spraak-taalstoornissen

◘ Tabel 29.1 vervolg

leeftijd	contactmoment (uitvoerder)*	producten en taken die in ieder geval moeten
5 jaar	consult (arts en doktersassistent)	groei en ontwikkeling specifiek: motoriek, relaties, omgaan met andere kinderen
		functies specifiek: psychosociale ontwikkeling, emotioneel en sociaal functioneren
		opsporing visuele stoornissen
9 jaar	massaal	RVP: DTP, BMR
10 jaar	consult (VPK)	groei specifiek: houdingsafwijkingen, ontwikkeling
		functies specifiek: psychosociale ontwikkeling, emotioneel en sociaal functioneren
		gedrag specifiek: pesten/geweld
13 jaar of klas 2 VO**	consult (arts of VPK)	groei (houdingsafwijkingen)
		massaal HPV (alleen meisjes)
		ontwikkeling specifiek: puberteit
		gedrag specifiek: schoolverzuim
speciaal onderwijs	consult (arts)	1 × bij aanmelding/toelating voor (V)SO2**;
		tot 8 jaar 1 × per twee jaar; 8-19 jaar 1 × per drie jaar
0-19 jaar	consult (arts of VPK)	onderzoek op indicatie bij risicokind
		vastgelegde hoeveelheid tijd beschikbaar, maximaal drie contacten per kind;
		door probleemverheldering en -erkenning komen tot (begeleide) verwijzing

* Organisaties hebben zelf de keus wat betreft discipline van de uitvoerder, mits verplichte taken op kwalitatief voldoende vergelijkbaar niveau worden uitgevoerd. VPK = verpleegkundige.
** (Voortgezet) speciaal onderwijs.

aangemeld voor speciaal onderwijs, deelname aan zorgbreedtecommissies op het voortgezet onderwijs en extra overdracht- en samenwerkingstijd voor ouder-kindcentra, peuterspeelzalen of wijkgezondheidsprogramma's. Ook activiteiten gericht op voorlichting, advies, instructie en begeleiding zijn maatwerkproducten. Hieronder vallen onder meer extra aandacht voor risicokinderen uit gezinnen waar draagkracht en draaglast niet in evenwicht zijn, bedplasbegeleiding, instructie van oudergroepen over de opsporing van luizen en groepsvoorlichting over soa-preventie, anticonceptie of verslaving. De maatwerkactiviteiten kunnen zich ook op scholen afspelen, zoals het ondersteunen van pestpreventie en andere gezondheidsbevorderende programma's op school en het helpen van scholen na calamiteiten als plotseling overlijden van leerlingen of seksuele handelingen met leerlingen.

Daarnaast zijn er activiteiten die niet tot de kernactiviteiten van de JGZ horen en ook door andere instellingen worden uitgevoerd. Voorbeelden hiervan zijn het houden van pedagogische spreekuren, het leveren van een vertrouwenspersoon aan scholen, het doen van sociaal-medische keuringen voor de kinderopvang, logopedische diagnostiek en instructie aan leerkrachten of peuterspeelzaalleidsters.

29.2.2 Nieuwe ontwikkelingen

Nieuwe activiteiten kunnen ontstaan naar aanleiding van een gezondheidsprobleem of maatschappelijk probleem in de bevolking, zoals overgewicht of overlast door probleemjongeren. Monitoring door de JGZ kan er ook toe leiden dat problemen worden gesignaleerd die leiden tot wetenschappelijk onderzoek en vervolgens weer een rol gaan spelen in de preventie. Een voorbeeld hiervan is de waarneming dat wiegendood meer leek voor te komen bij kinderen die in buikligging lagen. Het advies om zuigelingen op de rug te slapen te leggen, vond goede navolging. Door de forse daling van het aantal kinderen dat in buikligging te slapen werd gelegd, daalde het aantal kinderen dat aan wiegendood stierf spectaculair. Als nieuwe ontwikkelingen extra activiteiten tot gevolg hebben, worden deze opgenomen in het landelijk uniform pakket. Daarna is het belangrijk opnieuw prioriteiten te stellen.

Het aantal contactmomenten en de inhoud ervan (zie ◘ tabel 29.1) zijn aan veel veranderingen onderhevig, onder andere door de toenemende aandacht voor psychosociale problemen. Zo nodig wordt daartoe het aantal contactmomenten voor risicokinderen uitgebreid (risicogerichte zorg, meer zorg op maat). Ook de inhoud van het contact wordt mede bepaald door actuele problemen die landelijk (zoals kindermishandeling) of plaatselijk (overmatig gebruik van alcohol of drugs) om meer aandacht vragen. Het totale aangeboden pakket moet wel blijven voldoen aan het basistakenpakket. In toenemende mate worden consulten uitgevoerd door jeugdverpleegkundigen en verpleegkundig specialisten, waardoor de jeugdartsen meer aandacht kunnen besteden aan risicokinderen en complexe problemen.

Door het programmaministerie voor Jeugd en Gezin zijn veel veranderingen ingevoerd in structuur en uitvoering van de JGZ en de jeugdzorg. Aanleiding hiertoe was het toenemend aantal probleemjongeren waarvoor in de jeugdzorg hulp werd gezocht. Er moet meer aandacht kunnen worden besteed aan risicokinderen en aan het voorkomen en signalering van kindermishandeling. Daarbij moeten de instanties beter samenwerken; hulp moet zo veel mogelijk dicht bij huis worden gegeven en laagdrempelig en goed toegankelijk zijn.

Sinds 2011 moet iedere gemeente daartoe in het bezit zijn van en regie voeren over een Centrum voor Jeugd en Gezin (CJG). Op dit moment varieert de invulling hiervan sterk: van het samenbrengen van alle participanten in één gebouw tot alleen een website. Samenwerking wordt bevorderd door fysieke nabijheid, maar het is ook belangrijk dat de participanten elkaar kennen. Het CJG moet een toegankelijke, drempelloze instantie zijn waar ouders en kinderen op ieder gewenst moment terecht kunnen met vragen over opvoeding, ontwikkeling en gezondheid. In het CJG zijn minimaal JGZ en maatschappelijk werk aanwezig. De activiteiten van het Bureau Jeugdzorg komen op termijn ook onder de verantwoordelijkheid van de gemeente, waardoor een deel van zijn activiteiten, zoals lichte hulpverlening en indicatiestelling voor geïndiceerde zorg, worden uitgevoerd vanuit het CJG. De JGZ vervult een spilfunctie in het CJG door haar contacten met alle kinderen. De JGZ moet de contacten onderhouden met zowel de scholen (vooral via het Zorgadviesteam) als de medische instanties. Van de huisarts wordt verwacht dat hij in de nabije toekomst in toenemende mate gaat samenwerken met en gebruikmaken van de deskundigheid in het CJG.

29.3 Samenwerking tussen huisarts en JGZ

Huisartsen en medewerkers JGZ komen elkaar gedurende de hele jeugd van het kind op allerlei manieren tegen. Preventieve activiteiten, zoals vaccineren, kunnen bij de kinderen tot klachten leiden waarvoor de huisarts wordt ingeschakeld. Ook bij een afwijkende hielprik is snelle actie nodig van de huisarts. De JGZ-richtlijnen geven aan welke bevindingen op basis van geprotocolleerd onderzoek indicaties vormen voor verwijzing naar de huisarts. Als de inbreng van de huisarts geen meerwaarde heeft, kan de jeugdarts ervoor kiezen rechtstreeks te verwijzen naar de tweede lijn. In het grijze gebied tussen evidente pathologie en normale variatie, zoals bij ontwikkelingsstoornissen, signalen van ADHD of verdenking van kindermishandeling, is onderlinge consultatie van groot belang. Goede bereikbaarheid over en weer is hiervoor een belangrijke voorwaarde.

In het kader van 'de nieuwe praktijk' kwam in 2008, in opdracht van Artsen Jeugdgezondheidszorg Nederland (AJN), LHV en NHG en gefinancierd door VWS, de *Handreiking samenwerking huisarts en jeugdgezondheidszorg* tot stand. Hierin wordt beschreven wat huisarts en JGZ elkaar te bieden hebben en wordt aan de hand van praktijkvoorbeelden gepleit voor een goede samenwerking. De JGZ-medewerkers hebben een specifieke deskundigheid betreffende groei en ontwikkeling van het kind en beschikken over veel gegevens van alle kinderen, waarvan de huisarts als gezinsarts gebruik kan maken.

In 2009 kon na overleg met en gefinancierd door VWS een aanvang worden gemaakt met de productie van vijf Landelijke Eerstelijns Samenwerkingsafspraken (LESA). Aan de hand van de beschikbare richtlijnen en standaarden werden hierin afspraken gemaakt over indicaties voor verwijzing door huisarts en jeugdarts naar elkaar of naar de tweede lijn. Tevens werd afgesproken dat huisarts en jeugdarts (met toestemming van de ouders) voorafgaand aan een mogelijke verwijzing zo nodig contact met elkaar opnemen. Zo kunnen de specifieke deskundigheid en expertise van huisarts en jeugdarts goed tot hun recht komen, als basis voor een efficiënte en kwalitatief goede zorg. De volgende LESA's zijn verschenen:
- *Visuele stoornissen bij kinderen en jongeren* (2010);
- *Dysplastische heupontwikkeling* (2010);
- *Kindermishandeling* (2010);
- *Kleine lichaamslengte* (2010);
- *Enuresis nocturna* (2011).

In 2007 nam Zorgverzekeraars Nederland op verzoek van de AJN rechtstreeks verwijzen naar de tweede lijn door de jeugdarts op in de modelpolis. Dit heeft ertoe geleid dat de polissen van de zorgverzekeraars steeds vaker de mogelijkheid bieden dat de jeugdarts rechtstreeks naar de tweede lijn verwijst. Volgens de afspraak gebeurt dit zo nodig na overleg met en altijd met een bericht naar de huisarts.

Bij complexe problematiek, bijvoorbeeld wanneer ook het Bureau Jeugdzorg of de jeugd-GGZ bij een kind is betrokken of als verwijzing naar de kinderarts heeft plaatsgevonden, zijn huisarts en jeugdarts vaak niet op de hoogte van elkaars bemoeienissen. Dit geldt ook bij ontwikkelingsproblematiek, wanneer kind en ouders een lange weg gaan langs hulpverleners en instanties, zoals vroegtijdige onderkenning van ontwikkelingsstoornissen (VTO) en integrale vroeghulp. Juist dan is het goed informeren van de betrokken hulpverleners, inclusief huisarts en jeugdarts, over de geleverde zorg essentieel. Meestal hebben de ouders geen bezwaar tegen het uitwisselen van gegevens.

29.3.1 Huisarts en vaccinatie

Vaccineren is een van de kerntaken van de JGZ. Vaccinaties leiden frequent tot complicaties (zie hoofdstuk 5). Milde complicaties als pijn en koorts komen veel voor. Iedere zuigeling krijgt in het eerste jaar minimaal viermaal een vaccinatie. Dat zijn per jaar 720.000 prikken. Ten hoogste 80.000 kinderen hebben dusdanige klachten (pijn, huilen of koorts) dat de ouders mogelijk contact opnemen met de huisarts. Jeugdartsen zien het liefst dat de ouders de koorts behandelen door het kind iets te koelen en alleen bij pijnklachten paracetamol geven. In het groeiboekje dat de ouders krijgen, staat dat zij – bij een verder niet zo ziek kind – pas bij een temperatuur die persisteert boven 38,5 °C de huisarts moeten bellen, maar dit gaat niet altijd goed. Hierover kunnen gemakkelijk misverstanden ontstaan: ouders die bij koorts direct de huisarts bellen, huisartsen die verwachten dat het consultatiebureau instructies geeft over het gebruik van paracetamol. Het is goed om hier plaatselijk afspraken over te maken.

Aan de introductie van nieuwe vaccinaties in het RVP gaat vaak maatschappelijke onrust vooraf. De huisarts wordt dan plotseling geconfronteerd met een toegenomen vraag naar dat bepaalde vaccin of met het verzoek kinderen te vaccineren die daar op grond van hun leeftijd niet voor in aanmerking komen. De website van het RIVM geeft hierover informatie.

29.3.2 Huisarts en hielprikscreening

In Nederland krijgen jaarlijks zo'n 180.000 zuigelingen tussen de vierde en zevende levensdag een hielprik. Iedere pasgeborene wordt onderzocht op een aantal aandoeningen. Het aantal kinderen met een afwijkende uitslag is zeer laag. Bij een positieve uitslag is snelle actie essentieel. De screening berust op de samenwerking van veel instanties. De verpleegkundige of screener JGZ is meestal de eerste in de schakel. Deze prikt de eerste en zo nodig nog een tweede maal en stuurt de setjes naar het endocrinologisch laboratorium. Het laboratorium waarschuwt bij een tweemaal positieve of dubieuze uitslag de (regionale) entadministratie. De medewerkers van de entadministratie lichten vervolgens meteen de huisarts in en verzoeken hem om het kind te verwijzen naar een kinderarts, en in geval van adrenogenitaal syndroom (AGS) en fenylketonurie (PKU) naar een universitair medisch centrum. De huisarts verwijst het kind nog dezelfde dag (voor AGS en PKU) of binnen 24 uur (voor congenitale hypothyreoïdie (CHT)) en de kinderarts ziet het kind zo nodig dezelfde dag. Als alles goed verloopt, is de tijd tussen het bekend worden van de uitslag in het laboratorium en het onderzoek door de kinderarts minder dan 24 uur.

De medisch adviseur van de entadministratie is beschikbaar voor nadere informatie. Het gaat tenslotte om aandoeningen die de huisarts zelden ziet. De medisch adviseur neemt zo nodig ook contact op met de kinderarts over verwijzing naar een kinderendocrinoloog. Voor de huisarts is de verwijsprocedure lastig. Het kan gaan om kinderen die nog niet in de praktijk geregistreerd staan en van wie hij de ouders nog niet kent. Ook voor de ouders is het een vervelende gebeurtenis. Ze zien een gezond kind en horen onverwachts dat het misschien toch een ernstige ziekte heeft. Gelukkig valt het in de praktijk vaak mee. De afkapwaarden zijn gekozen op een hoge sensitiviteit van de test, zodat een aantal kinderen bij het onderzoek door de kinderarts geheel gezond blijkt te zijn. Goede voorlichting van de huisarts en 'wel haast, maar geen paniek' zijn daarom heel belangrijk.

Sinds 1974 wordt landelijk op PKU gescreend, sinds 1981 op CHT en sinds 1 juli 2000 op AGS. Op 1 januari 2007 werden aan de screening 14 zeldzame ziekten toegevoegd, waaronder sikkelcelziekte, en op 1 mei 2011 volgde cystische fibrose (CF). Door de gekozen testmethoden spoort de hielprik echter niet alleen de ziekten zelf op, maar ook dragerschap van sikkelcelziekte en CF. De verloskundig hulpverlener geeft de ouder voorlichting over de hielprik en het dragerschap. De ouders maken vervolgens zelf de keuze of ze informatie over dragerschap bij hun kind willen ontvangen. Bij de uitvoering van de hielprik kunnen ze hun keuze kenbaar maken. Goede voorlichting over de betekenis van dragerschap is van groot belang en daarbij ligt er voor de huisarts een belangrijke taak. Het dragerschap heeft immers wel consequenties voor de toekomst van het kind en voor de ouders. Voor deze voorlichting is een checklist beschikbaar op ► www.rivm.nl/hielprik-professionals. Deze informatie wordt automatisch aan de huisarts ter beschikking gesteld wanneer bij een van zijn patiënten dragerschap wordt vastgesteld.

Adrenogenitaal syndroom

Adrenogenitaal syndroom (AGS) is een ernstige erfelijke bijnierziekte die bij 1 op de 12.000 pasgeborenen voorkomt (15-20 pasgeborenen per jaar in Nederland). Door deficiëntie van een bijnierenzym (meestal het enzym 21-hydroxylase) stagneert de productie van cortisol en aldosteron. In plaats daarvan maakt de bijnier een abnormaal grote hoeveelheid androgenen aan. In het hielprikbloed wordt 17-hydroxyprogesteron bepaald. AGS kan binnen twee weken na de geboorte levensbedreigend zijn, door het ontstaan van zoutverlies en een addisoncrisis. AGS leidt tot gewichtsverlies of onvoldoende gewichtstoename, projectielbraken en dehydratie. Er is hypotensie, hypoglykemie, hyponatriëmie en hyperkaliëmie. Uiteindelijk kan een levensbedreigende shock optreden. Door de overproductie van androgenen treedt bij meisjes al prenataal virilisatie op van het uitwendige genitaal. Mildere vormen van AGS worden soms pas op de kleuterleeftijd (pseudopubertas praecox) of bij adolescenten manifest (hirsutisme, acne).

Het glucocorticoïdtekort is te behandelen met hydrocortison. Een eventueel tekort aan aldosteron is te behandelen met fludrocortison. De medicijnen moeten levenslang worden ingenomen. Kinderen met AGS ontwikkelen zich over het algemeen normaal. Als de moeder opnieuw zwanger is van een dochter, kan ze zo nodig preventief dexamethason gebruiken. Van de kinderen die verwezen worden vanwege een afwijkende hielprikuitslag, heeft ongeveer 30 procent inderdaad AGS.

Congenitale hypothyreoïdie

Bij congenitale hypothyreoïdie (CHT) is de productie van thyroxine (T4) onvoldoende. Een tekort aan T4 leidt tot irreversibele hersenbeschadiging en beperkte lengtegroei. CHT komt in Nederland voor bij 1 op 3.000 kinderen (60-70 kinderen per jaar). Zonder screening zijn de klinische kenmerken pas rond de leeftijd van 3 maanden of soms nog later duidelijk. In de eerste weken doen zich alleen aspecifieke klachten voor, zoals slecht drinken, obstipatie, icterus prolongatus, bradycardie en hypothermie. Zonder behandeling blijven de kinderen klein, krijgen ze een typisch grof, pasteus uiterlijk en een verstandelijke handicap of zelfs ernstige zwakzinnigheid.

Primaire CHT is de meest frequente vorm; deze kan sterk in ernst wisselen. Bij ectopische schildklieraanleg is de schildklierfunctie verminderd, bij schildklieragenesie afwezig. Door de lage T4-waarden is er een toename van thyreoïdstimulerend hormoon (TSH). Secundaire en tertiaire CHT zijn veel zeldzamer. De afwijking schuilt dan in hypofyse of hypothalamus en meerdere hypofysehormonen zijn deficiënt, zoals groeihormoon en adrenocorticotroop hormoon (ACTH). T4 is daarbij verlaagd, maar TSH is niet verhoogd. Deze patiënten kunnen bij een intercurrente infectie of stress in shock raken en hypoglykemie krijgen. Omdat moederlijk T4 de placenta kan passeren, zijn kinderen met CHT tijdens de zwangerschap tot op zekere hoogte beschermd.

Als tijdig behandeling met levothyroxine is ingesteld, is de ontwikkeling van patiënten met CHT vrijwel normaal. Hoe later de behandeling van start gaat, des te groter is de kans op motorische stoornissen en mentale retardatie. Kinderen die vóór de leeftijd van 3 weken worden behandeld, hebben een hoger IQ dan kinderen bij wie de behandeling later start.

Bij de screening wordt eerst T4 bepaald en bij lage T4-waarden ook TSH en thyroxinebindend globuline (TBG). Bij kinderen met afwijkende T4-waarden (< –3,0 SD) is er een grote kans op CHT. Dat geldt nog sterker voor kinderen met afwijkende TSH-waarden (> 50 mE/l). De TBG-bepaling voorkomt dat kinderen met TBG-deficiëntie, een onschuldige aandoening met een laag totaal T4 maar een normaal vrij T4, worden verwezen. Om vertraging bij verwijzing van patiënten met een ernstige vorm van CHT te voorkomen, wordt bij een T4 < –3,0 SD de uitslag van de TBG-bepaling niet afgewacht. Deze kinderen worden wel direct verwezen. Van alle naar de kinderarts verwezen kinderen heeft ongeveer 25 procent primaire of secundaire CHT.

Cystische fibrose
Door een mutatie op chromosoom 7 is er een defect in het transporteiwit dat het transport regelt van chloride over de celmembraan. Hierdoor zijn de producten van de exocriene klieren taaier, met als belangrijkste complicaties chronische longinfecties en malabsorptie (zie hoofdstuk 25). CF is een autosomaal dominante aandoening en een van de meest voorkomende erfelijke ziekten. Dragerschap komt voor bij 1 op de 35 Nederlanders en dragerschap bij beide ouders bij 1 op 1200. Bij dubbel dragerschap is de kans op een kind met CF 25 procent en op een kind dat drager is van de mutatie 50 procent. Per jaar worden ongeveer 35 kinderen geboren met CF. De testmethodiek in de hielprik spoort in principe alle kinderen met CF op, maar ook een deel van de dragers.

Fenylketonurie
Fenylketonurie (PKU) is een zeldzame, ernstige aangeboren stofwisselingsziekte. De incidentie is 1 op 18.000; gemiddeld worden in Nederland jaarlijks elf kinderen met PKU geboren. Door deficiëntie van het leverenzym fenylalaninehydroxylase wordt het (essentiële) aminozuur fenylalanine niet omgezet in het aminozuur tyrosine. Stapeling van fenylalanine leidt tot irreversibele hersenbeschadiging. Onbehandeld veroorzaakt fenylketonurie ernstige mentale retardatie (IQ < 50). Hoe later behandeling wordt ingesteld, des te groter de kans op hersenschade. De behandeling bestaat uit fenylalaninearme voeding, waarbij wordt gestreefd naar normale of marginaal verhoogde fenylalaninespiegels in het bloed. Door de hielprikscreening kan men al op zeer jonge leeftijd met het dieet beginnen, waardoor een normale ontwikkeling mogelijk is. Het dieet moet levenslang worden volgehouden, maar niet altijd even streng; bij het groeiende kind en in de zwangerschap luisteren de fenylalaninespiegels nauw.

Bij verwijzing naar de kinderarts voor een positieve PKU is de kans groot (80 procent) dat het ook daadwerkelijk om PKU gaat.

Sikkelcelziekte
Sikkelcelziekte komt voornamelijk voor in dezelfde gebieden waar ook malaria voorkomt. De screening is in het programma opgenomen omdat het aantal migranten uit deze gebieden toeneemt. Daarmee worden naar schatting per jaar 40-60 nieuwe patiënten met sikkelcelziekte gevonden. Door de gekozen testmethodiek worden ook dragers opgespoord (naar schatting 800 per jaar, vooral in Amsterdam, Rotterdam en Flevoland) en bovendien kinderen met bètathalassemie (naar schatting 10 per jaar). De positief voorspellende waarde van een positieve testuitslag is rond 64 procent.

Sikkelcelziekte is een erfelijke aandoening (autosomaal recessief) die vanaf 4-6 maanden klachten gaat geven als gevolg van de anemie. De erytrocyten bevatten een afwijkend hemoglobine, HbS, dat bij deoxygenatie polymeriseert. Daarbij krijgt de erytrocyt een sikkelvorm. De cellen hebben een kortere levensduur, zodat anemie ontstaat. Door aggregatie van de afwijkende erytrocyten kunnen microtrombi en sikkelcelcrises optreden. Ten slotte ontstaat functionele asplenie, met een verhoogd infectierisico. Behandeling bestaat uit crisispreventie, foliumzuur, ontijzering en zo nodig bloedtransfusies.

MCADD

Middellangeketen-acyl-CoA-dehydrogenasedeficiëntie (MCADD) is een autosomaal recessieve aandoening waarbij er een stoornis is in de stofwisseling van de middelangeketenvetzuren. Doordat deze in de mitochondriën niet kunnen worden gemetaboliseerd tot glucose, kunnen ernstige hypoglykemieën optreden. De diagnose wordt in Nederland jaarlijks gesteld bij ongeveer 16 kinderen. De behandeling bestaat uit het garanderen van een constant aanbod van glucose door middel van een vast voedingsschema met maximale pauzes van vier uur.

Bij de overige twaalf autosomaal recessieve metabole aandoeningen waarop sinds 2007 wordt gescreend, wordt slechts sporadisch een positieve screeninguitslag verwacht.

29.3.3 De huisarts als consultatiebureau-arts

Op slechts enkele plaatsen doet de huisarts nog consultatiebureauwerk. Vooral voor beginnende huisartsen was het aantrekkelijk om de kinderen in de eigen praktijk ook op het consultatiebureau te zien. Zij leerden zo snel de jonge gezinnen in hun wijk kennen. Een spreekuur met 'gezonde' kinderen kan bovendien heel motiverend werken. De ene ouder vindt een huisarts-annex-consultatiebureau-arts vertrouwd en plezierig, de andere heeft juist meer vertrouwen als nog iemand anders met veel routine naar zijn kind kijkt. Op den duur is het kwalitatief goed combineren van deze twee vakgebieden echter een belasting. Het zijn twee verschillende manieren om naar kinderen te kijken, die – ook al is er enige overlap – het bijhouden van twee vakgebieden vereisen. Daarbij komt dat door de verdere professionalisering de opleiding tot jeugdarts een zodanige uitbreiding heeft ondergaan dat die voor een huisarts niet meer haalbaar is; eerder volstond een applicatiecursus voor het doen van consultatiebureauwerk. Voor het tijdig onderkennen van groei en ontwikkelingsproblemen in al hun facetten is specifieke kennis nodig, die niet meer binnen een beperkt kader kan worden verworven.

Leesadvies

Basistakenpakket Jeugdgezondheidszorg 0-19 jaar. Den Haag: Ministerie van VWS; 2002.
Boere-Boonekamp MM. Handreiking Samenwerking huisarts-jeugdgezondheidszorg. Leiden: TNO; 2008. (lhv. artsennet.nl/LHVproduct/Handreiking-Samenwerking-huisarts-en-jeugdgezondheidszorg-1.htm)
Gezondheidsraad. Neonatale screening. Publicatie nr. 2005-11. Den Haag: Gezondheidsraad; 2005.
NHG. Landelijke Eerstelijns Samenwerkings Afspraken. (nhg.artsennet.nl/kenniscentrum/k_richtlijnen/k_ samenwerking/k_lesas.htm)
RIVM. Draaiboek Neonatale hielprikscreening. Versie 8.1. Centrum voor Bevolkingsonderzoek; 1012. (▶ www. rivm.nl/pns/hielprik/draaiboek/)
Schrander-Stumpel CTRM, Curfs LMG, Ree JW van. Klinische genetica. Houten: Bohn Stafleu van Loghum; 2005.
Zee GN, Stikkelbroeck MML, Otten BJ. Het adrenogenitaal syndroom. Huisarts Wet. 2001;44:301-3.

Huisarts, Bureau Jeugdzorg en vertrouwensarts

P. Pollmann

30.1 **Inleiding** – 354

30.2 **Onderzoek naar kindermishandeling** – 354
30.2.1 Beoordeling van de casus door de huisarts – 355
30.2.2 De methodiek van onderzoek – 356

30.3 **De taak van de huisarts** – 357
30.3.1 Conceptuele en praktische benadering – 357
30.3.2 De huisarts als practitioner – 360
30.3.3 De juridische positie van de huisarts – 361

30.4 **Samenwerking met de vertrouwensarts** – 361
30.4.1 Samen zorgen – 361
30.4.2 Samen wikken en wegen, waken en wagen – 362

30.5 **Het vervolg** – 362

Leesadvies – 363

30.1 Inleiding

Bureau Jeugdzorg (BJZ) richt zich op het recht van de jeugdige om uit te groeien tot een gezonde volwassene. Vier kernbegrippen krijgen hierin betekenis: aandacht (informatie, advies en hulp); ondersteuning (zo snel, zo kort, zo licht, en zo dicht bij huis mogelijk); bescherming bij bedreiging; toezicht (jeugdreclassering). BJZ is een koepelorganisatie die de toegang tot de gezamenlijke jeugdhulpverlening verzorgt. Het heeft twee kerntaken: indicatiestelling en kortdurende ambulante hulp. Het vormt een (extra) schakel tussen de vraag naar en het aanbod aan informatie, advies en hulpverlening.

Het Advies- en Meldpunt Kindermishandeling (AMK) is een apart onderdeel van het Bureau Jeugdzorg. Het AMK (bereikbaar via telefoonnummer 0900-1231230) kan worden geraadpleegd om advies in te winnen over vermoedens van kindermishandeling, over verwijzingsmogelijkheden, bij differentiaaldiagnostische afwegingen enzovoort. In die gevallen worden geen persoonsgegevens van patiënten uitgewisseld. De notitie daarvan wordt drie maanden bewaard op naam van de adviesvrager. Gedurende die tijd kan deze erop terugkomen. Voorziet de adviesvrager (huisarts) dat hij ook na die periode nog over dezelfde casus wil overleggen met de collega van het AMK, dan kan hij die wens te kennen geven. In dat geval worden de aantekeningen van het overleg als een consult geregistreerd en blijven ze langer bewaard. Ook kan de huisarts een casus melden bij het AMK, omdat hij het nodig vindt dat het AMK verder onderzoek doet naar de situatie in het gezin. Dit gaat steeds gepaard met de uitwisseling van persoonsgegevens.

De AMK's behoren te beschikken over de specialistische deskundigheid voor dit diagnostisch onderzoek en hebben de bijzondere bevoegdheden die bij dit onderzoek absoluut noodzakelijk zijn. Zo kunnen zij zo nodig tegen de zin van gezinsleden in of achter hun rug om informatie verzamelen. De vertrouwensarts inzake kindermishandeling is doorgaans werkzaam bij het AMK. De vertrouwensartsen zijn verenigd in de klinisch-wetenschappelijke en belangenvereniging Vereniging voor Vertrouwensartsen Kindermishandeling (VVAK).

Elke gemeente heeft inmiddels een Centrum voor Jeugd en Gezin (CJG). Het CJG is een laagdrempelige gemeentelijke netwerkorganisatie voor advies en begeleiding bij het opvoeden en doen opgroeien van kinderen. Het CJG is er voor ouders, kinderen en professionals. De overheid eist van het CJG dat het de schakel vormt met het BJZ. De huisarts kan overlap van zijn bemoeienis met een gezin met die van het BJZ voorkomen door zich te realiseren dat het BJZ de voordeur is naar alle vormen van geïndiceerde jeugdzorg.

30.2 Onderzoek naar kindermishandeling

Casus 1

Na het spreekuur, terwijl u de post aan het doorkijken bent, komt een klein autootje op een wat lompe manier tegen de stoeprand tot stilstand. Degene die eruit springt, is een jonge vrouw van in de dertig. U kent haar; ze heeft twee flinke kleuters die u nog wel eens ziet vanwege luchtweginfecties met een astmatische component. De vrouw passeert de assistente, rent uw spreekkamer binnen en zegt dat ze haar kinderen misschien wel heeft gewurgd. Ze is in paniek. U neemt uw auto en rijdt met haar naar haar huis. Op de plaats achter het huis treft u de kinderen. Ze spelen met elkaar, slaan nauwelijks acht op u en al helemaal niet op hun moeder. U gaat bij hen zitten, bekijkt hun hals en palpeert voorzichtig. Ze laten u rustig uw gang gaan. Er zijn hematomen zichtbaar. De kinderen geven geen pijn aan, maar daar zijn ze ook het type kind niet voor.

U gaat naar binnen en belt haar man. U vraagt hem direct naar huis te komen. Gedrieën bespreekt u de situatie. Moeder heeft geen gezag bij de kinderen en dat is haar vandaag opgebroken. Vader is een uitgesproken autoriteit en de jongens spiegelen zich waarschijnlijk aan hem. Vader begrijpt dat hij moeders autoriteit de kans moet geven en moet ondersteunen. U spreekt af dat zij beiden samen dagelijks moeders omgang met de kinderen evalueren. De vader belooft tussen het werk door ook nog eens naar huis te gaan. Samen met u zullen ze met tussenpozen de ontwikkelingen doorspreken. Hij roept de kinderen binnen. Ze presenteren zich aan hun vader en kijken hem naar de ogen; op moeder slaan ze nauwelijks acht. Moeder beheerst haar emoties. Vader spreekt hen ernstig toe en vertelt hen dat ze in het vervolg heel precies en goed naar hun moeder moeten luisteren en dat hij dat elke dag zal controleren.

In de contacten die u daarna met hen hebt, verloopt alles zoals verwacht. Het is een stabiel echtpaar, warme mensen met een goed inlevingsvermogen en realistisch genoeg in hun verwachtingen. De moeder moet echter leren om eisen te stellen en als dat niet lukt, niet buiten zinnen te raken. Een half jaar later is het beeld volkomen veranderd. De mogelijkheden voor groei en ontwikkeling van de moeder en het gezin en de gezinspedagogiek waren in dit gezin dus inderdaad aanwezig.

Dit is een voorbeeld van kindermishandeling. Er kleeft zelfs een kleine structurele component aan; dat vormt de reden om de gebeurtenis heel serieus te nemen en te evalueren over wat langere termijn. Moeders pedagogische machteloosheid past wel bij de persoon die ze is en bij de rol die ze speelt naast haar man. Er is geen reden om te twijfelen aan het integrerend (lerend) vermogen van haar persoonlijkheid. Er is alle reden te denken dat de ouders zich de lessen uit deze gebeurtenis – met een kleine ondersteuning – eigen kunnen maken, en ook dat ze dit zelf kunnen, vrijwel op eigen kracht. Of toch niet? Hoe beoordeelt u dit?

30.2.1 Beoordeling van de casus door de huisarts

Het zijn twee mensen die samen al heel wat hebben georganiseerd in het leven (1; naar deze nummers wordt verderop teruggewezen) en daarin succesvol zijn. Een eigen huis, een bedrijf met een groot eigen aandeel; ze zijn intiem met (2) en openhartig tegen elkaar; er is sprake van een grote kameraadschap (3) en veel humor tussen hen en ze hebben een vitale seksuele (4) relatie. Vier voorwaarden voor een goede relatie. Het eerste wat moeder deed was naar de huisarts racen, vol paniek, angst en schuldgevoel. Ze heeft een goed ontwikkeld geweten (5). Ze kan zich laten geruststellen. Er is een (dringende) hulpvraag (6), die gemakkelijk tot een realistisch plan leidt waarin hun eigen aandeel het grootste is en waarop u als huisarts slechts toezicht houdt. Vader is een evenwichtig mens (7), iemand die niet gauw de moed verliest. Moeder is een tikkeltje neurotischer: ze heeft meer last van haar tekorten en beklaagt zich wat gemakkelijker. Het zijn sociale mensen met goede contacten met familie en vrienden (8), redelijk succesvol in het leven (9). U kent beide ouders als liefdevol (10) en zorgzaam (11) voor de kinderen en voor elkaar.

30.2.2 De methodiek van onderzoek

De in de vorige paragraaf genummerde aspecten zijn te verdelen over de vier stappen waarin het diagnostisch onderzoek bij een vermoeden van kindermishandeling kan worden beschreven en de daaruit voortvloeiende risicotaxatie ('stap 5'). Kindermishandeling moet worden gezien als een symptoom van ernstige gezinspathologie.

De vijf stappen zijn:
- Stap 1: de persoonlijkheden van de ouders en hun onderlinge relatie (1 t/m 7, 10 en 11);
- Stap 2: de kwaliteiten van de ouder-kindrelatie (10 en 11);
- Stap 3: het gezinssysteem op zichzelf, intergenerationeel en maatschappelijk (8 en 9);
- Stap 4: de biopsychologische en sociale status en ontwikkeling van de kinderen. Er bestaan uitgebreide lijsten met signalen die kunnen duiden op kindermishandeling, maar al deze signalen zijn zeer aspecifiek. Aandacht daarvoor kan niettemin nuttig zijn (zie de websites over kindermishandeling);
- Stap 5: risicotaxatie. Tijdens het onderzoek in de vier voorgaande stappen loopt dit aspect steeds mee.

Risicotaxatie is een klinisch (diagnostisch) oordeel, gevormd aan de hand van de statistisch evident van belang gebleken risicofactoren voor kindermishandeling, dat zich uitspreekt over ernst en aard van de risico's, de recidiefkans en de risicohantering (3 R's). De risicohantering wijst de weg naar de behandeling en zegt iets over kansen (beschermende factoren) en contra-indicaties. Het blijft echter een klinisch oordeel en mag niet worden gereduceerd tot een afvinklijstje. Eerst moet de diagnostiek van de eerste vier stappen worden afgewerkt. In casus 1 hebben de risico's de aard van fysiek geweld en pedagogische tekortkoming; de recidiefkans acht u nihil en de risicohantering is beschreven.

> **Casus 2**
>
> Een jonge tiener komt met haar kleine zusje, een nakomertje, op het spreekuur. De grote zus (Eloïse) spreekt en zorgt als een moeder en trekt uw aandacht, meer dan het kleintje met haar snotneus en haar zware ademhaling. De tiener is bleek, fantasieloos gekleed en geknipt. Haar moeder kent u als een opvallende, volkse vrouw. U onderzoekt het zusje, observeert ondertussen Eloïse en gaat na wat u van het gezin weet. U schrijft een briefje aan moeder dat u haar over een week met haar jongste op uw spreekuur wilt zien. U informeert naar Eloïses leven, school, vriendinnetjes. Ze moet thuis veel doen; moeder is voornamelijk op stap.
> Als moeder verschijnt, bevestigt ze uw vermoeden dat het jongste kind een andere vader heeft, iemand die bij hen inwoont. De vader werkt in de fabriek en drinkt elke avond vanaf het moment dat hij thuiskomt totdat hij in slaap valt. 's Morgens is hij weer op tijd op zijn werk; ziek is hij nooit. Over Eloïse en de anderen maakt moeder zich geen zorgen, maar ze blijkt ook niet te weten wat er in haar dochter omgaat. Ze heeft eigenlijk ook geen voorstelling van normale behoeften en gewoonten van kinderen als Eloïse. Moeder is erg egocentrisch, veel op straat en veel met mannen bezig. Het huishouden laat ze aan Eloïse over. U bezoekt vader 's avonds thuis, maar ook hij is niet geïnteresseerd in Eloïses welzijn.
> U laat Eloïse voor een reeks controlebezoekjes terugkomen en spreekt met haar over haar toekomstplannen. Het lukt u zo om haar ontwikkeling enige tijd te blijven volgen. Veel verandert er niet. Moeder interesseert zich niet voor haar dochter; ze maakt zich over haar geen zorgen. Eloïse gedraagt zich in zekere zin dan ook voorbeeldig. Ze vult de gaten die er thuis vallen. Het gezin is een 'open, ongestructureerd' gezin, een van de meest risicovolle gezinsstructuren.

Een aantal jaren later leest u in de krant dat drie mannen veroordeeld worden voor verkrachting van een jonge moeder. Ze beweren dat zij het zelf wilde, maar de rechter wil daar niet aan. Uit de berichtgeving maakt u op dat het Eloïse betreft. Weer een paar jaar later hoort u hoe een moeder heeft geprobeerd zichzelf en haar kind te doden met de medicijnen die ze van haar huisarts voorgeschreven heeft gekregen. Haar kind overleeft het niet, de moeder wel. Ook dat is Eloïse. De rechter veroordeelt haar voor het doden van haar kind; ze wordt behandeld in een psychiatrische kliniek.

Dit is ook een casus van kindermishandeling, een die veel ernstiger verloopt dan de eerste. Het verschil illustreert het belang van een systematische diagnostische benadering met toepassing van risicotaxatie. Affectieve verwaarlozing is de belangrijkste en ernstigste component in casus 2. Uitbuiting en parentificatie (waarbij het kind in de ouderrol functioneert) zijn er het gevolg en de vorm van. Kinderen als Eloïse worden ernstig belemmerd in hun persoonlijkheidsontwikkeling. De gevolgen daarvan reiken over de generaties heen, zoals ook hier blijkt. De meeste vormen van kindermishandeling kennen als belangrijke, zo niet belangrijkste, component affectieve en psychologische verwaarlozing en vernedering. Dit soort schrijnende gevallen van affectieve verwaarlozing komt echter nog steeds vaak tussen wal en schip terecht: zowel de kinderbescherming ('er zijn te weinig kindsignalen') als de jeugdhulpverlening ('er is geen hulpvraag') laat het dikwijls afweten. In zo'n geval kun je spreken van professionele verwaarlozing als vorm van kindermishandeling; in de media verschijnen hier met enige regelmatigheid voorbeelden van.

◘ Tabel 30.1 geeft een overzicht van de vier diagnostische stappen en de risicotaxatie. Deze kunnen de huisarts helpen als hij zich een gegronde indruk probeert te vormen van het vermoeden van kindermishandeling. Dat laatste is de taak van een huisarts wanneer deze een 'niet pluis'-gevoel heeft bij een kind.

30.3 De taak van de huisarts

30.3.1 Conceptuele en praktische benadering

Er zijn veel definities van kindermishandeling in omloop. Als we alles tot kindermishandeling rekenen wat we een kind aandoen of onthouden waardoor het mogelijk ernstig schade zal lijden, dan weten we in conceptuele zin wat er wordt bedoeld. Kindermishandeling moet worden gezien als een symptoom van ernstige gezinspathologie. Onderzoek en diagnostiek spelen zich af via de eerdergenoemde vier stappen en worden afgesloten met de drie R's van de risicotaxatie (risicoanalyse, recidiefrisico-inschatting en risicohantering).

Misschien wel het allerbelangrijkste aspect van kindermishandeling is het volgende: hoe is de persoonlijkheid van de ouders (hoe zijn zij als persoon) en hoe is hun onderlinge relatie? Bij het doorlopen van de stappen moet de huisarts vooral die aspecten beoordelen. De ouders zijn de meest bepalende factor voor veiligheid, warmte, zorg en bescherming van hun kinderen, als identificatieobject, leraar enzovoort. Op de tweede plaats komt de vraag naar de kwaliteit van de relatie die ze met hun kinderen hebben. Je hoeft helemaal niet perfect te zijn om een goede ouder te zijn. In dit verband is het begrip *good enough* van de Engelse kinderarts en psychoanalyticus D.W. Winnicott van belang. Hierbij gaat het vooral om het juist inschatten van de betekenis van de eigenschappen van beide ouders voor de kwaliteit van de relatie met hun kind.

Tabel 30.1 De vier diagnostische stappen en de risicotaxatie.

diagnostiek	risicotaxatie
Deze betreft medisch-psychiatrische diagnostiek, systeem- en kinddiagnostiek. Bij de huisarts verlopen deze op de voor hem gebruikelijke wijze.	Hierbij toetst de huisarts zijn diagnostische inzichten stap voor stap aan de evident van belang gebleken items uit de internationale onderzoeksliteratuur, alvorens zich uit te spreken over risico's, recidiefkansen en risicohantering. De bekende risico-items* vormen zo aandachtspunten naast de diagnostische hoofdstukken.
Stap 1 De persoonlijkheden van de ouders en hun onderlinge relatie	*Risico-items*
De vertrouwensarts doet zijn diagnostisch onderzoek bij voorkeur in beschrijvende én in structurele zin om zo zorgvuldig mogelijk een risicotaxatie (inclusief een risicohantering) te kunnen maken. De huisarts gebruikt zijn professionele kennis en vaardigheid om zich een gegronde indruk te vormen omtrent de persoonlijkheden van de ouders en hun relatie.	– Hebben de ouders hun kinderen al eerder misbruikt? – Zijn de ouders zelf in hun jeugd mishandeld of verwaarloosd? – Bestaat of bestond er een psychische stoornis bij de ouders? – Heeft een van de ouders ooit openlijk geweld of agressie getoond of een suïcidepoging gedaan, of zijn de ouders daar in gedachten mee bezig? – Gebruikt(e) een van de ouders drugs, alcohol of medicijnen? – Is er bij de ouders sprake (geweest) van een persoonlijkheidsstoornis gepaard gaande met agressie, impulsiviteit, instabiliteit? – Wordt de kindermishandeling gebagatelliseerd of geloochend? – Bestaat er een negatieve houding ten opzichte van interventies (hulpmijders)? – Is er sprake van seksueel gewelddadig gedrag? – Welke (trans)culturele factoren bepalen mogelijk mede het mishandelend ouderlijk gedrag?
Stap 2 De kwaliteiten van de ouder-kindrelaties	*Risico-items*
Hier valt op professioneel niveau veel over te zeggen, maar het belangrijkste is dat de huisarts vertrouwt op zijn gezond verstand en gevoel en normale, maar gerichte waarneming wanneer hij zich een indruk vormt van de kwaliteiten van de relatie.	– Problemen met kennis (cognitief) van de opvoeding van kinderen, opvoedingsvaardigheden en attitudes. – Negatieve opvattingen over het kind ('het huilt alleen maar om mij wakker te houden'). – Problemen in de interactie tussen ouder en kind (onregelmatigheid van contact, schreeuwen, afwezigheid of lage frequentie van affectie, grapjes, knuffelen).

Tabel 30.1 vervolg

diagnostiek	risicotaxatie
Stap 3 Het gezinssysteem op zichzelf en in intergenerationeel en maatschappelijk opzicht	Risico-items
Evenwicht en posities in het gezin, dynamiek en structuur (open of gesloten, gestructureerd of ongestructureerd)	– Gezinsstressoren (life-events, ook positieve gebeurtenissen); – sociaaleconomische stressoren; – ontoereikende sociale steun; – relationeel geweld.
Stap 4 De biologische, psychologische en sociale status en ontwikkeling van het kind	Risico-items
Hier combineert de huisarts de bevindingen van het eigen onderzoek van het kind en die van consultatiebureau, school en andere relevante deskundigen.	– Kwetsbaarheidverhogende kenmerken van het kind, zoals leeftijd (< 6 jaar) en (chronische) ziekte.

* De items zijn afkomstig uit de conceptversie van de *Child Abuse Risk Evaluation*, Nederlandse versie (CARE-NL). De CARE-NL is een valide en betrouwbaar risicotaxatie-instrument voor de complexe situatie van kindermishandeling, ontwikkeld door het Trimbos-instituut (C. de Ruiter en E. de Jong). De AMK-medewerkers worden getraind tijdens een tweedaagse cursus; de huisarts kan, wanneer deze bij een kind een niet-pluisgevoel heeft, CARE-NL gebruiken bij het vormen van een 'gegrond' vermoeden van kindermishandeling.

De 'good enough'-criteria worden gevormd door intensiteit, chroniciteit en corrigeerbaarheid van de volgende eigenschappen.
- warm, liefdevol in de bejegening zijn;
- inzicht hebben in en rekening kunnen houden met de leeftijdgebonden mogelijkheden van het kind;
- emotioneel betrokken zijn;
- geduldig zijn;
- structuur (kunnen) bieden;
- leiding (kunnen) geven;
- voorspelbaar zijn;
- een goed identificatieobject zijn;
- invoelend vermogen hebben
- kunnen begrenzen;
- geen extreme stemmingswisselingen vertonen;
- geen misbruik maken van een machtspositie;
- continuïteit in zorg bieden.

Dat de huisarts daarbij ook het belang van de leeftijd van het kind en de ontwikkelingsfase waarin het zich bevindt juist moet inschatten, spreekt voor zich. Bij twijfel kan hij een deskundige collega in consult vragen; ook dan helpt de hier gegeven lijst bij het adequaat formuleren van de consultvraag. Het is verstandig een beperkt tijdsbestek in acht te nemen waarbinnen duidelijkheid bereikt moet zijn, bijvoorbeeld twee maanden.

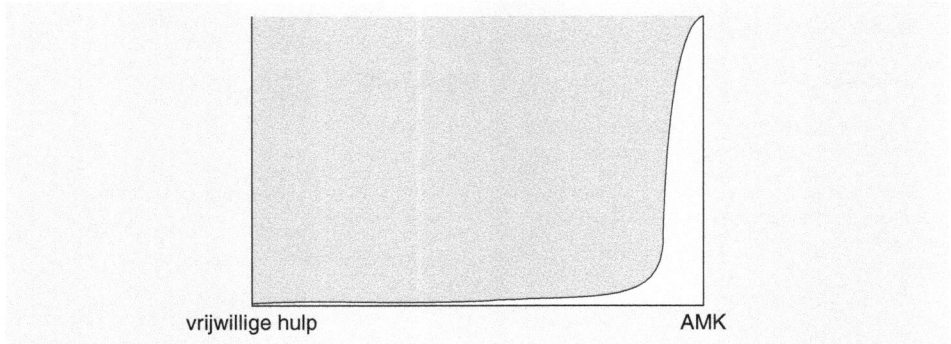

Figuur 30.1 De populatie 'kindermishandeling' voorgesteld als een rechthoek. Links, donkergrijs: hulpzoekers; rechts, lichtgrijs: hulpmijders. Casus 1 is in het donkergrijze veld gelokaliseerd. Pedagogische onmacht kan tot kindermishandeling leiden, maar omdat het leerbare ouders betreft die lijdensdruk ervaren om wat ze 'mis' doen, kan verwijzing plaatsvinden naar pedagogische hulpverlening of ggz. Hulpzoekers zijn 'gemakkelijk' te helpen. Casus 2 hoort thuis in het rechterdeel van de figuur. Het gaat om ernstiger, meer structurele problematiek vanwege de persoonlijkheidskenmerken van de ouders en hun onderlinge relatie. Doorgaans ervaren zij geen of weinig lijdensdruk om wat ze hun kind aandoen. Zij mijden de hulpverlening.

De ouders kunnen worden onderscheiden in hulpvragers en hulpmijders (figuur 30.1). Hulpvragers (links in de figuur) melden zich met een hulpvraag. Ze zien er reden toe, voelen lijdensdruk, schuld, schaamte, en zijn bereid zich te laten helpen. Ze willen 'hun les leren' en hebben de intentie en de mogelijkheid om zich deze eigen te maken en er dan zelf mee verder te gaan. Zij wenden zich tot de hulpverlening of zijn er gemakkelijk toe aan te zetten dat te doen. Het zijn gewone, gezonde neuroten met het vermogen tot zelfreflectie en integratie. Hulpmijders (rechts in de figuur) worden gemeld door derden. Onder hen bevinden zich vooral mensen met een zwakkere gewetensontwikkeling, minder warmte, inlevingsvermogen en empathie, mensen met persoonlijkheidsgerelateerde symptomen, primitieve weerstanden, slechtere *reality testing* en integratievermogen, mensen met psychopathie en narcistisch-agressieve, borderline- en antisociale persoonlijkheidskenmerken, mensen met impulsiviteit, gewelddadigheid en alcohol- en drugsproblematiek, mensen met intergenerationele en relationele problemen met geweld en mensen met een strafblad.

30.3.2 De huisarts als practitioner

Eloïse van casus 2 oogst in de ogen van velen waardering voor de kwaliteiten die ze tentoonspreidt, haar zorgzaamheid en verantwoordelijkheid. Hulpverleners vinden haar een flink en dapper meisje. Het probleem is dat haar ouders dat niet vinden, want een kind zou er in persoonlijkheid van kunnen groeien als het lof oogst voor de verantwoordelijkheden die het neemt binnen het gezin. Het zou er recht door verdienste (*entitlement*) aan kunnen ontlenen. Dan bén je iemand, omdat er erkenning is voor wat je doet. Dan vormt zich de identiteit en groeit er een kern waarvan kracht uitgaat. Maar dan moeten de ouders dat wel waarderen. De kwaliteit van de ouder-kindrelatie bestaat eruit dat deze past bij de leeftijd en de aard van het kind. Dat is wat de huisarts onderzoekt in de ouder-kindrelatie. Hoe vormt hij zich daarvan een indruk?

Hij kan de ouders ieder afzonderlijk de vraag stellen: 'Geef me eens een beeld van uw kind, schets het eens, zodat ik het voor me kan zien.' Zo vraagt hij naar de representatie van de ander, een vermogen dat in de psychoanalyse samenhangt met objectconstantie. Dit is de situatie waarin iemand (het kind) een innerlijk beeld van een ander (de moeder) heeft dat bestand is tegen diens fysieke afwezigheid. De basis daarvoor wordt gelegd rond het derde levensjaar. Als de moeder geen innerlijk beeld heeft van haar kind, dan is er toen voor haar iets wezenlijk misgegaan. Dat speelt de toekomstige moeder, maar ook de partner, ernstig parten.

De hulpverlener vraagt om een levendig, levensecht beeld, niet per se om een objectief beeld. Het antwoord van de ouder zegt iets over de persoonlijkheidsontwikkeling, over de mogelijkheden als ouder. 'Mijn kind is mijn alles', 'ik leef alleen voor mijn kind', kunnen opmerkingen zijn van een goede, liefhebbende ouder, maar vormen geen antwoord op de vraag, die immers gaat over de objectconstantie. Hij zal moeten doorvragen ('vertel me daar eens iets meer over', 'leg me dat eens uit') en aandringen op een representatief, levendig beeld van hun kind. Ook een antwoord als 'het zijn heel blije, vrolijke meiden' duidt niet op een levendig en reëel beeld van de kinderen.

De vraag naar zelfrepresentatie is voor de ouder veel moeilijker te beantwoorden. Het is technisch ook veel moeilijker daarop het antwoord te krijgen. Doorvragen en vasthoudendheid moeten gericht worden getraind en gevat zijn in een theoretische vorming (kennis en vaardigheid; cursus, studie en training). De arts van het AMK moet die techniek beheersen om tot een goede persoonlijkheidsdiagnose van de ouders te kunnen komen. De aan de persoonlijkheidskenmerken verbonden risico's, behandelingsmogelijkheden en beperkingen daarin worden aan de hand daarvan en aan de hand van de risicotaxatie beoordeeld. De huisarts moet de deskundigheid hebben om bij het doorlopen van de vier diagnostische stappen tot een gegrond vermoeden van kindermishandeling te komen. Dat moet zijn inbreng zijn als de huisarts meldt bij het AMK.

30.3.3 De juridische positie van de huisarts

Als de huisarts een consult vraagt of een melding doet, verbreekt hij zijn zwijgplicht. Omdat de vertrouwelijkheid in de hulpverlening een recht is van de patiënt en tevens de basis voor de hulpverleningsrelatie, kan de zwijgplicht nooit zomaar worden verbroken. De VVAK heeft in samenwerking met de KNMG een meldcode voor medici inzake kindermishandeling opgesteld (te downloaden via ▶ www.artsennet.nl). Het accent van deze meldcode ligt bij 'spreken tenzij...' en niet meer, zoals in het verleden bij 'zwijgen tenzij...'. Deze meldcode beoogt de arts meer houvast te geven bij de afwegingen die hij bij een melding maakt met betrekking tot zorgvuldigheid, zwijgplicht en privacybescherming. Artsen hebben door hun deskundigheid, ervaring en mogelijkheden een grote verantwoordelijkheid bij het signaleren, diagnosticeren en aanpakken van kindermishandeling. Kindermishandeling is echter een diagnostisch complexe puzzel, waarmee grote belangen gemoeid zijn. Bij gegronde vermoedens rust er een morele, maatschappelijke en professionele plicht op de hulpverlener om zorgvuldig stappen te zetten. Goed hulpverlenerschap overstijgt wet- en regelgeving bij het conflict van plichten waarvoor kindermishandeling de huisarts stelt. Natuurlijk kunnen uit zo'n conflict klachten voortkomen. Dat behoort tot de risico's van het vak van huisarts. Met de rechten van het kind en de zorgvuldigheid als leidraad kan hij zich echter verweren en zijn handelwijze rechtvaardigen.

30.4 Samenwerking met de vertrouwensarts

30.4.1 Samen zorgen

Ook als het AMK (de vertrouwensarts) de huisarts belt als bron voor informatie, is dat nooit een kwestie van 'aannemen en doorgeven', maar altijd van heroverwegen van de reeds bestaande diagnostiek, geplaatst in het perspectief van de nieuwe differentiaaldiagnostische overweging 'kindermishandeling'. Regelmatig worden diagnosen van collega's opnieuw en anders geduid door de vertrouwensarts en de huisarts. De vier stappen tonen dat het onderzoek breed is; heroverweging geldt voor alle vier de stappen. Ook zo draagt de vertrouwensarts bij aan diagnostiek en behandeling van uw patiënten.

30.4.2 Samen wikken en wegen, waken en wagen

Onderzoek en diagnostiek van de vertrouwensarts vinden niet alleen plaats op basis van 'melders' en 'bronnen', maar ook bij de gezinsleden zelf. Vanaf de aanvang van de casus worden bij de diagnostische stappen steeds opnieuw risicoafwegingen gemaakt. Aan interventies bij mensen met een persoonlijkheidsstoornis kleven nu eenmaal risico's. Wanneer de gezinsleden in die contacten hulp, bemiddeling en adviezen vragen en krijgen, maar ook wanneer ze die niet appreciëren en de vertrouwensarts zijn diagnostiek en risicotaxatie gebruikt om via de Raad voor de Kinderbescherming geschikte maatregelen van de kinderrechter te verkrijgen, is er sprake van individuele gezondheidszorg zoals ook de huisarts die levert. Een nauwe samenwerking tussen vertrouwensarts en huisarts is daarom ook een voorwaarde voor goede zorg voor de mishandelde kinderen en hun gezinnen. Het zou verstandig zijn bij elk vermoeden van kindermishandeling met de collega van het AMK te overleggen en bij een gegrond vermoeden niet alleen, maar steeds in samenwerking met het AMK aan de slag te gaan. Anderzijds hoort het AMK de huisarts te melden hoe de casus verloopt en wat de afloop is.

30.5 Het vervolg

Het AMK beëindigt zijn onderzoek met een diagnose van de gezinspathologie in de vier stappen, beschrijft de risico's die een kind loopt, schat *lege artis* de recidiefkansen in en werkt de risicohantering uit. Tijdens dit hele proces, in het bijzonder bij de risicohantering, is er overleg met de gezinsleden. Is er overeenstemming en zijn de ouders gemotiveerd, dan wordt hulpverlening opgestart (al dan niet via BJZ, al dan niet in samenwerking met en na verwijzing door de huisarts).

Niet zelden is er verschil van inzicht in de problematiek en over de weg naar een oplossing. Uit risicotaxatie en risicohantering kan duidelijk worden of het verantwoord is om tot een compromis te komen. Als dat vanwege risico's voor het kind niet verantwoord is, doet het AMK een verzoek aan de Raad voor de Kinderbescherming om maatregelen te nemen die recht doen aan het kind. Het zou meer voor de hand liggen direct aan de kinderrechter om een maatregel te vragen, maar de weg naar de kinderrechter loopt volgens de wet noodzakelijkerwijs via de Raad. De Raad start zijn eigen onderzoek, met het gevolg dat het onderzoek en de conclusies van het AMK de kinderrechter nooit bereiken. Het onderzoek van de Raad vindt plaats met minder bevoegdheden en zonder de medisch-psychiatrische expertise die het AMK heeft. Op dit punt is er een merkwaardige hapering in de keten van jeugdhulpverlening en jeugdbescherming. Als de kinderrechter een gezinsvoogd de taak geeft om het gezin te ondersteunen, dan ontbeert ook deze de informatie uit het onderzoek van het AMK en de inzichten in diagnostiek en risico's die het heeft ontwikkeld.

Leesadvies

KNMG. Artsen en kindermishandeling: meldcode en stappenplan. Utrecht: KNMG; 2008.
Ministerie van VWS. Basismodel meldcode huiselijk geweld en kindermishandeling. Stappenplan voor het handelen bij signalen van huiselijk geweld en kindermishandeling. Den Haag: Ministerie van VWS; 2009.
Ruiter C de, Jong EM de. CARE-NL Richtlijn voor gestructureerde beoordeling van het risico van kindermishandeling. Utrecht: Corine de Ruiter; 2005.
Vereniging Vertrouwensartsen Kindermishandeling. VVAK Richtlijn voor de aanpak van pediatric condition falsification (PCF) en factitious disorder by proxy (FDP) (munchausen by proxy syndroom, MBPS). VVAK; 2007.

Websites

▶ www.kindermishandeling.info/kindermishandeling-profs/download/signalenkm0tot4.pdf
▶ www.kindermishandeling.info/kindermishandeling-profs/download/signalenkm4tot12.pdf
▶ www.kindermishandeling.info/kindermishandeling-profs/download/signalenkm12tot18.pdf

Huisarts en kinderarts

L.W.A. van Suijlekom-Smit

31.1 Inleiding – 366

31.2 Organisatie – 366

31.3 Aanbod – 366

31.4 Huisarts versus kinderarts – 367
31.4.1 Verwijzing – 368
31.4.2 Overlappende taken – 369

31.5 Samenwerking en coördinatie – 369

31.6 Kwaliteitszorg – 370

Leesadvies – 371

31.1 Inleiding

Klachten en ziekten van kinderen verschillen van die van volwassenen niet alleen wat etiologie en pathofysiologie, maar ook wat de wijze van uiting van de problemen betreft. Voor ouders zijn klachten en ziekten van kinderen vaak een bron van angst en ongerustheid. Vanuit hun verantwoordelijkheidsgevoel zijn ze mogelijk eerder geneigd om op (specialistische) zorg aan te dringen, waardoor ze in dit opzicht een speciale plaats innemen als consument van de gezondheidszorg. Daarnaast heeft de sterke groei van de medisch-technische mogelijkheden in de afgelopen decennia de zorg in het ziekenhuis ook voor kinderen geavanceerder gemaakt. Deze ontwikkeling heeft ook als gevolg dat er meer kinderen met een chronische aandoening zijn, die specifieke en soms ook langdurig specialistische zorg behoeven. Het beheersen van de toename in medische consumptie en van de kosten van de gezondheidszorg zijn belangrijke aandachtspunten geworden. Naast alle aandacht voor doelmatigheid is er echter ook toenemend aandacht voor de kwaliteit van de zorg.

31.2 Organisatie

De zorg voor kinderen wordt in Nederland gerealiseerd in drie zorgcircuits: Jeugdgezondheidszorg (JGZ), huisartsgeneeskunde en specialistische zorg door kinderartsen en andere specialisten. Hiermee verschilt de organisatie van de gezondheidszorg voor kinderen in Nederland sterk van die in de meeste landen, waar kinderartsen vaak verantwoordelijk zijn voor zowel de curatieve zorg in eerste en tweede lijn als de preventieve zorg. Een voordeel van een dergelijk zorgsysteem lijkt dat preventieve en curatieve zorg in de eerste levensjaren door één arts worden verleend, waardoor er een betere integratie ontstaat. Men moet zich echter realiseren dat de kinderarts dan door de aangeboden problematiek zeer generalistisch en nauwelijks specialistisch functioneert. Dit leidt dan ook tot gebrek aan ervaring en deskundigheid in de behandeling van die ziektebeelden op de kinderleeftijd die specifieke specialistische expertise vereisen.

De scheiding van preventieve en curatieve zorg draagt het gevaar in zich dat de optimale wisselwerking tussen deze twee disciplines wordt belemmerd. Anderzijds heeft de differentiatie die we in Nederland kennen, bijgedragen aan de professionalisering van de deelgebieden. De betrokken artsen kunnen zo beter voldoen aan de veranderende vraag in de ambulante zorgverlening, maar het optimaal functioneren van de huisarts als gezinsarts stelt hoge eisen aan de onderlinge communicatie.

31.3 Aanbod

Uit de *Tweede Nationale Studie naar ziekten en verrichtingen in de huisartspraktijk* is gebleken dat Nederlandse kinderen de eigen gezondheid als gunstig ervaren. Van de bijna 50.000 (deels via de ouders) ondervraagde kinderen beoordeelde 96 procent de gezondheid als 'goed'. De verschillen tussen jongens en meisjes en tussen jongere en oudere kinderen waren hierbij verwaarloosbaar. Bij de alledaagse klachten die zij vermeldden over de voorgaande veertien dagen, ging het om een gewone verkoudheid of daarop lijkende klachten. Afhankelijk van de leeftijdsgroep geeft 22 tot 30 procent aan het afgelopen jaar last te hebben gehad van een chronische aandoening.

Ruim driekwart van de kinderen bleek jaarlijks ten minste eenmaal contact met de huisartsenpraktijk te hebben. Terwijl de contactfrequentie met de huisarts voor de totale huisartsenpopulatie toeneemt, blijkt deze voor kinderen te zijn afgenomen. Het gewoonlijk kortdurende, spontaan genezende karakter van de meeste aandoeningen op de kinderleeftijd kan daarvan de reden zijn. De meeste diagnosen die de huisartsen stelden, hadden betrekking op de luchtwegen, de huid en het bewegingsapparaat (zie hoofdstuk 1). De morbiditeit die de kinderen presenteren lijkt hiermee op die van volwassenen. Het belangrijkste verschil in incidentie tussen jongens en meisjes is het frequent voorkomen van scheur- en snijwonden bij jongens en van blaasontsteking bij meisjes.

Ten opzichte van de eerste *Nationale Studie* hebben zich veranderingen voorgedaan wat betreft morbiditeit, zoals daling van de incidentie van luchtwegklachten en toename van die van huidafwijkingen. Het zou zinvol zijn om deze informatie te actualiseren in een nieuwe nationale studie, ook in het licht van de veranderende samenstelling van de bevolking.

Het aantal verwijzingen van kinderen naar een specialist is de afgelopen jaren gedaald. Deze daling kan niet uitsluitend verklaard worden uit een afgenomen contactfrequentie. Ook de ernst van de gepresenteerde problemen is niet verminderd. Het blijkt dat de huisarts meer problemen zelf afhandelt. De afgelopen jaren is er veel onderzoek verricht in de eerste lijn, ook betreffende kinderen. De ontwikkeling van richtlijnen voor allerlei aandoeningen, met aanwijzingen voor behandeling en verwijzing, kan daarin een belangrijke rol hebben gespeeld. De meeste verwijzingen vinden plaats in de eerste levensjaren. De kinderarts is hierbij dé specialist voor het jonge kind. Naarmate de kinderen ouder worden, gaan andere specialismen een belangrijker rol spelen, vooral voor kortdurende interventies. De kinderarts behoudt een speciale plaats vanwege de zorg voor jonge kinderen in het algemeen, maar ook vanwege de begeleiding van kinderen die door hun aandoening langdurig specialistische zorg nodig hebben. Door aard en inhoud van het specialisme is de kinderarts meer dan andere betrokken specialisten gericht op integrale zorg en daardoor op interactie met de huisarts.

In de *Tweede Nationale Studie* was de contactfrequentie op de huisartsenpost niet opgenomen. Uit een onderzoek voor een op te zetten landelijk registratienetwerk van huisartsenposten bleek dat kinderen buiten kantooruren in alle diensten oververtegenwoordigd zijn. In de avonduren betreft 28 procent van de contacten kinderen, overdag slechts 7 procent. Bijna 60 procent van de 0- tot 10-jarige kinderen bezocht de huisartsenpost in 2003 meer dan één keer.

31.4 Huisarts versus kinderarts

De aangeboden problematiek bepaalt in belangrijke mate het dagelijks werk van huisarts en kinderarts. De toegang tot de huisartsenpraktijk is niet selectief, die van de kinderarts selectief. De incidentie van veelvoorkomende klachten is relatief hoog in de huisartsenpraktijk, terwijl in de kinderartsenpraktijk die van zeldzamere ziekten relatief hoog is. Deze epidemiologische verschillen maken de plaats in de zorg voor kinderen duidelijk. Door het verschil in incidentie en prevalentie van klachten en symptomen en door de zeeffunctie van de huisarts is de voorspellende waarde van klachten, symptomen en onderzoeksbevindingen voor huisarts en kinderarts verschillend. De a-posteriorikans van de huisarts is bij verwijzing de a-priorikans van de specialist. Dit maakt duidelijk dat er een verschil moet zijn in de wijze waarop klachten worden geïnterpreteerd en in de mate van onzekerheid omtrent de diagnose die bij het te voeren beleid moet worden geaccepteerd. Het staat dan ook niet al bij voorbaat vast, wie de expertise en de (technische) mogelijkheden heeft om een bepaald kind optimaal te behandelen. Het is moeilijk, zo niet onmogelijk, het vak zowel in de breedte als in de diepte uit te oefenen. De huisarts is geneigd om veel aanvullend onderzoek achterwege te laten, omdat dat in zijn populatie veel fout-positieve uitslagen oplevert. De kinderarts maakt zich echter meer zorgen om fout-negatieve uitslagen en doet daarom vaak meer aanvullend onderzoek. Huisarts en kinderarts zien maar een beperkt deel van elkaars werk. Het belangrijkste is dat ze het verschil in werkomstandigheden en de onvermijdelijk andere werkwijze begrijpen.

Voor de huisarts is het herkennen van aandoeningen die zelden in de huisartsenpraktijk worden gezien en het op de juiste wijze interpreteren van symptomen en aandoeningen soms problematisch, vooral bij zeer jonge kinderen. Bij jonge kinderen kunnen de ernst van de ziekte en de noodzaak van acute interventie soms moeilijk in te schatten zijn. Ziekten kunnen vooral bij jonge kinderen heel 'symptoomarm' verlopen. De anamnese is geheel of gedeeltelijk een heteroanamnese, waarbij het interpreteren van de informatie van de ouders niet altijd eenvoudig is, vooral niet bij onervaren of zeer bezorgde ouders. Daarnaast kan de huisarts minder vertrouwd zijn met het onderzoek. Kennis van de normale fysiologische veranderingen door groei en ontwikkeling is hierbij onontbeerlijk. Zo vinden veel huisartsen het onderzoek van het bewegingsapparaat bij jonge kinderen veel moeilijker te interpreteren dan bij andere leeftijdsgroepen.

De huisarts kan bij volwassenen aandoeningen als diabetes mellitus, maligniteiten en reumatische ziekten adequaat behandelen en begeleiden. Bij kinderen is dit moeilijker door het relatief zeldzame voorkomen, het andere beleid en de verschillen in presentatie, complicaties en prognose. De kinderarts of subspecialist is in deze gevallen dan ook de primaire behandelaar. Dit blijft vaak niet zo als het kind de overstap maakt naar de zorg voor volwassenen. Bij jongeren met diabetes mellitus type 1 is de transitie van de kinderarts naar de volwassenenzorg een punt van aandacht. Afhankelijk van de expertise van de huisarts en diens praktijkondersteuner of verpleegkundige zou de nu nog gangbare overdracht naar de internist een andere invulling kunnen krijgen. Overleg met de specialist en de patiënt is dan wel een vereiste.

Het werk van de kinderarts kenmerkt zich door veel acute verwijzingen en kortdurende interventies. Slechts een klein deel van de kinderen die met een nieuw probleem komen, blijft langer onder controle, maar dan ook vaak voor een aantal jaren. In de meeste gevallen is het de huisarts die deze kinderen verwijst.

31.4.1 Verwijzing

Het inroepen van de expertise van een ander vraagt om bezinning. Als de rol van factoren als ongerustheid van de ouders, onzekerheid van de hulpverlener, defensief handelen en een vastgelopen arts-patiëntrelatie niet duidelijk is voor een andere bij de behandeling betrokken hulpverlener, kan dit de kwaliteit van het zorgproces en de samenwerkingsrelatie negatief beïnvloeden.

Uit studies over verwijzingen blijkt dat circa 30 procent van de verwijzingen niet nodig of niet zinvol is. Analyse van de instroom in de kindergeneeskundige praktijk toont dat de kinderarts voor een deel van de kinderen de komst naar de polikliniek als minder zinvol beschouwt. Dit is vooral het geval als er sterke 'opwaartse druk' van de ouders wordt ervaren. Deze druk betreft niet alleen patiënten die buiten de huisarts om de polikliniek bezoeken, maar ook patiënten die door de huisarts worden verwezen. Bij patiënten die worden verwezen ter geruststelling, hebben de ouders het vaakst druk uitgeoefend. Zo blijkt in een groot deel van de verwijzingen naar de kinderarts een rol te spelen dat de ouders bang zijn voor astma, suikerziekte of kanker, terwijl de behandelend arts deze mogelijkheid niet heeft overwogen, laat staan besproken. Dit alles kan resulteren in voor de specialist oneigenlijke werkzaamheden, met irritaties als gevolg. Ook dreigt het gevaar dat kinderen die eenmaal bij de specialist zijn beland, te lang onder specialistische zorg blijven. De afgelopen jaren zijn vooral op lokaal niveau verscheidene projecten uitgevoerd die zich richtten op verbetering van de samenwerking. De resultaten waren zeer wisselend en vaak niet blijvend.

Irritaties over en weer kunnen worden voorkomen als de huisarts een duidelijke probleemstelling formuleert en een duidelijke reden geeft voor verwijzing, en niet een totale uitdraai van het medische journaal stuurt, en als de specialist in zijn brief geen opsomming van verrichtingen geeft, maar informatie over prognose en consequenties van het ziektebeeld, alsmede een voorstel voor de verdere behandeling en de afstemming van taken.

31.4.2 Overlappende taken

Hoewel huisartsen en kinderartsen ieder hun eigen taken hebben bij de zorg voor zieke kinderen, is er een gebied waar deze taken elkaar kunnen overlappen. Kinderen die zijn verwezen naar de kinderarts kunnen de huisarts opnieuw consulteren, vaak voor hetzelfde probleem als waarvoor de verwijzing plaatsvond. Huisarts en kinderarts verwachten geen moeilijkheden bij kinderen die kortdurend door de kinderarts worden behandeld. De zorg voor kinderen die ook langdurig kindergeneeskundige zorg behoeven, is echter niet complementair. Huisarts en kinderarts zijn beide integraal denkende artsen. Het gevaar dreigt dan ook dat beide zich met dezelfde problematiek blijven bezighouden. De kinderarts denkt dat hij alle zorg alleen regelt en verwacht geen informatie, de huisarts vindt de taakafbakening onduidelijk en informeert de specialist niet over zijn bemoeienis. Dit gebrek aan informatie-uitwisseling is voor het kind niet optimaal. Voor een goede samenwerking is goede communicatie vereist en bereidheid om de autonomie op te geven. Huisarts en kinderarts moet zich elk steeds afvragen of zij degenen zijn met de kennis en de mogelijkheden om de patiënt optimaal te behandelen en de ander daarover informeren. Hierdoor kunnen zij de zorg onderling goed afstemmen. Dit is beter voor kind, ouders en betrokken artsen.

De lokale situatie is van invloed op de samenwerking tussen huisartsen en specialisten. Zo kennen de specialisten in de algemene ziekenhuizen de huisartsen in hun adherentiegebied beter en geldt omgekeerd voor de huisartsen die verwijzen naar kleinere specialistenmaatschappen in algemene ziekenhuizen, dat de contacten directer zijn. Dit wil niet zeggen dat hier geen problemen spelen bij de afstemming van zorg en onderlinge taakafbakening, maar die spelen dan vooral in die situaties waarin het kind om diverse redenen, zoals vereiste specifieke expertise voor een probleem of logistiek, wordt verwezen naar een specialist buiten het adherentiegebied. Zelfs bij een solide verwijsrelatie zijn de artsen zich vaak niet bewust van elkaars betrokkenheid. Een kritische beschouwing kan ook dan punten voor verbetering aan het licht brengen.

31.5 Samenwerking en coördinatie

Samenwerken is meer dan communiceren. Eerst moeten de hulpverleners elkaar effectief en efficiënt informeren en elkaars deskundigheid accepteren. Zij moeten zich bewust zijn van de verschillende invalshoeken en werkwijzen in het proces van klacht naar therapie. Goede samenwerking en gecoördineerde zorgverlening kunnen al worden bevorderd door tijdens opleiding, training en nascholing van huisartsen en kinderartsen aandacht te geven aan de interactie met en het vergroten van het inzicht in de mogelijkheden van de zorgverleners in andere echelons. Zo vraagt ook de integratie van de zorgverlening van de JGZ met die van huisarts en kinderarts aandacht van alle betrokken zorgverleners, zowel in de dagelijkse praktijk als in de diverse opleidingen.

De specialist heeft de gewoonte bij kinderen met chronische aandoeningen een langetermijnbeleid uit te stippelen en dit te controleren door geregelde afspraken. Bij een dergelijk beleid past ook geregeld overleg met andere betrokken zorgverleners. Het verder ontwikkelen van behandelingsprotocollen en het werken volgens gestandaardiseerde methoden ondersteunt een dergelijke ontwikkeling.

Voor kinderen met zeldzame aandoeningen, zoals cystische fibrose en chronische nierinsufficiëntie, of aandoeningen die de huisarts zelden ziet in deze leeftijdsgroep, zoals maligniteiten en diabetes mellitus, is het niet zinvol de huisarts een belangrijk deel van de zorg te laten verlenen. De huisarts is bij deze groep patiënten echter juist wel geïnteresseerd in aanvullende informatie over de aandoening en uitleg over het gevolgde beleid en de prognose. De huisarts blijft, ook als hij niet direct bij de behandeling is betrokken, als gezinsarts contact houden met het gezin en voor de alledaagse aandoeningen ook met het kind. Als hij niet op de hoogte is van de stand van zaken bij de specialistische behandeling, belemmert dat het professioneel handelen.

Bij kinderen met frequenter voorkomende aandoeningen, zoals recidiverende KNO- en luchtweginfecties, allergie, voedingsproblemen en astma, die vaak langdurig door de specialist worden gevolgd, kan de huisarts wel een belangrijke rol spelen. Hierbij dreigt echter het gevaar dat huisarts en specialist interveniëren zonder de zorg op elkaar af te stemmen. De coördinatie van zorg is vooral belangrijk bij ernstig zieke of geïnvalideerde kinderen, bij wie verschillende disciplines betrokken zijn bij de behandeling. Het is de kunst om elkaar als gelijkwaardig te beschouwen, wat leidt tot een flexibele werkinstelling en korte lijnen. Dit heeft de afgelopen jaren geleid tot diverse vormen van transmurale samenwerking.

Coördineren van de samenwerking betekent dat afspraken worden gemaakt over wie welke zorg waar verleent, wat het onnodig 'overdoen' van onderzoek voorkomt; dat huisarts en specialist elkaar informeren over het verwachtingspatroon, eventueel door het vastleggen van de afspraken over de transmurale samenwerking; en dat zij elkaar vragen naar en informeren over interventies. Een professionele zorgverlener is een goed geïnformeerde zorgverlener.

31.6 Kwaliteitszorg

Zowel het Nederlands Huisartsen Genootschap als de Nederlandse Vereniging voor Kindergeneeskunde heeft wetenschappelijk onderbouwde richtlijnen en protocollen ontwikkeld in het kader van het eigen kwaliteitsbeleid.

In 1998 kwam de eerste landelijke transmurale afspraak *Astma bij kinderen* tot stand na intensief overleg tussen NHG en NVK. Na herziening van de betreffende richtlijnen door beide verenigingen kwam recent een addendum beschikbaar. Andere transmurale afspraken met betrekking tot aandoeningen bij kinderen zijn nog niet verschenen. Wel zijn er diverse Landelijke Eerstelijns Samenwerkingsafspraken (LESA) aangaande kinderen gemaakt met Artsen Jeugdgezondheidszorg Nederland (AJN). Onderlinge afstemming, ook met de specialistische geneeskunde, is daarbij een punt van aandacht, zeker omdat tegenwoordig de jeugdarts ook rechtstreeks naar de kinderarts verwijst. Met de voortschrijdende digitalisering komen er nieuwe mogelijkheden voor verbetering van de kwaliteit van de zorgverlening door informatie-uitwisseling en onderlinge afstemming.

Leesadvies

Grundmeijer HGLM. Samenwerken. In: HGLM Grundmeijer, K Reenders, GEHM Rutten. Het geneeskundig proces. Klinisch redeneren van klacht naar therapie (hoofdstuk 10). Maarssen: Elsevier gezondheidszorg; 2004.
Jacobs ES, Enk JG van, Post D. Poortwachter in het ziekenhuis. Huisartsenpost leidt niet tot drukte in de tweede lijn. Medisch Contact. 2003;58:771-2.
Linden MW van der, Suijlekom-Smit LWA van, Schellevis FG, Wouden JC van der. Tweede Nationale Studie naar ziekten en verrichtingen in de huisartspraktijk: Het kind in de huisartspraktijk. Utrecht: NIVEL; 2005.
Otters HBM, Wouden JC van der, Schellevis FG, Suijlekom-Smit LWA van, Koes BW. Changing morbidity patterns in children in Dutch general practice: 1987-2001. Eur J Gen Practice. 2005;11:17-22.
Otters HBM, Wouden JC van der, Schellevis FG, Suijlekom-Smit LWA van, Koes BW. Dutch general practitioners' referral of children to specialists: a comparison between 1987 and 2001. Br J Gen Practice. 2004;54:848-52.
Verwijzing van kinderen naar de specialist: een vergelijking tussen 1987 en 2001. Huisarts Wet. 2006;49:348-53.
Suijlekom-Smit LWA van, Crone-Kraaijeveld E, Wouden JC van der, Visser HKA, Dokter HJ. Huisarts en kinderarts, solo of duet? Samenwerking bij de zorg voor kinderen die lange tijd onder kindergeneeskundige controle zijn. Huisarts Wet. 1995;38:539-43.
Verheij R, Hoogen H van den. Vooral kinderen op de huisartsenpost. Een verkenning van de mogelijkheden van een registratienetwerk van huisartsenposten. Huisarts Wet. 2006;49:233.

Register

24 uurs-pH-meting 224

A

aanvullend onderzoek 42
aarsmade 51, 100
abces
– peritonsillair 273
– retrofaryngeaal 273
absences 320
absorptie 71, 86
– buccaal 87
– dermaal 87
– rectaal 87
achterhoofdpijn 215
aciclovir 179, 255
active cycle of breathing technique (ACBT) 295
acute buik 243
acute life-threatening events
  (ALTE) 225
ademfrequentie, verhoogde 135
ademgeruis, verminderd 332
ademhalingsregulatiestoornis 275
adenovirus 240
ADHD 186, 204
adrenogenitaal syndroom
  (AGS) 350
Advies- en Meldpunt Kindermishandeling (AMK) 354
affectieve verwaarlozing 357
aften 304
aicardisyndroom 319
alactasie 71
alarmsymptomen
– bij convulsies 147
– bij infectie 143
albumine 45
allergeenspecifiek IgE 227
allergie
– en astma 330
– huisdier- 339
– huisstofmijt- 339
– IgE-gemedieerde 226
– koemelk- 162, 223
– type I- 226
– voedsel- 162, 226
allergietest, astmadiagnostiek 333
allergische reactie mond-keelgebied 271
allodynie 214
amoxicilline 139, 156, 179
amoxicilline-clavulaanzuur 179
anamnese
– hoofdpijn- 210
– psychosociale 123
– voedings- 95
anamnesegesprek 14
angioneurotisch oedeem 162, 274
angst, sociale 128
anorectale remmingsreflex 108, 116
anorexia nervosa 232
anorexie 95, 220
– peuter- 230
anti-epileptica, combinatietherapie 323
antirefluxmechanisme 222
antirefluxoperatie 225
antiregurgitatievoeding 223
anusatresie 111
anxiolytica 267
appendicitis acuta 243
Ascaris lumbricoides 100
aspiratiepneumonie 225
astma 160, 270, 275, 328, 330
– allergietest bij 333
– en allergie 330
– indeling naar ernst 338
– medicamenteus stappen-
  plan 336
astrovirus 240
ataxia teleangiectasia 163
atenolol 267
atopie 160, 229
atopiesyndroom 160
atopische dermatitis 160
atopy patch test 163
auscultatie, zuigeling 19
avenine 302
azitromycine 139, 179

B

baarmoederhalskanker 65
– bevolkingsonderzoek 65
bacteriële infectie 104
– alarmsymptomen 143
– Rochestercriteria 144
Bayes, theorema van 22
bedplassen, zie enuresis nocturna 183
benauwdheid, acute 270, 328
bètamimetica 336
bewustzijnsstoornissen 262
bezinking (BSE) 43
bijsluiter 82
bijvoeding 75
biliaire cirrose 291
bilirubine 45
biotransformatie 88
Blastocystis hominis 101
bloedbeeld 42
bloedgasanalyse 44
bloedglucosemeter 285
bloedglucosestrips 285
bloedonderzoek 149
body-mass index (BMI) 24, 198, 221
– standaarddeviatiescores 200
bof 63
bomberende fontanel 147, 253
Bordetella pertussis 61, 136
Borrelia burgdorferi 178
borstvoeding 70, 73
– begeleiding bij 74
– en eczeem 166
boulimia nervosa 232
bovenste luchtwegen, infectie 135
braken
– bij migraine 215
– bij zuigeling 242
– en dehydratie 238
– gallig 143
breath-holding spells 264
breedspectrumantibiotica 255,
  258
bronchiolitis 133, 136
bronchusobstructie 330
Brudzinski, teken van 147, 253
budesonide 272
buikoverzicht (BOZ) 51, 53
Bureau Jeugdzorg (BJZ) 354
burst-suppressionpatroon 319

C

cafeïne, hoofdpijn door 215
Campylobacter jejuni 104, 241
capillaire vullingstijd 242
carentie 246
cataract 165
ceftriaxon 255
Centrum Infectieziektebestrijding
  (CIb) 58
Centrum voor Jeugd en Gezin
  (CJG) 195, 347, 354
cerumen 155
CF-gen 289
CF-gerelateerde diabetes mellitus
  (CFRD) 291, 293
CF-screening 293
cheilognathopalatoschisis 221
cholestase 293
chronische diarree, differentiaaldiagnose 96
chronischevermoeidheidssyndroom (CVS) 120, 126, 186
– CDC-criteria 127
cisapride 225

claritromycine 179
clemastine 274
Clinitest 98
clonazepam 323
Clostridium difficile 104, 241
clusterhoofdpijn 213
coeliakie 286, 302
- DNA-onderzoek 306
- van de huid 304
colistine 295
colitis ulcerosa 104
College ter Beoordeling van Geneesmiddelen (CBG) 84
commissie-Doek 82
computertomografie (CT) 52
congenitale hypothyreoïdie (CHT) 350
constitutioneel eczeem 160
consultatiebureau-arts, huisarts als 352
contactdiagnosen 6
- top vijftien 8
- trends 9
contactfrequentie 9
contactredenen kinderen 4
contacturticariasyndroom 162
convulsies 147
- alarmsymptomen bij 147
- febriele 320
- goedaardige infantiele 320
- neonatale 317
corpus alienum 154, 271
- in de luchtwegen 273
- in de slokdarm 221, 274
corticofobie 164
corticosteroïden 164
co-trimoxazol 295
Coxiella burnetii 120
C-reactief proteïne (CRP) 43
creatinine 44
Crohn, ziekte van 94, 104
cromoglycaat 336
Cryptosporidium parvum 101
cystische fibrose 288
cystische fibrose (CF) 351
- voedingstoestand bij 296
cytomegalovirus (CMV) 175

D

darmmotiliteit 99
darmrust 246
defecatie 71
defecatiefrequentie 108
defecatielijst 114
defecatiepatroon, zuigeling 108

dehydratie 237, 238
- behandeling 245
Derde Landelijke Groeistudie 24
derde ziekte, zie rodehond 168
dermatitis herpetiformis 304
dermatitis, juveniele seborroïsche 163
developmental score (D-score) 186
dexamethason 255, 272, 274, 276
diabetes 243
- CF-gerelateerde 291, 293
- en leeftijd 283
- koorts bij 285
- type 1 280
- type 2 199, 280
diagnosen, meest gestelde 6
diarree
- bij bacteriële infectie 147
- chronische 94
- en dehydratie 238
- functionele 94, 98
- para-infectieuze 242
- peuter- 94, 98
- post- en para-infectieuze 104
diazepam 323
dieet
- allergeenvrij 330
- bij voedselallergie 162
- glutenvrij 309
- ketogeen 324
- lactosebeperkt 103
- proef- 103
Dientamoeba fragilis 100
diëtist 205
differentiaaldiagnose 22
dikkedarmpassagetijd 112
distaal intestinaal obstructiesyndroom (DIOS) 292
DNA-mutatieanalyse 294
domperidon 225
doorhaalprocedure 117
dravetsyndroom 320, 321
driftbuien 182
dubbelblinde placebogecontroleerde voedselprovocatie (DBPGVP) 228
dunnedarmbiopsie 306
- indeling van Marsh 307
dysfagie 221
dyslexie 186

E

echografie 52
- prenatale 54
eczeem 160

- criteria van Hanifin en Rajka 161
- criteria van Williams 161
- en borstvoeding 166
- secundaire impetiginisatie 165
- voedselallergie en 162
eczema herpeticum 165, 177
eczema infantum 163
eerste ziekte, zie mazelen 168
efflorescenties 174
eindlengtepredictie 36
eiwitbehoefte 72, 73
elektrische status epilepticus tijdens slaap 321
elektrolyten 44
eliminatietest 163
ELISA 49, 304
EmA 304
EmA-bepaling 47, 304
enalapril 267
energiebehoefte 72, 73
enkeloedeem 232
Enterobacteriaceae, gramnegatieve 143
Enterobius vermicularis 51, 100
enteropathy associated T-cell lymphoma 310
enterovirus 143, 252
enuresis nocturna 183
epifysiodese 39
epiglottitis 272
epilepsie 314
- benigne centrotemporale 321
- benigne infantiele myoklonische 320
- benigne myoklonische, zuigeling 320
- chirurgische behandeling 324
- juveniele myoklonische 321
- neonatale 317
- progressieve myoklonische 322
- rolandische 321
- videoregistratie 316
epilepsieaanvallen 262, 314
- classificatie 316
- gegeneraliseerde 317
- partiële 317
epilepsiesyndromen
- classificatie 318
epinefrine 272, 274
epstein-barrvirus (EBV) 120, 175
erfelijkheidsadvisering 290
erythema anulare rheumaticum 178
erythema infectiosum 168, 175
erythema migrans 178
erythema multiforme 178
erytromycine 140

Escherichia coli 142, 252, 256
ethosuximide 321
European Medicines Agency (EMA) 83
European Network for Drug Investigation in Children (ENDIC) 82
exantheem 173
- allergisch 173
- infectieus 173
exantheemziekten 168
exanthema subitum 168, 175
extracellulair vochtvolume 237
Eye Movement Desensitization and Reprocessing (EMDR) 193

F

faalangst 128
failure to thrive 39
farmacokinetiek 86
febriele convulsies 320
fecesincontinentie 108, 112
fecesonderzoek 48, 49, 148
- bij koorts 148
- parasitologisch 101
fecesretentie 108
fenoxymethylpenicilline 179
fenylketonurie (PKU) 163, 351
FEV1 333
fibromyalgie 123
fibrose, focale 291
fifth day fits 319
Filatov-Dukes, ziekte van 168
FitNet 129
floppy infant syndrome 89
flucloxacilline 179
fludrocortison 267, 350
focale fibrose 291
fonofobie 127, 214
fontanel
- bomberende 147, 253
- ingezonken 242
Forchheimer, vlekjes van 176
fotofobie 127, 214
functionele diarree 94
fusidinezuur 179

G

gastro-enteritis, acute 237
- epidemische 241
gastro-oesofageale refluxziekte 222
geboortelengte 29

gedeamineerde gliadinepeptiden (DGPA) 304
gedrag
- afwijkend 182
- hyperactief 186
- van ouders 188
gedragstherapie 192
gehooronderzoek 156
gemiddeld celvolume (MCV) 42
geneesmiddelen
- absorptie 86
- distributie 87
- eliminatie (klaring) 88
- renale excretie 89
geneesmiddelenonderzoek bij kinderen 82
generalised epilepsy with febrile seizures plus (GEFS+) 320
genetic counseling 290
gewicht, evaluatie 24
gezinspathologie 357
Giardia lamblia 100, 241
giardiasis 100
gliadine 302
Global Initiative for Asthma (GINA) 336
glucose 44
glucosesensor 286
gluten 302, 303
- introductie van 304
glutenvrij dieet 309
goed hulpverlenerschap 18
gordelroos 177
graded exercise 126
gray baby syndrome 89
groei 24, 77, 220
- abnormale 30
- farmacokinetiek en 85
groeiafbuiging 34
groeicurven 15, 77, 220
groeidiagram 24
groeigegevens 15
groeihormoonbehandeling 35
groeihormoondeficiëntie 39
groei-remmende hormoonbehandeling 39
groeistoornissen 31, 53
- indeling 31
- oorzaken 39
groeistudies, landelijke 29
groep B-streptokokken 252

H

Haemophilus influenzae 290, 295
- type B 252, 272

hand-foot-mouth disease 175, 177
Handreiking samenwerking huisarts en jeugdgezondheidszorg 348
Hanifin en Rajka, criteria van 161
hartritmestoornissen 265
Haycock, formule van 86
head-up tilttest 266
heimlichmanoeuvre 274
Helicobacter pylori 50
hematocriet (Ht) 42
hemoglobinegehalte (Hb) 42
henoch-schönleinpurpura 175
hepatitis 50
herpes-immunotest 165
herpesmeningo-encefalitis 255
herpessimplexvirus (HSV) 165, 175, 177, 252
herpesstomatitis 222
herpesvirus 143
hersenoedeem 247
hersentumor 39, 210, 216
hersenvliesontsteking, zie meningitis 252
hielprikscreening 292, 293
- huisarts en 349
Hirschsprung, ziekte van 112, 116
hirsutisme 203
HLA-DQ2 302
HLA-DQ8 302
hoesten 4, 132, 328
- anamnese 135
- behandeling 138
- bij cystische fibrose 292
honeymoon-periode 282
hongerprovocatie, klinische 231
hoofdpijn 208
- cluster- 213
- door cafeïne 215
- spannings- 208, 214
hoofdpijnanamnese 210
hoofdpijnregistratie 212
hordeïne 302
houdingsdrainage 295
houdingstherapie bij reflux 225
huffen 295
huidbloedingen 173
huidpriktest 227
huidturgor 242
huilen 182
huisarts
- contactfrequentie met de 366
- versus kinderarts 367
- verwijzing door 368
huisstofmijtallergie 339
hulpademhalingsspieren 271
hulpvragers/hulpmijders 360

humaan herpesvirus type 6 (HHV-6) 175
humaan papillomavirus (HPV) 65
hydrocortison 350
hyperekplexie 266
hyperglykemie 44
hyper-IgE-syndroom 163
hyperpyrexie 144
hypertoon zout 295
hyperventilatiesyndroom 265, 275
hypoglykemie 44, 284, 286
hypolactasie 71, 102
- behandeling 103
hypothermie 144
hypothyreoïdie 286
hypoxie 270

I

ibuprofen 296
ictale fase 314
IgA-deficiëntie, selectieve 304
IgE-RAST 163
ijzer 44
immunoreactief trypsine (IRT) 293
impedantiemeting 224
infectie
- adenovirus 240
- astrovirus 240
- bacteriële 104, 143
- bovenste luchtwegen 135
- lagere luchtwegen 133, 137
- rotavirus 239
influenza 66
inhalatieallergenen 330
inhalatiecorticosteroïden 336
inslaapmyoklonieën 265
insuline 282
insulinetherapie, instelling op 282
interictale fase 314
International Classification of Primary Care 4
intractable epilepsy of childhood 320
intrekkingen 271
ipratropiumbromide 275

J

janzsyndroom 321
Jeugdgezondheidszorg (JGZ) 344
- basistakenpakket 344
- maatwerkproducten 344

juveniele seborroïsche dermatitis 163

K

kanalisatie 29
Kawasaki, ziekte van 168, 177
keratoconus 165
keratosis pilaris 161
Kernig, manoeuvre van 147, 253
kernspintomografie (MRI) 52
ketoacidotisch coma 280
kieptafelmanoeuvre 266
kikkerstand 19
kindermishandeling 354
- diagnostische stappen 357
- meldcode 361
- risicotaxatie 356, 357
kinkhoest 61, 133
- stadia 136
klinefeltersyndroom 40
klysma 115
koemelkallergie 162, 223
koemelkprovocatie 228
koolhydraatmalabsorptie 95
koorts 142
- bij diabetes 285
- bloedonderzoek bij 149
- en dehydratie 238
- en leeftijd 144
- liquoronderzoek bij 149
- urineonderzoek bij 148
koortsconvulsies 147, 320
koplikvlekjes 176
kroep
- pseudo- 270, 272
- spasmodische 274
kunstvoeding 70, 74
kussmauladembhaling 280
kwijlen 273

L

laboratoriumonderzoek 42
lactase 71, 102
lactasedeficiëntie 71
lactose 71, 102
lactose-intolerantie 95, 103
- proefdieet 103
lactosemalabsorptie 102
- secundaire 102
- secundaire, behandeling 104
lactose-waterstofademtest 103
lactulosesiroop 114

lagere luchtwegen, infectie 133
landau-kleffnersyndroom 321
Landelijk Kinderformularium 84
Landelijke Eerstelijns Samenwerkingsafspraken (LESA) 194, 348, 370
langerhanscelhistiocytose 163
Lareb 67
laryngitis subglottica, zie pseudokroep 270
laryngoschisis 222
laxantia 114
leefstijlverandering 204
leerproblemen 186
lengte
- grote 36
- kleine 32
lengtegroei 29
lennox-gastautsyndroom 321
leukocytendifferentiatie 43
leukocytengetal 43
leukotrieenreceptorantagonisten (LTRA) 336
levercirrose 293
leverenzymen 46
levothyroxine 351
lichaamsoppervlak berekenen 86
lichaamsverhoudingen 24
lichamelijk onderzoek 18
- peuter en oudere kinderen 20
- tiener en adolescent 21
- zuigeling 18
lichamelijke integriteit 21
lipase, galzoutgestimuleerde 71
liquoronderzoek 149
Listeria monocytogenes 143, 252
longfunctieonderzoek 333
longgeluiden 19
longtransplantatie 295, 296
loopoor 156
luchtwegafsluiting 270
luchtweginfectie
- bovenste 331
- lagere 133

M

maatwerkproducten JGZ 344
macrogol 114
malabsorptie 296, 304, 310
malaria 51
manoeuvre van Kernig 147, 253
marfansyndroom 40
Marsh, indeling van 307
mass movement 108

mastoïditis 155
mazelen 63, 168, 176
MCADD 352
meconiumileus 292
melatonine 125
meldcode kindermishandeling 361
meningeale prikkeling 147
meningitis 60, 155, 252
- alarmsignalen 253
- bacteriële 147
meningokok 256
meningokokkenziekte 60, 147
metabool syndroom 199
microalbuminurie 285
mictiecysto-uretrogram (MCUG) 51
midazolam 323
middellangeketen-acyl-CoA-dehydrogenasedeficiëntie (MCADD) 352
middenoorontsteking, acute 154
migraine 213
moedermelk 70
moeheid 120, 186
- probleemverheldering 123
- rode vlaggen 123, 124
mononucleosis infectiosa 49, 175
MRI 52
MRI-enteroclyse 51
myalgische encefalomyelitis (ME) 126

N

nachtmerries 265
narcolepsie 265
narcosekapje 176
Nationale Studie naar ziekten en verrichtingen in de huisartspraktijk 4
necrose 257
Nederlands Jeugd Instituut (NJi) 182
Nederlands Kenniscentrum Farmacotherapie bij Kinderen (NKFK) 83
Neisseria meningitidis 60, 64, 252
nekstijfheid 253
neonatale convulsies, benigne familiaire 319
nervusvagusstimulatie 324
neuspoliepen 293
neusverstopping, chronische 293
neusvleugelen 271
niet-alcoholische vetleverziekte (NAFLD) 202

niet-epileptische aanval 262
non-polio-enterovirus 175

#

obesitas 198
obesogene omgeving 198
observatie 14, 18
obstipatie 109
- functionele 110
- zuigeling 114
occult bloed 49
oedeem
- angioneurotisch 274
- enkel- 232
- hersen- 247
- quincke- 274
oesofagogastroduodenoscopie 224
off-label gebruik 85
ohtaharasyndroom 319
omeprazol 225
ondervoeding 77
online psychische hulpverlening 194
ontlastingspatroon 71
ontwikkelingskenmerken naar leeftijd 16
ontwikkelingsonderzoek 15
oorpijn 154
opvoedingsstijl 189
opvoedingsvragen, interventies bij 191
orale candidiasis 221
orale glucosetolerantietest (OGTT) 204
orale rehydratie 246
oralerehydratieoplossing (ORS) 237, 244
orlistat 205
osmofobie 214
osteoporose 310
otitis media 154
- acute 155
otoscopie 156
ouder-kindrelatie, problematische 187
overgewicht 15, 77, 198
- genetische factoren 198

P

Paediatric-Use Marketing Authorisation (PUMA) 83

pancreasenzymen 296
pancreasgeassocieerd proteïne (PAP) 293
pancreasinsufficiëntie 291
parainfluenzavirus 272
parasieten 50, 100
parentificatie 357
paroxetine 267
parvovirus B19 175
paul-bunnelltest 49
Pediatric Committee 83
pediatric condition falsification 15, 95
Pediatric Investigation Plan (PIP) 83
Pediatric Symptom Checklist 192
peritonsillair abces 273
petechiën 147, 174, 253, 257
peuteranorexie 230
peuterdiarree 94, 98
Pfeiffer, ziekte van 43, 49, 168
piepen 333
- persisterend 329
pijn 53
pimecrolimus 164
pizzicatogeruis 21
plakproeven 163
pneumokokken 64, 256
pneumonie 133, 143
- antibiotica 139
- aspiratie- 225
pneumothorax 276
- spannings- 276
polycysteusovariumsyndroom 203
polydipsie 280
polymerasekettingreactie (PCR) 50, 98
polyurie 280
pompaiatherapie 282
prednisolon 274
prednison 272, 275, 296
probleemverheldering 123
proefdieet 103
prokinetische therapie 225
prolaminen 302
propranolol 217
proteïne C 258
provocatietest 163
pseudokroep 270, 272
Pseudomonas aeruginosa 290, 295
psychische klachten 182
- verwijzing 194
psychogene pseudo-epileptische aanvallen (PPEA) 266
psychosociale problemen, risicofactoren 188
purpura 174, 253, 257

- henoch-schönlein- 175
pyelogram, intraveneus (IVP) 51
pylorushypertrofie 223
pyridoxine 323

Q

quinckeoedeem 274

R

Raad voor de Kinderbescherming 362
radiologie 51
- skeletfoto's 52
- thoraxfoto's 54
ranitidine 225
RAST 162
rectale therapie, chronische 117
rectumatresie 111
reflexsyncope 263, 264
reflux 222
- occulte 224
refluxoesofagitis 222
refluxziekte, gastro-oesofageale 222
regurgitatie 70, 223
rehydratie, orale 246
reizigersvaccinaties 67
respiratoir syncytieel virus (RSV) 133
respiratoire insufficiëntie 270
responsiviteit 188
retinopathie 285
retrofaryngeaal abces 273
rhDNase 295
rhonchi 331
Richtlijn kleine lengte 35
rifampicine 255
Rijksinstituut voor Volksgezondheid en Milieu (RIVM) 58
Rijksvaccinatieprogramma (RVP) 58
- vaccinatieschema 59
rinitis, atopische 160
rizatriptan 216
rodehond (rubella) 63, 168, 176
roken 330, 338
rolandische epilepsie 321
Rome III-criteria 109
roodvonk 168, 176
roseola infantum, zie exanthema subitum 175
rotavirus 239

rubella, zie rodehond 63
rubellavirus 176

S

salaamkrampen 320
salbutamol 275
Salmonella 104, 241
- typhi 256
schaamte 21
secaline 302
seculaire trend 29
sensitiviteit 188
sepsis 175, 256
serologie 49
Shigella 104
sibutramine 205
sikkelcelziekte 351
silent chest 275
skeletfoto's 52
skeletrijping 53
slaaphygiëne 217
slaapproblemen 183
slaaptekort 183
slapped cheeks 175
slikreflex 70
slikstoornis 221
slikvideo-opnamen 222
slipping through 19
slokdarmatresie 221
slokdarm-maagfoto's 224
small for gestational age (SGA) 36
SmPC 82, 85
sociale problemen 182
soiling 108
solitaire encopresis 112
spanningshoofdpijn 208, 214
spanningspneumothorax 276
spasmodische kroep 274
spijsvertering 70
spirometrie 333
spoelworm 100
spruw 221
spugen 222, 223
sputum, taai 295
staphylococcal scalded skin sydrome (SSSS) 177
Staphylococcus aureus 176, 256, 273, 290, 295
startle response 266
status epilepticus 323
stembanddisfunctie 275
stevens-johnsonsyndroom (SJS) 178
streeflengte (target height) 29
Streptococcus agalactiae 142

Streptococcus pneumoniae 64, 252
Streptococcus pyogenes 273
stridor 271, 272
sumatriptan 216
syncope 262
- prodromale verschijnselen 264
- reflex- 263, 264
systemic inflammatory response syndrome (SIRS) 256

T

tacrolimus 164
teken van Brudzinski 147, 253
temperatuur, rectale 144
tender points 123
tension-type headache 208
TG2A-test 304
therapietrouw 84
thermotrauma 271
tobramycine 295
toddverlamming 321
toestemming, dubbele 17
toiletgedrag 114
tonsillitis, acute bacteriële 222
toxische epidermale necrolyse (TEN) 173
toxischeshocksyndroom 176
transglutaminase type 2 (TG2) 303
transient loss of consciousness (TLOC) 262
trauma 276
triadisch model 193
tripelfecestest (TFT) 50, 98
Triple-P 182, 195
trombocytengetal 43
trommelvlies
- inspectie 155
- perforatie 156
tubulusnecrose 257
turgor 242
turnersyndroom 39
tweede ziekte, zie roodvonk 168
tympanometrie 156
type I-/type II-reactie 162
type I-allergie 226
tzanckuitstrijk 165

U

unlicensed gebruik 85
ureum 44

urine-incontinentie, zie enuresis nocturna 183
urinekweek 49
urineonderzoek 47
- bij koorts 148
urineweginfectie 143
ursodesoxycholzuur 297
urticaria 162

V

vaccinatie
- bij chronische aandoening 66
- bijwerkingen 68
- bof, mazelen en rodehond (BMR) 60
- contra-indicaties 67
- Hepatitis B 67
- huisarts en 349
- influenza 66
- kinkhoest 61, 133
- meningokokken C 60
- pneumokokken 65, 252
- reizigers 67
vaccinatiegraad, landelijke 58
vaccinfalen 64
vallende ziekte, zie epilepsie 314
valproaat 321
varicellazostervirus (VZV) 177
varicelliforme kaposi-eruptie 165
vasculitis 176
Vereniging voor Vertrouwensartsen Kindermishandeling (VVAK) 354
verlengde-QT-syndroom 265
Verordening betreffende geneesmiddelen voor pediatrisch gebruik 83
vertrouwensarts 361
verwijzing 368
- bij coeliakie 309
- bij epilepsie 325
- bij kindermishandeling 354
- bij kleine lengte 35
vetmalabsorptie 95
vier V's 95, 100
vitamine D 76
- suppletie 74
vitamine K 76
vlekjes van Forchheimer 176
vlokatrofie 304
voeding 70
- fenylalaninearme 351
- peuter en kleuter 76
voedingsanamnese 95
- bij overgewicht 202

voedingsproblemen 220
voedingsstuipjes 265
voedingstoestand 220
- bij CF 296
voedselallergie 226
voedselconsumptiepeilingen 78
voedselweigering 230
VoorZorg 182, 195
vreemd lichaam, zie corpus alienum 273

W

waterbehoefte 72
waterpokken 168, 177
wegraking, zie syncope 262
westsyndroom 320
Wet medisch-wetenschappelijk onderzoek met mensen (WMO) 82
Wet op de geneeskundige behandelingsovereenkomst (WGBO) 17, 344
wiechenschema, van- 15
Williams, criteria van 161
wiskott-aldrichsyndroom 163
worminfecties 100
wurgreflex 70

Y

Yale Observation Scale (YOS) 145
Young Infant Observation Scale (YIOS) 146

Z

zeehondenhoest 272
zeïne 302
ziekte van Crohn 94, 104
ziekte van Filatov-Dukes 168
ziekte van Hirschsprung 112, 116
ziekte van Kawasaki 168, 177
ziekte van Pfeiffer 43, 49, 168
zolmitriptan 216
zorgcircuits 366
zuigeling
- defecatiepatroon 108
- eczeem 161
- koorts 144
- lichamelijk onderzoek 18
- obstipatie 114
- palpatie 20

zuigelingenvoeding, volledige 70, 74
zuigreflex 70
zuurremmende medicatie 225
zweettest 292, 294

F508-mutatie 290

GPSR Compliance

The European Union's (EU) General Product Safety Regulation (GPSR) is a set of rules that requires consumer products to be safe and our obligations to ensure this.

If you have any concerns about our products, you can contact us on

ProductSafety@springernature.com

In case Publisher is established outside the EU, the EU authorized representative is:

Springer Nature Customer Service Center GmbH
Europaplatz 3
69115 Heidelberg, Germany

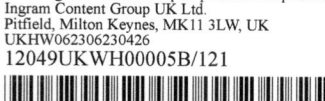

www.ingramcontent.com/pod-product-compliance
Ingram Content Group UK Ltd.
Pitfield, Milton Keynes, MK11 3LW, UK
UKHW062306230426
12049UKWH00005B/121